Juergen Freyschmidt, MD

Professor
Reference Center for Osteoradiology
Zentralklinikum Bremen Mitte
University Teaching Hospital of the University of Göttingen
Bremen, Germany

Challenging Cases in Musculoskeletal Imaging

肌骨系统疑难病例
影像诊断与鉴别诊断

编　著　〔德〕尤尔根·弗莱德米特

主　审　邵国良　夏瑞明　崔恒武

主　译　张联合　徐秀芳　林　敏　马玉海　郑建军

天 津 出 版 传 媒 集 团

天津科技翻译出版有限公司

著作权合同登记号：图字:02 -2018 -373

图书在版编目（CIP）数据

　　肌骨系统疑难病例：影像诊断与鉴别诊断／（德）
尤尔根·弗莱德米特编著;张联合等主译.—天津：
天津科技翻译出版有限公司,2022.3
　　书名原文：Challenging Cases in Musculoskeletal
Imaging
　　ISBN 978 - 7 - 5433 - 4167 - 8

　　Ⅰ.①肌…　Ⅱ.①尤…　②张…　Ⅲ.①肌肉骨骼系统
－疑难病－影像诊断　②肌肉骨骼系统－疑难病－鉴别诊断
Ⅳ.①R680.4

　　中国版本图书馆 CIP 数据核字（2021）第 231607 号

授权单位：Georg Thieme Verlag KG.
出　　版：天津科技翻译出版有限公司
出 版 人：刘子媛
地　　址：天津市南开区白堤路 244 号
邮政编码：300192
电　　话：(022)87894896
传　　真：(022)87893237
网　　址：www.tsttpc.com
印　　刷：天津海顺印业包装有限公司分公司
发　　行：全国新华书店
版本记录：889mm×1194mm　16 开本　24 印张　400 千字
　　　　　2022 年 3 月第 1 版　2022 年 3 月第 1 次印刷
　　　　　定价:180.00 元

（如发现印装问题，可与出版社调换）

译校者名单

主　审　邵国良　夏瑞明　崔恒武

主　译　张联合　徐秀芳　林　敏　马玉海　郑建军

副主译　舒锦尔　张建军　邬春虎　陈长松　赵振华

译校者 （按姓氏汉语拼音排序）

陈长松	武警浙江省总队医院
陈文军	武警浙江省总队医院
崔恒武	江苏大学医学院
戴简吉	金华市中心医院
丁海军	浙江省皮肤病医院
杜　鹏	浙江省浦江县人民医院
杜纯忠	杭州市临安区第一人民医院
方　磊	武警浙江省总队医院
高　超	武警浙江省总队医院
高铖铖	浙江中医药大学附属第三医院
龚佳佳	武警浙江省总队医院
顾晓丽	上海中医药大学附属光华医院放射科
何剑星	武警浙江省总队医院
洪　江	武警浙江省总队医院
胡　亮	金华市中心医院
胡丽华	武警浙江省总队医院
胡晓华	武警浙江省总队医院
胡晓萍	武警浙江省总队医院
黄　贤	武警浙江省总队医院
江小华	浙江省浦江县人民医院
金晓东	武警浙江省总队医院
金张霖	杭州脑康康复医院
李景琦	杭州脑康康复医院

励杨晟　　　浙江中医药大学附属第三医院
梁　红　　　杭州医学院影像学院
林　敏　　　浙江中医药大学附属第二医院
林海平　　　武警浙江省总队医院
刘　蕊　　　杭州医学院影像学院
龙德云　　　武警部队海警医院
马玉海　　　武警浙江省总队医院
潘玉冰　　　浙江省浦江县人民医院
彭娴婧　　　中南大学湘雅医院放射科
邵国良　　　中国科学院大学附属肿瘤医院
沈　超　　　杭州市妇产科医院
石鑫森　　　浙江省浦江县人民医院
舒锦尔　　　金华市人民医院
田曼曼　　　浙江中医药大学附属第三医院
王大江　　　杭州医学院影像学院
王琳虹　　　武警浙江省总队医院
魏剑锋　　　绍兴市中医医院
邬春虎　　　武警浙江省总队医院
吴　坚　　　杭州医学院影像学院
吴　青　　　杭州医学院影像学院
吴赤球　　　武警浙江省总队医院
吴庆华　　　浙江省浦江县人民医院
夏家栋　　　绍兴文理学院附属医院
夏瑞明　　　绍兴文理学院医学院
夏秀梅　　　金华市中心医院
谢胜宇　　　武警浙江省总队医院
邢小炜　　　浙江省人民医院
徐　超　　　武警浙江省总队医院
徐秀芳　　　杭州医学院影像学院
杨立光　　　浙江省诸暨市人民医院
杨永波　　　中国科学院大学附属肿瘤医院
姚　伟　　　浙江省桐庐县中医院
叶晓芬　　　武警浙江省总队医院
尹华东　　　武警浙江省总队医院

于继峰　　　浙江省浦江县人民医院

余　丹　　　武警浙江省总队医院

余艳凤　　　武警浙江省总队医院

余忠强　　　绍兴文理学院附属医院

俞叶军　　　杭州市富阳区第一人民医院

虞晓菁　　　浙江大学附属邵逸夫医院

曾晶晶　　　浙江中医药大学附属第三医院

张建军　　　浙江医院

张联合　　　武警浙江省总队医院

张梅花　　　杭州大江东医院

张敏伟　　　杭州医学院

张峭巍　　　浙江大学附属邵逸夫医院

张太娟　　　青岛市海慈医疗集团

张小园　　　武警浙江省总队医院

章卓铭　　　武警浙江省总队医院

赵健乐　　　杭州脑康康复医院

赵振华　　　绍兴市人民医院

郑建军　　　中国科学院大学宁波华美医院

郑孝东　　　武警浙江省总队医院

朱旅聪　　　绍兴文理学院附属医院

以下翻译和校对人员均为杭州医学院影像学院学生：

蔡晓婷	柴钰烨	陈珏琦	陈爽尔	陈宇超	程馨瑶
杜航洁	何嘉媛	何子昂	胡枫斌	蒋可思	金　均
栗东洋	连星星	梁朝慧	梁嘉豪	林　婷	卢　楠
陆双杰	罗子纤	马梦梦	裘佳宁	思齐焉	孙艳姣
王江广	翁楚蕾	邬若希	吴浣茜	吴李毓	吴欣茹
薛靖楠	杨柠静	杨晴媚	杨天一	余佳慧	张　乾
张丹妮	赵　佳	赵诗乐	郑　楠		

中文版序言

　　肌骨系统病变多样，表现复杂。影像学检查是肌骨系统病变最重要的诊断手段。很高兴看到德国哥廷根大学教学医院不莱梅米特中央医院骨骼放射学会诊中心 Juergen Freyschmidt 教授编著的《肌骨系统疑难病例：影像诊断与鉴别诊断》一书，由浙江省武警总队医院放射科张联合主任等组织翻译出版。

　　本书采用以问题为中心、层层深入的方式，向读者介绍了全身肌骨系统各个部位病变的影像诊断与鉴别诊断，全书共 158 例疑难病例，涵盖了肌骨系统各种疑难疾病，图文并茂，内容丰富。每个病例均包括病例简介、影像学表现、发病部位、病理解剖学基础、疾病分类诊断的分析思路、概要与讨论、最终诊断及评论。影像学是大体病理的直接反映，本书将影像学表现与病理解剖学基础紧密结合，深入浅出地进行介绍。医学上，没有正确的诊断就不可能有正确的治疗，甚至会导致错误的治疗，从而给患者带来严重的不良后果，例如，把应力性骨折或者骨炎性病变误诊为骨肉瘤进行处理。正因为如此，目前医学影像学的发展十分迅速，需要大量的医学影像学人才。我相信本书的出版将有助于提高年轻放射科医生和骨科医生的诊断水平。对于资深放射科医生和骨科医生来说，本书也是一本很实用的参考书。

　　我们正处于飞速发展、新人辈出的时代，作为张联合医生的博士研究生导师，我为他的成就感到由衷的高兴！祝愿他们在中国医学影像学事业发展道路上展翅飞翔，成绩斐然！

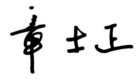

浙江大学医学院附属邵逸夫医院

2021 年 9 月 9 日

中文版前言

遇到肌骨系统疑难病例时,大多数年轻的放射科医生常常束手无策,不知道如何分析征象、如何综合临床信息、如何做出正确诊断。而经验丰富的医生可以诊断大多数疾病,但也可能遇到诊断陷阱。如何找到一套系统性影像分析方法,是放射科医生正确诊断疑难病例的关键。

认真阅读了 Juergen Freyschmidt 博士编著的《肌骨系统疑难病例:影像诊断与鉴别诊断》一书后,受益匪浅,有茅塞顿开的感觉。

本书总论部分全面阐述了如何选择合适的肌骨系统检查方法、各种疾病的诊断流程、解读影像学征象的正确方法。本书将 158 个疑难病例按部位分为"颅骨、脊椎、骨盆、肩胛带和胸廓、上肢、下肢"6 个章节,便于查找。每个病例按"病例简介、影像学表现、发病部位、病理解剖学基础、疾病分类诊断的分析思路、概要与讨论、最终诊断、评论"8 个部分进行详细介绍,每一部分都很精彩,尤其是"病理解剖学基础、疾病分类诊断的分析思路、概要与讨论"部分。看完一个病例都会有一种胜读十年书的感觉,看完整本书后有一种跃跃欲试的冲动,相信自己从书中学到的分析方法一定能够应用到实践之中。

天津科技翻译出版有限公司的编辑鼓励我们把书翻译出来与大家共享,这是很有意义的事,但我们深知翻译过程的辛苦,也担心学识浅薄,有负重托。在众多同行专家的鼓励和帮助下,我们百余人用了近一年的时间终于完成了本书的翻译和审校工作,其中的酸甜苦辣只有参与者才能体会。那么多人克服那么多困难,一起做成一件事,这何尝不是一种幸福快乐?特别感谢中南大学湘雅医院放射科彭娴婧博士和杭州医学院张敏伟同学投入大量精力和时间。我们可以为了一个术语、一句话而查阅大量文献,为了一个概念、一个病名的正确表达而反复讨论。我们竭尽全力,希望能够做到"信、雅、达"。但由于我们才疏学浅,可能还存在一定的错误和欠缺,希望广大同行批评指正。

张联合 徐秀芳 林 敏 马玉海 郑建军
2021 年 9 月 1 日

前 言

多年的放射科日常实践经验和放射科医生培训中的观察表明，仅靠事实性知识并不一定能够做出对临床有用的诊断。通常，通过对图像进行系统性分析，结合临床资料可以获得更多有用的信息。根据日常学术会议和继续教育课程中的观察，我一再发现，即使是经验不足、事实性知识相对较少的医生，也可以通过采用系统性影像分析方法，然后结合临床资料解释影像学发现，正确诊断疑难病例。相比之下，放射学的"老手"可以凭借丰富的经验诊断大多数病例。但在遇到更具挑战性的病例时，仅凭经验诊断的做法常常会错过重要的诊断信息。从既往几次明显失误中吸取教训，我在实践中遵守一个规范：对看似很明显的诊断重新检查逻辑上的合理性和正确性。

本书旨在展示如何通过采用系统性影像分析的方法来诊断疑难病例，以及如何把许多最初认为很困难的病例变成只是"看起来"困难的"纸老虎"。

Juergen Freyschmidt

致　谢

影像学上的每个异常表现都有其病理解剖学基础,对其进行识别后才能做出正确诊断。

多年以来,我一直与汉诺威病理学家 Helmut Ostertag 教授合作,他在骨病理学领域渊博的专业知识揭示了肌骨系统疾病的许多秘密,帮助我理解和分析十分复杂的疾病。

我衷心感谢他为审校本书稿件所付出的时间。作为大体病理和组织学方面的外行,我需要他的帮助才能确保本书中病例的病理解剖细节不会出现偏差。

Juergen Freyschmidt

致我的妻子，皮肤科医生 Gisela Freyschmidt。

目 录

第 **1** 章 从症状到诊断

骨科、创伤外科、风湿病学、肿瘤学的广泛领域,甚至是基于活检的病理学都必须密切结合骨骼影像学。放射科医生必须掌握这些领域的相关知识,才能确保更好地、针对性地服务于临床。那么,对这些专科而言,什么样的放射诊断是良好的?该如何定义"良好诊断"?

首先,放射诊断必须是有用的,有助于改变或者确定患者的治疗策略;其次,放射诊断不一定必须是确定性诊断,不必像组织学、临床化学、分子生物学或临床病程那样提供最终诊断。总而言之,放射诊断必须合乎逻辑、依据充分,是认真负责的。这是放射诊断唯一合理的要求,而不应该要求绝对正确性。所谓的绝对正确性,即使是非常高明的专家之间也会有争论,最终也难有定论。

每位放射科医生必须提供两项基本服务:

- 选择正确的影像学检查方法。
- 影像解读。

1.1 选择正确的影像学检查方法

在开展骨骼检查的中心, 应有以下影像学检查方法可供选择使用:

- X 线片。
- CT。
- 放射性核素骨显像,包括 SPECT。
- MRI。
- PET 和 PET-CT 融合。
- 超声。

患者接受骨骼影像学检查,通常分为以下 3 种情况:

1.患者初次接受影像学检查,用以诊断临床问题。患者没有既往影像学检查资料,放射科医生需要运用自己的技能和经验, 根据具体问题选择理想的影像学检查方法。

2.患者既往有一项或多项影像学检查并发现了异常,需要进一步检查明确诊断。对于此类患者,放射科医生必须选择能够提供最快、最准确、最利于临床诊断的检查方法。

3.确诊患者进行影像学随访检查。

1.1.1 可选用的影像学检查方法

那么,对于特定的问题,哪种影像学检查是最合适和最有价值的呢?以上所列的影像检查方法中,哪一种能最快速、准确地提供所需的信息,并且对患者造成的损害最小?

为了回答这些问题, 有必要简要回顾上述各种成像方法的优缺点。

X线片

X 线片是基于不同组织的 X 线吸收能力不同来成像的。因此,骨组织和任何骨性或钙化结构在 X 线片上具有高对比度,而大多数软组织为低对比度,除非使用对比剂。骨骼 X 线片检查的主要缺点是叠加效应,因为 X 线片只能提供三维人体结构的二维叠加视图。因此,从当今的观点(并基于当前的要求)来看,X 线片不适合检测容易受叠加效应影响的胸腰椎、骶椎和颅底等部位的局灶性病变(直径为 1.5~2cm)。另一方面,有些全身性骨骼疾病具有一定程度的细微结构变化(例如, 骨质疏松症、甲状旁腺功能亢进、骨软化症、Paget 病等骨病), 这时 X 线片的叠加效应对诊断是有用的,而断层成像通常容易遗漏。

X 线片本质上不适合评估诸如骨髓、肌肉、肌腱、韧带、软骨等软组织结构。骨骼 X 线片的一个主要优势是其已经使用了一个多世纪,并且建立了有效的征象分析方法和经典经验(认知链接),可以快速、准确地诊断病变。这些对诊断是很有用的,可通过 Lodwick 分级来分析溶骨性病灶,或识别肿瘤基质中的骨化模式,例如,代表编织骨的"磨玻璃"模式(见病例 139)和代表软骨基质的"爆米花"模式(见病例 108)等。

CT检查

CT 的工作原理基本上类似于普通 X 线摄影,它将组织的 X 线吸收值转换成图像。CT 的优点是能生成显示人体结构的无重叠断层图像,对比分辨率比 X 线片高许多倍。作为一种断层检查方法,其在中轴骨的无重叠显示和四肢骨复杂病灶的检查方面特别有用。它还可以在一定程度上显示软组织结构,如肌肉、脂肪和血肿等。静脉注射对比剂后的扫描可以显著扩展 CT 显示软组织的能力,窗宽、窗位合适时更是如此。CT 密度测量法可以根据衰减值准确鉴别脂肪、液体和其他介质。现代的多排探测器扫描仪可以生成三维图像,这对于结构和病变的准确定位至关重要。从物理角度来看,CT 的适应证与平片相同,但 CT 具有断层成像能力。此外,CT 有近 40 年的历史,作为骨骼影像学检查手段,其高特异性的征象分析方法和诊断经验与 X 线片有许多共同点,比"更年轻"的 MRI 和 PET-CT 具有更多优势。

放射性核素骨显像检查

锝-99m 亚甲基二磷酸盐(Tc-99m)骨显像是一种基于骨和邻近软组织吸收放射性示踪剂的成像技术。示踪剂摄取的量取决于局部骨代谢、局部灌注和区域示踪剂亲和力,因此使用 γ 相机进行的平面"骨扫描"可提供全身性、区域性和局部性骨代谢的信息,这有助于确定是否存在伴骨转换增加的全身性疾病,如甲状旁腺功能亢进(见病例 15 和图 6.30g,以及病例111),从而与局灶性或多灶性的骨转移相鉴别。放射性核素骨显像可以可靠地判断硬化灶是否有活性,这在肿瘤学评估中尤其有帮助(见病例 145、149)。因此,放射性核素骨显像是一项功能成像技术。目前,还没有一种放射学技术可以"一眼"就能以相对简单的方法提供有关骨代谢的精确信息。对于病灶较小、病灶活动度较低的患者,另一种断层成像技术 SPECT 由于能够提供非叠加的三维视图而更具有价值。

可惜的是,尽管放射性核素骨显像已经广泛配置并能提供 CT 或 MRI 无法获得的功能信息,但至今仍未得到广泛应用。近年来,我们已经确定了 20 多种示踪剂分布模式对某些骨骼疾病具有高度特异性,反驳了"骨显像特异性不足"的常见观点[1]。放射性核素骨显像的辐射安全问题在此不做探讨,但可以明确的是,其辐射暴露相对较低,对患者的好处大大超过了辐射风险。

MRI

MRI 是一种测量人体组织弛豫时间和质子含量的断层成像方法,它与 X 线吸收模式有根本的物理差异。MRI 是软组织结构(骨髓、肌肉、肌腱、筋膜、神经血管束、软骨、滑膜、关节腔内液体)首选的成像方法,目前在骨骼系统中应用相当广泛。但是,随着实践经验的积累,当初认为 MRI 可以解决所有骨骼影像学检查任务、不再需要 X 线检查的狂喜渐渐冷却下来,MRI 检查合理的适应证正在趋于完善,特别是关节、骨髓和肌肉疾病的诊断以及骨肿瘤的分期方面。需要注意的是,骨结构(尤其是正常的骨皮质)在 MRI 图像上表现为无信号,因此只能间接识别;这可能会导致鉴别诊断困难。一些伴细微钙化或骨化的病变识别也较困难,而在 CT 上可以清楚地显示。

MRI 还可以通过动态增强成像(例如,评估血流灌注)和弥散加权成像来补充信息。但严格意义上,这些技术本身不能提供全身和局部骨代谢的可靠信息,例如,它们不能像骨显像那样回答硬化性病变是否活跃的问题。与 X 线片、CT 和骨扫描不同,MRI 除了关节创伤外,还没有完善成熟的影像分析路径和程序 (如 Lodwick 分级、磨玻璃样外观、系统性硬化性疾病)以指导放射科医生快速而自信地做出正确的诊断。此外,不同于常规影像,MRI 目前还没有一个完善的有关正常变异的目录。

MRI 检查是否方便会改变其适应证范围,这种情况并不少见。这意味着,即使知道 X 线片无法显示早期的附着点炎改变,仍然选择其他影像学检查(例如,要求疑似早期脊柱关节炎的患者行脊柱和骶髂关节 X 线片检查)。或者,即使只有 MRI 能够发现 ARCO Ⅰ 或 Ⅱ 期疾病(ARCO =骨循环研究协会),依然为疑诊股骨头早期骨坏死的患者选择骨盆 X 线片检查。与此同时,MRI 或多或少地被用于无神经功能异常的腰痛患者,这剥夺了那些真正能从早期 MRI 检查中获益的患者的检查机会。

注意

MRI 检查的重要原则:如果使用对比剂,则对比剂使用前后的扫描序列应相同[例如,对比剂注射前后的 T1 加权(T1W)图像],否则,将无法评估增强情况。然而,在临床实践中经常违反该原则。例如,在注射对比剂之前使用 T1W 序列,但注射对比剂之后使用脂肪抑制的 T1W 序列或水敏感序列。

PET(和PET-CT)

和放射性核素骨显像一样,PET 是一种功能性成像方法。如今,>90%的 PET 扫描使用放射性同位素 ^{18}F 标记的葡萄糖类似物,即 ^{18}F-2-氟-2-脱氧葡萄糖(^{18}F-FDG)。该成像方法基于局部特定细胞功能(如 ^{18}F-FDG PET 测定的葡萄糖代谢强度)的变化。葡萄糖代谢的增加是一个相对非特异性的指标,在炎症过程以及肿瘤和肿瘤样病变中都可以看到。标准摄取值(SUV)提供了肿瘤代谢的半定量指标(见下文)。

PET 与 CT 扫描仪相结合形成 PET-CT 的系统,可以同机采集 PET 和 CT 图像。该集成系统可以在不改变患者体位、呼吸位置、断层厚度等情况下生成 PET-CT 融合图像。在肌肉骨骼肿瘤学研究(如淋巴瘤、浆细胞瘤[2,3]和骨骼转移瘤等的诊断)方面,PET-CT 已逐渐成为一种公认的检查手段。然而,在最近的一篇荟萃分析中,Liu 等[4]分析了 23 项研究后发现,MRI 检测乳腺癌患者的骨骼转移要优于 ^{18}F-FDG PET 和放射性核素骨显像技术(基于每例患者的综合敏感性:MRI 为 97.1%,PET 为 83.3%,核素显像为 87.0%;基于每个病灶的综合敏感性:MRI 为 97%,PET 为 94.5%,核素显像为88.1%)。

关于原发性骨肿瘤的诊断[5,6],迄今为止仅有零星的文献,主要是基于病例报道,并未形成可靠的结论(见下文)。鉴于骨肿瘤的发病率较低,因此要找到确切的答案为时尚早。

^{18}F-FDG PET 对监测骨肿瘤的治疗效果非常有用,这是因为基于其自身特性,^{18}F-FDG PET 可以准确地评估肿瘤的活性。FDG 的 SUV 还可以半定量地测量肿瘤的代谢活性。由于肿瘤代谢通常具有异质性,肿瘤内感兴趣区域(ROI)的 SUV 为评估肿瘤代谢提供了极好的指标。Hawkins 等[7]研究了尤文肉瘤家族肿瘤在新辅助化疗前后的最大 SUV。发现治疗后 SUV<2 的患者往往效果很好(10%或更少的肿瘤具有活性),无病生存期达 4 年。Hawkins 等[8]还发现骨肉瘤的结果与之相似。

Gaston 等[9]最近的研究结果有一些不同:结果显示无论骨肉瘤还是尤文肉瘤,其基线 PET 和治疗后 PET 的最大 SUV 的差异与组织学反应无显著相关。不同的骨肉瘤和尤文肉瘤反应亚组,代谢肿瘤体积和 ^{18}F-FDG 注射剂量的百分比不同。骨肉瘤中代谢肿瘤体积减小 50%与良好的组织学反应显著相关,但在尤文肉瘤中无显著相关。当尤文肉瘤的代谢肿瘤体积减小的

截断值增加到 90%时,发现与组织学反应有很好的相关性。

不能将这些研究得到的 FDG-PET 的阳性结果直接应用于鉴别良恶性(见上文)。Aoki 等[5]发现,骨肉瘤与骨巨细胞瘤之间、纤维结构不良与软骨肉瘤之间的 SUV 无显著差异。这种情况不足为奇(见上文)。另一方面,Feldman 等[6]研究了 29 例软骨源性肿瘤(11 例内生软骨瘤,6 例骨软骨瘤,11 例软骨肉瘤)的 ^{18}F-FDG PET 表现,发现在最大 SUV 截断值为 2.0 的情况下,PET 可以区分良恶性病变,敏感性为 90.9%,特异性为100%,准确性为 96.6%。但仔细分析后可以发现,该研究的患者组成均质性差。Bredella 等[10]评估了 ^{18}F-FDG PET 在区分良恶性压缩性骨折(33 例患者共 43 处骨折)中的价值,总共 14 处恶性和 29 处良性压缩性骨折中,有 5 例良性骨折被错误地归类为恶性(假阳性)。这些患者中有 3 例曾接受过骨髓刺激剂治疗。2 例假阴性结果。敏感性、特异性、准确性为 70%~90%。在我们看来,考虑到参与研究的患者有多发骨折,而且很可能骨折原因相同时,这些结果的意义并不大。仅 9 例患者经组织学证实,而且引起恶性骨折的原发肿瘤种类差异很大。作者指出,良恶性骨折的 SUV 值的差异具有统计学意义[分别为(1.9±0.97)和(3.9±1.52)]。Shin 等[11]使用 PET-CT 在相似的人群中得到了基本相同的结果,尽管他们分别获取了皮质和骨髓的测量值。

因此,我们发现 ^{18}F-FDG PET 除了在尤文肉瘤和骨肉瘤治疗过程的影像学随访中获得了初步的阳性结果外,已有的文献对其在骨肿瘤方面的诊断效能尚无真正共识。这是可以预料得到的,因为这种检查方法相对较新,并且就肿瘤动力学和肿瘤生物学而言,原发性和继发性骨肿瘤的范围非常广泛。有评论指出,上述随访研究均没有将 PET 与 MRI、CT、放射性核素骨显像和 X 线片等传统成像方法进行比较。

1.1.2 影像学检查策略

初次影像学检查

如上所述,每一种影像学检查方法都有其自身的特点,对于从未进行过影像学检查的患者,首选哪一种影像学检查方法才能解决患者特定的临床问题是值得慎重思考的。这是第一种情况。在表 1.1 中,我们试图将各种疾病和影像学检查方法进行匹配,个人多年的经验证明,这些影像学检查方法能最快、最可靠地正确诊

表 1.1　关于影像学检查首选方法的建议

临床疑诊	推荐为首选的影像学检查
肿瘤放射学	
骨转移瘤	放射性核素全身骨显像；有条件则行全身 MRI；阳性发现需要进一步检查，四肢骨骼选择 X 线片，中轴骨选择 CT
多发性骨髓瘤	全身 MRI 或全身 CT；有条件则行 PET-CT；四肢骨骼中的较大病变，需要拍摄 X 线片以确定骨折风险
朗格汉斯细胞组织细胞增生症	儿童全身 MRI；成人可能需要全身 CT 或放射性核素骨显像（见病例 24、92）
有症状的骨肿瘤	四肢骨骼选择 2 个平面的 X 线片；CT 用于解决诊断（软骨或骨基质？）问题；如果有恶性征象→MRI 分期，然后进行活检；中轴骨首选 CT（另见 WHO 流程图 1.1）
无症状骨肿瘤（X 线片偶然发现）	在四肢骨骼中：如果表现为良性（干骺端纤维性缺损、股骨近端的纤维-骨性病灶、纤维结构不良、腱鞘囊肿、骨软骨瘤），则无须进一步检查
应力相关的骨骼变化	
应力性骨折（疲劳性骨折）	可疑部位 X 线片；如果阴性且临床高度怀疑→则 2 周内 X 线片复查；临床可能性低且 X 线片阴性→MRI 或放射性核素骨显像；放射性核素骨显像阳性且 MRI 检查不典型或不明确→CT（见图 1.2 中的流程图；另见病例 129）
功能不全性骨折	X 线片和放射性核素骨显像（另见本表中的"骨软化症"）
肌腱韧带附着点应力（如大结节、大转子和小转子顶部、跟骨）	X 线片；如果阴性→ 怀疑滑囊炎或跟腱炎，选择 MRI 或可能 CT 检查（见病例 75、77、102、103、104、113）
骨骼、骨髓灌注异常	
骨坏死，病史长	X 线片；如果阴性→MRI；如果不明确→选择 CT 确认骨碎片
骨坏死，病史较短（少于 3 周）	MRI
系统性骨坏死（如血管炎、类固醇诱发、血红蛋白病、胰腺炎）	MRI；CT 可用于检查可能的碎片
骨髓坏死（如胰腺炎、皮质激素过多等导致的急性骨髓梗死）	MRI
严格意义上的反射性交感神经营养不良	X 线片；如果阴性但有很明显的临床体征→MRI；如果没有 MRI→对患处（如手）进行多期放射性核素骨显像
一过性水肿	MRI（见病例 76）
一过性骨质疏松	MRI；如果阳性→X 线片（见病例 76）
骨骼增生性改变[a]	
肿瘤、炎症、局限性反应性硬化灶	放射性核素全身骨显像；如果阳性→CT（见病例 31、40、47、107、145、149）
骨斑点症、多灶性条纹状骨病	将手部作为测试部位，行 X 线片检查（见病例 31）。
蜡泪样骨病，骨内或骨皮质硬化呈"流动的蜡泪样"高密度影	必要时对整个患肢和整个同侧身体行 X 线片检查；如果病灶位于脊柱，对整个脊柱进行 X 线片检查（见病例 17、88、99）
石骨症和其他先天性全身性骨质增生	具有代表性的单平面骨骼 X 线片检查
骨髓硬化综合征	脊柱和骨盆的 X 线片、颅骨侧位片、全身单侧肢体单平面 X 线片
DISH	脊柱和骨盆 X 线片（见病例 28）
代谢性骨病	
骨质疏松症	胸腰椎侧位平片和 DXA 或 QCT
骨软化症	放射性核素全身骨显像；如果扫描显示浓聚灶疑为功能不全性骨折→四肢骨骼选择 X 线片；肋骨、胸廓骨和骨盆选择 CT（见病例 62）

（待续）

表 1.1(续)

临床疑诊	推荐为首选的影像学检查
原发性和继发性甲状旁腺功能亢进	手部 X 线片(骨膜下吸收),放射性核素骨显像(超级骨显像,寻找棕色瘤);可以根据需要增加特殊体位(见病例 15、42、病例 90 中的图 5.27、病例 111、病例 121 中的图 6.46)
假性甲状旁腺功能亢进	手部 X 线片(掌骨短)
肾性骨病	手部 X 线片(骨膜下吸收、淀粉样变性的腕骨假性囊肿);中轴骨(脊椎橄榄球运动衫征)和骨盆(功能不全性骨折,见病例 42)选择 X 线片
肾性骨病的无动力性骨病	脊柱和胸廓骨的 X 线片(寻找骨折)
氟中毒	脊柱和骨盆 X 线片(骨质密度增高伴粗网状改变,骨膜和韧带骨化);放射性核素全身骨显像;如果扫描显示四肢骨骼异常→X 线片检查是否有功能不全性骨折
MPS(RES)疾病和结节病	
戈谢病[b]	全身 MRI(骨髓替代、坏死),胸腰椎侧位 X 线片(骨折、硬化),股骨 AP 位 X 线片(锥形烧瓶样畸形)
类脂肉芽肿病(Erdheim–Chester 病)	放射性核素全身骨显像;骨显像异常部位,通常为膝关节和骨盆,选择 X 线片;全身 MRI(例如,CNS 等器官受累,或腹膜后)(见病例 145 中的图 7.29)
系统性肥大细胞增多症[c]	脊柱和长骨近端 MRI(骨髓浸润);必要时对受累区域行 X 线片检查[骨质疏松和(或)硬化]
结节病	放射性核素全身骨显像;必要时对受累区域(硬化、破坏)行 X 线片或 CT 检查;务必拍摄手、足的 X 线片(见病例 122)
斑痣性错构瘤病	
神经纤维瘤病 1 型	颅骨 X 线片(蝶骨发育不良);有提示意义的临床表现→脊柱(脊柱侧弯)、骨盆(不对称、髋关节发育不良)和长骨(变窄、弯曲、假关节)选择 X 线片
结节性硬化	腰椎、骨盆和颅骨的侧位 X 线片(局灶性硬化区)
Gorlin–Goltz 综合征	颌骨和长骨(囊肿)X 线片
多囊性脂膜样骨发育不良伴硬化性白质脑病(Nasu–Hakola 病)	手、足 X 线片及上、下肢 AP 位 X 线片(寻找假性囊肿);某些病例,CT 可以用于某些假性囊肿的密度测定,这些假性囊肿完全由成熟的脂肪组织构成(见病例 119)
Proteus 综合征	骨质增生区域选择 CT 或 MRI 检查,以检测脂肪组织和病理血管
血管畸形	
骨内或骨外引流异常(如胫骨)	动态 MRI 或 CT
动静脉畸形	骨骼受累区域进行 X 线片检查(血管印迹),动态 MRI;必要时行 DSA 检查
静脉畸形	骨骼受累区域进行 X 线片检查(血管印迹),MRI;必要时可直接进行静脉造影和螺旋 CT 检查(见病例 154)
淋巴管畸形	MRI
炎性骨病	
儿童非中轴骨急性骨髓炎(见图 1.3)	超声检查(骨膜脓肿),MRI[骨–软组织水肿和(或)脓肿];必要时行 X 线片检查
成人非中轴骨急性骨髓炎(见图 1.3)	患肢 X 线片;如果阳性→穿刺活检;如果阴性→MRI 或放射性核素骨显像,必要时补充放射性核素炎症显像;CT 最适合检测死骨
非中轴骨慢性骨髓炎	X 线片;CT(用于检测死骨);MRI 增强(骨髓腔扩散,脓肿复发,见病例 109)
急性和慢性脊柱炎	MRI;必要时行 CT 检查(骨质改变)

(待续)

表 1.1(续)

临床疑诊	推荐为首选的影像学检查
CNO(复发性和多灶性:CRMO)	放射性核素全身骨显像;X 线片;对可疑区域可行 CT 检查;首选 MRI 也是可以的(见病例 82、153)
Paget 病	四肢骨骼选择 X 线片;颅骨和脊柱选择 X 线片或 CT 检查;放射性核素全身骨显像(明确病变的数量和大小;如果存在疑问,则广泛摄取总是提示 Paget 病;见病例 9、12、14、46、51、83、107、140)
关节疾病(图 1.4)	
类风湿关节炎,早期(有症状:6 周至 2 个月)	手和有症状关节的 MRI 检查;有经验的专家→超声
类风湿关节炎,中期(有症状,2~3 个月)和晚期	手、足、有症状关节和颅椎关节的 X 线片检查
系统性硬化	手部 X 线片(弥漫性骨质疏松、肢端骨溶解、间质性钙化)
系统性红斑狼疮	如果怀疑坏死,则行 MRI 检查;否则对有症状区域(畸形等)行 X 线片检查
起止点病(早期改变)(脊柱关节炎:强直性脊柱炎、Reiter 综合征、炎性肠病性关节病、银屑病性脊柱关节炎、青少年脊柱关节炎)	脊柱、骶髂关节和有症状的起止点(如骨盆、跟腱)选择 MRI 检查;非典型表现,补充 CT 检查(同时有破坏和增生;见病例 39、40、97)
病史很长	脊柱和骶髂关节的 X 线片检查;必要时行 CT 检查(见病例 48、49、145)
伴有银屑病、掌跖脓疱病和前胸壁症状	胸肋锁关节的 CT 检查(见病例 40、97)
感染性(脓毒性)关节炎	MRI;必要时经皮穿刺活检;X 线片随访
退行性关节炎	受累关节的 X 线片检查;必要时行 MRI 检查(水肿样信号、软骨状态;见病例 121)
关节外伤	X 线片,MRI
软骨钙质沉着症	手部(掌指关节、舟-月分离、软骨钙化)和有症状关节的 X 线片检查;必要时行 CT 检查(见病例 41,病例 127 中的图 6.61 和病例 155)
血色素沉着病	手(掌指关节)和有症状关节的 X 线片检查(见病例 155)
痛风	足和有症状关节的 X 线片检查(见病例 41 中的图 3.43a~c,病例 127 中的图 6.62 和病例 136)
褐黄病	脊柱 X 线片(椎间盘和纤维环钙化)
神经源性关节病	有症状关节 X 线片检查
糖尿病性骨关节病	足部 X 线片(跗骨和跖骨的破坏、骨膜钙化);如果怀疑感染→CT/MRI
血友病性关节病	有症状关节的 MRI 和 X 线片检查
关节肿瘤	MRI;必要时拍摄 X 线片(钙化;病例 71、72)

a 患者因临床怀疑或可疑的 X 线片转诊。

b 戈谢病实际上是一种贮积病,从实用角度考虑在此列出。

c 系统性肥大细胞增多症归类于骨髓增生性疾病,从实用角度考虑在此列出。

缩写:AP,前后;CNO,慢性非细菌性骨髓炎;CNS,中枢神经系统;CRMO,慢性复发性多灶性骨髓炎;DISH,弥漫性特发性骨质增生症;DSA,数字减影血管造影;DXA,双能 X 射线吸收仪;MPS,单核吞噬细胞系统;QCT,定量 CT;RES,网状内皮系统。

断,从而指导转诊的同事选择下一步的临床和实验室检查,然后制订合理的治疗方案,这样的诊断才是有实际价值的。仅对病变简要描述,而不提供有效的诊断是毫无临床价值的。报告"没有恶性肿瘤的证据"也是不够的,特别是临床问题并无涉及良恶性的鉴别诊断,如应力相关性疾病的患者。

注意

选择影像学检查方法的基本原则:
- 骨结构成像:X 线片,CT。
- 软组织结构成像(肌肉、肌腱、软骨、滑膜、骨骼中的"外来组织"等):超声或 MRI。
- 评估病变的活动性:放射性核素全身骨显像。

进一步影像学检查

根据影像学检查方法的特异性,选择合适的影像学检查方法来进一步观察先前影像学检查的发现(第2种情形)。有一些限制,适用以下规则:

> **注意**
>
> 第一种影像学检查发现了病变,需要第二种影像学检查方法进一步观察时,切勿选择比第一种影像学检查方法敏感性更低或特异性更差的方法。

例如,如果放射性核素骨显像检查已经发现脊柱小的局灶性病变,再拍摄正侧位 X 线片以期进一步明确病变是错误的,因为 X 线片敏感性低,通常不能检测出直径<1.5cm 的溶骨性或溶骨-成骨混合性病变(如乳腺癌转移)。由于我们有理由认为放射性核素骨显像异常是真正的骨转移,而不是局限于骨髓的转移,也就是说,转移已经与骨发生相互作用,而 CT 对骨病变具有更高的特异性,因此可以选择 CT(而不是 MRI)对其进一步检查。

以下是对第 2 种情况的详细讨论:

● 如果 X 线片怀疑有累及骨结构的病变,则应进行 CT 检查以提供不重叠的影像,并用"骨骼模式"显示。这种情况下我们不建议改变成像的物理模式(例

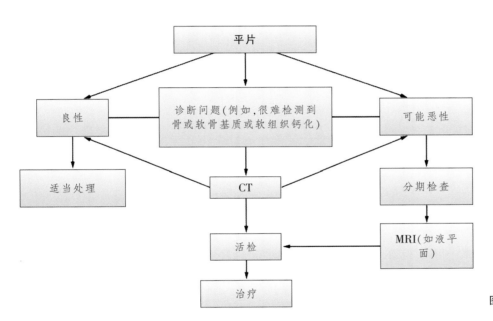

图 1.1　疑似骨肿瘤的诊断流程[15]。

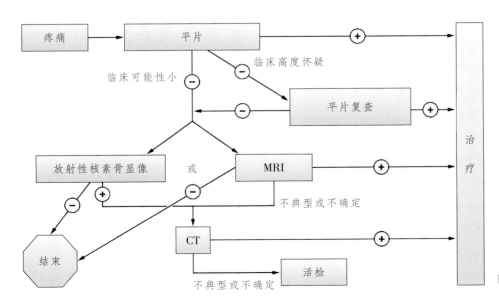

图 1.2　可疑应力性骨折的诊断流程。

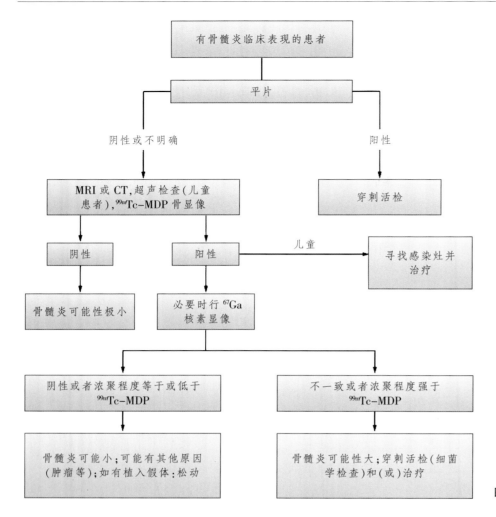

图 1.3 可疑骨髓炎的诊断流程。

如，从测量射线吸收差异到测量质子含量和弛豫时间），因为这涉及完全不同的问题（见上文）。但是，如果 X 线片显示病变起源于软组织（如肿瘤累及髓腔），则建议行 MRI 检查 [见病例 8、9、10、12、14、16、30、34、45、48、49、58、94、107（图 6.21）、118、119、135（图 7.12）、139、142、145]。

● 如果首先进行了 MRI，但无法回答与骨骼结构或骨化有关的特定问题，则应补充一种可以直接对骨骼成像的模式:X 线片或 CT。需要无叠加图像时，均应选择 CT。作为断层成像方式，它提供可以"解密"感兴趣区域细节的断层图像（见病例 7、17、19、20、22、29、30、36、39、60、63、64、74、101、104、107、113、127、129、131、136、145、146、149）。

● 如果初次检查为 PET 或 PET-CT（由于 CT 组件的图像质量并非最优,可能不能用于诊断）,则建议使用专用螺旋 CT 进一步检查骨病变（见病例 77 中的图 4.50）。如果需要进一步检查 PET-CT 发现的软组织病

变,则 MRI 将提供有效的辅助信息。PET 扫描阴性(筛查转移灶,可疑浆细胞瘤)时,根据患者的症状,建议临床随访。

● 如果目的是确定其他方法检测到的病变的活跃程度(在肿瘤放射学中尤其重要),则推荐放射性核素骨显像进一步检查。例如,骨显像中无摄取的硬化性病变(骨瘤、陈旧的纤维结构不良、陈旧性脂肪瘤、陈旧性梗死、愈合的炎性反应性病灶等)比有放射性摄取的硬化性病变(如硬化性转移、成骨性肿瘤等)更有可能是陈旧的、无害的。有放射性摄取的病灶,骨显像可以根据病灶是否为孤立性(例如,纤维结构不良常为多发性,脂肪瘤常为孤立性;骨转移常为多发性,而像骨样骨瘤这样的成骨性肿瘤,几乎总是孤立的;见病例 12、31、32、47、50、73、74、78、102、107、133)来进行鉴别诊断。

● 如果初次检查是放射性核素骨显像,且显示一个或多个局灶性摄取病灶,则下一步应该根据受累部

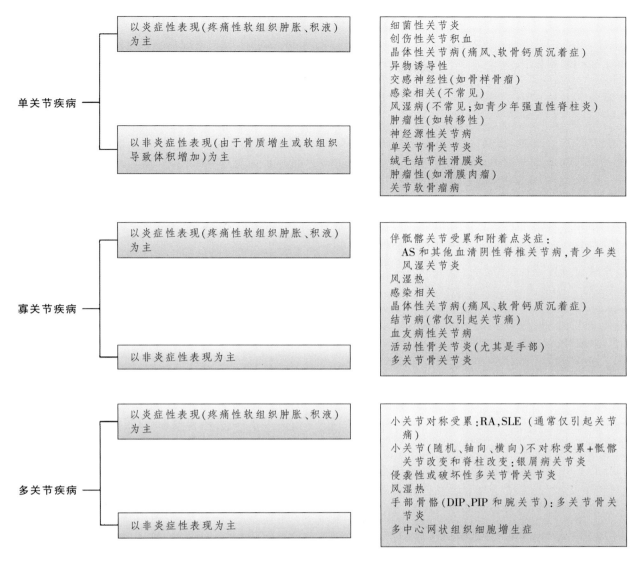

图 1.4　关节疾病诊断指南。AS,强直性脊柱炎;DIP 关节,远端指间关节;PIP 关节,近端指间关节;RA,类风湿关节炎;SLE,系统性红斑狼疮。

位直接对骨骼进行成像检查。由于放射性核素骨显像证实了骨性病灶的活跃程度,进一步可选的检查方法包括 X 线片和 CT(见病例 20)。实际上,许多病例在骨显像上的病灶分布模式本身将提示正确的诊断[见病例 62 中的图 4.22、病例 82 中的图 5.8(h,i)、病例 83、病例 84 中的图 5.13、病例 103]。

● 如果初次 CT 扫描显示一个或多个源自软组织的病变,则建议进行 MRI 检查。当然,对于 CT 或 X 线片及 CT 进一步检查出的骨肿瘤,MRI 也是有用的,它可以显示肿瘤对邻近软组织的侵犯范围并提供更多有价值的信息(见病例 45、54、57、70、86、106、111 和病例 135 中的图 7.12)。

最后浅谈一下成本:一种或多种必要的影像学检查可能非常昂贵。但是对影像学检查的费用与获益进行权衡,如果对合适的病情选择了恰当的检查方法,那就是值得的。从经济学角度来看,合适的影像学检查可以避免许多不必要的侵入性操作(如开放式活检),并防止误诊。此外,考虑到我们讨论的主题——非创伤性骨骼病变的发生率相对较低,与医疗行业的其他成本相比,这些成本几乎可以忽略不计(约 0.1%或更少)。

影像学随访

对已确诊的患者进行影像学随访检查(第 3 种情形),只要有可能就应使用同一种影像学检查方法,并采用相同的检查方案,这对图像的前后比较至关重要。

1.2 影像解读

在进行有意义的影像解读之前,必须先对影像细节进行描述。这不需要冗长的叙述,可以用简明扼要的"关键词"的形式描述。但是,对影像学表现的描述应该准确到位,最重要的是要避免使用可能引起误导的语言。例如,X 线片或 CT 扫描上的透亮区域应直接描述为"透亮区",而不应被称为"囊性"或"囊样"骨溶解,因为这会使结论偏离,得出本该基于其他影像学表现才应有的结论。此外,"骨髓水肿"这一术语在 MRI 报告中经常被过度使用(见下文)。

> **注意**
>
> 影像分析需要详细了解肌肉骨骼系统的正常影像解剖及其主要变异。

1.2.1 病理解剖学基础

当明确影像学表现属于异常时,第一个必须解决的问题是其病理解剖学基础,因为已知的每一类基本疾病(见下文)都或多或少具有特异性的病理解剖学变化。例如,肿瘤或炎症过程与破坏、坏死伴碎裂、修复伴新生骨形成相关。还应努力确定影像学表现是否仅仅是伴随基本疾病的附带现象(如出血、骨痂组织)。对影像学表现相应的病理解剖学基础进行解释时,考虑所使用的影像学检查方法的组织区分能力 (脂肪、液体等)总是很重要。可惜的是,CT 的这种能力经常被遗忘(见病例 58)。

影像解读过程中,严格意义上用来描述疾病的术语或者描述不同病理生理学改变都有可能出现的某个征象的术语都必须谨慎使用。接下来我们用上面提到的两个例子来进一步讨论这两种情况。

示例:圆形透亮影

在许多情况下,在 X 线片或 CT 上看到的圆形透亮影被描述为"囊肿"或"囊性或囊性透亮影",尽管它常是由实性破坏性病变造成的。这种措辞意味着影像学表现可能是无害的,可能会进一步引导病例朝错误的方向去考虑。术语"囊肿"专用于充满液体的囊腔,例如,青少年型骨囊肿、软骨下滑膜囊肿或动脉瘤性骨囊肿。除了典型的青少年型骨囊肿可以根据其典型位置、"陷落碎片征"和超短病史来诊断,囊腔内液体成分应先通过 CT 或 MRI 确定。

示例:边缘不清的高信号

在 MRI 水敏感序列中看到边缘不明确的信号增高区域,通常被简单地描述为"水肿"。当没有其他有意义的征象时,通常将"水肿"作为诊断。在骨髓或结构异常的皮质骨中,水肿是血管外间质内液体的聚集,可能伴随创伤、炎性、退变甚至肿瘤发生。"水肿"可以出现在所有疾病中,从良性到恶性疾病。简而言之,MRI 信号增高部分是成像区域质子密度增加所致,而与原因无关,通常是水肿,但也不一定是水肿(见下文)。

仅基于 MRI 图像不能肯定"骨髓水肿"是否为单纯的水肿,即血管外间质液体的聚积。以膝关节的退行性变为例,脂肪坏死、纤维化或骨小梁改变(如骨挫伤)均可引起"骨髓水肿",这已被 Zanetti 等[12]证实。任何病变只需具有足够的质子, 就能使水敏感序列的信号增高,这可见于创伤、炎症、退行性变和肿瘤,肿瘤的细胞内水含量也增加(见病例 145、146、149)。即使注射对比剂,也不能有效地区分原因,例如,区分肿瘤组织和水肿。因此,更加清楚和准确的报告应该是信号与水肿相等[13,14]或"水肿样高信号",或仅报告存在质子丰富的区域。

1.2.2 病变定位

异常影像学表现的第 2 个问题是定位,应该从功能解剖学角度来考虑。异常征象是位于应力暴露区域(如肌腱端)、灌注不足的脆弱区域(如骨骺、足趾或手指),还是造血组织区域(如椎体)? 这些关键问题有助于对病变进行分类。

1.2.3 病变中心

第 3 个问题与病变或其他表现的中心有关。大多数肿瘤呈同心圆样向外生长。因此,如果病变的中心位于骨皮质, 则可以合理地推测该病变起源于皮质或骨膜(皮质型骨样骨瘤、骨膜骨肉瘤、应力性骨折等)。如果病变位于肌腱附着处,则应考虑应力导致附着点皮质的破坏或新骨形成(见病例 103、104)。

1.2.4 孤立、双侧、多发或弥漫性病变

第 4 个问题是病变是孤立、双侧、多发还是弥漫性

的？还应该问一问，初次影像学检查发现的病变是否仅仅是"冰山一角"？全身成像技术可用于回答这一问题。如果认为局灶性病变(如转移灶)已经与骨骼相互作用，则首选的筛查方法是放射性核素骨显像。如果怀疑浆细胞瘤，则可选择全身 MRI 或者全身 CT 扫描。年轻患者的孤立性溶骨性病变表现为原发性骨肿瘤或肿瘤样病变的可能性更大。多发性病灶更符合纤维结构不良、朗格汉斯细胞组织细胞增生症、结节病、血管瘤病或风湿病附着点炎(如银屑病或强直性脊柱炎)。不论是单器官还是多器官受累，弥漫性病变更符合，例如，弥漫性朗格汉斯细胞组织细胞增生症等。全身性系统性疾病通常属于先天性疾病。在老年患者中，单发的实性溶骨性病灶很可能是孤立性浆细胞瘤或转移瘤，而多发性或弥漫性病灶可能是 CUP 综合征(即原发性不明癌)或全身性浆细胞瘤。

以上只是几个例子，在本书有限范围内无法对溶骨性、成骨性和混合性改变的许多其他原因展开讨论。对于儿童和成年人难以分类和定性的影像学表现，如果患者的影像学改变位于一侧而非中线，对侧影像学检查可能会有所收获。如果对侧有相同或相似的改变，则总是应该考虑某种综合征或发育不良所致。

注意

考虑病因时，除生物学资料和发病部位外，还应考虑疾病的发病率，实际工作中总是先考虑常见病，再考虑少见病。

1.2.5 病变分类诊断

第 5 个问题是回答影像学发现的异常应该属于哪一类基本疾病。

以下列出的是作为病变分类依据的 7 大类基本疾病：

- 正常变异(有时可能有症状)或畸形。
- 创伤(急性或慢性)。
- 炎症。
- 肿瘤和肿瘤样病变。
- 过度灌注或灌注不足和坏死。

- 退行性变。
- 全身性疾病(代谢异常、网状组织细胞系统疾病、贮积性疾病、肿瘤)。

第 5 个即最后一个问题的答案，是在系统回答前 4 个问题并综合分析、逻辑推理后获得的。

最后，我们提供了一条有用的诊断规则：注意奥卡姆剃刀定律。这是逻辑推理和解决问题的经济学原理，至今仍用在科学理论和方法论上。奥卡姆剃刀定律指出，同一现象有多种可能的解释时，人们始终选择的解释应该是所需假设条件最少的那个，也就是"最简单"的理论。这一原则鼓励科学家对任何现象尽量用一元论解释。

但如果我们只是始终如一地简单套用这一原则，又将违反现代医学所提倡的进行合理的鉴别诊断这一理念。例如，如果将骨硬化这一放射学征象简化为单一原因("最简单"的理论)，例如，硬化性骨转移，那么许多其他原因(例如，非特异性骨炎引起的反应性改变、细菌性骨髓炎或创伤的修复过程、骨肉瘤肿瘤基质的骨化，或者蜡油样骨病、骨斑点症等发育异常)都必须放弃。本书作者认为，这种方法会导致骨骼放射学中至少 1/3 的非创伤病例误诊。的确，如果在一张颅骨 X 线片上看到 2 个或 3 个相同密度的圆形骨硬化灶，那么先假设为同一病因(例如，乳腺癌患者的转移性病变)所致将有助于分析诊断。但是，与此同时，永远不要为了简单化而将 2 个不同的影像学表现用同一种病因来解释("反奥卡姆剃刀定律"法；见病例 2)。

另一个具有误导性的简化方法是遇到病例信息不足的情况时，只是把影像与教科书或其他出版物中案例的影像进行比较来诊断，也就是说，没有经过仔细分析，直接把教科书影像中的诊断移植到实际病例中。诚然，医学上的以视觉为主的学科(放射学、皮肤病学、组织学)是基于实证经验模式识别原则工作，但这并不意味着两个具有相似影像学特征的病例具有相同的病因和疾病分类。仍然以骨硬化为例：炎症和肿瘤均可引起骨硬化，这两类疾病可能具有相同的影像学表现。

只有通过将该征象与其他影像学表现、病史以及临床和实验室数据相结合，我们才能得出正确、有用的诊断。

1.2.6 总结

> **注意**
>
> 影像解读的 5 个关键问题：
> 1. 病理解剖学基础(破坏、坏死、反应性改变等)?
> 2. 从功能解剖学角度看病灶定位(应力暴露区、灌注易损区等)?
> 3. 病变的中心?
> 4. 孤立、双侧、多发、弥漫性?
> 5. 属于 7 大类基本疾病中哪一类?
>   - 正常变异或畸形。
>   - 创伤(急性,慢性)。
>   - 炎症。
>   - 肿瘤(包括肿瘤样病变)。
>   - 灌注障碍。
>   - 退行性变。
>   - 全身性疾病(代谢性、网状组织细胞疾病、贮积病、肿瘤)。

图像解读需要结合临床得出结论。如果将影像学表现归因于某一类疾病,此时临床上患者是否有症状,还是仅仅为偶然发现,这是需要考虑的重点。这尤其适用于影像学表现不具有诊断特征性,而将其归因为某类具体疾病又无充足把握时。

> **注意**
>
> 　原则：偶然发现的影像学改变以无害的可能性更大,随访观察较安全。但是,如果影像学上的改变与患者的临床症状相对应,则更有可能需要组织学检查。

还应该与申请会诊的医生讨论,进一步明确症状性病变的临床和实验室资料是否与其影像学表现吻合。讨论中,放射科医生应该与临床医生沟通其诊断依据,这是临床医生不了解的。了解影像学表现后,放射科医生可以向患者提出更有针对性的问题,而临床医生在申请影像学检查之前可能只知道基本的临床表现。病例 104、152、156、158 就是典型的示例。正如前面在问题 4 中提到的,综合考虑时应始终记住特定疾病在特定年龄和性别的患病率。

在放射科医生(不是技术人员)从影像学角度认真审查病例并与患者讨论之后,患者才能离开。因为在诊室内与临床医生谈话,患者没有得到任何信息,所以希望从与我们的谈话里得到问题的答案。只有这样,放射学作为临床专业的作用才能得到发挥,患者才能了解放射学服务范围。

在接下来的各章中,我们将选取一些困难或看似困难的骨骼放射学病例以探讨有关的诊断方法、技巧、窍门和陷阱,病例按照解剖部位排序。讨论时应遵循上述影像解读的系统性方法。讨论的案例遴选自 7 类基本疾病。我们从实用的角度出发,调整了讨论问题的顺序,首先对影像学表现进行客观描述,然后进行定位,接着讨论病理解剖学基础,然后是基本疾病分类诊断思路。每个病例都有概要,对病例的基本要点进行总结。

这种方法类似于夏洛克·福尔摩斯(Sherlock Holmes)调查刑事案件的哲学："观察到的就这么多,其余靠推断。"我们认为,放射科医生在面对具有挑战性的病例时,应该像刑侦专家那样充满热情。

▶ **对第 2~7 章的说明**　病例介绍使用了统一格式,首先是介绍会诊申请人,主要为医生,偶尔也有患者本人,要求本书作者进行影像学会诊。接下来为"病史和临床问题"。本书作者认为提供以上信息有助于阐明会诊病例的问题所在。由于在正文中已进行了完整的描述,插图不再提供详细的文字说明。对比较冗长的术语进行了缩写。缩写词或首字母缩写词首次出现时,在后面的括号中将完整术语列出,之后出现时就直接使用缩写词。一些常见的缩写和首字母缩写词在缩写词列表中进行了说明。

(曾晶晶 杨永波 译　林敏 张联合 校)

第 2 章　颅骨

2.1 硬化性改变

病例1(图2.1)

病例简介

- 会诊申请人:放射科医生。
- 病史和临床问题:患者女,24 岁,癫痫综合征,脑部 MRI 检查显示颅顶骨弥漫性增厚,随后通过 CT 检查进一步观察骨质变化。有经验的放射科医生做出了正确诊断(见下文),但因为如此显著的影像学改变不同寻常,她还是申请了会诊。

影像学表现

MRI 主要表现是颅内左侧有一个大的蛛网膜囊肿(图 2.1a),CT 定位像(图 2.1b)显示额顶部云雾状密度增高区。CT 轴位像(图 2.1c~e)显示弥漫性、程度不一的内板增厚,外板正常,板障完好。

发病部位

主要病变局限于颅骨内板。

病理解剖学基础

这些断层图像明确显示了主要病变为骨骼改变,而不是脑膜增厚,对比增强 MRI 图像(本文未展示)显示脑膜未见强化。

疾病分类诊断的分析思路

▶ *正常变异或畸形*? 是,本病例为癫痫综合征患者行 MRI 检查中偶然发现的。该患者无骨骼改变引起的相应症状(如骨痛等)。颅骨内板的弥漫性增厚、密度增高提示其存在时间很长。

▶ *外伤*? 不是,至少患者否认有明显的摔倒,所以不符合由于反复的硬膜下出血而继发的脑膜钙化(出血性硬脑膜炎;图2.2,见下文"概要与讨论")。这种发

病机制也表明完全闭塞的硬膜下腔可能引起脑脊液循环不畅,但 MRI 没有显示这方面依据。

▶ *炎症*? 没有炎症相关病史,此外,也很难想象广泛的骨炎仅局限于颅骨内板而不累及板障。

▶ *肿瘤*? 不是,有可能会考虑是生长在骨上并向内生长的斑块状脑膜瘤,但增强 MRI 没有显示脑膜变化(对比病例 2、3)。纤维结构发育不良不可能仅仅引起颅骨内板的肥厚(见病例 4、7),它总是引起板障膨胀性改变且累及内外板。

概要与讨论

正确诊断应该是弥漫性颅骨内板增生症(弥漫性颅骨增厚),这个诊断并不少见,尤其在绝经前后的女性中,可归类于正常变异。骨质肥厚在 Morgagni 综合征患者的颅顶骨及指(趾)骨特别明显,该综合征发生在绝经后女性,伴肥胖、多毛。该例 24 岁患者过早闭经,明显与复杂的癫痫综合征相关。虽然骨质肥厚的发病机制还没有完全被了解,但是很明确是激素状态改变导致的。

作为对比学习,图 2.2 展示了已骨化的陈旧性硬膜下血肿。经仔细询问病史,这例 47 岁女性患者回想起多年前严重的颅脑损伤。平片(图 2.2a,b)显示右侧额顶部密度增高区域,CT(图 2.2c,d)显示紧邻颅骨内板的块状骨化,但未与颅骨内板融合。MRI T1W 图像显示对比增强后病灶没有强化(图 2.2e,f)。这种骨化很成熟,明显是由含脂肪组织髓腔的松质骨组成的,这就解释了 T1W 图像呈高信号的原因。

最终诊断

过早闭经相关性弥漫性颅骨内板增生症。

评论

如果患者没有症状,即使是很明显的骨骼改变也可以归于正常变异。这种情况并不罕见。

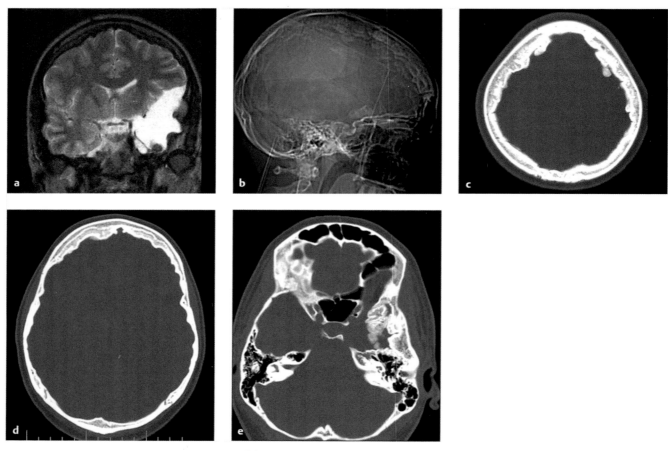

图 2.1　病例 1：骨质过多，正常变异还是病理性改变？

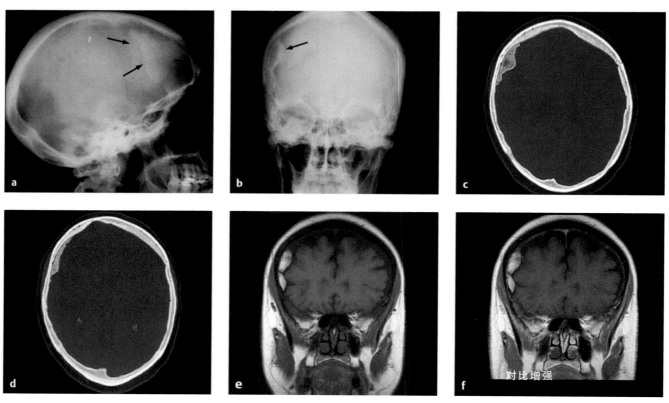

图 2.2　斑片状骨化的鉴别诊断。

（张小园　译　张联合　校）

病例2(图2.3)

病例简介

● 会诊申请人:肿瘤科医生。

● 病史和临床问题:患者女,61 岁,左侧颞蝶区无痛性肿胀。诊断为右侧乳腺癌,并给予治疗 10 年。问题:转移瘤? Paget 病伴肉瘤变? 纤维结构不良?

影像学表现

CT(图 2.3a~f)显示内颅板明显增厚而外板正常、板障完好无损,类似于病例 1。此外,左侧蝶骨、颞骨见大片不规则的骨质硬化区,边缘呈毛刺状改变,这些毛刺状改变提示沿着血管走向的新骨形成,移位的咬肌明显肿胀。这些表现表明病灶处于活跃状态,不同于一般的颅骨内板增生症。MRI 增强(图 2.3g,h)显示肿块近脑膜侧和骨内部分均呈高信号(强化,提示高灌注),

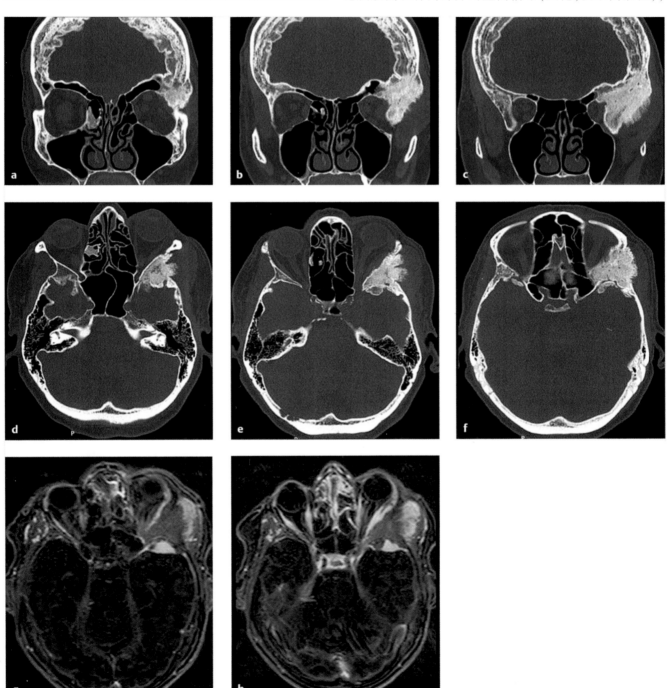

图 2.3 骨质过多,正常变异还是病理性改变?

特别是肿块外部更明显。

发病部位

左侧蝶骨、颞骨病变出现的临床症状，与局部有脑膜强化的肿块密切相关。

病理解剖学基础

影像学表现明确显示硬脑膜肿块及骨质改变之间密切相关，这意味着脑膜肿瘤已经蔓延到邻近骨质，并沿着它的边缘诱导形成富于血管的新生骨。脑膜肿块以凸面与骨质病变相邻，这不符合原发于骨骼的病变（如成骨性转移或原发性成骨性肿瘤）侵犯脑膜的特点。

疾病分类诊断的分析思路

▶ **正常变异或畸形？** 弥漫性颅骨内板增生症在绝经后常被偶然发现，但本例患者左侧蝶骨、颞骨骨质增生活跃伴有局部肿胀，并不符合。

▶ **外伤？** 患者左侧蝶骨、颞骨区域没有明显急性或慢性外伤史。

▶ **炎症？** 不是，以骨炎形式出现的慢性炎症伴有疼痛，影像学上可能会有死骨或（MRI）脓肿形成。脑膜肿块为实性，没有炎性征象，本例患者血清炎性标志物也正常。

▶ **肿瘤？** 对于左侧蝶骨、颞骨的骨质硬化而言，是的。

概要与讨论

左侧蝶骨、颞骨改变最有可能是脑膜瘤侵犯邻近骨质。通常，脑膜瘤骨内扩散是一个无痛过程。蝶骨是脑膜瘤好发部位，肿瘤细胞刺激新骨形成。在这个病例中，所有这些因素都存在。蝶骨脑膜瘤的诊断是通过 MRI 增强确定的，它显示骨性病变旁的硬膜明显强化。

其他的颅骨内板增生被认为是无害的变异（见"正常变异或畸形"和病例 1），与骨内肿瘤无关。本例可以排除 Paget 肉瘤的诊断，因为颅骨没有 Paget 病的征象。Paget 肉瘤通常是溶骨性的而不是硬化性的，骨改变通常影响颅骨全层。虽然申请会诊的医生认为颅内

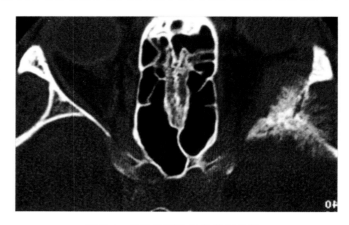

图 2.4　骨刺状新生骨的鉴别诊断。

板弥漫性骨质增生可能是纤维结构不良所致，但我们可以排除这一诊断，因为纤维结构不良通常同时累及颅骨内外板，受累的颅骨是膨胀性改变。如果我们单独考虑颞骨、蝶骨的硬化病变，不考虑相邻的脑膜病灶，则可能考虑来自诸如乳腺癌等的硬化（成骨性）转移瘤（图 2.4），但这同脑膜肿瘤与相邻骨的凸面界面不一致。最后，对颅骨硬化我们还可使用一个含糊的诊断，即慢性硬化性骨髓炎（Garré），但似乎没有什么理由能证明这种疾病存在，这种疾病是在 120 年前被 Garré[16] 描述的。

肿瘤连同受损的硬脑膜和骨一起被完全切除（Simpson 1）。组织学诊断为脑膜瘤。咬肌肿胀被认为是一种反应性表现。

最终诊断

蝶骨翼脑膜瘤骨内播散（组织学证实）。弥漫性内颅板增生症，主要累及额顶骨，属于偶然发现。

> **评论**
>
> 如果同时存在两种明显的影像学改变，并非只能用一元论来解释。将其中一项表现诊断为主要病变并需要手术治疗，而将另一项表现解释为偶然发现的正常变异，将更为准确。"反向奥卡姆剃刀"原理并不适用于本病例。

（张小园 译 张联合 校）

病例3(图2.5)

病例简介

- 会诊申请人:普外科医生。
- 病史和临床问题:患者女,37 岁,左侧顶骨一骨性突起,偶感阵发性疼痛,主诉青春期就存在,近期增大。详细询问病史,患者主诉其他几个解剖异常:双腭垂,双胆囊和牙齿错位。CT 检查考虑骨肿瘤可能(例如,纤维结构不良、血管瘤、转移瘤)。

影像学表现

CT(图 2.5b,c)显示顶骨上部膨胀性骨硬化区,累及颅骨三层结构,病灶周围可见骨刺。该病灶在骨闪烁显像上表现为高摄取 (图 2.5a)。对比增强 MRI (图 2.5d,e)发现梭形、明显强化的硬脑膜肿块正好位于颅骨病变深处。

发病部位

顶骨上部病变位于硬脑膜肿块正上方。

病理解剖学基础

上述影像学表现提示这是一个活跃的成骨性肿块,外周有丰富的血管,周边骨刺就是有力证据(见病例 2 中的"影像学表现")。推测骨性病变与脑膜软组织肿块有关是合理的。

疾病分类诊断的分析思路

▶ **正常变异或畸形**? 不是,因为这是有症状的骨质改变。

▶ **外伤**? 不是,该患者没有外伤史。

▶ **炎症**? 不是,可触及的肿块没有炎症(局部发热等)的临床症状。一般来说,慢性炎症性骨质改变伴修复性新骨不会形成骨刺。

▶ **肿瘤**? 是,膨胀性的骨质改变并产生骨基质,这与脑膜瘤骨浸润一致。

概要与讨论

基于 CT 和闪烁显像的表现, 鉴别诊断应该包括血管瘤, 因为扁平骨中的血管瘤容易形成骨刺, 如图 2.6b 所示, 而且血管瘤常常刺激新骨形成。但我们没有

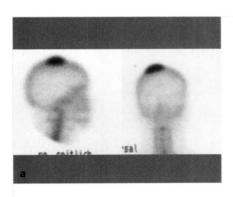
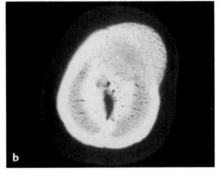
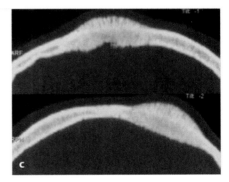
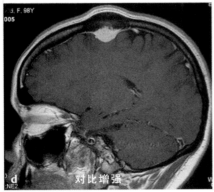
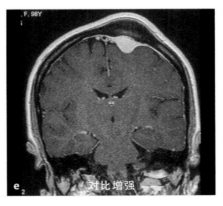

图 2.5 闪烁显像和 CT 上的"黑白帽"征。

看到血管瘤的典型表现——蜂窝状的结构(图2.6)。这种表现模式是血管和新生骨交叉重叠所致，肿块周边表现为骨刺。

CT中的骨质改变也有骨硬化转移的可能性(女性乳腺癌、男性前列腺癌)。然而，该患者无原发性肿瘤，可将转移从鉴别诊断中排除。

另外一种可能的诊断是非霍奇金淋巴瘤(图2.7)，也能刺激化生性新骨形成。

因为颅盖骨成骨性病变的鉴别诊断几乎都应该包括脑膜瘤伴骨浸润，所以这例患者有必要行对比增强MRI检查。这些图像明确显示了一个明显强化的脑膜瘤。非霍奇金淋巴瘤病灶的硬膜浸润显得更平坦，而不是像脑膜瘤那样呈梭形(图2.7)。在本病例中，脑膜瘤的诊断与患者描述的其他异常非常吻合(见上文"病史和临床问题")。经询问，了解患者有一个患有神经纤维瘤病的兄弟。这符合2型神经纤维瘤病的诊断标准，该病具有常染色体显性遗传模式和许多新的突变(在染色体22q12上)。这些患者可能在很小的时候就发展成肿瘤，这显然是肿瘤基因抑制失败所致。脑膜瘤特别常见。骨内脑膜瘤也见于年轻人。

为了与脑膜瘤相鉴别，图2.6显示了3例不同患者的颅盖骨血管瘤的影像学表现。这3个病例在CT上的共同表现是蜂窝状结构。这些病例均未显示有邻近骨或邻近器官浸润的证据。皮肤和皮下组织仅被肿块推移，从而产生明显的隆起。矢状位增强MRI(图2.6a，下图)证实，CT所示的血管性肿瘤(图2.6a，上图)与脑膜无关。

图2.7为右侧顶骨非霍奇金淋巴瘤患者(29岁女性)。肿瘤已经穿透骨质，浸润至硬脑膜和帽状腱膜。在CT上(图2.7a)，浸润性生长类似于(模糊的)蜂窝状改变。这在平片上表现为虫蚀性破坏，常见于小细胞和圆细胞肿瘤。淋巴瘤是颅骨破坏性病变的可能诊断之一，并且常伴硬化灶，如反应性和化生性新骨形成和坏死。在本病例中，不能与脑膜瘤骨侵犯相鉴别，最终诊断依靠组织学检查。

最终诊断

2型神经纤维瘤病患者上顶部的脑膜瘤浸润邻近骨。

评论
颅盖骨病变需要对邻近的脑结构行对比增强检查，尤其是成人，以确认或排除脑膜病变。详尽的病史有助于做出准确的诊断。

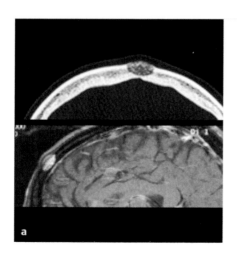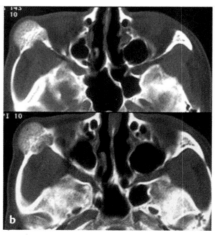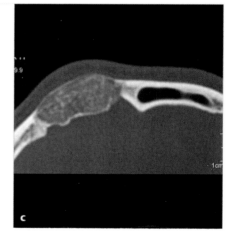

图2.6　血管瘤的不同表现(3例不同患者)。

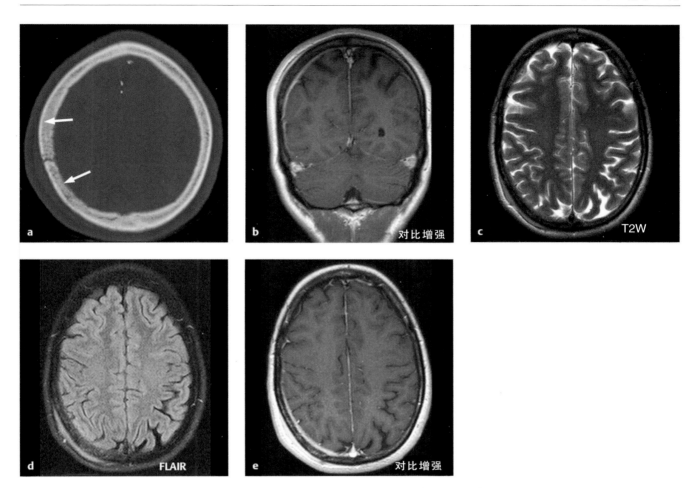

图 2.7　穿透性骨病变的鉴别诊断:右侧顶骨非霍奇金淋巴瘤(NHL)。

（朱旅聪　译　张联合　校）

病例4(图2.8)

病例简介

- 会诊申请人：患者本人。
- 病史和临床问题：患者男，46岁，因不明原因头晕行 MRI 检查，发现左额区病变，累及左额骨内部及侧部。他咨询了很多医生都不能明确诊断，因此很担心。患者说病变在骨扫描上是"漆黑"的。

影像学表现

CT(图 2.8a,b)显示左额骨内部和侧部呈均匀"磨玻璃"样膨胀性骨质改变。在对比增强 MRI 上(图 2.8c)，病灶呈中度不均匀强化。邻近脑膜结构正常。

发病部位

额骨轻度膨胀性病变。

病理解剖学基础

磨玻璃外观显示病灶由编织骨构成。病灶是纯增生性的而没有破坏，局部正常骨质被替代，邻近结构未见受累(脑膜；见 MRI)。阳性骨扫描证实病变是活跃的。

疾病分类诊断的分析思路

▶ **正常变异或畸形？** 不是，病变是偶然发现的，但编织骨替代了局部正常颅骨结构（外板和内板以及板障），提示是良性病变而不是正常变异。此外，骨扫描的高摄取率不符合正常变异。

▶ **外伤？** 不是，没有外伤史。

▶ **炎症？** 不是，一个陈旧性的或慢性的反应性炎症过程应该伴有疼痛，至少有短暂的局部发热。

▶ **肿瘤或肿瘤样病变？** 是，病变呈磨玻璃样密度的描述符合纤维结构不良。

概要与讨论

纤维结构不良的组织学检查表现为典型的旋涡状结构的纤维组织和不成熟的非板层骨小梁。该病是由 20 号染色体上的 GNAS-1 基因的合子后（体细胞）突变引起的，除了干骺端纤维缺陷外，可能是最常见的骨肿瘤样病变。大多数病例为单发病灶，没有临床症状。纤维组织置换使骨强度不够，可能发生骨弯曲。

典型的 X 线和 CT 征象是患骨不同程度的膨胀和磨玻璃样改变(对比图 2.9a~c 和图 2.9d~f)，磨玻璃样改变可以是较均匀的或不规则、非层状钙化的纤维组织。较大的病变(如病例7)往往发生退行性变，伴有局限性黏液样变、液化和最终的脂肪变性。可能会产生各种影像学表现，磨玻璃样改变的骨内出现透亮区(皂泡样；见病例 7)。由于纤维结构不良常经历不断的重塑，在骨显像中的典型表现为"热区"。CT 扫描上的磨玻璃样改变也是纤维结构不良的特征性表现 (图 2.8a,b)。MRI 表现没有特异性，取决于病变当时的状态。该病例符合额骨局灶性纤维结构不良的所有标准(偶然发现，CT 上磨玻璃样改变，骨扫描阳性)，而且颅骨(尤其是面部骨骼)是第三常见的发生部位。实际上该病例没有

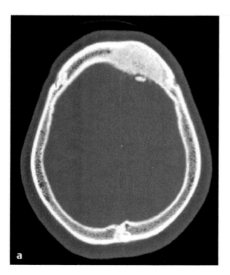 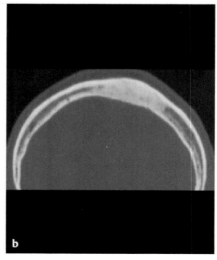 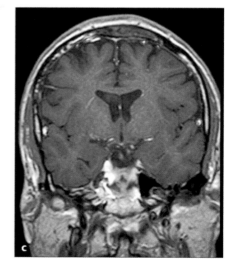

图 2.8　成骨性转移瘤？

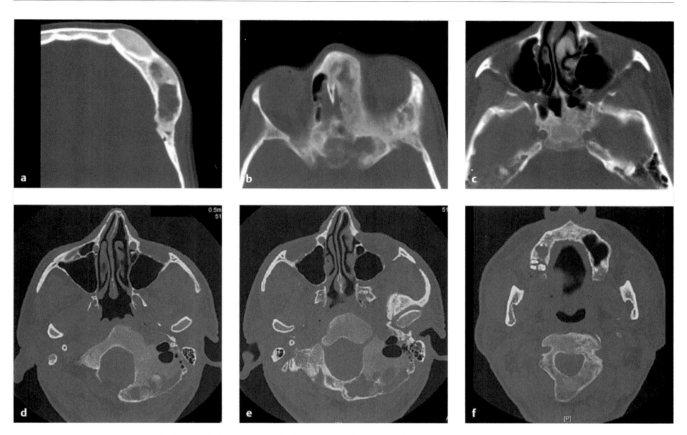

图 2.9　磨玻璃样改变：(a~c)患者女，34 岁，左侧视力下降；(d~f)患者男，55 岁，偶然发现。

合理的鉴别诊断。常见的诊断"转移瘤"也是不合理的，因为患者是一名相对健康的 46 岁男性，没有原发肿瘤，而且病灶无侵袭性特征。

最终诊断

额骨局灶性纤维结构不良。

评论

病灶偶然发现，MRI 表现无特异性，进一步 CT 检查表现为特征性的磨玻璃样改变等特点，对纤维结构不良有诊断意义，且无须组织学证实。

（朱旅聪 译　张联合 校）

病例5(图2.10)

病例简介

- 会诊申请人：外科医生。
- 病史和临床问题：患者女，43岁，左枕区有一个长期存在的无痛坚硬隆起，她的理发师对这个肿块感到担忧，于是她至外科就诊，外科医生申请了CT检查(图2.10)，但放射科医生未给出明确诊断。

影像学表现

CT(图2.10)显示颅骨外板有一个大部分向外生长的椭圆形致密骨性隆起，局部板障变窄但仍完整。图2.10b可见肿块外侧"匍匐生长"于颅骨上方，并在局部肿块和颅骨之间形成狭小的间隙。

发病部位

枕骨外板。

病理解剖学基础

这个与颅骨外板一样致密的匀质肿块应该是骨源性的，与查体中触及的质地坚硬、无活动度的肿块相对应。

疾病分类诊断的分析思路

▶ *正常变异或畸形*？不是，相关文献资料(Freyschmidt[17])中没有把枕骨外板的骨性肿块作为正常变异的证据。

▶ *创伤*？不是，没有外伤史。

▶ *炎症*？不是，相关病史和查体(疼痛、局部皮温升高等)不支持既往或现在仍存在原发性慢性炎症。

▶ *肿瘤*？是，这个实性肿块将周围组织推移，临床上表现为良性。鉴别诊断包括良性的致密型骨瘤或皮质旁骨肉瘤。

概要与讨论

临床表现不明显(长期无痛隆起)使骨瘤成为最可能的诊断，在没有组织学确诊的情况下随访观察是合理的。成熟的骨瘤在核素骨显像上表现为少量或没有摄取。如果肿瘤增大并在其上方形成滑囊且伴炎症，则需要外科切除。骨瘤被定义为生长缓慢、由分化成熟的骨(主要是板层骨)构成的良性肿瘤。分为以下类型：

- 典型骨瘤(致密型骨瘤)，基本全部位于颅骨上并起源于颅骨外板。
- 皮质旁(骨旁)骨瘤，通常发生在长骨上。
- 髓内骨瘤(内生骨疣、骨岛)，常在松质骨中发现，因为太常见，所以被认为是正常变异。

骨瘤属于真正骨肿瘤、肿瘤样反应性增生或者错构瘤仍存争议。相较于1994年的分类，在2002年[15]WHO发布的骨肿瘤分类中，骨瘤不被再列为一个单独的类别。但在最近的WHO分类(2013)中，骨瘤又被归类于良性成骨性肿瘤。

另一方面，典型的皮质旁骨肉瘤通常伴有疼痛并位于长骨的干骺端或干骺端–骨干交界处(如病例144中的图7.27)，最常发生在股骨腘窝侧(占所有病例的50%~70%)。颅骨上的皮质旁骨肉瘤非常少见，在实际工作中一般不用于鉴别诊断，只有纯粹的学术讨论价值。皮质旁骨肉瘤在骨扫描中表现为高浓聚。

除骨瘤外，颅骨的成骨性肿瘤还包括罕见的骨母细胞瘤(约占所有骨肿瘤的1%，约12%的骨母细胞瘤位于颅骨)。颅骨的骨样骨瘤尚未见报道，仅1%的骨肉瘤发生在颅骨。

图2.11所示是1例罕见的发生于27岁男性右侧

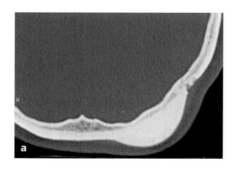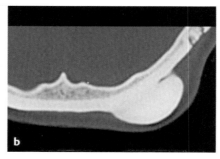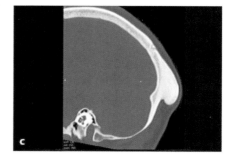

图2.10　枕骨局部隆起。

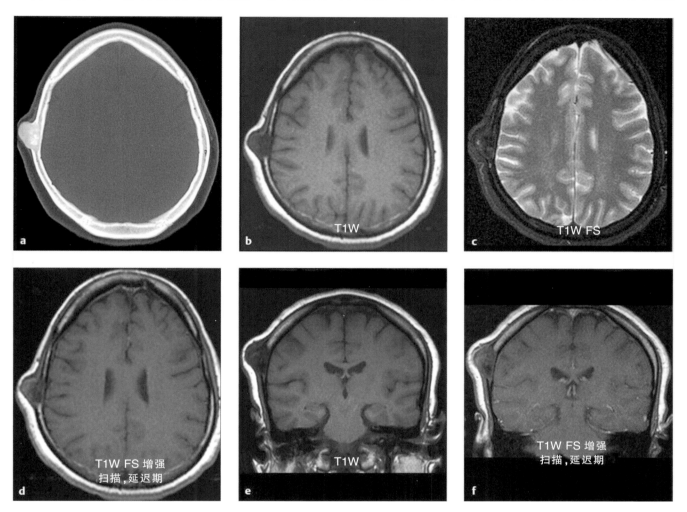

图 2.11 鉴别诊断:骨母细胞瘤。

顶颞骨交界处的骨母细胞瘤。汉诺威大学的 H. Os-tertag 教授在组织学上证实,该肿瘤主要由致密的软组织块(由肿瘤形成的类骨质)组成。在 CT(图 2.11)上,病灶的基底部可见基质骨化,这也是成骨性肿瘤的基本特征。该病变和图 2.10 中的骨瘤一样起源于颅骨外板,而颅骨外板被破坏,取而代之的是一个新的薄骨壳。在 MRI 平扫图像上,病变没有特异性表现,MRI 增强则表现为中度强化——大多数骨母细胞瘤有丰富的血供。有明显的基质骨化时,除了骨母细胞瘤或骨母细胞瘤样骨肉瘤外,没有其他更合理的鉴别诊断可以考虑了。

图 2.12 所示是 1 例 17 岁男性患者,左枕部无意间发现一个突起。患者该部位没有任何不适。为了排除皮脂腺囊肿,首先进行了切开活检,术中发现病灶是骨性的,于是最终被转诊到医学影像中心。CT 扫描显示"颅骨外板一个骨性突起,直径为 2cm,没有破坏性征

象"。放射科医生没有更详细的解释,初步诊断为骨膜软骨瘤并建议组织学检查以确定病灶的良恶性。在 CT 上,病灶似乎起源于颅骨板障,其产生的占位效应逐渐侵袭破坏了颅骨外板,反应性修复性增生的骨膜新生骨形成一个隆起的骨壳。病灶呈磨玻璃密度,并有骨小梁样网格状影。鉴别诊断包括以下 3 种:

- 局灶性造血组织增生。
- 纤维结构不良。
- 非典型的起源于颅骨板障的早期骨瘤。

我们支持局灶性造血组织增生的诊断,即使曾报道此病只发生在肋骨上[18]。单纯向外生长的模式大概是由硬脑膜所致,硬脑膜附着于颅骨之上,阻止了修复性的新生骨形成和隆起。此外,两种可能的诊断也是良性的,因此不需要组织学评估良恶性,仅临床随访就足够了。

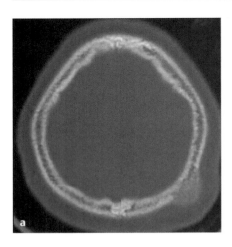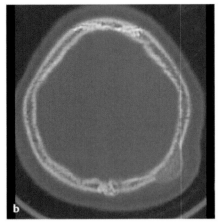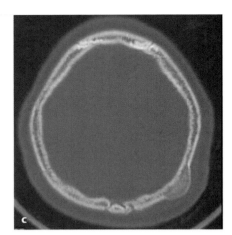

图 2.12　颅骨外生性病变的鉴别诊断。

最终诊断

枕骨致密型骨瘤。

（戴简吉　译　张联合　校）

病例6(图2.13)

病例简介

- 会诊申请人：颌面外科医生。
- 病史和临床问题：患者女，54岁，两年前头部外伤后额部出现小结节并逐渐增多。临床检查发现患者额部有无数细小可及的无痛性结节，外表皮肤无明显损伤。

影像学表现

CT(图2.13)上可见颅骨外板有无数骨瘤样骨性密度结节。除图2.13c中的病灶外，其余病灶均未累及颅骨外板。没有外伤后改变。

病变部位

额骨外板。

病理解剖学基础

这些小病灶在CT扫描中呈骨性密度，可归类于骨性结构。

疾病分类诊断的分析思路

▶ **正常变异或畸形？** 不是，这些病灶是从两年前开始出现的。

▶ **创伤？** 有可能，因为患者是在一次意外受伤后才注意到这些病灶的。骨膜下或骨膜内的损伤可能会导致反应性的骨改变，这是目前已知的骨化性肌炎和异位骨化的发生机制。人为损伤也是如此。

▶ **炎症？** 不是，因为临床表现中没有炎症的证据。

▶ **肿瘤？** 一种可能性是多发性骨瘤，发病机制不明(见病例5)。另一种可能性是错构瘤，错构瘤可以成人发病。

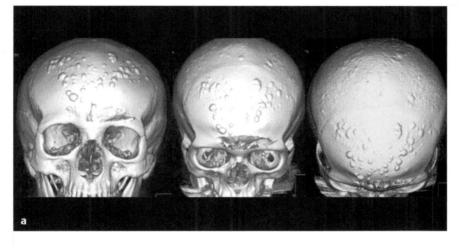
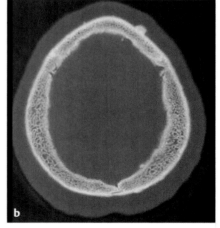
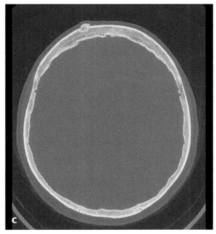
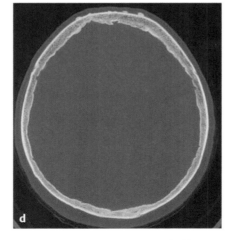
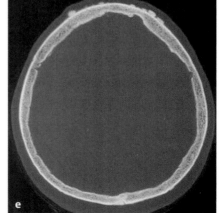

图 2.13 颅骨表面"面包屑"样结节。

概要与讨论

因为没有得到更多的信息，该病例无法确诊。不过按照前面的思路（见上文"疾病分类诊断的分析思路"），需要考虑下述鉴别诊断：多发骨膜或骨膜下出血伴骨化，如同骨化性肌炎。该诊断要求额部有表面粗糙的钝性物体撞击的外伤史。撞击物必须有合适的弧度，使前额的两侧同时撞伤，这几乎是不可能的。这种损伤有可能是刻意由前额重复撞击的自残造成的。我们曾经在 1 例精神病患者身上观察到类似的情况，他长时间反复用大腿前部撞击低矮餐桌的边缘，导致股骨骨膜和骨膜下的出血，最后导致骨瘤样的骨化。

错构瘤性多发性骨瘤，如那些发生在 Gardner 综合征（家族性肠息肉病）中的骨瘤，也发生于疾病的过程中，但不一定是先天性的，详见 Freyschmidt[19]。我们不知道患者是否按照我们的建议进行了结肠镜检查，以明确是否存在息肉，也不知道患者有无家族史。

最终诊断

最终没有确诊，有以下两种最可能的诊断：

1. 自残性撞击导致的额骨外板表面骨化性肌炎样骨化。

2. 家族性结肠息肉病患者的错构瘤性骨瘤。结肠息肉病患者可能并发结肠癌，但是由于该患者的年龄较大，我们无法得知她是否已经或曾经患过结肠癌。

评论
寻找不同寻常的影像学表现的病因，对医生的想象力是一个挑战——患者病史中没有明确的事实依据时更是如此，但这也是常有的事。

（戴简吉 译　张联合 校）

病例7(图2.14)

病例简介

- 申请会诊人:内科医生。
- 病史和临床问题:患者女,26岁,青春期起自觉右侧颅顶部有骨性硬度的肿块,但并未引起重视,病变区域偶尔有阵发性的疼痛,月经前期更加明显。放射科医生已经诊断为纤维结构不良,内科医生想要知道是否有其他可能。

影像学表现

最初的 MRI 检查(图 2.14a~h)显示右侧颅顶区颅骨起源的椭圆形肿块,T1W 图像呈低信号(图 2.14 a,b)。病灶含双中心结构,信号与脑实质相仿,强化后病灶呈环形强化或者靶征(图 2.14c~f,h)。在水敏感序列上,该"病灶中的病灶"呈高信号(图 2.14g)。CT 骨窗(图 2.14i~l)显示起源于颅盖骨的膨胀性病灶,累及颅骨三层结构,呈磨玻璃密度的组织替代了原有骨组织;不含骨组织的双中心囊腔使得病变呈 "病灶中的病灶"改变。虽然没有测量"囊腔"的 CT 值,但我们估计其密度约为 20HU。

发病部位

病灶位于右侧顶骨,同时累及颅内外板和板障。

病理解剖学基础

病灶中磨玻璃密度区为编织骨。双中心囊腔为退行性液化(见病例 4)。邻近的硬脑膜在 MRI 平扫和增强时均正常。

疾病分类诊断的分析思路

▶ **正常变异或畸形?** 不是。病程显然从青春期开始,并且在某种程度上与月经前疼痛的发作有关。此外,这种病变从未被描述为正常变异(见 Freyschmidt[17])。

▶ **外伤?** 不是。没有外伤史。

▶ **炎症?** 不是。缺乏与炎症相关的临床表现。

▶ **肿瘤或肿瘤样病变?** 符合。显然是良性肿瘤(病史很长)或肿瘤样病变,膨胀性生长方式也符合良性。根据这些表现,再结合 CT 上病灶呈磨玻璃密度以及病变位于颅骨等,首先考虑纤维结构不良。

概要与讨论

最初的 MRI 表现、病史、病变位置及病变邻近正常的硬脑膜(排除脑膜瘤侵犯颅骨)均提示纤维结构不良,CT 扫描病灶呈磨玻璃密度影也符合这个诊断。双中心囊腔符合纤维组织的退行性变,较大的病灶(如本病例)中编织骨倾向于退行性变及黏液变(见病例 4)。虽然纤维结构不良是由合子后突变所致的先天性疾病,但发病多见于 21~40 岁,常为偶然发现或临床症状轻微(相对于病变大小而言)。在女性,症状通常是疼痛、偶尔会有肿胀,与激素相关,可以用编织骨的血流灌注变化(血流过度灌注引起水肿,随后继发血流灌注不足,从而引起坏死或黏液变)来解释。纤维结构不良属于骨肿瘤样病变, 单纯根据临床及影像学表现就能正确诊断,并且不需要组织活检(属于"别管我"或者"别碰我"病灶)。

本病应与 Paget 病(畸形性骨炎)相鉴别,不支持后者的理由如下:

- 纤维结构不良发病多从青春期开始。而 Paget 病的患者通常无症状,如果有症状,也大多出现在 41~60 岁。
- Paget 病通常并不会表现为均匀的磨玻璃密度改变。

最终诊断

右顶骨纤维结构不良。

评论

膨胀性生长及磨玻璃表现是纤维结构不良的特征性影像学表现,但病灶的局部可以出现退行性变。

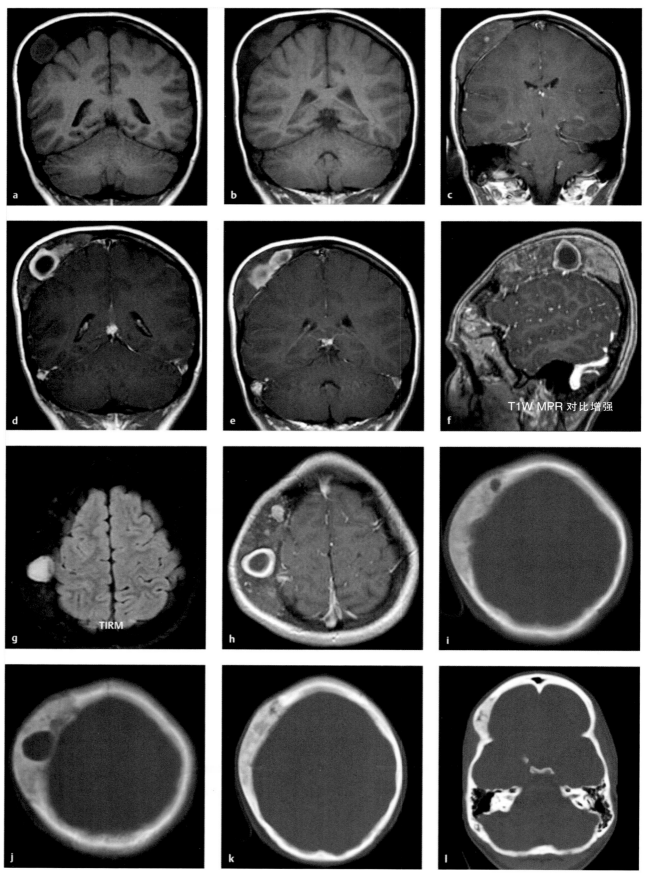

图 2.14 慢性骨髓炎？

（徐 超 译　张 联 合 校）

2.2 溶骨性病变和混合性病变

病例 8（图2.15）

病例简介

- 会诊申请人：放射科医生。
- 病史和临床问题：患者女，58岁，较长时间以来，主要在左前额区偶感温热，其余无异常。其在国外的儿子注意到母亲的头部增大。于是带她去看家庭医生，并抽血化验，发现碱性磷酸酶升高2倍，家庭医生对下一步如何处理毫无头绪。患者儿子坚持让其行头颅影像学检查。放射科医生认为需要进一步鉴别 Paget 病或纤维结构不良。德国南部的医生对于 Paget 病的诊治经验相对不足（这是事实，因为 Paget 病在德国南部罕见，而在德国北部属于地方病，主要见于老年人）。

影像学表现

颅骨侧位片（图 2.15a）显示高、低密度影混合而成的云雾状改变。随后放射科医生正确地选择了 CT 扫描。CT（图 2.15b）显示颅盖骨普遍增厚，左侧额顶区最为明显。颅盖骨正常的 3 层结构几乎完全消失。右侧板障中见不规则骨化区，左侧额顶区的低密度区内含岛状骨化。左侧颅骨后部也可见岛状高密度灶或者溶骨区。

发病部位

颅骨 X 线片及 CT 图像显示病变累及颅盖骨内外板及板障三层结构。

病理学解剖基础

影像学表现显示颅骨发生不规则骨化并使颅骨膨胀。图像显示骨质吸收破坏与不规则新骨形成交替，提示病变处于活跃期。

疾病分类诊断的分析思路

▶ *正常变异或畸形？* 不是。在成年期才开始出现骨骼塑形（注意病史！），与变异及畸形不符。患者血清碱性磷酸酶升高也不符合正常变异。

▶ *外伤？* 不是。患者无外伤史。

▶ *炎症？* 支持。骨质破坏及修复性的新骨形成是骨组织炎症的典型特征。但患者无相应临床症状（局部发热疼痛、瘘管形成等）、骨质破坏区域广泛，所以可以明确排除常见的骨髓炎。因此，我们必须考虑炎症样疾病，唯一的可能性就是 Paget 病（畸形性骨炎）。

▶ *肿瘤？* 不是。病变范围太过广泛和弥漫不支持肿瘤。

▶ *系统性疾病（代谢性疾病、网状组织细胞增生症、贮积病）？* 不是。除了血清碱性磷酸酶升高，没有其他临床及实验室证据支持这些疾病。与病例 14 相似，骨扫描（本文未展示）显示只有颅骨有强摄取。这也可以排除甲状旁腺功能亢进（见病例 15）。

概要与讨论

骨吸收、不规则的修复性新骨形成（编织骨）及颅骨体积膨大 3 种征象同时存在是中间期 Paget 病的典型特点（见下文“中间期或混合期”）。患者年龄、发病部位（颅骨是继骨盆、股骨、胫骨之后的第 4 常见发病部位）、血清碱性磷酸酶升高也都支持这一诊断。值得注意的是，如果病变范围小，则成骨细胞活动不足以引起血清碱性磷酸酶升高。

Paget 病是累及单骨或多骨的骨炎症样疾病，病理学、临床、影像学上病程经历 3 个特征性的发展阶段：

- 溶骨期：典型的 Paget 病从溶骨期起病，最初是

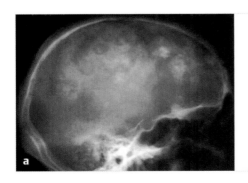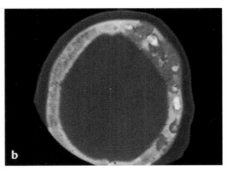

图 2.15 颅骨云雾状改变。

由病毒感染刺激破骨细胞活动。这些破骨细胞造成快速的骨质破坏，最终导致骨溶解（见病例 9、12）。

● 中间期或混合期：该期为骨塑形期，以破骨细胞反应、成纤维细胞活跃为特征，表现为大量新的非板层原始编织骨形成。

● 硬化期：随着时间的推移，骨形成相对于骨吸收占优势，由高纤维含量的钙化编织骨构成致密网络，形成不规则的粗糙结构。这是 Paget 病在骨盆和长骨的典型表现。

Paget 病早期和中间期骨扫描成像一般表现为强摄取。由于骨重塑区血供丰富和矿化的编织骨摄取活跃，早期图像上就能见到放射示踪剂极高摄取。Paget 病多在 40 多岁发病，常无症状、难以诊断，直到 60~80 岁时偶然发现。有时因血清碱性磷酸酶水平升高而发现此病。

颅骨 Paget 病需要与纤维结构不良相鉴别。主要的鉴别点在于纤维结构不良影像上呈磨玻璃密度，对此病例 4 和病例 7 中已有充分的描述。此外，纤维结构不良的患者出现首发症状时，年龄较 Paget 病轻。Paget 病的改变通常都是对称的。纤维结构不良多不累及颅缝，好发于蝶骨与鼻旁窦，而 Paget 病更常累及颅盖骨。Paget 病通常会引起颅外板和内板增厚，这在纤维结构不良中不明显。

如果仅考虑颅骨的影像学改变，鉴别诊断还必须包括甲状旁腺功能亢进（见病例 15），但本病例可以排除甲状旁腺功能亢进，因为和 Paget 病不一样，甲状旁腺功能亢进的骨扫描异常摄取不仅限于颅骨。但有时组织学上 Paget 病与甲状旁腺功能亢进难以鉴别。

最终诊断

混合期（中间期）Paget 病。

评论	
健康老年人的颅骨出现溶骨性骨质破坏、不规则新生骨形成、颅骨体积膨大几种表现共存时，强烈提示 Paget 病。血清碱性磷酸酶升高可进一步支持 Paget 病的诊断。但如果骨质病变范围小，血清碱性磷酸酶不会升高。	

（徐超 译 彭娴婧 校）

病例9(图2.16)

病例简介

- 会诊申请人：影像科医生。
- 病史和临床问题：患者男，76 岁，体检发现血清碱性磷酸酶升高。随后行全身骨扫描(本文未展示)，显示颅盖骨有聚集的放射性高摄取区。因为 X 线片显示颅骨有大片溶骨性病变，所以高度怀疑为转移瘤。这促使患者住院全面检查，寻找原发瘤，但并未找到。随后要求我们进行了穿刺活检。由于病灶地图样溶骨改变以及临床症状的缺乏(如溶骨区触及软组织肿块)，我们对转移瘤的诊断表示怀疑，并提出局限性骨质疏松症的可能。随后的颅骨 CT 扫描证实了我们的诊断。

影像学表现

颅骨侧位 X 线片(图 2.16a)显示顶骨大片状的地图样透亮区，与核素显像一致(本文未展示)。CT 轴位(图 2.16b)显示顶骨长条状骨质密度减低区，基本的骨质结构仍保留。

发病部位

顶骨，累及颅骨 3 层。

病理学解剖基础

此病例的病变为骨质丢失，但未发生溶骨性骨质破坏。而升高的血清碱性磷酸酶提示病变伴有骨骼形成。总而言之，病变以骨质溶解为主。

疾病分类诊断的分析思路

▶ 正常变异或畸形？不是。病灶内局限性骨质"萎

缩"，即骨质含量减少而骨骼未见变形；这样的顶骨正常变异未见报道(对照病例 10、13)。

▶ 外伤？没有外伤史。

▶ 炎症？传统意义上肯定能排除炎症，因为本病例在 CT 上缺乏骨质破坏、修复、死骨等表现。另一方面，早期的 Paget 病表现为以破骨性吸收为特征的炎症样改变，也称为局限性骨质疏松症(见下文"概要与讨论")。这种早期的溶骨性病变表现为多发的小溶骨灶，并可能持续数年。骨母细胞及成纤维细胞聚集伴纤维骨结构可在显微镜下显示，但影像学并不明显(见病例 8 中的"病理解剖学基础")。

▶ 肿瘤？不是。破坏性肿瘤保留了骨形态及基本结构的完整性，而仅造成局部钙质流失，这是罕见的。

▶ 血流灌注异常？营养失调性高血流灌注导致随后的钙质流失(暂时性的水肿继发暂时性的骨质疏松)，但这种情况未见发生于颅盖骨的报道。暂时性的骨质疏松好发于关节周围的骨，包括髋、膝、踝和距跟关节。

概要与讨论

颅骨局限性骨质疏松症(见上文"疾病分类诊断的分析思路")这个术语专门用于描述 Paget 病早期的溶骨性改变。如果影像科医生发现颅盖骨平片上的局灶性钙质流失区但没有明显的骨质破坏，CT 进一步证实病灶非骨质破坏的特点。即使没有病理学的证实，根据这一特点本身也可以准确诊断。而血清碱性磷酸酶的升高同样对诊断有帮助。

在本病例中，把转移瘤包含在鉴别诊断中是不切实际的。

嗜酸性肉芽肿(朗格汉斯细胞组织细胞增生症，图 2.17)与本病例也明显不同，因为它多见于学龄前和学

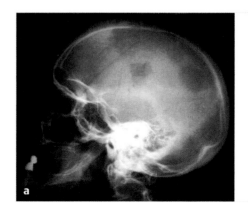
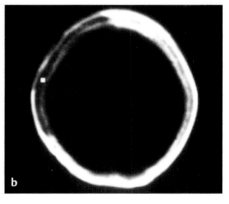

图 2.16 转移瘤？

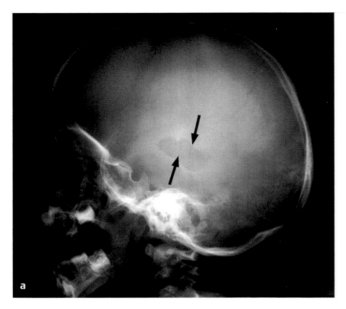
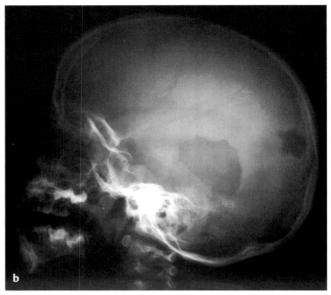

图 2.17   溶骨性病变的鉴别诊断。

龄期儿童,也有少数 50~70 岁患者的个例报道,而 70~80 岁患者的嗜酸性肉芽肿病例从未报道过。图 2.17 中的儿童患者无临床症状,在>1 年的病程中,原先颞骨骨质破坏区明显扩大,枕骨可见新发骨质破坏区。本例没有诊断为嗜酸性肉芽肿的依据。

最终诊断

早期(溶骨期)Paget 病(畸形性骨炎)。

（王琳虹 译　张联合 校）

评论

谨记:平片或 CT 上溶骨性病变并不都是转移瘤,还有其他疾病。诊断转移瘤必须特别谨慎,否则会给本来健康的患者带来很大的精神压力。

病例10(图2.18)

病例简介

- 会诊申请人:肿瘤科医生。
- 病史和临床问题:患者女,68岁,伴有周期性发作的枕部肿胀及疼痛。既往的影像学检查显示枕骨骨质破坏,考虑为转移瘤,但未找到原发肿瘤。

影像学表现(首次)

颅骨正位(图2.18a)发现3个边缘清楚的溶骨性改变,骨扫描(图2.18c)上表现为"冷区",CT上溶骨区边缘清楚、局部内外板变薄呈纸样(图2.18b),骨旁无软组织病变。

发病部位

病变起源于颅骨板障区。

病理解剖学基础

弄清位于骨及板障缺损区的是什么很重要,液体、脂肪还是结缔组织?MRI是鉴别液体和结缔组织的最好方法。缺损区T2W图像(图2.18d)呈现与脑脊液相等信号,用液体抑制反转恢复(FLAIR)序列可以抑制脑脊液信号,以判断缺损区是否真的为脑脊液。FLAIR序列(图2.18e)显示脑脊液及缺损区信号消失,证明缺损区内被含脑脊液的蛛网膜憩室填充。

疾病分类诊断的分析思路

▶ **正常变异或畸形**?是。蛛网膜憩室是颅盖骨最常见的正常变异,也被称为蛛网膜颗粒或蛛网膜绒毛,脑脊液被硬膜内的蛛网膜颗粒或蛛网膜绒毛吸收,并引流入硬脑膜窦。这些蛛网膜颗粒能在颅内板和板障形成坑洞状的凹陷(大小约为10mm至数厘米),可使外板明显变薄并呈手表表面玻璃样隆起。蛛网膜颗粒最常见的部位是额骨及顶骨,这些颗粒沿着主要的静脉窦分布,所以在影像上观察是否接近血管通道是有帮助的。

▶ **外伤**? 没有外伤史。

▶ **炎症**? 没有临床表现。

▶ **肿瘤**? 在平片上,大的蛛网膜颗粒最主要的鉴别诊断是肿瘤,主要是嗜酸性肉芽肿、多发性骨髓瘤和转移瘤。骨扫描阴性基本可以排除转移瘤,但多发性骨髓瘤无法排除。转移瘤和多发性骨髓瘤很少只累及头顶骨的单一区域(这个病例中为枕骨),嗜酸性肉芽肿(局灶性朗格汉斯细胞组织细胞增生症,见病例9中的图2.17)也是如此,患者年龄较大也不符合嗜酸性肉芽肿。总之,FLAIR序列提供的信息足以排除这些肿瘤。

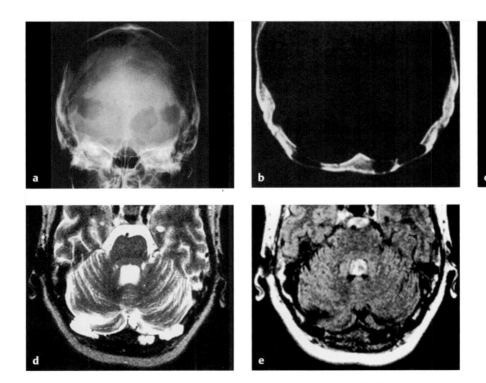

图 2.18　转移瘤?

概要与讨论

无论什么时候，X线片发现颅盖骨溶骨区时，一定要想到正常变异，特别是蛛网膜颗粒的可能，发生在单一颅骨且表现不典型时更不能忘记。如果CT进一步检查证明其边缘光滑，没有累及骨旁组织和周围骨质的反应性硬化，那就更需要考虑正常变异。因为本例患者有临床症状而需要影像学诊断，进一步影像学检查是合理的，首选的检查应该为MRI的FLAIR序列。如果没有MRI检查，可以选择骨扫描。如果骨扫描阴性，至少说明骨转移瘤可能性很小。

我们不能解释这些临床症状(周期性发作的枕部肿胀及疼痛)与蛛网膜颗粒或蛛网膜憩室有关[20]，关于临床症状，文献也有类似报道，但并没有合理可信的解释。

为了帮助诊断医生更好地鉴别蛛网膜颗粒，图2.19展示了1例46岁女性患者，在枕骨左侧区域的骨内表皮样囊肿(同义词：骨上皮囊肿、骨表皮样囊肿)，全身骨扫描显示枕骨左侧区域有轻微的摄取。因为该患者有乳腺癌病史，所以需要进一步行影像学检查。图2.19a~f的CT扫描显示颅骨有一个大的、中心性的、溶骨性缺损伴有光滑的边界和轻微的膨胀，病灶部分被剩余的菲薄的内、外颅板包裹并呈手表表面玻璃样隆起，其余部分只有骨膜包裹。病灶对邻近的结构并没有明显侵犯，病灶CT值为10~50Hu。这些图像与图2.18b几乎相同。MRI T1W图像(图2.19g)上病灶信号较小脑稍高，注入对比剂后有轻微强化(图2.19h)。MRI T2W图像(图2.19i)上病灶外围为富质子信号，中央为低信号。在图2.19j脑脊液抑制FLAIR序列可识别出图2.19h中的病灶外围高信号区为液体。弥散加权成像平面回波成像(EPI)序列(图2.19k，l)和表观弥散系数(ADC)序列(图2.19m)提供了更多的关键信息。病变在EPI序列呈高信号，ADC序列则显示图2.19k，l上的高信号区是由弥散异常所致，而不是T2W图像的透射效应。临床表现(偶然的发现)和这些表现强烈提示骨内表皮样囊肿。这个病例与Dammert等在2003年发表的一个病例十分相似[21]。Dammert等认为弥散加权成像和ADC图像上的弥散异常对表皮样囊肿有高度特异性。表皮样囊肿是由于表皮移位到骨膜下或进入骨内而形成的。活跃的生发基质角化过度，同时有角化不全或角化不良，这会形成一个破骨性的刺激，导致局部骨吸收。表皮组织的异位生长可能由外伤导致，但颅骨上的病例更可能为发育异常。从组织结构上来看，囊肿壁由单一鳞状上皮层形成，成熟过程中向腔内一侧形成颗粒细胞层，外侧由薄层纤维覆盖，囊腔由脱落挤压的角蛋白板层填满。

图2.20显示另一个表皮样囊肿病例，证实了Dammert等的观点。患者女，18岁，学校运动时头部右侧被栏杆撞伤，她和父母随后注意到右顶后区局部凹陷，并且慢慢变大。她被临床诊断为轻微脑部损伤，并认为右顶后方凹陷与外伤无关。直到3个月后的CT检查显示右顶后部颅骨局部全层骨缺损(图2.20a~c)。鉴别诊断考虑嗜酸性肉芽肿与表皮样囊肿。MRI T1W图像(图2.20d)显示病变信号低于脑实质，稍高于骨的信号，增强后病灶边缘轻度强化(图2.20e)。MRI T2W图像(图2.20f)与脑脊液的信号相同，FLAIR序列(图2.20g)上与脑组织信号相同。最后，ADC序列(图2.20h)上病灶与脑组织信号相同。所有的征象都符合骨内表皮样囊肿。因为患者完全没有症状，最终也没有办法知道嗜酸性肉芽肿的某个阶段MRI表现是否与表皮样囊肿完全相同，所以我们建议手术切除。在外伤7个月之后，组织学诊断为表皮样囊肿伴肉芽肿性、纤维炎性反应，考虑部分属于异物反应。

针对最后一个病例，自然有一个问题，根据临床表现，脑部外伤是否导致了表皮样囊肿？但颅骨的表皮样囊肿或骨内上皮样囊肿通常都是无症状的。这例年轻的女性患者头部撞伤后注意到颅骨右侧有凹陷，并且触及的凹陷随时间增大。如果颅骨病灶表面的头皮有破损，上皮就可以进入骨膜下或直接通过外板骨折线进入板障，这样外伤性机制就有一定的可能。但局部应该血肿、肿胀，而不是凹陷。我们推测，脑部外伤造成颅骨原来的囊肿破裂并导致体积缩小，局部颅骨触及凹陷。组织学发现的炎性异物性反应提示破裂已经有一段时间了。从法医学角度来看，这也是一个十分有趣的案例。

最终诊断

蛛网膜颗粒(蛛网膜憩室)。

评论

颅骨上的"洞"不能被想当然地考虑为转移瘤。应该彻底、系统地分析，是否有可能是少见的正常变异，如蛛网膜颗粒等。年轻患者颅骨上有一个或多个"洞"以嗜酸性肉芽肿可能较大，表皮样囊肿较少见。MRI弥散加权像与ADC序列对诊断表皮样囊肿有相当大的把握。

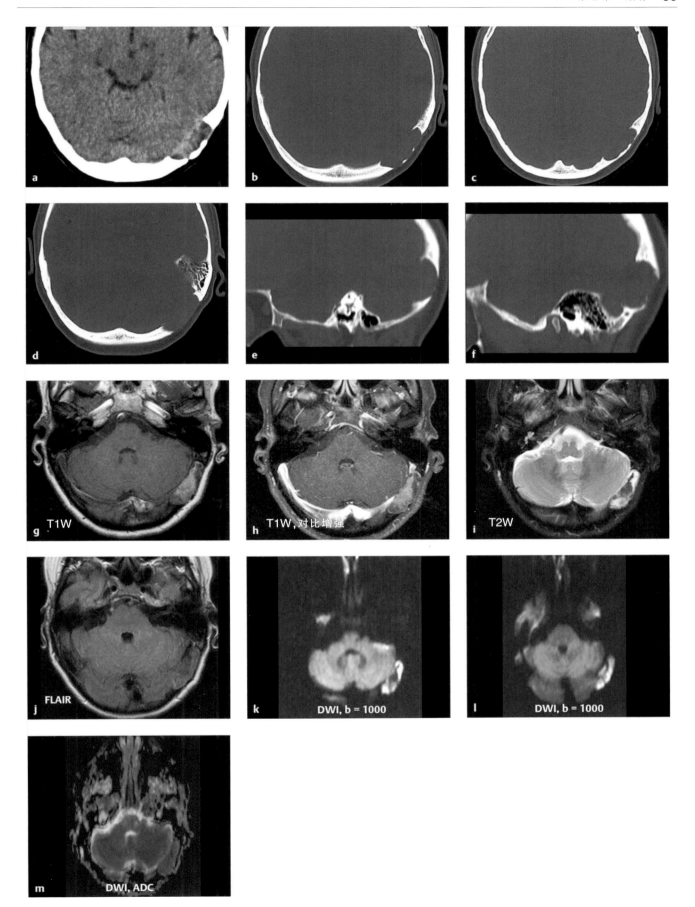

图 2.19　鉴别诊断：表皮样囊肿？

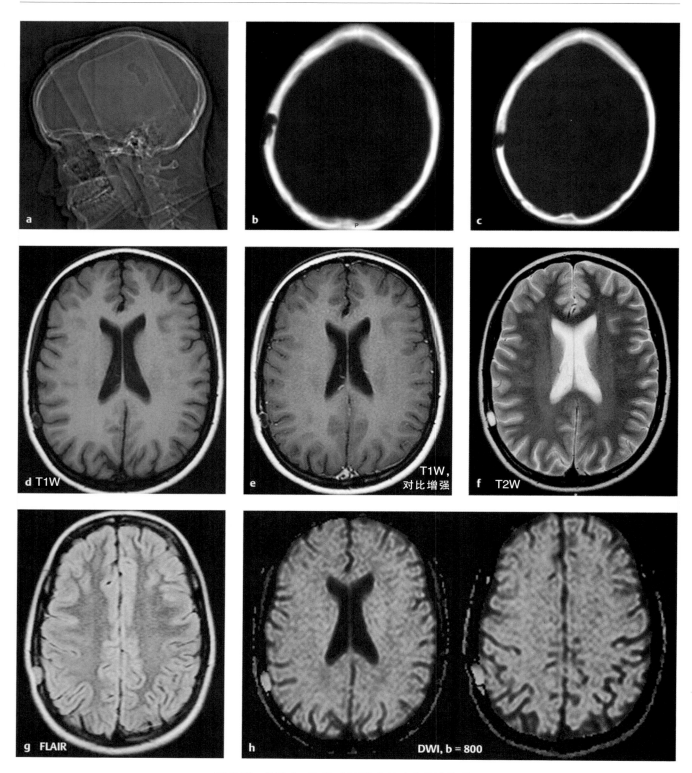

图 2.20　患者女，18 岁，有可能也是表皮样囊肿吗？

（徐超　译　张联合　校）

病例11(图2.21)

病例简介

- 会诊申请人：放射科医生。
- 病史和临床问题：患者女，26岁，发现左前额部凹陷已有一段时间。

影像学表现

影像学显示左额骨局部变薄，累及外板、板障，内板变薄呈纸样，局部无硬化或骨膜反应。在4年前拍摄的图像上，颅骨变薄还不太明显(本文未展示)。

病理解剖学基础

邻近结构没有任何反应(硬化、骨膜反应)，表明这是进行性破骨细胞性骨质吸收。残留骨质很少，就像"战争纪念碑"那样，也就是说，真正反映病变过程的表现早已消失。这种无反应性骨吸收过程有一个恰当的名字——"消失性骨病"。

疾病分类诊断的分析思路

▶ **正常变异或畸形？**不是，因为病变只有几年时间。

▶ **创伤？**不是，没有相应的外伤史。

▶ **炎症？**不是，至少不是传统意义上的骨炎或骨髓炎，其在活动期常有疼痛和局部发热。另外，炎症也会引起局部反应，如骨膜反应、骨硬化等。炎症消退会有相应的病史。

▶ **肿瘤？**有可能。血管瘤病(特别是淋巴管型的)

可以刺激破骨细胞骨吸收。然而在大多数情况下，放射学和病理检查时已无法检测到血管瘤病的证据；本例有可能属于孤立型病例(见病例32、33)。血管瘤病消退时，骨被结缔组织代替。

▶ **灌注障碍？**有可能。除了血管瘤病外，营养代谢也被认为是骨消失的潜在原因。血管神经支配的紊乱导致局部显著高灌注，包括新生血管形成(血管生长因子的刺激)，从而刺激破骨细胞，造成骨重塑失衡，骨吸收占主导作用。血管瘤病在组织学上与新生血管形成的极度高灌注可能无法鉴别，至少传统的组织学方法难以区分。神经血管功能障碍高灌注刺激破骨细胞，与神经性骨关节炎的发病机制非常相似。

概要与讨论

基于以上考虑，唯一合理的临床和影像学诊断是消失性骨病，也被称为幽灵性骨病、Gorham-Stout病或大量骨溶解综合征，其特征性表现是病变骨骼进行性无法抑制的吸收(发病机制见"疾病分类诊断的分析思路"中"肿瘤？")。好发部位是肩带骨(锁骨、肱骨近端、肩胛骨)、骨盆[髂骨(见病例54)和坐骨]、骶骨和股骨近端。疾病过程常常是自限性的，很少致命。本病例有一些特殊之处：已知有局限性硬皮病，硬皮病可导致皮肤和皮下组织萎缩，也可累及局部骨骼。如果发生在额顶部，并产生明显的凹陷，皮肤科医生常用华丽的法语称其为"军刀伤状硬皮病"(scleroderma en coup de sabre)。其病因和发病机制尚不完全清楚，但可能与血管瘤病或血管瘤病样机制有关。本例临床证实为局灶性硬皮病，最初使用大剂量青霉素，后接受甲氨蝶呤治疗。

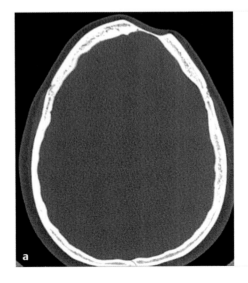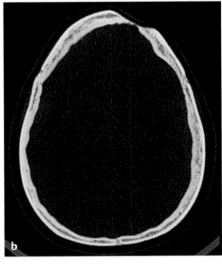

图2.21　颅骨凹陷。

图 2.22 展示了 1 例 60 岁男性患者，病变发生在顶骨后部，表现为非反应性局限性骨质破坏。病例 54 是另 1 例消失性骨病。

最终诊断

消失性骨病（幽灵性骨病、大量骨溶解综合征、Gorham-Stout 病）。

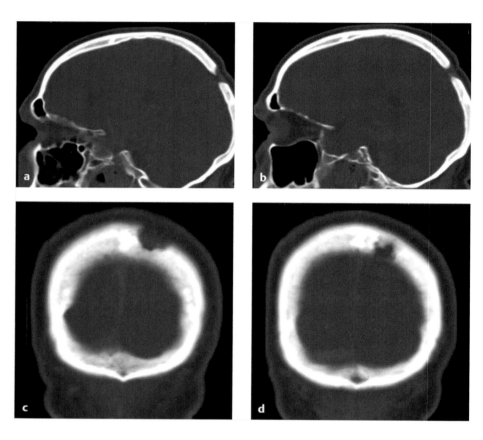

图 2.22　患者男，60 岁，顶骨后部非反应性局限性骨质破坏。

（杜纯忠　译　张联合　校）

病例12(图2.23)

病例简介

- 会诊申请人:放射科医生。
- 病史和临床问题:患者男,59岁,跌倒。拍摄脑部 X 线片以排除骨折,X 线片显示颅骨有大面积密度减低影,进一步行 CT 检查和骨显像。

影像学表现

脑部侧位 X 线片（图 2.23a）显示大片密度减低区,只有颅顶后上部仍显示正常骨密度。箭头所示处为正常骨与病理骨的边界。CT(图 2.23b)显示双侧额顶骨不规则密度减低区，只有顶骨后部和枕部仍显示正常骨密度。骨显像(图 2.23c)显示受累区域摄取增高,而正常的颅盖骨后部摄取最少。

发病部位

病变几乎累及整个颅盖骨的额顶区、跨越颅缝,仅顶骨后区和枕骨上部未受累。

病理解剖学基础

与病例 8 一样,这种骨重塑过程是活跃的(示踪剂摄取增高),其特征是受累颅盖骨的脱钙、修复性钙化编织骨形成、基本的框架没有破坏并得以保存。与病例 8 不同的是,骨体积还没有明显增加。

疾病分类诊断的分析思路

见病例 8。

概要与讨论

当 X 线片发现大面积骨质密度减低区被描述为局限性骨质疏松时,不难得出 Paget 病的诊断。本病例介于 Paget 病早期的单纯溶骨(脱钙)期(见病例 9)和病例 8 所示的中间期。骨扫描很有指导意义:它准确地反映了骨的重建过程,并有助于影像学表现的分类。大面积的摄取增加是 Paget 病骨显像的典型表现，这种模式也可见于浸润性骨病变，如恶性淋巴瘤等恶性肿瘤,但据我们所知,其颅骨改变程度不如 Paget 病。骨显像的另一个优点是单次全身扫描可以显示或排除有无更多病灶(病例 14、病例 140 与病例 107 比较)。如果骨扫描表现典型,即示踪剂大面积摄取增加,并且 X 线表现典型，则不需要进一步的检查，活检是不必要的。图 2.24 显示了 1 例 58 岁女性患者,Paget 病广泛累及颅骨,最初(图 2.24 a)、使用降钙素和双膦酸盐治疗 6 年后(图 2.24b)。

最终诊断

Paget 病中间期的较早阶段。

评论

在 1 例无症状的老年患者的颅骨中，大面积的放射性示踪剂摄取增加，强烈提示 Paget 病。骨显像是一种快速、经济有效的辅助手段,可以无创性地将骨溶解归于局限性骨质疏松。即使骨扫描主要是为了筛查转移瘤，颅盖骨和其他骨骼出现大面积摄取增加时也应该首先考虑 Paget 病(见病例 9 中的"概要与讨论")。

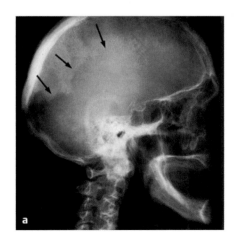
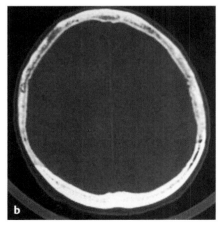
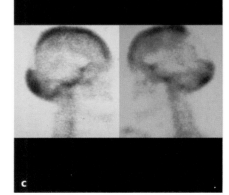

图 2.23 是大转移瘤还是淋巴瘤?

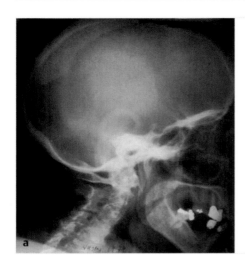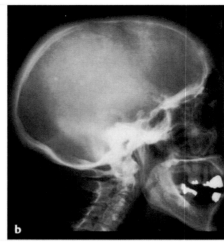

图 2.24　患者女，58 岁，Paget 病颅骨广泛受累，治疗前后比较。

（杜纯忠　译　张联合　校）

病例13(图2.25)

病例简介

● 会诊申请人:肿瘤科医生。

● 病史和临床问题:患者女,80 岁,头痛,最初由神经内科医生治疗。因怀疑颞动脉炎而接受皮质类固醇治疗,炎症指标改善但疼痛持续。脑部 X 线片和CT发现"溶骨区",之后她被转到内科,全面检查未发现肿瘤。最后,肿瘤科医生对比了 9 年前的 CT,发现影像学表现没有变化,于是正确地排除了肿瘤,但仍希望找到真正的病因。

影像学表现

颅盖骨形态正常, 部分额顶骨见不规则密度减低区(图 2.25a),部分融合,板障轻度增宽。一位经验丰富的常规放射科医生仔细观察后发现,静脉窦压迹、板障内的血管通道和腔隙非常明显。证明经验不足的医生可以通过CT(图 2.25b,c)发现这些迂曲潜行的透亮区是血管沟和血管压迹。考虑到不同扫描层面,图 2.25b和图 2.25c 没有明显区别。

发病部位

整个颅骨,累及三层结构(内板、板障、外板)。

病理解剖学基础

上述透亮影可以统称为血管沟或血管通道, 少数为小型蛛网膜颗粒。在侧位片上,板障轻度扩张伴内外板变薄,这些可以解释为萎缩。

疾病分类诊断的分析思路

▶ 正常变异或畸形? 我们不需要纠结,到底应该诊断为严重的老年性骨质疏松性萎缩, 还是老年性萎缩相关的正常变异。经过仔细的图像分析,发现这些透亮区代表了老年性颅骨中的血管沟或通道,9 年保持不变,因此不需要考虑任何其他诊断。

最终诊断

老年性颅骨萎缩。

评论

老年患者的非典型或不寻常的颅骨 X 线表现,很可能就是寻常的老年性颅骨萎缩。

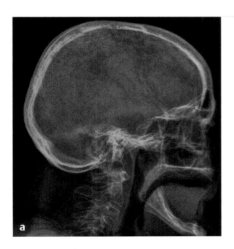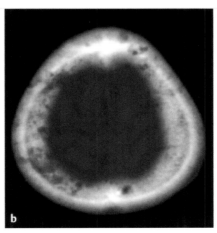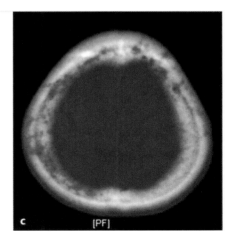

图 2.25　脑转移? (b)2002 年;(a)和(c)2011 年。

(杜纯忠 译　张联合 校)

病例14(图2.26)

病例简介

● 会诊申请人:放射科医生。

● 病史和临床问题:患者女,76岁,感染性高热,因头痛、恶心、呕吐住院。患者患有2型糖尿病和轻度高血压,没有肌肉骨骼症状。实验室检查发现血清碱性磷酸酶升高2倍。随后的全身骨显像显示颅骨放射性示踪剂摄取明显增加,其他没有异常,X线片和CT扫描结果无法定性。

影像学表现

除了颅骨摄取明显增高之外,全身骨扫描(图2.26a)无明显异常,右侧胸锁关节、两侧髋骨和踝关节摄取轻度增加,可以解释为老年性改变,无临床意义。颅骨X线片(图2.26b,c)显示弥漫性斑片状高密度影,其间的透亮区是否真实存在并不清楚。CT扫描也无法清楚显示这一点(图2.26d),因为不规则的高密度影相邻太紧密。但是,还有另外两个至关重要的征象:颅盖骨增厚、板障膨胀,颅骨内外板界限模糊。这些变化延伸到颅底(图2.26e)。双侧额骨粗糙的局限性密度异常与病例8

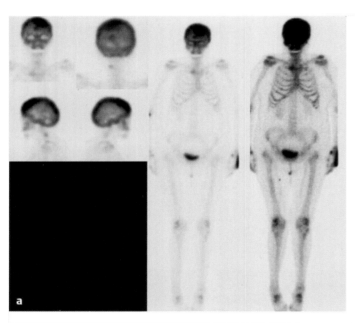
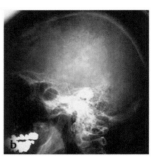
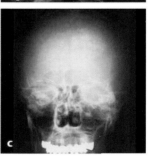
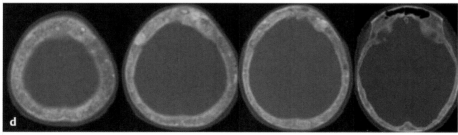
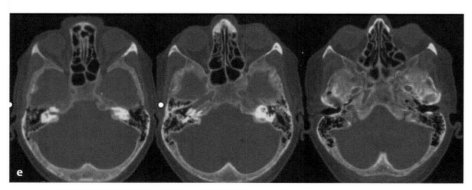

图2.26　黑色颅盖骨。

中图 2.15b 非常相似。

发病部位

颅骨的 X 线片和 CT 图像显示颅盖骨的三层全部受累。

病理解剖学基础

见病例 8。

疾病分类诊断的分析思路

见病例 8。

概要与讨论

患者处于 Paget 病中期。如病例 8 所述,影像学表现对本病高度特异。实际上无须鉴别诊断。

在 X 线片和 CT 上,甲状旁腺功能亢进可以有相同的表现(见病例 15),但全身骨扫描无其他异常,因而可以排除。根据公认的 Paget 病诊疗指南,患者需要治疗(用双膦酸盐类)以防止脑神经受压(如听神经)。图 2.27 显示了 Paget 病晚期硬化阶段的表现,以显著的"云雾状颅盖骨"和明显体积增大为特征。这种表现不会引起误诊,所有年轻放射科医生都应该熟记,可以一眼就能做出正确诊断,也无须鉴别诊断。晚期骨扫描可能为阴性(疾病无活性),甚至碱性磷酸酶水平也正常。没必要活检。

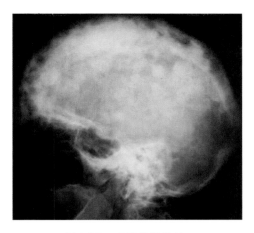

图 2.27 云雾状颅盖骨。

最终诊断

Paget 病混合(中间)期。

评论
老年患者颅骨放射性示踪剂广泛摄取的最常见原因是 Paget 病(见病例 12)。"云雾状颅盖骨"也是这种疾病的特异性征象。

(杜纯忠 译 张联合 校)

病例15(图2.28)

病例简介

● 会诊申请人：内科医生。

● 病史和临床问题：患者女，34岁，主诉为心律失常、疲倦、抑郁。实验室检查显示血清钙水平和碱性磷酸酶升高。内科医生申请了骨扫描，结果显示颅骨放射性摄取极高(图2.28c)。进一步行头部X线检查，发现了"奇怪"的结构变化，无法定性诊断。拟诊Paget病。

影像学表现

颅骨的平片表现(图2.28a)可以描述为"胡椒瓶"或"盐–胡椒"征，意思是无数小的溶骨性病灶和细小局灶性高密度影混合存在。CT检查(图2.28b)更好地显示了这个征象：颅骨中弥漫分布着无数微小溶骨区和致密影，颅骨形态不变，板障界限不清。

发病部位

结构的变化累及颅骨全层，即内板、外板和板障。

病理解剖学基础

颅盖骨极端的骨结构改变，骨扫描阳性和颅骨形态正常提示全身骨代谢异常，这也得到了临床和实验室数据的支持。当我们重新评估患者的骨扫描时，我们注意到示踪剂在软组织、肾脏和膀胱中不摄取，在骨骼

却较高，尤其是颅骨。这种模式称为"超级骨显像"，只出现在具有极高骨转换率的全身性骨重塑过程(例如，弥漫性转移、甲状旁腺功能亢进、肥大细胞增多症、骨髓性硬化综合征等)。颅骨影像学的"盐–胡椒"征和骨扫描的"超级骨显像"同时出现时，可以联想到甲状旁腺功能亢进。

疾病分类诊断的分析思路

根据颅盖骨变化的病理解剖学基础分析，该患者应该高度怀疑甲状旁腺功能亢进。从影像学角度出发，得出甲状旁腺功能亢进的诊断只需要加拍一张手部X线片(图2.29)，其手部X线表现具有高度特异性，如指骨甲粗隆吸收(肢端骨溶解)、骨膜下吸收主要影响指骨、皮质分层、骨小梁粗糙。

概要与讨论

就本例而言，仅凭特异性的影像学表现就足以得出甲状旁腺功能亢进的最终诊断。关键在于选择正确的进一步检查手段以及认真分析影像学征象：最初的骨扫描仅解释为颅骨的放射性摄取增高，接下来的颅骨X线片(图2.29)显示了胡椒瓶或"盐–胡椒"征，属于甲状旁腺功能亢进的特征性表现，但需要与Paget病相鉴别，两者平片表现极为相似(与病例14相比)。

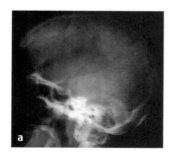
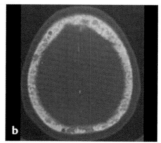
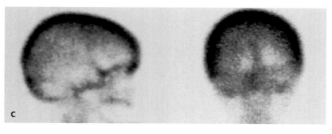

图2.28 年龄相关性萎缩?

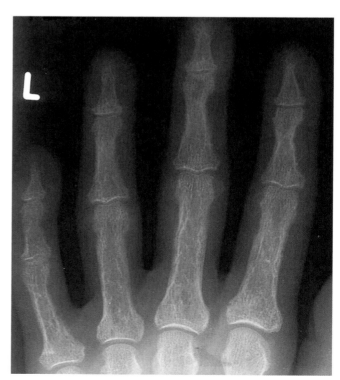

图2.29 患者女，34岁，怀疑年龄相关性萎缩(见图2.28)。

但是仔细回顾骨扫描后发现了全身性骨代谢改变的明确迹象,排除了 Paget 病。X 线片也可以排除上述其他全身性骨骼疾病。一张手部 X 线片就可以提供诊断甲状旁腺功能亢进的最有力的证据。关于甲状旁腺功能亢进的更多信息见病例 137。

最终诊断

原发性甲状旁腺功能亢进。

(杜纯忠 译　张联合 校)

评论

正确合理地综合运用影像学检查,可以正确地诊断甲状旁腺功能亢进,其最特异性的变化出现在手的指骨上。

病例16(图2.30)

病例简介

- 会诊申请人：肾脏专科医生。
- 病史和临床问题：患者男，45岁，患有恶性高血压和慢性肾衰竭，已透析3年。甲状旁腺激素水平升高至160pmol/L（正常：6pmol/L），遂转诊行全身骨显像。骨扫描显示枕骨大范围示踪剂摄取（"黑色枕骨"），由此提出以下鉴别诊断：
  - 甲状旁腺功能亢进引起的棕色瘤。
  - Paget病。
  - 消失性骨病（Gorham-Stout病）。
  - 原发瘤不明的转移瘤。
  - 血管瘤病。

影像学表现

骨扫描显示了极其明显的枕骨放射性摄取，但其他部位正常（图2.30a）。颅骨侧位片（图2.30b）显示枕骨大片骨质溶解，与骨扫描所示区域完全吻合——枕骨消失！颅盖骨的其余部分显示了"胡椒瓶"或"盐-胡椒"征，符合继发性甲状旁腺功能亢进的表现（见病例15）。我们又进行了CT检查以获得颅骨的更多信息（图2.30c）。CT上枕骨基本结构完全正常，但呈极度去矿化。

发病部位

病变部位完全局限于枕骨，也就是说，只有一个解剖单元。

病理解剖学基础

枕骨极度去矿化，但保持了正常形态。去矿化过程中代谢非常活跃。

疾病分类诊断的分析思路

▶ **正常变异或畸形？** 不是，没有哪一种正常变异或畸形表现为该种模式。

▶ **创伤？** 患者没有机械创伤史（见下文"概要与讨论"）。

▶ **炎症？** 没有细菌性炎症的临床表现。缺乏膨胀性改变，与Paget病（畸形性骨炎）不符。因此，发生了没有骨骼变形的骨吸收。

▶ **肿瘤？** 不是，枕骨表现为去矿化而不是破坏，因而可以排除棕色瘤。因为骨的基本形态存在，因此也可以排除血管瘤病或消失性骨病（见病例11、54）。

▶ **灌注障碍等？** 见下文"概要与讨论"。

概要与讨论

结合平片和CT表现，可以缩小对骨扫描异常摄取进行鉴别诊断的范围，剩下的唯一合理的解释是原因不明的灌注障碍再加上继发性甲状旁腺功能亢进，导致枕骨极度去矿化。明确诊断的最简单的方法是仔细询问病史。我们发现，在他生病之前，他曾在一个火力发电厂工作5年。他的工作是利用放射性远距离钴源来测量煤的填注高度。工作期间，他应该隔一定时间改变一下与远距离钴源的距离，左右两侧位置交替。因贪图方便，他违反安全规定，只在钴源的前面迅速把头转向一边，而不是在钴源的后面左右交换。这样就导致

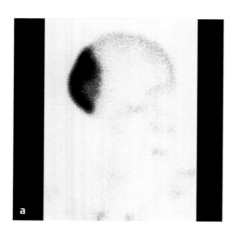
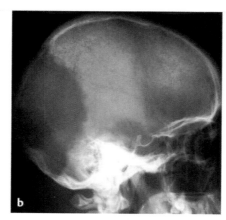
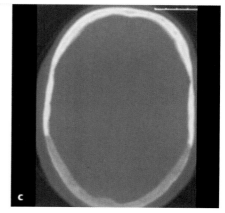

图2.30　"枕骨消失"。

枕部相对更多的 γ 辐射暴露。我们估计,他的枕部累积辐射剂量为 0.2~2Gy。这一剂量足以增加枕骨(作为一个解剖单元)的区域性血管化和灌注。在甲状旁腺功能亢进的基础上,枕骨血流量增加导致过度骨吸收,其他颅骨的骨吸收则是甲状旁腺激素增高所致, 造成典型的甲状旁腺功能亢进的"胡椒瓶"或"盐–胡椒"征(见病例15)。甲状旁腺切除术后, 随访颅骨 X 线片 (图2.31)显示枕骨完全再矿化,从而证明我们的致病假说是正确的[22]。

最终诊断

骨扫描上的"黑色"枕骨和颅骨平片上"消失"的枕骨,是继发性甲状旁腺功能亢进患者接受过多的辐射引起的骨吸收所致。

评论

仔细询问病史,常常是诊断罕见病例的最简单、最聪明的方法。

(虞晓菁 译 张峭巍 张联合 校)

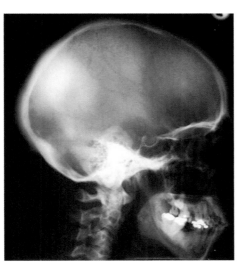

图 2.31 继发性甲状旁腺功能亢进伴枕骨消失患者切除甲状旁腺后,脑部 X 线片复查(见图 2.30)。

第 3 章　脊椎

3.1 单节段和双节段病变

病例17(图3.1)

病例简介

- 会诊申请人:放射科医生。
- 病史和临床问题:患者男,28 岁,打哈欠时后颈部疼痛,偶尔吞咽困难,无其他不适。个人史及家庭史无其他异常。该放射科医生提交了 MRI 图像,要求对 C1 和 C2 椎体的改变明确诊断。

影像学表现

MRI 增强扫描(图 3.1a,b)显示位于颅椎关节及其周围的分叶状肿块,信号非常低。

发病部位

位于颅椎关节骨质及其周围的多中心病变。

病理解剖学基础

仅仅用 MRI 不能合理解释其病理解剖学基础,但很可能代表骨化。

疾病分类诊断的分析思路

正确地解释 MRI 表现,需要结合直接观察骨骼的平片和 CT 检查(图 3.1c~e)。

▶ **正常变异或畸形**? 是。分叶状肿块位于寰椎的右半部分、齿状突、寰椎的右侧椎弓。肿块呈实性,边缘光滑,无软组织成分。它们像一个多中心的骨外和骨内的骨瘤,在骨内外向下均匀流动。这种表现本身就提示了蜡泪样骨病的诊断。

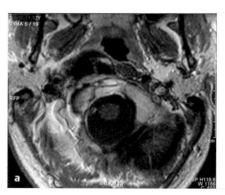
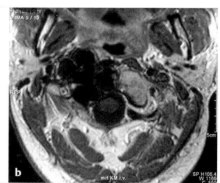
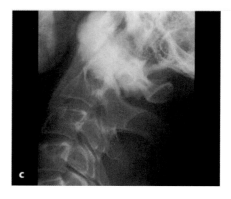
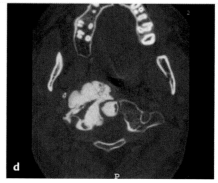
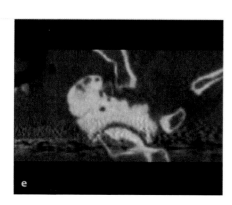

图 3.1　患者女,65 岁,MRI 表现无法解释。

▶ **创伤**？不是。患者无外伤史。另一种可能是陈旧性骨化性肌炎，但是骨化性肌炎 CT 应该表现为海绵状松质骨，而非密质骨(见病例 30)。此外，骨化性肌炎不会累及骨骼内部。

▶ **炎症**？不是。病史阴性，并且无骨质破坏表现。

▶ **肿瘤**？实性骨化确实可以发生在骨旁骨肉瘤，但是这种肿瘤表现为浑然一体的肿块，不会像蜡泪样在皮质滴淌。经典的骨旁骨肉瘤常有疼痛，并且几乎总是位于长骨的干骺端和干骺端-骨干（见病例 144 中的图 7.27），好发于股骨的腘面（50%~70% 的病例）。两处骨的累及(本例中的 C1 和 C2)则相当罕见。而且，单侧累及一般意味着病变非肿瘤。

概要与讨论

正确的诊断是位于非常见部位的蜡泪样骨病。没有必要穿刺活检。本病与典型的骨表面或骨内的骨化有关，偶发，最有可能是由于后合子的突变干扰了胚胎位变异构的分化。这造成了典型的单侧受累的放射状和节段分布模式。蜡泪样骨病(melorheostosis)一词来源于希腊语肢体(melos)和流动(rheos)，恰当地描述了骨化的特征，沿着受累骨的外表面和内表面流淌。>60%的病例伴有各种皮肤病变、皮下纤维化、肌肉挛缩及血管畸形。基于 23 个病例的影像学表现[23]，我们总结出了蜡泪样骨病的 5 种表现模式，并且在>40 个病例中得到证实。

- 骨瘤样表现。
- 典型的"流淌的蜡泪"表现。
- 骨化性肌炎样骨化，尤其靠近关节。
- 纹状骨病样表现。
- 混合型。

图 3.2(47 岁女性，偶然发现)和图 3.3(30 岁女性，偶然发现)显示了另外 2 例少见的发生于脊椎的病例。请注意骨化的节段性单侧分布。

最终诊断

C1 和 C2 的蜡泪样骨病。

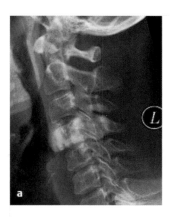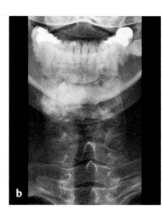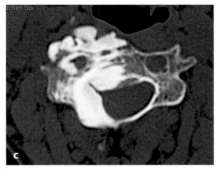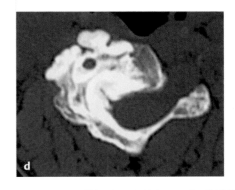

图 3.2　患者女，47 岁，蜡泪样骨病。

评论

病变发生于特定的解剖结构时（在本病例中是节段性单侧分布的骨化）应高度怀疑是发育异常，而不太可能是炎症或肿瘤。蜡泪样骨病没有特异性的组织学表现，正确的放射学诊断至关重要！

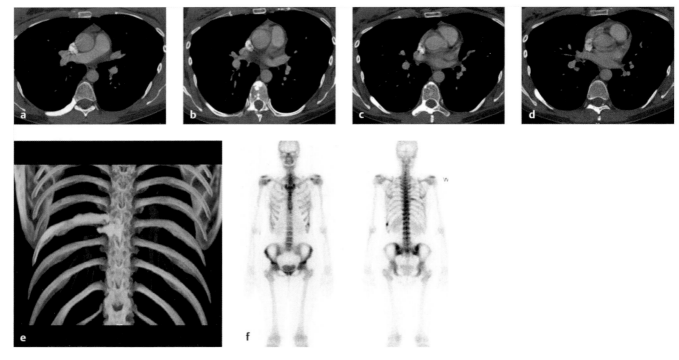

图 3.3 患者女,30 岁,蜡泪样骨病。

（虞晓菁 译 张峭巍 张联合 校）

病例18(图3.4)

病例简介

- 会诊申请人:放射科医生。
- 病史和临床问题:患者男,57岁,常规体检时超声发现肝脏病变(偶发瘤)。接下来的CT检查又偶然发现T11椎体骨内病灶,进一步行CT、MRI检查及骨扫描后,怀疑是非典型骨瘤。放射科医生提出会诊,以明确诊断。

影像学表现

全身骨扫描(图3.4a)显示T11椎体摄取中度增加。CT轴位(图3.4b,c)显示T11椎体内非常密实的团块,边缘呈细刺样放射状伸入周围松质骨(图3.4c)。CT矢状位(图3.4d,e)及冠状位重建图像(图3.4f)显示"白色"肿块包含了双中心透亮区,其中透亮区上部有硬化边。CT的透亮区在STIR序列(图3.4g)及增强后图像上(图3.4i)均呈高信号,而T1W(图3.4h)平扫与脊髓等信号。STIR上肿块周围信号轻度增高(图3.4g)。

发病部位

骨肿块主要位于T1椎体后半部。病灶下部位于椎体中心,而上部更靠后上。肿块下部非常靠近营养管(Hahn裂),即血管进出椎体的管道。

病理解剖学基础

CT上的"白色"肿块代表实性骨(密质骨),骨转换很少,骨扫描上表现为中度摄取增加。肿块中的透亮区可能是血管结构。

疾病分类诊断的分析思路

▶ **正常变异或畸形?** 不是,这种表现被认为不属于正常变异。病变更小时可能是骨岛(内生骨疣),这是骨放射学中最常见的偶然发现之一(见病例5)。

▶ **创伤?** 不是。患者无脊柱外伤史。

▶ **炎症?** 不是。病变偶然发现,没有相应的病史。

▶ **肿瘤?** 是。我们在良性成骨肿瘤中考虑骨瘤和巨大骨瘤。

概要与讨论

以下发现提示巨大的骨瘤:

- 位置:位于松质骨内。
- 密度非常高,符合骨小梁网中密质骨(骨岛)的定义。
- 病变发出的骨刺"锚定"于松质骨中。
- 在骨扫描中相对低摄取(小的骨瘤可完全无摄取,大的病灶显示低到中等的摄取——尽管病变参与正常的连续的骨重塑,但明显处于低水平代谢)。
- 偶然发现。

病灶中的双中心或者哑铃状透亮区很可能是血管结构。在巨大的骨瘤中检测到较大血管并不少见。如果假设缓慢生长的骨瘤阻塞了Hahn裂的中央血管系统,那么本病例中的透亮区可能是侧支血管。这也可以解释骨瘤周围信号的轻微增高,即轻度充血性水肿。

我们可以排除恶性成骨性肿瘤,因为病灶无症状,局部骨代谢处于低水平。这意味着病变的代谢水平仅处于提供营养所需的生理基础代谢水平,而非产生肿瘤骨的高代谢水平,后者是诊断骨肉瘤的标准。我们也考虑过蜡泪样骨病,但病变在冠状位上位于相对中央位置与其不符。蜡泪样骨病倾向于单侧发病(见病例17)。病变对巨大的脊索错构瘤来说,密度太高(见病例19)。不需要行活检,病灶密度如此之高,活检通常无诊断意义。

最终诊断

T11椎体的巨大骨瘤,偶然发现。

评论

松质骨小梁内较大的致密骨性肿块常为大骨瘤,偶然发现并且骨扫描摄取较少时更是如此。巨大骨瘤可以含有血管。

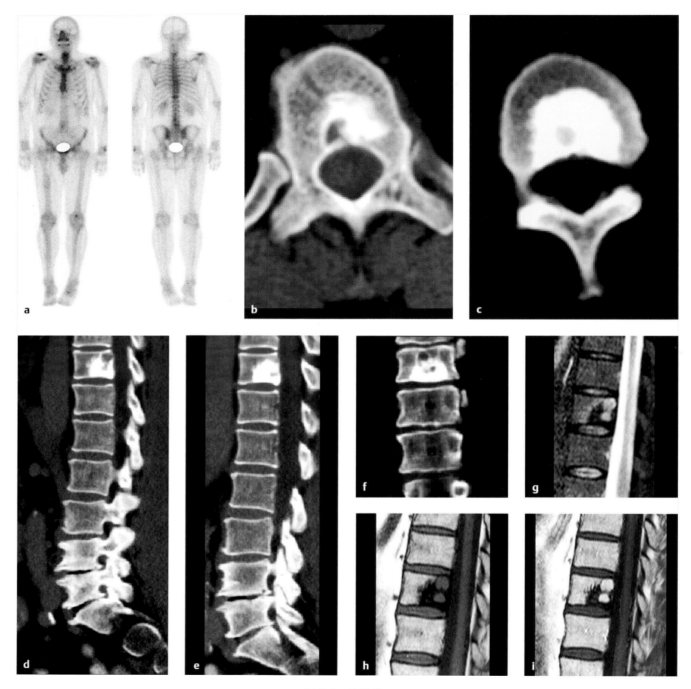

图 3.4　转移瘤？

（虞晓菁　译　张峭巍　张联合　校）

病例19(图3.5)

病例简介

- 会诊申请人:放射科医生。
- 病史和临床问题:患者女,55 岁,颈椎常规 MRI 检查显示 C2 椎体信号异常。进一步行 CT 和 ^{18}F-FDG PET 检查后,怀疑是巨大的脊索错构瘤。

影像学表现

T1W 图像上 C2 无信号(图 3.5a)。T2W 图像上较邻近椎体信号稍高(图 3.5b),但在冠状位 STIR 序列上显示均匀高信号(图 3.5c)。矢状位 CT 上显示 C2 有硬化(图 3.5d)。在 ^{18}F-FDG PET,则显示为冷病灶(图 3.5e 黑箭所示,图 3.5f 为放大前图像)。

发病部位

局限于 C2 椎体。

病理解剖学基础

C2 病变伴新骨形成(新骨为反应性、修复性、肿瘤

基质?)。^{18}F-FDG PET 阴性,提示病变不活跃,硬化性改变是陈旧的(无局部血流增加,无明显的局部骨代谢)。但是硬化灶内应该还有活跃的软组织成分,否则我们不能解释 MRI 上的信号改变,因为 MRI 的信号改变提示病灶内含有相对丰富的质子。

疾病分类诊断的分析思路

▶ **正常变异或畸形?** 这种表现以前未被认为是变异或畸形。

▶ **创伤?** 不是。患者无脊柱外伤史。

▶ **炎症?** 是,理论上符合。这种表现可能是陈旧的、非特异性的、非破坏性的炎症过程,随后以硬化愈合。但是这不能充分解释 C2 椎体相对丰富的质子信号,与骨扫描阴性也不符合。

▶ **肿瘤?** 是,而且很明显不是活跃性的。可能是一种非侵袭性的肿瘤,导致反应性硬化。骨扫描阴性表示硬化是陈旧的,或者处于"小火焖烧"阶段。但是,MRI 的水敏感序列显示了相对丰富的质子信号,提示肿瘤组织一定依然存在。因此,以上发现基本指向良性肿瘤。病变局限于椎体内,提示脊索来源的肿瘤。"白色"椎体几乎都应该考虑恶性淋巴瘤,但本病例骨扫描阴

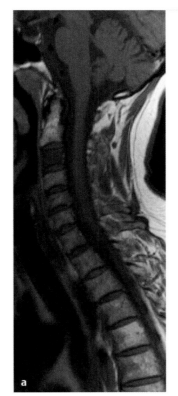
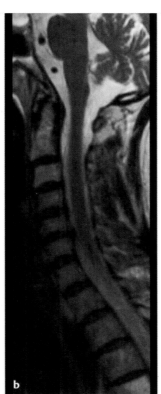
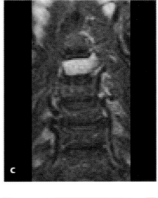
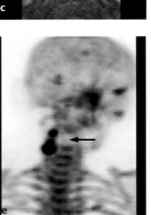
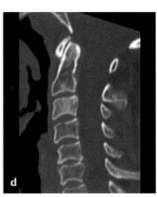
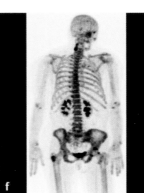

图 3.5 不仅仅是转移瘤?

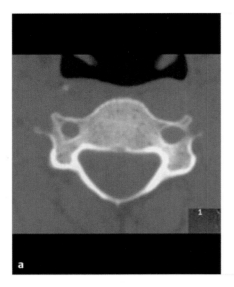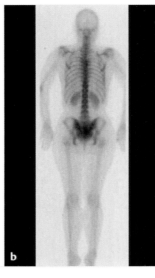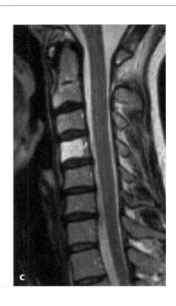

图 3.6　C4 椎体的巨大脊索错构瘤。

性,并缺乏临床症状,因此可排除这个诊断。

▶ **灌注异常?** 陈旧的、非碎片性局灶性骨坏死可以表现为骨硬化并不伴受累骨形态改变,但不能解释 C2 椎体相对丰富的质子信号。

概要与讨论

Mirra 和 Brien[24]提出的下列三联征对诊断巨大的脊索错构瘤具有特异性。

1. ^{18}F-FDG PET-CT 阴性或 ^{99m}Tc-MDP 骨扫描阴性。

2. 椎体骨质硬化。

3. T1W 图像呈无信号、T2W 图像呈高信号(中度骨质硬化灶的信号改变特点)。

与无害的正常变异即脊索残留不同,作者认为这是脊索起源的肿瘤,青春期前有生长倾向,最后可能占据整个椎体,然后停止生长,不会引起真正脊索瘤那样的骨质破坏。作者观察到两个病例组织学上与脊索瘤非常相似,但是不符合真正脊索瘤的标准。因此只对它们进行了长时间随访,但没有发现任何影像学改变。Yamaguchi 等[25]将此病称为"良性骨内脊索细胞瘤",以此强调其肿瘤性质。这意味着这些病变应该密切随访,以期及时检测出可能的恶变,这在行为学上与较大骨

骼的内生软骨瘤相似。Kyriakos(2011)[26]已发表一篇良性脊索病变的综述。至今我们已发现 5 例类似患者,并已建议长期观察(每年 MRI 随访),目前没有得到组织学确认。鉴别诊断应包括非碎裂性骨坏死,我们之前遇到过这样的病例,具有完全相同的影像学表现(也发生在颈椎椎体),已经得到组织学证实,并且该患者有胰腺炎病史。该病例表明了我们对待符合上述三联征的椎体病灶所采用的随访观察策略。

图 3.6 显示的是我们档案资料中另一个巨大脊索错构瘤的病例。该病例位于 C4 椎体,也是偶然发现。

最终诊断

高度怀疑 C2 椎体巨大的脊索错构瘤。建议长期临床和影像学随访。

> **评论**
>
> 对不常见的偶然发现的病变,我们应该考虑充分,甚至需要考虑少见病。

(虞晓菁 译　张峭巍 张联合 校)

病例20(图3.7)

病例简介

- 会诊申请人:肿瘤科医生。
- 病史和临床问题:患者女,47 岁,曾因乳腺癌行乳房切除术,术后辅助放疗加他莫昔芬治疗。骨扫描显示 C5 棘突有局灶性放射性摄取,怀疑存在骨转移。随后的 MRI 检查支持转移可能,建议行 CT 引导下的经皮穿刺活检。因为剧烈疼痛,穿刺活检未能成功,但观察穿刺时的 CT 图像,对转移瘤的诊断产生怀疑。医生推荐再次穿刺活检,但患者予以拒绝。因此肿瘤科医生邀请我们放射科会诊。

影像学表现

MRI T2W 图像(图 3.7a)显示 C5 棘突存在非特异性膨胀。除了有中度强化以外,其他序列未提供更多信息。CT 扫描(图 3.7b~d)直接显示骨骼,C5 棘突及邻近椎弓均匀膨胀、轮廓完整,其中正常的松质骨(和椎体内一样)被骨化组织所替代,呈磨玻璃样改变。在图 3.7c 显示的组织中白色小点可能代表软骨钙化。骨扫描(本文未展示)显示 C5 棘突示踪剂局灶性摄取。

病理解剖学基础

骨扫描显示局灶性摄取,表明这是一个活动性的过程。MRI 上仅发现 C5 棘突有膨胀。CT 显示棘突有结构变化,但没有骨质破坏。磨玻璃样改变提示正常骨组

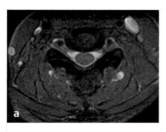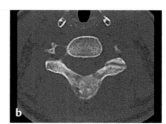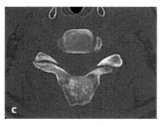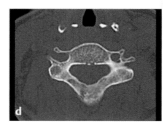

图 3.7　乳腺癌骨转移?

织已经被编织骨替代,而且这种改变已经有段时间了(均匀膨胀)。

发病部位

放射性骨显像显示病灶为孤立性病灶。病变部位并不位于骨转移瘤好发的富骨髓区。

疾病分类诊断的分析思路

▶ **正常变异或畸形?** 不是。骨扫描阳性提示这是一个活动性病灶。大多数骨的正常变异骨扫描呈阴性,除非参与了刺激新生骨形成的活动才会导致放射性摄取增加,但这种情况患者一般会有症状。我们没见到过这样的畸形。

▶ **外伤?** 不是。没有外伤史。病灶是被偶然发现的。

▶ **肿瘤?** 患者存在转移高危因素,但这个位置(棘突)不是典型的转移部位(见上文"发病部位")。缺乏明显的骨质破坏表现,不符合恶性肿瘤。受累骨的均匀膨胀和磨玻璃样改变是无害的结缔组织的证据。

概要与讨论

上述的影像学表现及其解读提示我们这是发生在 C5 后部的纤维结构不良。支持这一诊断的依据如下:

- 偶然发现。
- 病变的形态:均匀性骨质膨胀伴随磨玻璃样改变和软骨基质。
- 孤立性病灶:局灶性纤维结构不良通常为孤立性病灶。

以下几个因素不支持转移瘤的诊断:

- 偶然发现。
- 棘突不是孤立性转移的典型部位。棘突(含少量骨髓)的转移常见于广泛转移的情况下。
- 病变的形态:转移灶应表现为骨硬化(成骨),其形态更加不规则或更加致密,不会引起骨的均匀膨胀性改变。原来的溶骨性转移瘤放疗后,其表现可以类似纤维结构不良,但是这个病例不是。

再补充 1 个病例,以便于进一步学习鉴别诊断。图 3.8 显示的是 79 岁男性患者,病灶位于 L3。实际上膨胀性磨玻璃样改变是纤维结构不良的特征性表现。内部的血管通道形成蜂窝样改变,这可能是原先的异常灌注的残留改变或纤维性结构不良内部的血管性病变。我们可以明确排除活动性的血管性病变,因为一般会有症状,该病例明显累及椎管时更是如此。

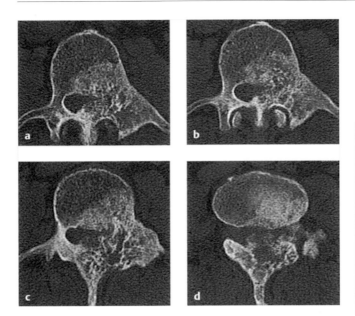

图 3.8　L3 纤维结构不良。

最终诊断

C5 后部（椎弓与棘突）纤维结构不良并伴有软骨成分，为偶然发现。

评论

对乳腺癌患者行全身骨扫描时，偶然发现颈椎棘突孤立性病灶伴中度放射性摄取增加，转移瘤的可能性很小。这种情况下，MRI 并不能在骨扫描之外提供更多有效的信息，因为 MRI 能提供的骨质信息是非特异性的（详见第 1 章）。CT 是一个较好的选择，CT 能直观显示骨的细节，骨的全部或部分均匀膨胀伴磨玻璃样改变，马上能让我们联想到纤维结构不良。没有必要活检，患者没有症状时，放射学随访也没有必要。

（余忠强　译　夏瑞明　张联合　校）

病例21(图3.9)

病例简介

- 会诊申请人:患者本人,想听取第二种意见。
- 病史和临床问题:患者女,32 岁,有 2 年的后颈部进行性疼痛史(右下部),药物治疗无效。正位 X 线片没有异常发现。MRI 图像(本文未展示)提示 C5 水肿。进一步行放射性核素检查与 CT 扫描,初步诊断为骨软骨瘤。

影像学表现

骨扫描(图 3.9,后前位)显示 C6 中线右旁有一个明显的放射性摄取灶,这个异常摄取灶在早先的骨扫描中就存在(本文未展示)。CT 轴位(图 3.9b,c)显示 C5 的右后外侧有一个圆形缺损,内含不规则的骨化结构。冠状位(图 3.9d)和矢状位重建图像(图 3.9e)可清晰显示病灶。

发病部位

缺损发生在椎体的偏心位置。

病理解剖学基础

就病理解剖学而言,最可能的就是肿瘤性骨质破坏伴内部基质的骨化。诸如脊椎炎或嗜酸性肉芽肿相关的死骨应呈无定形结构,与本病例中的相对规则的骨化结构不同(见病例 24、25)。

疾病分类诊断的分析思路

▶ **正常变异或畸形?** 不是,没有这种类型的变异或畸形。临床表现也与正常变异或畸形不符。

▶ **外伤性?** 没有外伤史。

▶ **炎症?** 不是,临床表现不符合炎症。具有如此大小死骨的脊椎炎会产生非常严重的症状,而且病史通常较短。同时,影像上病灶周围会出现显著的硬化。

▶ **肿瘤?** 是,确切地说是成骨性肿瘤。

概要与讨论

最可能的诊断是骨母细胞瘤,原因如下:

- 病史相当长;这不是骨样骨瘤或骨肉瘤的特征。
- 病灶直径约为 1.5cm,正好介于骨样骨瘤与骨母细胞瘤(大的骨样骨瘤)之间,尤其是肿瘤位于脊椎骨时应考虑为骨母细胞瘤。
- 骨化模式提示骨性基质。
- 多期骨扫描显示病灶极高灌注,这是骨母细胞瘤的典型表现。

以下因素不支持骨软骨瘤的诊断:

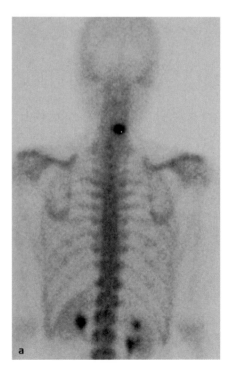
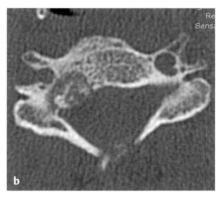
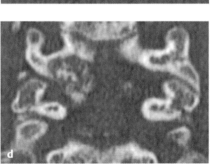
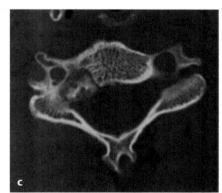
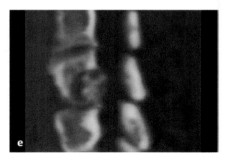

图 3.9 简单的病例?

● CT 上没有显示蒂。

● 骨化模式不符合。骨软骨瘤的主体通常由分化良好的松质骨组成，向邻近骨内生长，形成硬化边缘。CT 显示在硬化缘与骨软骨瘤外侧轮廓之间存在半透明带，这个半透明带代表软骨帽。

术前确诊依赖于 CT 引导下的经皮穿刺活检，然后行肿瘤整体切除(Harms 教授，朗根施泰因巴赫)。

最终诊断

C5 骨母细胞瘤。

评论

当年轻患者的病灶位于椎体或附件，肿瘤灌注良好并有成骨基质形成时，最大的可能是骨母细胞瘤。大约 1/3 的骨母细胞瘤发生在脊椎。

(余忠强 译　夏瑞明　张联合 校)

病例22(图3.10)

病例简介

● 会诊申请人:小儿肿瘤科医生。

● 病史和临床问题:患者14岁,青春期女性,主诉颈后部感觉不适。为了进一步排除病变,特申请MRI检查,体格检查未发现阳性体征。MRI偶然发现T1椎体病灶,性质不明。父母很担心,请一位经验丰富的小儿肿瘤科医生会诊,后者向我们征求意见。

影像学表现

病灶位于T1椎体前部,T1W图像(图3.10a,d)呈稍高信号,T2W图像(图3.10b)表现为明显高信号,增强(图3.10c,e)后显著强化,图3.10e显示病变内线状结构,可能是血管,这一表现强烈提示活动期血管瘤。我们必须采取一些操作来缓解患者父母的情绪,于是又采用低剂量CT扫描C7和T1层面(图3.10f~i)。无论如何,"蜂窝状结构伴内部脂肪"这一征象支持血管瘤的诊断,也增加了诊断信心。T1W图像上的疑似病灶在CT上确实显示为蜂窝结构(图3.10f,箭头所示),

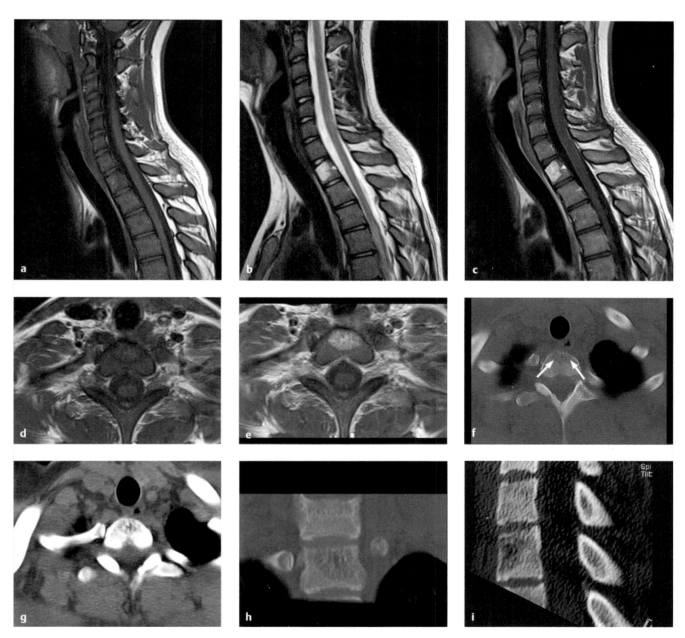

图 3.10　难以解释的 MRI 表现。

其中包含的细条状脂肪可以很好地解释 T1W 图像上的表现。

发病部位

病变位于椎体内，偏心性。

病理解剖学基础

灌注良好的松质骨内病变，如果内部含有脂肪，则很可能是血管瘤。

疾病分类诊断的分析思路

▶ **正常变异或畸形**？可能是，脊椎血管瘤或者血管瘤性椎体（"战争纪念碑"征）很常见，多为偶然发现（MRI 脊椎检查时约 1/3 可以发现椎体血管瘤）。

概要与讨论

T1 椎体的所有影像学表现均符合活动期血管瘤：
- 偶然发现。
- T1W 图像和 CT 上病灶内部可见脂肪。
- CT 上呈边界清楚的蜂窝结构。
- 细小的血管结构和 MRI 对比增强后明显强化。

大多数骨的先天性血管瘤，尤其位于脊柱，能够在青春期自行退化，就像皮肤血管瘤一样，其余的残留骨小梁稀疏而代偿性增粗，小梁间有增生的脂肪（真空脂肪），这就形成了所谓的血管瘤的"战争纪念碑"样椎体。血管瘤的退化时间因人而异，我们认为该例血管瘤尚未退化，仍处于活动期。成人后才出现的活动期血管瘤病通常有临床症状，可能伴有血管畸形或者血管瘤病的多发病变之一（见病例 154）。本病例无须进一步组织学活检。

最终诊断

T1 椎体活动期血管瘤。

> **评论**
>
> 预防性的、没有严格临床指征的 MRI 检查可能会有偶然发现，从而增加一系列更多的检查。解读影像学表现时，切记我们面对的是一个无症状的个体（而非患者）影像学检查的偶然发现。

（高超 译　张联合 校）

病例23(图3.11)

病例简介

- 会诊申请人:神经外科医生。
- 病史和临床问题:患者男,17岁,急性下腰部疼痛。依据影像学所见,神经外科医生提出了"椎体内椎间盘疝、脊索瘤和脊椎–椎间盘炎"的鉴别诊断。这名年轻男性无其他不适,炎症指标不高。

影像学表现

在 MRI 上,L4/L5 椎间盘(图 3.11a,b)表现出明显的形态改变和高度降低。高信号物质从 L4/L5 椎间盘向上穿过 L4 椎体松质骨下终板的缺损,局部形成高信号球状物,与正常的椎间盘信号相同。L4/L5 有明显的髓核后突,整个 L4 椎体有明显的水肿样信号,L5 上终板前部下方也有薄层水肿样信号。轴位 CT(图 3.11c)显示 L4 下终板附近的明显缺损,周围有一些弥漫性硬化区。

发病部位

病变主要位于 L4/L5 椎间盘与 L4 椎体下部,两者关系密切。

病理解剖学基础

鉴于椎间盘病变与椎体内缺损的密切关系,不难将其解释为椎体内椎间盘疝。

疾病分类诊断的分析思路

▶ **正常变异或畸形?** 不是,仅凭临床表现就可以排除这种可能。

▶ **创伤?** 没有外伤病史。

▶ **炎症?** 不是,这例年轻患者没有脊柱椎间盘炎的征象,如长期疼痛史、血清炎症指标升高等,也没有椎间盘炎的征象。

▶ **肿瘤?** 假设是软骨下肿瘤穿过下终板导致继发性椎间盘椎体内疝,那么是什么样的肿瘤造成的呢?

▶ **退变?** 很有可能,因为影像学表现非常支持椎体内椎间盘疝。

概要与讨论

总之,以下表现符合少见的巨大的 II 期椎体内椎间盘疝:

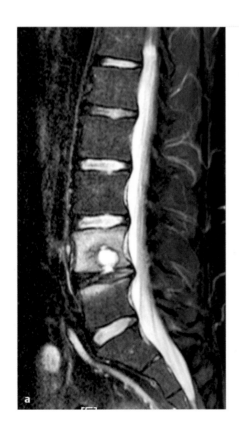
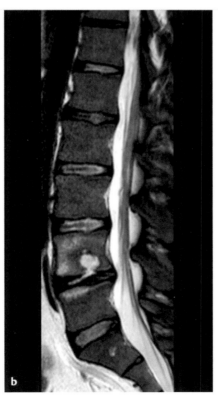
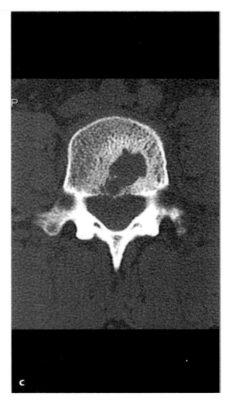

图 3.11　转移性骨质破坏?

- 突然发作的下腰痛。
- L4/L5 椎间盘的明显变性。
- 椎间盘内高信号与 L4 下部缺损处的等信号球状物直接相连，很明显为新疝入的椎间盘组织（MRI 表现为高信号，与其他正常的椎间盘信号相同）。
- L4 与椎间盘疝相关的明显的水肿样信号。
- L4/L5 髓核后突提示椎间盘退行性变。

L4/L5 椎间盘退行性变一定有一段时间了，这可以解释 L4 下终板缺损周围的骨质硬化。同时，下终板已形成的退化性缺损可以在相邻的松质骨内形成一种腱鞘囊肿（图 3.12），接着髓核通过先前存在的缺损分"两个阶段"疝入椎体内。

脊索瘤不太可能，因为肿瘤通常不破坏邻近的椎间盘，而破坏椎体侧，向上或向下通过椎旁蔓延，最终侵犯相邻的椎体。脊索瘤起源于椎体中的异位脊索组织，而不是髓核，脊索瘤发病高峰在 40~60 岁，但肿瘤可以发生在任何年龄段。

最后，还需要考虑的可能是肿瘤从 L4 椎体扩散到邻近的椎间盘，但肿瘤不会在 L4/L5 椎间隙内出现轨道样播散（见病例 24）。

本病例经手术治疗，组织学确诊。

为了比较，图 3.12 展示了 1 例骨内腱鞘囊肿，这种肿瘤样病变有纤维壁、内含胶样物质。骨内腱鞘囊肿是由较小的"囊肿"融合而成，而这些"囊肿"是由软骨下组织或邻近结构的黏液变性所致。这是 1 例 24 岁的男性患者，偶有背痛，可能是腱鞘囊肿引起的，也可能不是。

最终诊断

明显的 II 期 L4 椎体内椎间盘疝（深部许莫结节）。

> **评论**
>
> 对于椎间盘邻近的椎体的破坏性改变，鉴别诊断一定要考虑到椎体内椎间盘疝。

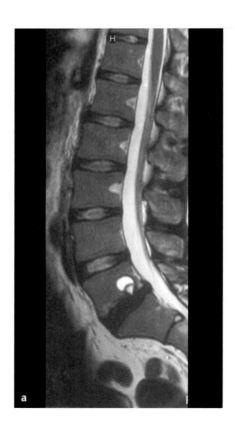 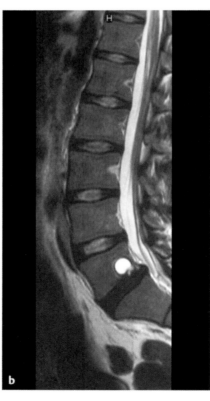 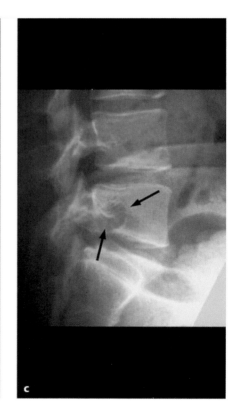

图 3.12　患者男，24 岁，骨内腱鞘囊肿。

（高超 译　张联合 校）

病例24(图3.13)

病例简介

● 会诊申请人:神经外科医生。

● 病史和临床问题:患者男,56岁,背痛5个月,无神经根放射性疼痛。腰椎MRI显示L4椎体信号异常,因患者有大量吸烟病史,因而被诊断为"可疑肺癌骨转移"。随后,胸部CT发现"肺结节"。在另一家肿瘤专科医院进行L4椎体活检,但未能确诊。目前接诊的神经外科医生希望得到一个诊断结果。

影像学表现

MRI发现病变位于L4椎体上终板下方。在T1W和T2W序列,病变信号与邻近的椎间盘呈等信号(图3.13a,b),椎间盘严重变性。图3.13b显示了椎体内病变与髓核相连,冠状位STIR序列图像显示尤为清晰(图3.13c),在水敏感序列中显示为高信号。轴位CT扫描(图3.13d~f)可见明显的软骨下骨质缺损,图3.13d显示缺损内可见"死骨片"。CT扫描(图3.13g)发现两上肺野内多发微小结节,右肺更明显,仔细观察可见结节内小囊状透亮区。

发病部位

与病例23很相似,主要病变位于L3/L4椎间盘与L4椎体上部,两者之间关系密切。

病理解剖学基础

与病例23一样,该病变强烈提示原发性椎间盘椎体内突出,但是影像学表现也有可能是先有L4椎体的原发肿瘤或其他骨质破坏性病变破坏L4椎体上终板,随后继发椎间盘向椎体内突出。而肺内病灶则提示朗格汉斯细胞组织细胞增生症,实际上这是该病的特征

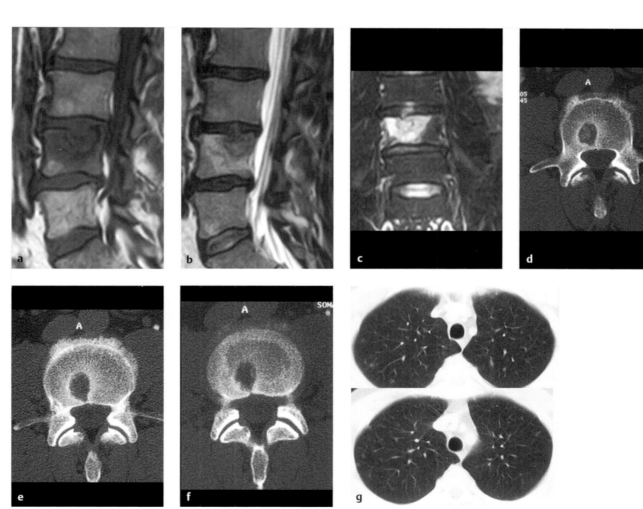

图3.13　脊椎炎伴死骨?

性表现。

疾病分类诊断的分析思路

　　▶ **正常变异或畸形？** 不是，没有见过这种表现的变异或畸形。

　　▶ **创伤？** 不是，没有脊柱外伤病史。

　　▶ **炎症？** 不是。水敏感序列上，脊椎椎间盘炎症的椎间盘受累范围会更广泛。增强扫描图像（本文未展示）未见脓肿。死骨片将在下文讨论。

　　▶ **肿瘤？** 有可能。见上文"病理解剖学基础"。

　　▶ **全身性疾病？** 当考虑到骨受累与肺部病变相关时，不难将所有的表现与全身性朗格汉斯细胞组织细胞增生症联系起来。

概要与讨论

　　如果患者没有肺内病灶和大量吸烟史，本病例可能会被认为是与病例 23 一样的原发性椎间盘椎体内突出。肺内病灶和大量吸烟史是朗格汉斯细胞组织细胞增生症的特征，骨骼也常受累。因此，L4 软骨下骨很可能有朗格汉斯细胞组织细胞增生症的病灶（嗜酸性肉芽肿），从而导致上终板塌陷。尚不清楚"死骨"是塌陷的上终板、残余骨组织，还是坏死物质（见病例 35）。无论如何，出现"死骨"要么提示细菌性脊椎炎，要么提示嗜酸性肉芽肿（图 3.14a~e）。但为什么骨组织的开放

性活检结果是阴性的？朗格汉斯细胞组织细胞增生症的活检经验表明，它们只有在反复的活检后才会得到特异性结果。因此，在某些情况下，诊断必须完全依靠临床和放射学依据。这是因为朗格汉斯细胞组织细胞增生可能是一个动态发展过程。病变的某些部位可能出现退行性变，伴有纤维化和囊肿形成，而其他位置可能仍有活性或者再次活化的组织细胞。这些动态过程也解释了这种疾病漫长的病理过程。本例患者应该患有多系统朗格汉斯细胞组织细胞增生症，肺部受累（5%~15%），如果不进行全身系统性治疗（皮质类固醇、甲氨蝶呤），则预后不明确。吸烟与肺部朗格汉斯细胞组织细胞增生症之间有明确的关系；需要补充的是，在朗格汉斯细胞组织细胞增生症中，尤其是脊柱和颅骨中的溶骨性病变内很可能出现死骨。

　　图 3.14 展示了另 1 例有吸烟史的 44 岁男性患者的全身性朗格汉斯细胞组织细胞增生症的骨损害。患者主诉后颈部疼痛、易疲劳，以及活动度突然减低。寰枕关节的 MRI（本文未展示）显示寰椎左侧性质不明的肿块。CT 扫描发现寰椎左侧较大块的骨质缺损（图 3.14a），其内包含一小片死骨。这一发现（骨质破坏区内含死骨）强烈提示嗜酸性肉芽肿或朗格汉斯细胞组织细胞增生症。随后进行了肺部 CT 扫描，可见两上肺野内多发小结节，结节中心见空洞（图 3.14b，c）。这些病变对诊断朗格汉斯细胞组织细胞增生症具有高度的

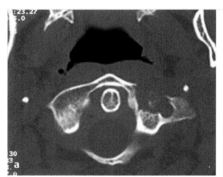
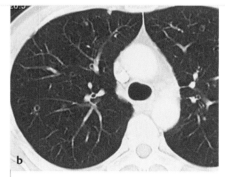
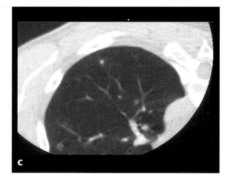
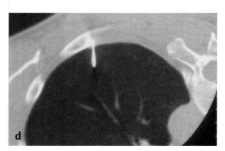
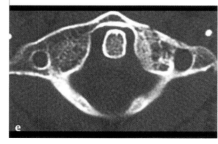

图 3.14　患者男，44 岁，全身性朗格汉斯细胞组织细胞增生症伴骨损害。

特异性。CT 尚未显示纤维化的迹象。肿瘤科医生要求组织学证实,因为寰椎的骨性病变位置不利于穿刺,我们进行了 CT 引导下的右肺穿刺活检(图 3.14d)。经组织学证实为朗格汉斯细胞组织细胞增生症。患者戒烟并接受类固醇治疗 3 周,6 个月后症状消失。1 年后寰椎病变完全实变(图 3.14e)。

最终诊断

全身性朗格汉斯细胞组织细胞增生症的病灶(嗜酸性肉芽肿)累及 L4 椎体,上终板塌陷,继发性椎间盘

椎体内突出。另 1 例全身性朗格汉斯细胞组织细胞增生症如图 5.32 所示。

评论

如果骨质破坏性病变的活检结果不能为临床提供有用的诊断依据,放射科医生应该更深入地研究患者的病史和临床表现,观察毗邻器官,如肺,可能会有很大收获。

(余艳凤 译 彭娴婧 张联合 校)

病例25（图3.15）

病例简介

- 会诊申请人：骨科医生。
- 病史和临床表现：患者男，26 岁，腰痛数周，发现 L3 有病变，性质待定。

影像学表现

MRI（图 3.15a~c）发现 L2/L3 椎间盘的广泛破坏，残留椎间盘经高信号的"隧道"向下延伸，穿过 L3 的中部到达 L3 下终板，在 L3 的"隧道"周围和 L2 下终板旁可见水肿样信号。图 3.15d 中的轴位 CT 图像显示了 L3 后 1/3 的松质骨缺损，呈靶样和多中心排列。该缺损从破裂的上终板（图 3.15d 左上图）开始向下累及整个椎体，直至完好无损的下终板（图 3.15d 右下图）。

发病部位

L2 下终板旁和 L3 的病变的中心位于椎间盘或其髓核内。

病理解剖学基础

被破坏的椎间盘与 L3 隧道状结构之间紧密联系，提示这是椎体内部深在型椎间盘突出症。L2 和 L3 之间丢失的髓核组织已进入 L3 的"隧道"内，应马上想到这一诊断：累及椎间盘和相邻椎骨的退行性变。

概要与讨论

脊椎发育异常的患者特别容易发生深部 Schmorl 结节。本病例下胸椎的椎间隙变窄以及 T11、12 和 L1、

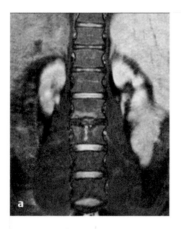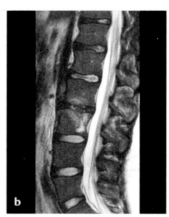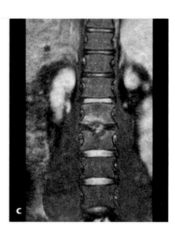

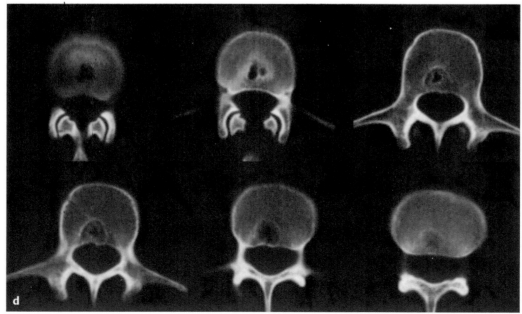

图 3.15　脊椎椎间盘炎？

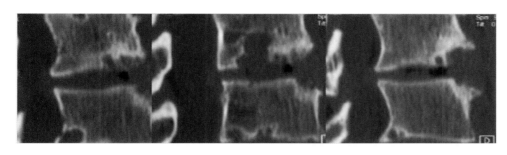

图 3.16 肿瘤性骨破坏？

L2 椎体上、下终板异常凹陷，显然是原来 Scheuermann 病的后遗表现。这些深部的 Schmorl 结节或椎体内椎间盘突出症可以从一个破裂的椎间盘延伸到另一个椎间盘，观察粗心时会误诊为爆裂性骨折。本病例无须鉴别诊断。

图 3.16 显示的是 1 例儿童期患 Scheuermann 病的 40 岁女性患者，骨质减少。CT 图像显示了多个椎体深部椎间盘突出症和一个椎体前缘椎间盘突出症。受累椎体之间的真空现象提示这些改变属于退行性变（"空气和脂肪是放射科医生的朋友！"）。

最终诊断

慢性椎体深部椎间盘突出症，也称为深部 Schmorl 结（许莫结节）。

评论

深部 Schmorl 结节很罕见，应该注意与肿瘤或炎症相鉴别，其在连续断层图像中具有明确的病理解剖特征。

（谢胜宇 彭娴婧 译 张联合 校）

病例26(图3.17)

病例简介

- 会诊申请人：放射科医生。
- 病史和临床问题：患者男，42岁，主诉胸背部剧痛。既往无恶性肿瘤史。鉴别诊断包括脊椎炎、肿瘤和坏死。

影像学表现

CT(图3.17)显示T11似乎分解成小碎片，右侧椎弓和横突交界处有较大的地图样溶骨区，骨质结构呈硬化性改变，骨旁软组织增厚。

发病部位

主要发生在椎骨的松质骨，并开始向椎旁软组织扩散。

病理解剖学基础

放射学表现的病理解剖变化有两种解释：

1.椎体分解成许多硬化性碎片，这可能发生在骨坏死中。

2.某些病理过程(炎症？肿瘤？)导致松质骨虫蚀样破坏，随后发生反应性/修复性硬化。右椎弓和横突交界处有较大的溶骨区支持这种解释。

疾病分类诊断的分析思路

▶ *炎症?* 可能不是，因为脊柱炎通常起源于椎体内邻近上、下终板旁的灌注良好的区域，并导致相邻终板的早期破坏，但本病例终板显示完好无损(图3.17c)。

▶ *肿瘤?* 很有可能。虫蚀样破坏变化和硬化是小细胞和蓝细胞肿瘤(例如，非霍奇金淋巴瘤和尤文肉瘤)累及骨骼的典型影像学特征。

▶ *坏死?* 可能性很小，右侧附件相对较大、连续的溶骨区不支持坏死。

影像学改变无法明确诊断，因此进行了CT引导的经皮穿刺活检，组织学证实为非霍奇金淋巴瘤。全身检查没有发现其他部位的异常改变，因此该患者诊断为骨原发性霍奇金淋巴瘤。

概要与讨论

当我们将T11中的无数碎片解释为残留的硬化性骨小梁，而它们之间的间隙解释为破坏性肿瘤组织时，就不难理解这是肿瘤的虫蚀样破坏模式。众所周知，无论是原发还是继发性骨淋巴瘤，都可以刺激反应性/修复性结缔组织形成伴原始编织骨形成。当然，鉴别诊断还包括来自原发肿瘤不明(CUP综合征)的骨硬化性转移，但骨淋巴瘤更常见。

最终诊断

骨原发性非霍奇金淋巴瘤。

评论

任何年龄的患者，如果在富含红骨髓的椎骨或主要长骨的干骺端出现溶骨性和硬化性改变并存的表现，并且没有原发肿瘤病史，应首先考虑非霍奇金淋巴瘤。

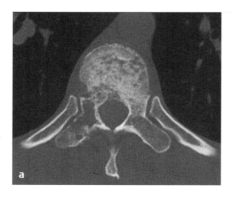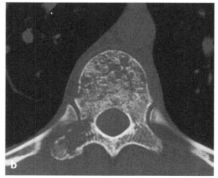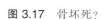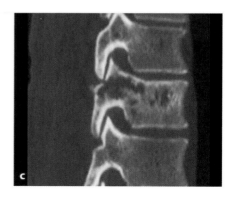

图3.17 骨坏死？

(谢胜宇 译 彭娴婧 张联合 校)

3.2 寡节段和多节段病变

病例27(图3.18)

病例简介

- 会诊申请人:骨科医生。
- 病史和临床问题:患儿女,12 岁,后颈部非特异性疼痛。颈椎平片显示 C4/C5 和 C5/C6 椎间隙内钙化灶、C5 椎体楔形改变,怀疑为肿瘤所致。该病例进一步行 MRI 检查,但未能确诊。

影像学表现

颈椎侧位片(图 3.18a)显示 C4/C5 和 C5/C6 椎间隙内椎间盘样钙化,C5 椎体前部楔形改变。矢状位 T2W 图像(图 3.18b)显示 C5 上方的髓核缩短且前倾,其前端指向无信号的缺损区。其他方位的 X 线片和其他 MRI 序列无法提供更多信息。遂行 C4~C6 的低剂量 CT 扫描进一步观察。图 3.18c,d 中的重建图像显示 C5 椎体上终板局部缺损,缺损下方区域无松质骨。图 3.18c 亦显示了 C5 椎体下终板的小缺损。C4/C5 及 C5/C6 椎间隙见钙化团块。C5/C6 椎间隙内钙化灶较大,形似人工椎间盘。C5 椎体缺损内可见斑点状钙化,C5 椎体高度明显下降。

病理解剖学基础

椎间盘钙化、终板缺损、C5 缺损三者明显相关。致密钙化团块往往由之前的陈旧性坏死所致,本病例累及髓核。C5 前部骨突的部分坏死可导致椎体高度下降,椎体内椎间盘疝导致 C5 椎体缺损。

疾病分类诊断的分析思路

▶ **正常变异或畸形?** 未知有此类表现的正常变异或畸形。

▶ **创伤?** 患者没有相关病史。

▶ **炎症?** 有可能,由无菌性炎症导致的坏死。

▶ **肿瘤?** 不考虑,肿瘤定位在哪里?在 C5 椎体的缺损里?其他的异常表现如何解释?

▶ **灌注缺损伴坏死?** 正如"病理解剖学基础"中所述,坏死可以解释所有的影像学表现(见下文"概要与讨论"),尽管这种坏死最终可能无法明确为哪一种疾病过程(炎症、原发性穿孔疾病或创伤?)的终末阶段。

概要与讨论

所有的影像学表现均与文献报道中"钙化性椎间盘炎"的表现一致。这种疾病见于儿童和青少年,但其病因尚不明确。约 75% 的患儿表现为疼痛、运动受限及斜颈。发热和白细胞增多也有报道,提示病因可能与炎症相关[27]。部分患儿有外伤史。颈椎是该病的好发部

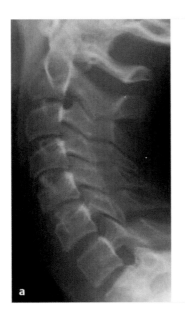
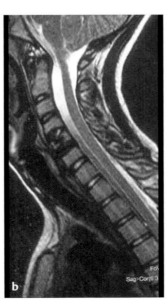
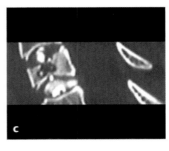
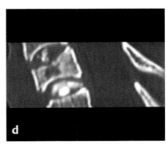

图 3.18 焦磷酸钙沉积病(CPPD)?软骨钙质沉着症?

位，钙化可以是暂时的，持续数周或数月，也可以持续存在。钙化灶可以穿孔进入椎体、椎间孔、椎管或椎旁软组织。

本病例的发病机制推理如下：C4/C5 及 C5/C6 椎间隙内的非特异性无菌性炎症，继发椎体间解剖结构的破坏，并伴有坏死和继发性钙化（坏死组织内钙盐沉着），导致邻近终板受压，继而引发终板破裂及椎体内椎间盘疝。

最终诊断

C4/C5 及 C5/C6 钙化性椎间盘炎。

评论

椎间隙内出现类似人工椎间盘的结构，提示钙化性椎间盘炎。

（谢胜宇 译　张联合 校）

病例28(图3.19)

病例简介

- 会诊申请人:骨科医生。
- 病史和临床问题:男性同事,64 岁,发现脊柱进行性僵硬,无法向后弯曲颈部。患者有痛风和 2 型糖尿病史,担心自己可能患有强直性脊柱炎。他提交了一份 6 年前拍摄的颈椎 X 线片,考虑 C5 上大的骨赘为骨软骨病背景下的退行性骨赘。

影像学表现

1986 年的颈椎 X 线片(图 3.19a)显示 C5 的前下半部分向下突出,形成大的脊椎骨赘。相应椎间盘间隙高度正常,C2 的前下半部分可见另一个带状骨化。1992 年拍摄的 X 线片(图 3.19b)显示 C2~C7 之间出现了更明显的强直性(流动的"糖衣"状)骨化。所有椎间盘间隙高度均正常,终板未见异常。1992 年拍摄的 T12~L3 正位片(图 3.19c)显示椎骨两侧有明显的强直性骨化。

发病部位

骨化不是起源于椎体边缘(椎间盘–椎体交界处),而是来自前侧方的韧带结构。

病理解剖学基础

骨化致密,起源于韧带结构,不伴有既往或相关的脊柱疾病。

疾病分类诊断的分析思路

▶ **正常变异或畸形**？因为随着时间推移骨化加重,这两种可能都被排除。

▶ **创伤**？没有病史。

▶ **炎症**？无相应征象(如椎体结构破坏,临床表现)。

▶ **肿瘤**？不是,没有占位性病变的证据。

▶ **退行性变**？很有可能。患者的年龄和没有任何炎症征象支持这种解释。

概要与讨论

受累椎体外表面的骨质增生性改变是弥漫性特发性骨质增生症(DISH)的特征性表现,也称为骨质增生性畸形脊柱病或 Forestier 病。

诊断标准:

- 沿着至少 4 个相邻椎骨的前部和侧面形成的流动性强直性骨赘。
- 无骨软骨病征象。

附加标准:

- 韧带骨化(如后纵韧带、骨盆韧带)。
- 增生性纤维–骨化症(增生性附着点病)。

排除标准:

- 椎间盘退行性变。
- 骶髂关节炎。

该病病因不明,与糖尿病和痛风明确相关,两者都有一定的"成骨倾向",本例患者患有糖尿病和痛风。骨质增生主要出现在致密的结缔组织结构,特别是韧带中。这种弥漫性特发性骨质增生症与普通的畸形脊柱

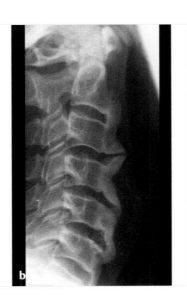
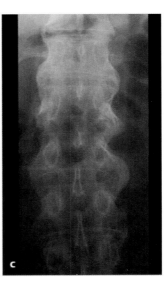

图 3.19　强直性脊柱炎？(a)早期的 X 线片拍摄于 1986 年。(b,c)后期的 X 线片拍摄于 1992 年。

病不同。

在任何类型的脊椎关节炎(强直性脊柱炎、银屑病性脊椎关节炎等)中，骨化(韧带骨赘、韧带旁骨赘)起源于椎体边缘或椎间盘韧带连接处，代表的是附着点。其他附着点炎性改变发生于椎体终板，椎体终板也属于附着点。在发病期，炎性变化的特点是骨破坏和增生同时进行。骶髂软骨结合("关节")和(或)胸骨柄-体软骨结合常受累，关节囊和韧带附着处也受到影响(见病例39、40、48、49、84、97、145)。

最终诊断

弥漫性特发性骨质增生症。

评论

弥漫性特发性骨质增生症主要与脊柱关节炎和普通骨软骨病合并脊柱骨赘相鉴别。根据弥漫性特发性骨质增生症的诊断标准，可以对脊柱的骨质增生性改变进行准确的分类。

(谢胜宇 译 张联合 校)

病例29(图3.20)

病例简介

- 会诊申请人:放射科医生。
- 病史和临床问题:患者女,51 岁,颅底骨折 1 年后,颈椎疼痛,进行性僵硬。颈椎 MRI 显示 C3~C7 水平的左侧椎旁软组织异常和椎体改变(T1W 图像为低信号,T2W 和 TIRM 图像为高信号),性质不明。进一步行颈部 CT 检查是合理的,CT 结果却令人惊讶。

影像学表现

MRI T1W 序列显示 C3~C5 椎体呈低信号 (图 3.20a),椎体前方侵袭性改变。椎体前方可见一个与肌肉等信号的前凸肿块,向下延伸至 C7 水平。上述病变在水敏感序列中呈高信号(图 3.20b,c)。图 3.20d~r 中的 CT 图像显示 C3 和 C4 呈硬化性改变,C5 部分硬化,椎体前缘有轻微侵袭。椎骨边缘有一个不规则的骨化肿块向左前外侧伸展。骨化肿块的边缘是一个仍未骨化的软组织肿块,该肿块将左侧咽后结构向前推移。骨显像(图 3.20s)显示颈椎左前外侧部分有明显的摄取。

发病部位

骨化位于椎体前缘与前纵韧带之间。

病理解剖学基础

影像学表现符合骨化或成骨性病变,仍处于活跃期(骨扫描阳性),病变椎体的前缘侵袭和深部松质骨

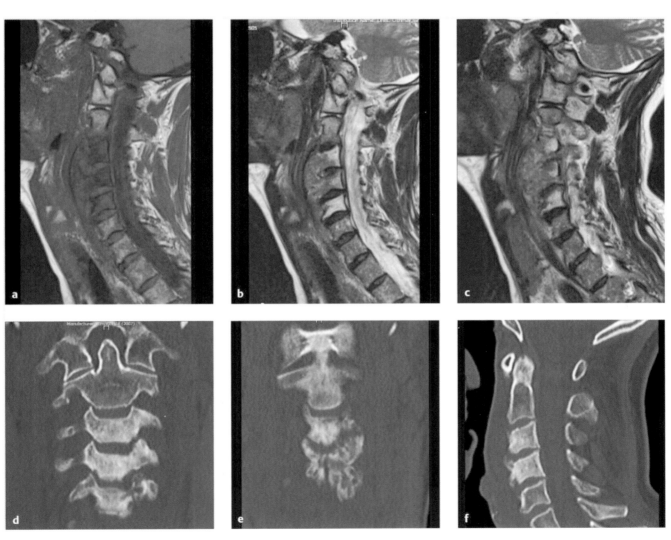

图 3.20　这是一个令人难以置信的病例,其特征相互矛盾:骨化性肌炎?(待续)

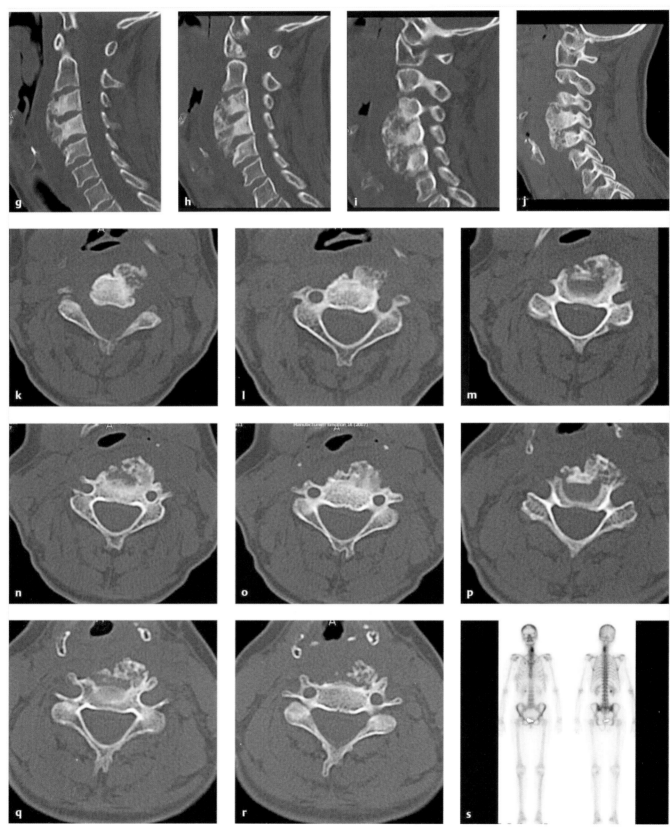

图 3.20(续)

的硬化。在骨化灶的左前外侧是未骨化的软组织肿块。

疾病分类诊断的分析思路

▶ **炎症**？ 有可能。肌腱的非细菌性炎症改变通常具有成纤维的潜能。创伤被认为是大多数病例的诱因。组织学检查发现炎症细胞并不一定意味着原发病就是炎症。炎症细胞也可以是创伤的一种偶发症状，如骨化性肌炎。

▶ **创伤**？ 患者有外伤史，1 年前曾发生过颅底骨折。椎体前和椎旁软组织可能有外伤，导致骨化性肌炎的发生。活跃期的骨化性肌炎呈典型的三带征（周围骨化带、中间带、未成熟带），反映了该过程的成熟，在 CT 扫描上清晰可见（图 3.20g~j）。但这并不能解释未骨化的肿块，除非这是两个不同发展阶段的骨化性肌炎。

▶ **肿瘤**？ 骨膜骨肉瘤可侵犯骨，但靠近骨的部分先骨化，周围部分最后骨化（"反三带征"）。

概要与讨论

对于这些有部分矛盾的影像学表现，有三种鉴别诊断。

1.骨化性肌炎（异位骨化）分两个阶段进展。

2.骨膜（近皮质）或高级别表面骨肉瘤。

3.椎前肌腱炎。

▶ **鉴别诊断** 1　骨化性肌炎最常见的病因是外伤（外伤性骨化性肌炎；见病例 156）。患者颅底骨折 1 年后出现症状，主诉颈部疼痛和颈部僵硬。很可能是外伤引起强韧的前纵韧带下出血，从而诱发骨化性肌炎。这也可以解释椎体前骨化为什么向前凸起。骨化的密度符合有 1 年病史的骨化性肌炎。强韧的前纵韧带的压力导致病变椎体前缘的侵袭和骨内硬化。也可以认为，原发性骨质损伤可能导致椎体前部侵袭和骨内硬化。骨化性肌炎分两个阶段进展并不罕见；我们在骨盆和四肢中反复观察到这一点（见病例 156）。该病例的特点是纯骨化伴松质骨形成与尚未骨化的软组织肿块共存。软组织肿块也可能是骨化性肌炎所致的解剖改变而引起的椎前肌腱炎（见下文"鉴别诊断 3"）。

▶ **鉴别诊断** 2　骨膜骨肉瘤生长于骨表面。它们主要发生在邻近的软组织中；髓腔的浸润较少见。这类病例总是要考虑高级别表面骨肉瘤的可能性。上述骨膜骨肉瘤骨化的"反三带征"在本病例中未发现。骨膜骨肉瘤最常见的发生部位是股骨和胫骨，肋骨、上颌骨和骨盆少见，我们尚未发现脊椎受累的病例。骨膜骨肉瘤仅占所有骨肉瘤的 1%。对这种模棱两可的病例，我们必须考虑发病率的因素，颅底骨折后骨化性肌炎的可能性比发生在未报道部位的罕见骨膜骨肉瘤的可能性大得多。高级别的表面骨肉瘤也是如此，这种骨肉瘤甚至比骨膜骨肉瘤还要罕见，最常累及股骨和胫骨。

▶ **鉴别诊断** 3　椎前肌腱炎（也称为咽后肌腱炎）是一种急性自限性颈长肌疾病[28,29]。病因不明，但可能与晶体沉积伴继发性炎症、创伤、出血、原发性特发性炎症或坏死有关。好发于上颈椎。这种疾病非常罕见，大多数患者年龄大约为 40 岁或 50 岁。本病例有非常明显的骨化和邻近骨改变，不符合椎体前肌腱炎通常的表现或部位。我们最多可以将未骨化的软组织肿块当作椎体前肌腱炎，把它当作是解剖改变导致的椎前肌肉慢性损伤的结果（见上文"鉴别诊断 1"）。

组织学检查是否会有明确结果是值得怀疑的。这些病变很难从组织学上加以区分。病变可能包含细胞异型性、有丝分裂增加等可能被解释为恶性的区域。相反，有些病例在组织学上将多年复发的骨化诊断为骨化性肌炎，但最终确诊为皮质旁骨肉瘤。部分由于活检困难，该病例仍在追踪观察，同时使用非甾体消炎药对症治疗。

最可能诊断

创伤性骨化性肌炎，有待进一步观察。

评论
罕见疾病发生在更罕见的部位，通常只能通过长期随访才能明确诊断。

（谢胜宇 译　张联合 校）

病例30(图3.21)

病例简介

● 病史和临床问题：在此声明，该病例由在科隆的放射科医生 M.Venator 友情提供，供教学之用。患者女，23岁，下胸椎右椎旁剧烈疼痛约4周，记忆中既往无急性创伤史，患者是一名老年科护士，工作中有较多的托举动作，有时还必须猛地抓住突然跌倒的患者。家庭医生发现她的血清炎症标志物升高。最初 MRI 显示 T9/T10 右侧有明显的肿块，但不能定性。同一天进行了 CT 检查，这是正确的选择。CT 初步诊断为骨化性肌炎，最后在 CT 引导下进行经皮穿刺活检（图3.21j）。病理确诊为胸椎骨化性肌炎。

影像学表现

最初的 MRI 图像(图 3.21a~c)显示 T9/T10 水平的右侧椎间和椎旁高信号病变并向相应的肋间隙延伸，增强后明显强化。T1W 图像提示可能是骨性病变，但并不确定。图3.21d~i 中的 CT 图像显示肿块位于 T9 和 T10 右侧椎弓根与横突之间的夹角内，其边缘可见钙化(图 3.21d,f,白箭所示)。病变中心未见骨化,1 年后的 CT 图像(图 3.21k~m)显示病变已演变为实性的骨化肿块，有清楚的皮质和中央髓腔,病变与 T10 右侧椎弓根的上缘融合，就像一个外生骨疣(骨软骨瘤)。

发病部位

肿块中心位于两个椎弓根之间的软组织中，伴有边缘的钙化或骨化。

病理解剖学基础

MRI 和 CT 表现可解释为结缔组织肿块增生和骨化，但也可以考虑为成骨性肿瘤伴周围水肿。

疾病分类诊断的分析思路

▶ *炎症*？增强 MRI 上肿块灌注良好可能与炎症相关，但环状骨化不符合一般炎症。如果从字面上理解"骨化性肌炎"，从临床和 MRI 特征上看确实是炎症性的(由于其临床和 MRI 特征的确表现为炎症性的)，那么我们有理由将肿块归类为炎症性肿块。

▶ *肿瘤*？软组织的成骨性肿瘤极为罕见。本病例可能需要考虑软组织的骨母细胞瘤或骨肉瘤。

概要与讨论

T9 和 T10 右侧椎弓根之间的病变诊断为"骨化性肌炎"是有放射学依据的：骨化发生在创伤软组织区域的中心，伴有反应性结缔组织增生。虽然患者不能回忆起具体的外伤，但她作为老年科护士的职业特点，符合突然拉伤导致出血这一发病机制。另一方面，明显的创伤不一定是骨化性肌炎的诱因；轻微创伤后出现几处肌肉和胶原纤维撕裂就足以诱发骨化性肌炎。

骨化性肌炎复杂的组织形态学基础不是我们的研究范围，仅简要回顾其发病机制[18]（见病例156）。

1.软组织损伤后的第 1 周，梭形细胞增殖伴有丝分裂。

2.在 7~10 天内，成纤维细胞从创伤区域的外围开始形成原始类骨质。

3.第 2 周形成原始软骨和编织骨，2~5 周内分化为松质骨。

4.大约 6 周时，中心为含大间充质细胞的细胞成分，周围环绕着类骨质，最外层为板层骨。最迟在 4~6 周，平片和 CT 可以显示这 3 层结构。

本病例符合上述骨化性肌炎的发病时间表。假性炎症病灶中，在最初发现环状骨化后 1 年，病变已完全分化和成熟，并融合到 T10 椎弓根的上部皮质，就像外生骨疣一样。如果在不知道既往病史的情况下解释这些图像，很可能首先考虑骨质增生性的正常变异，甚至是成熟的软骨性外生骨疣（将被收录在第 6 版 Freyschmidt's "Koehler/Zimmer" *Borderlands of Normal and Early Pathological Findings in Skeletal Radiology* 一书中）。

最终诊断

T9 和 T10 椎弓根之间的骨化性肌炎（异位骨化）（经组织学证实，见图 3.21j）。

评论

疼痛发作 4 周后，软组织肿块呈 3 层状骨化，应考虑为骨化性肌炎，即使部位不典型时也是如此。

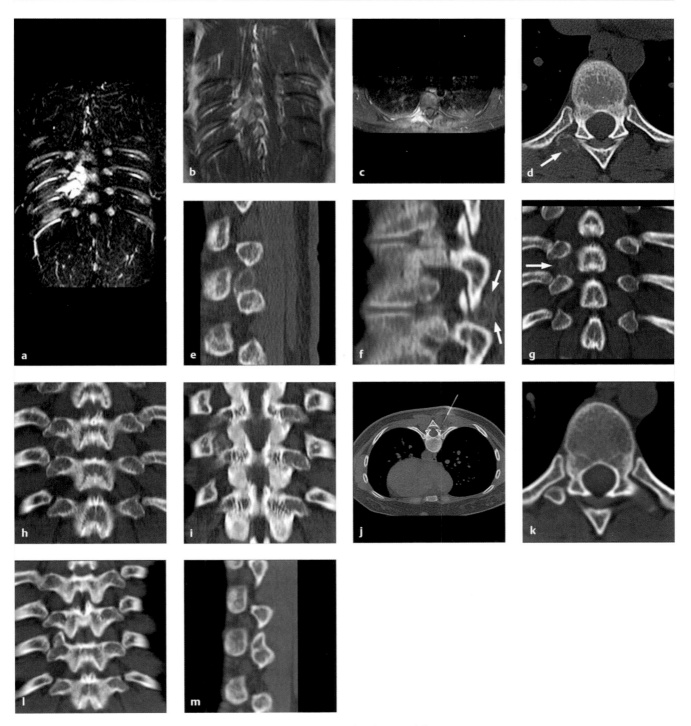

图 3.21 MRI 显示肋间软组织肿块。

（谢胜宇 译 张联合 校）

病例31(图3.22)

病例简介

- 会诊申请人：泌尿科医生。
- 病史和临床问题：患者女，52 岁，左肾积水，行泌尿系成像检查时发现骨内多发小斑点。转移瘤？

影像学表现

X 线片(本文未展示)发现所有腰椎椎体及骨盆均有硬化性灶。为了更好地显示病变细节，此处提供了几幅代表性的 CT 图像(图 3.22a~h)，显示髓腔内大小不一的致密骨岛，这些骨瘤样病灶有部分融合。为了明确病变是否具有活性，患者进行了骨显像扫描（图 3.22i），结果为阴性。

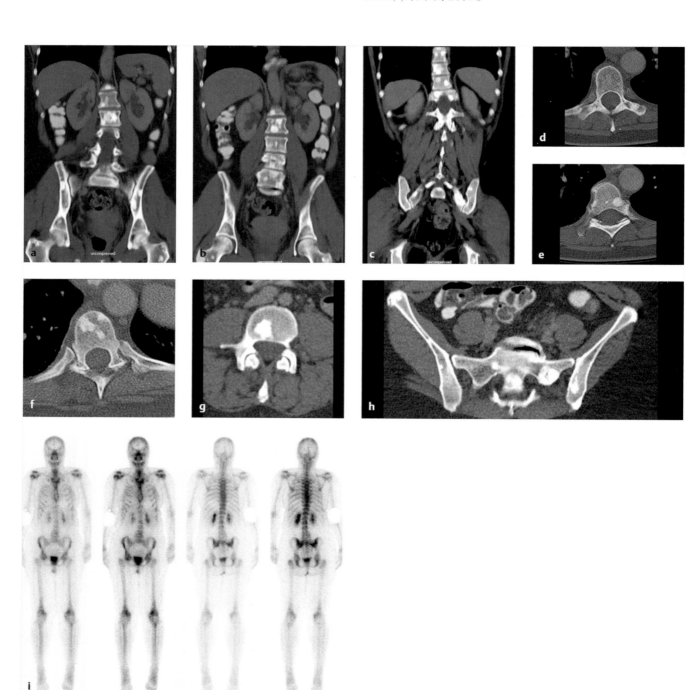

图 3.22　硬化性骨转移瘤？

病理解剖学基础

病灶最大可能是由致密的板层骨构成。

疾病分类诊断的分析思路

▶ **正常变异或畸形**？患者无骨骼系统相关症状的现病史或既往史，因此可以认为骨内病灶为已经存在很长一段时间的无活性病灶(骨扫描阴性)，最大可能是先天性的。点状骨病或骨斑点症几乎是唯一一个表现为播散性骨瘤样病灶的先天性疾病。

▶ **肿瘤**？不是，骨扫描结果阴性实际上已排除转移瘤和多中心性骨肉瘤。

概要与讨论

骨斑点症，或点状骨病，是一种罕见的常染色体显性遗传性骨病(患病率为 12:100 000)，特征表现为松质骨内直径为 2~5mm 的致密影，边界清晰，最常好发于四肢骨的骨骺、干骺端，骨盆、脊柱偶可发生。在组织学上，这些致密影为排列紧密的骨小梁堆积而成的板层样结构。此种改变不具有病理学意义，疾病诊断完全基于影像学表现(X 线片，必要时行骨扫描)。皮肤表现诸如播散性豆状皮肤纤维化、遗传性点滴状掌跖角化

症和瘢痕形成倾向偶尔出现。骨斑点症分为斑点或结节型、条纹型以及混合型几种类型，它与蜡泪样骨病的关系(见病例 99)已有报道。由于本病例中某些斑点的形态不符合骨斑点症的典型形态，我们将本病例归为混合型。混合型的先天性多灶性骨硬化症也被称为"混合性硬化性骨发育不良"。

图 3.23 展示了 1 例骨斑点症患者的中轴骨和手部(骨斑点症的诊断性部位)的典型表现。我们确信出现在某些致密影的中心小透亮区代表中央血管或小的髓腔。近 20 年，由于越来越多地使用 CT 或 MRI 来检查这些病灶，我们也更频繁地观察到该种现象。

最终诊断

点状骨病(骨斑点症)的少见表现。

> **评论**
>
> 无论患者有无肿瘤病史，出现在松质骨中的播散性异常致密影的鉴别诊断都应该包括骨斑点症或其他类型的先天性骨硬化症。骨显像扫描对缩小鉴别诊断范围很有帮助。

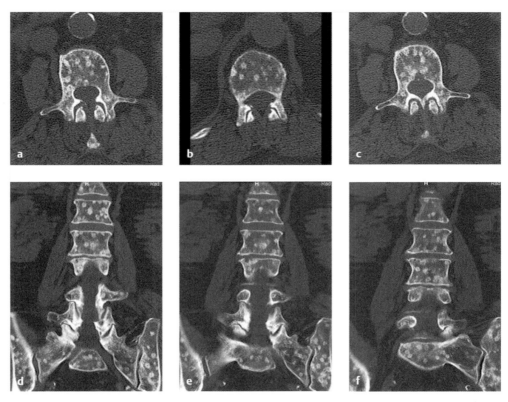

图 3.23　MRI 显示肋间软组织肿块。(待续)

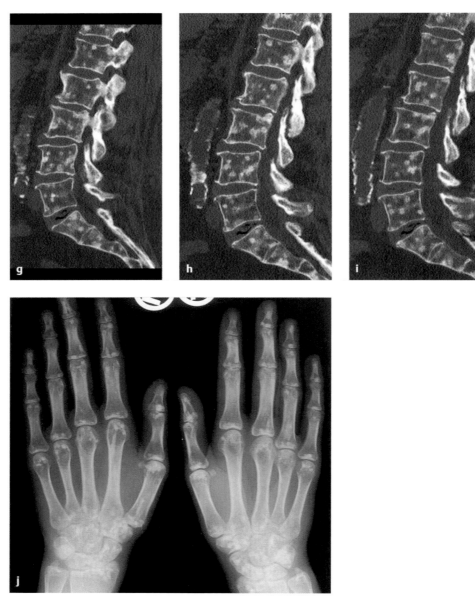

图 3.23（续）

（余艳凤 译　彭娴婧 张联合 校）

病例32(图3.24)

病例简介

- 会诊申请人:肿瘤科医生。
- 病史和临床问题:患者女,60 岁,弥漫性骨骼疼痛,5 年前因血管肉瘤而行脾脏切除术,当时腹部、肺部或骨骼未发现转移灶。患者术后未进行进一步治疗,初次治疗后 4 年,临床和影像学(超声和腹部 CT 检查)上未发现复发。随后,她的右侧腹股沟区出现疼痛,MRI 检查发现右股骨头和股骨颈出现水肿信号。进一步检查发现播散性病灶,多数为硬化灶,其中约 1/3 为溶骨性病灶。病变并不局限于右髋,而是累及整个骨盆和脊柱。考虑到既往明确的脾脏血管肉瘤 R0 切除,且 4 年来未见复发或转移,我们有理由提出这样的问题:这些骨病变是转移性血管肉瘤还是侵袭性血管瘤病?值得注意的是,除了骨骼之外,影像学检查(MRI、PET-CT)并未发现其他恶性病变。

影像学表现

脊柱和骨盆的 CT 重组图像(图 3.24)显示大小不等的、播散性的成骨性和溶骨性病灶(如 T12 和 S1,图 3.24c,白箭所示)。但是其他图像(本文未展示)显示肩带骨和长骨的近端也被累及。全身骨扫描(本文未展示)显示在脊柱、肩带骨、长骨近端和骨盆弥漫分布的浓聚灶。

发病部位

这些播散性分布的病变位于松质骨丰富的骨骼,而不累及骨皮质和骨周围软组织。

病理解剖学基础

患者的病史使人怀疑这些病灶可能是播散性分布的成骨性或溶骨性转移灶,但长达 4 年的无病间隔期也提示可能是初始未能正确认识的侵袭性血管瘤病。

疾病分类诊断的分析思路

参见上文"病理解剖学基础"。根据骨扫描结果阳性、同时并存溶骨性病变以及存在临床症状,可以除外骨斑点症(见病例 31)。

概要与讨论

本病例的鉴别诊断一方面包括侵袭性血管瘤病,另一方面包括播散性血管源性肿瘤,如血管内皮瘤或血管肉瘤,这种鉴别具有治疗意义。考虑到病变的进展,需要进行组织学活检,且与脾脏肿瘤的原始组织学类型进行仔细对比。在右侧股骨颈进行了 CT 引导的

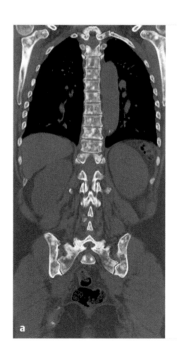
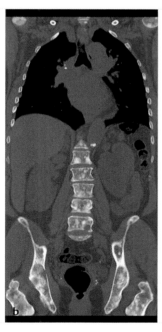
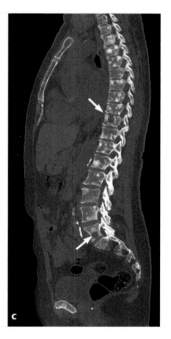

图 3.24 骨斑点症?

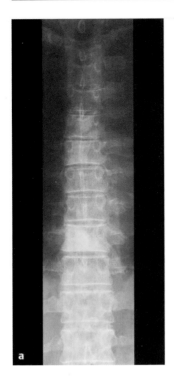
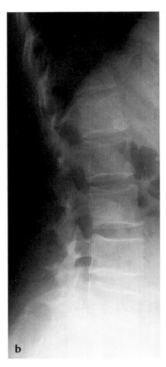
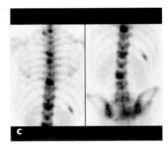
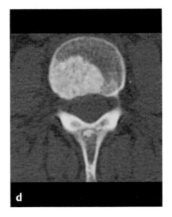
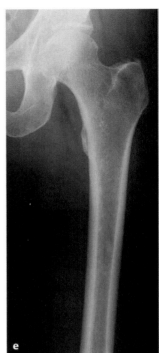

图 3.25　骨血管瘤病的硬化表现。

经皮穿刺活检。根据形态学分析和免疫组织化学结果，三位经验丰富的骨骼病理学专家判定属于恶性血管性肿瘤，符合血管肉瘤，并与脾肿瘤组织学类型相似。此外，还提出难以将此病变与侵袭性血管瘤病区别开来。尽管如此，我们还是建议使用血管增殖抑制剂（沙利度胺）进行治疗，但它并没有明显疗效。该患者拒绝进一步的治疗，最终死于 Kasabach-Merritt 综合征的消耗性凝血障碍。

　　血管瘤病（多发性血管瘤）的特征是多发性或播散性的血管瘤，且其组织学类型与普通血管瘤相同。关于这个问题的要点可以参见病例 59。血管瘤可能是静脉性的、淋巴源性的或者混合型的。如果血管瘤引起溶骨性病变，则被描述为"囊性骨血管瘤病"。但骨血管瘤病合并软组织（肝、脾、胸膜，等）血管瘤时，预后往往较差，组织学也显示出更具侵袭性的特点。多年以后，单纯的骨血管瘤病一般会以修复性骨硬化或者脂肪浸润的方式自我消退（见病例 34）。大部分骨血管瘤病表现为原发性溶骨性病变的形式（见病例 33），而表现为原发性硬化性病变的形式并不常见（图 3.25）。关于这些原发性硬化性病变是否为之前就存在的无症状的溶骨性血管瘤病的消退阶段，目前仍存在争议。

　　关于这个病例，我们认为其临床过程更符合侵袭

性的血管瘤病，最初始于脾脏并伴随骨骼病灶，但这种骨骼病灶当时的临床与影像学均难以发现。当病理学家提出鉴别单纯性血管肉瘤和侵袭性血管瘤病非常困难时，我们更加怀疑本病例可能是侵袭性血管瘤病。

　　图 3.25 展示了 1 例无症状的单纯性骨血管瘤病患者，主要表现为骨质硬化，因怀疑为原发肿瘤未知的硬化性骨转移而进行了活体组织学检查。我们对这例经活检确诊的病例追踪了 15 年。随着时间的推移，X线片和骨扫描显示病灶的大小和放射性摄取均有所下降。

最终诊断

　　脾血管肉瘤伴多中心生长或晚期骨转移；侵袭性的血管瘤病可能性不大。

评论
松质骨弥漫性斑点状病变的鉴别诊断包括：硬化性骨转移、骨斑点症或其他先天性骨骼疾病，甚至罕见的骨血管瘤病。

（张梅花　译　张联合　校）

病例33(图3.26)

病例简介

- 会诊申请人:骨科医生。
- 病史和临床问题:患者女,48 岁,原因不明的腹痛。腹部 CT 发现脾脏单个病灶和腰椎多发溶骨性病变,怀疑转移性肿瘤,之后进行了全面的肿瘤排查。胸部 CT 在胸椎发现了更多病灶,肺和胸膜正常。实验室检查结果正常,在其他医院进行的骨活检是阴性的(我们无法知道准确的活检位置)。患者随后转至骨科,骨科医生质疑转移瘤的诊断,并申请我们会诊,是否有其他病变的可能性。

影像学表现

CT 重组图像(图 3.26a~c)显示松质骨多发穿凿样的骨质破坏,L2 和 L4 的病变内有隐约可见的死骨样的结构。CT 增强扫描(图 3.26d)显示脾脏内一个较大和一个很小的低密度病灶。令人可惜的是,未进行脾脏10~15min 的延迟增强扫描。

病理解剖学基础

脊柱松质骨和脾脏的病变用一元论解释是合理的。取代正常结构的组织可能是肿瘤或肿瘤样病变(如肉芽肿)。小的死骨样病变可能代表残余骨或反应性骨化。

疾病分类诊断的分析思路

▶ **正常变异或畸形?** 不符合。脾脏和脊柱的多发缺损,不被认为是某种正常变异或畸形。

▶ **创伤?** 没有外伤史,此外,急性或慢性创伤不会导致松质骨"穿凿样"骨质缺损或脾脏"孔洞样"表现。

▶ **炎症?** 不是,因为没有临床和实验室检查的异常。

▶ **肿瘤?** 很有可能,但不是转移瘤。因为该患者相对年轻、没有原发肿瘤病史,且没有转移瘤的临床和实验室证据。我们从经验得知骨和实质脏器(如脾脏)的多中心肿瘤最常由血管瘤病引起。

▶ **全身性病变?** 可能,肉芽肿性病变,如全身性朗格汉斯细胞组织细胞增生症或结节病,可同时累及骨骼和脾脏,和本病例表现一样。

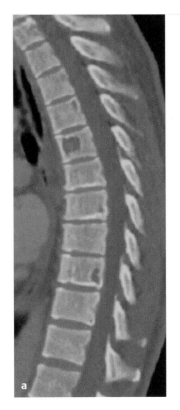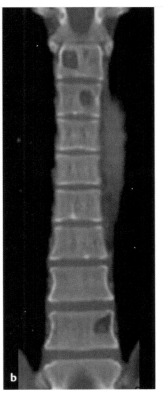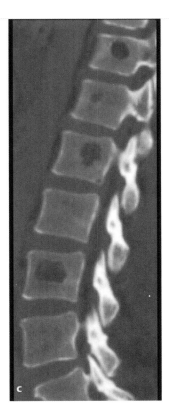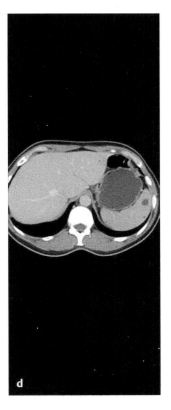

图 3.26 转移瘤?

概要与讨论

诊断囊性血管瘤病(见病例 32)的依据如下：

- 无特殊的临床症状，且实验室检查结果正常。

- 患者年龄：我们收集了 40 多例血管瘤病，该病好发于 31~50 岁的女性患者。

- 骨骼和脾脏同时受累：除了胸膜外，血管瘤病最常累及脾脏。

- 初始组织学结果阴性：如果病理学家没有考虑到该诊断，并且没有对活检材料进行特殊检测，那么对于血管瘤病来说，出现阴性或非特异性的组织学结果并不罕见。

由于缺乏临床症状(如 B 型症状)，而且骨转移和脾脏转移相关的可能性很小，因此本病例不太可能为原发肿瘤不明的转移瘤。

由于患者的年龄以及 CT 上没有发现肺部病变，因此不支持朗格汉斯细胞组织细胞增生症（多发生于学龄期儿童）的诊断。骨结节病几乎总是与胸部影像学异常相伴发生，此患者肺部和纵隔 CT 检查阴性，因此不考虑结节病。

根据肿瘤科医生的建议，对其中 1 例脊柱病变患者进行了经皮穿刺活检，组织学证实是血管瘤病。

图 3.27 显示 1 例 58 岁的男性患者偶然发现微小型血管瘤病，在 T1W 和 T2W 图像上表现为微小的播散性的高信号病灶，但在 CT 上仅表现为非常小的稍低密度影。与病例 32 和图 3.28 相反，该病例不需要组织学证实，因为患者无症状，且活检对于治疗无意义。

图 3.28 是 1 例 48 岁的男性患者，患有广泛性播散性血管瘤病并死于该病。

腰椎 T1W 增强扫描 (图 3.28a~c) 显示各种各样的、无规律分布的斑点状高强化区，夹杂局灶性低信号区，L3 椎体病变融合，代表反应性或修复性硬化的区域(图 3.28d)。诊断经组织学证实。

最终诊断

囊性血管瘤病累及脾脏。

> **评论**
>
> 对于这例 48 岁女性患者,同时发现溶骨性骨骼病变和脾脏病灶,而无原发肿瘤,首先应考虑囊性血管瘤病，而不是原发肿瘤不明的转移瘤或朗格汉斯细胞组织细胞增生症。

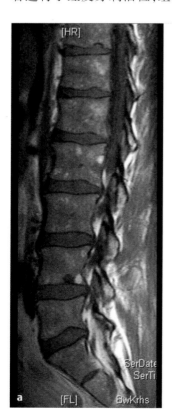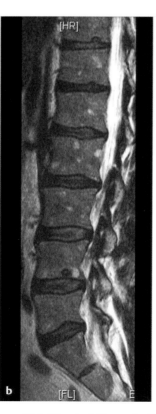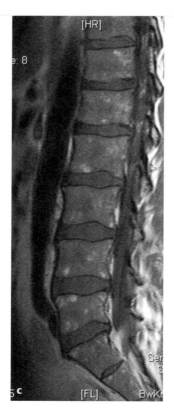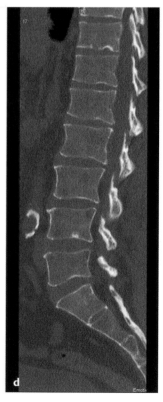

图 3.27　患者男，58 岁，微小型血管瘤病(偶然发现)。

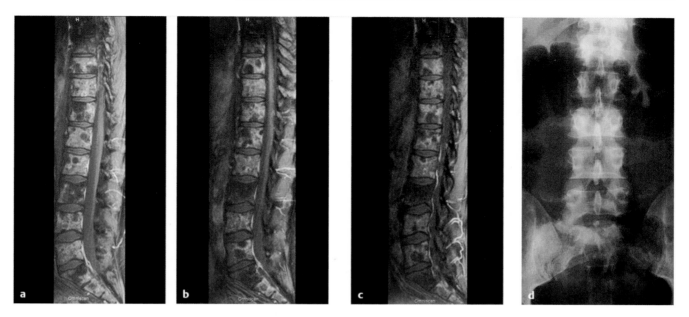

图 3.28 患者男,48 岁,广泛弥漫分布的血管瘤病。

（张梅花 译 张联合 校）

病例34(图3.29)

病例简介

- 会诊申请人:放射科医生。
- 病史和临床问题:患者男,60 岁,骑自行车摔倒后出现脊柱胸腰段疼痛,此外无其他外伤史。营养和健康状况良好。脊柱和骨盆平片(图 3.29a,b)显示斑点状和条纹状混合型脱钙,这是多发性骨髓瘤(弥漫性浆细胞瘤)的典型表现。L1 上缘椎板塌陷。这些发现提示应进一步行全身骨扫描、CT 和 MRI 检查。

影像学表现

全身骨扫描(图 3.29q)显示 L1 椎体局部放射性浓聚,其他未见异常。腰椎和骨盆的 X 线片表现如上所述。对多发性骨髓瘤的好发部位,如颅骨或近端长骨进行了 X 线检查,以证实或除外多发性骨髓瘤,在股骨近端发现了更多的溶骨性病变(图 3.29n),颅骨(图 3.29p)和肱骨(图 3.29o)未发现溶骨性病变。腰椎 CT 图像(图 3.29c~i)显示松质骨主要呈蜂窝状骨质破坏,椎体的后部也可见相似表现,残余骨小梁增粗。总之,这些图像使人想起椎体血管瘤的结构变化。CT 软组织窗图像(本文未展示)显示残余骨小梁之间大部分被脂肪组织填充。CT 图像可以清楚地显示 L1 椎体上缘终板的塌陷 (图 3.29e,f)。MRI 图像也显示大量脂肪(图 3.29j~m),脂肪抑制图像上这些脂肪被抑制掉(图 3.29m)。和预想的一样,增强扫描图(本文未展示)在缺乏松质骨的区域未见异常强化。L1 椎体上缘塌陷终板下可见水肿样信号。

发病部位

病变局限于脊柱椎体及其附件的骨髓腔,以及骨盆和股骨近端。

病理解剖学基础

这些脊柱、骨盆和股骨近端多发局灶性的、明显的松质骨骨质破坏并被脂肪填充,这可能是一种疾病的终末期表现("战争纪念碑"),且这种疾病可能是肿瘤。破坏骨骼和(或)刺激其破坏的病变已经消失,取而代之的是脂肪(填充性脂肪)。

疾病分类诊断的分析思路

▶ **正常变异或畸形?** 不考虑。

▶ **外伤?** 仅与 L1 的压缩性骨折有关。

▶ **炎症?** 无炎症的病史。根据蜂窝状骨质破坏、无膨胀,且骨扫描结果阴性,不考虑为 Paget 病(畸形性骨炎)。

▶ **肿瘤?** 是,因为肿瘤可以直接或间接通过刺激破骨细胞破坏骨骼。多中心蜂窝状骨质破坏常见于骨血管瘤病。好发于某些骨骼(见下文"概要与讨论")是骨血管瘤病的另一个特征。

▶ **灌注异常?** 灌注异常可导致局部骨质丢失(如一过性骨质疏松),但这种机制不适用于整个脊柱、骨盆和股骨近端,因为它们的血液供应各自独立。灌注障碍曾被认为是绝经期和老年性骨质疏松的可能诱因,这种骨质疏松也表现为松质骨吸收并被脂肪替代。但是本病例蜂窝状的骨质破坏与普通型骨质疏松不符合。

概要与讨论

将多中心骨质破坏描述为"蜂窝状"就应该联想到记忆链"蜂窝–血管瘤"。多发性、弥漫性的溶骨性血管瘤和淋巴管瘤可以成簇生长,称为囊性血管瘤病(见病例 33)。它们可局部发生(如单侧足部的骨骼),也可累及整个一节段骨骼[脊柱和(或)骨盆和(或)股骨]。在没有内脏受累的情况下,如果血管瘤骨质缺损区以骨骼修复或脂肪替代的形式自我消退,则提示预后较好。该病例不寻常之处是,在自行车事故之前,患者没有任何不适,直至摔伤导致 L1 压缩性骨折引起疼痛才发现病变。

回顾性分析 X 线片和 CT 图像,多发性骨髓瘤(弥漫性浆细胞瘤)也应考虑,但因溶骨性病灶内可见脂肪而被排除。颅骨未发现病变也与多发性骨髓瘤不符合,因为颅骨是多发性骨髓瘤的好发部位。

影像学诊断明确,因此不需要进行组织学检查。组织活检最多只能发现脂肪组织、残余骨骼以及可能残留的血管瘤和结缔组织,因为病变的"聚会时间"早已过去,上述表现也可称为"战争纪念碑"。此时的病变已经没有临床症状,如果考虑使用血管生成抑制剂(沙利度胺)来加速残留血管瘤的愈合,那么切除活检也可能是合理的。

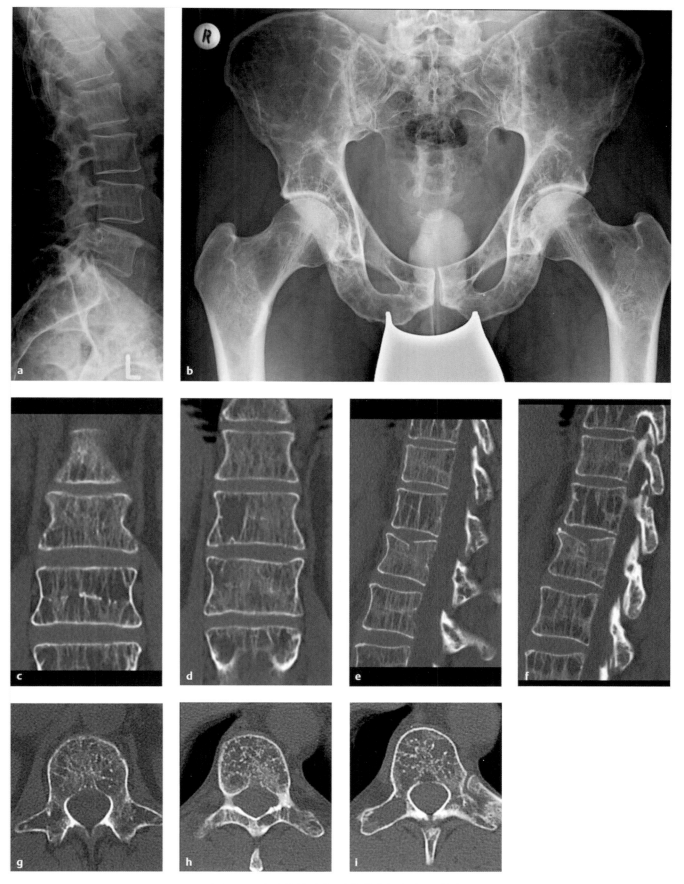

图 3.29 多发性骨髓瘤(弥漫性浆细胞瘤)?(待续)

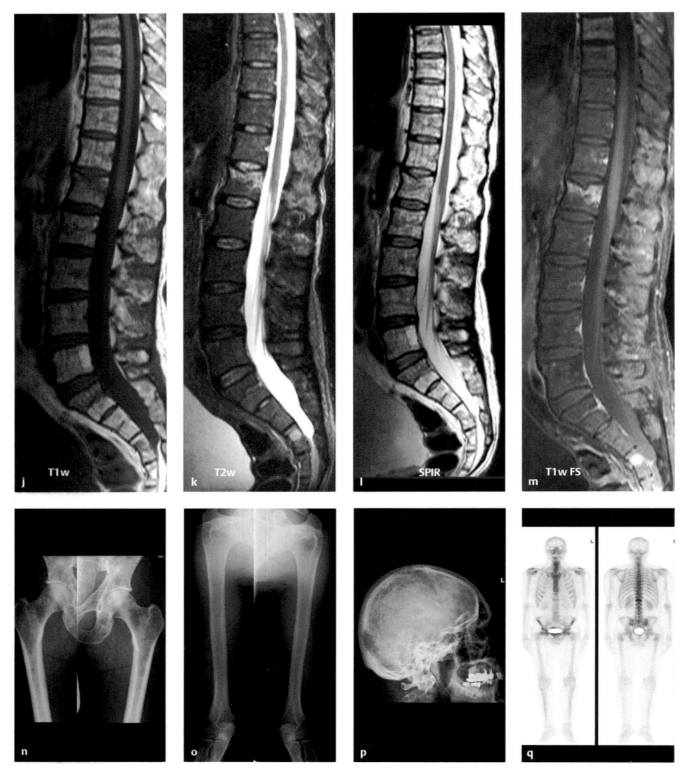

图 3.29(续)

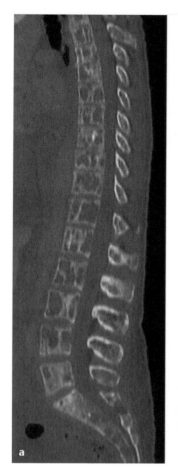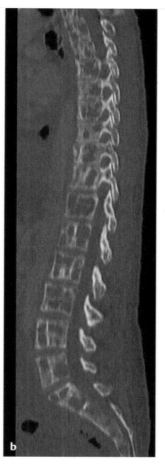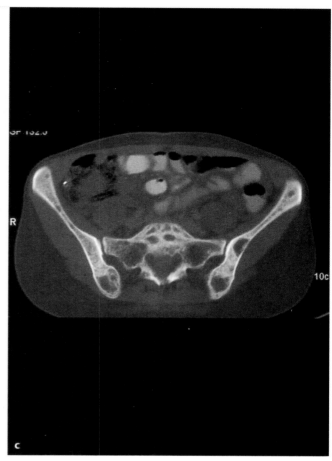

图 3.30　对比:乳腺癌骨转移。

作为鉴别诊断,图 3.30 展示了 1 例女性乳腺癌转移患者。我们没有看到像血管瘤病那样的蜂窝状骨质破坏及脂肪替代模式的自我消退。相反,骨骼内可见弥漫分布的不规则、边界不清晰、大小不同的病灶,其密度远高于血管瘤病的"脂肪样缺损"区。在这种情况下,完全可以快速做出"溶骨性转移"或"弥漫性浆细胞瘤"的诊断。

最终诊断

脊柱、骨盆和股骨的囊性血管瘤病,以脂肪替代方式自我愈合,自行车事故后 L1(自发性)骨折。

评论

即使在诊断囊性血管瘤病等罕见病时,"蜂窝状骨质破坏–血管瘤"等记忆链可为临床和影像学准确诊断提供关键线索。

(张梅花 译　张联合 校)

病例35（图3.31）

病例简介

- 会诊申请人：内科医生。
- 病史和临床问题：患者女，26岁，HIV阳性，弥漫性骨骼疼痛。因不明原因的脊柱多发性病变（病变数目难以计数）申请会诊。已知患者患有肺结核，无皮肤异常。

影像学表现

腰椎 CT 断层图像（图 3.31a~e）显示边界相对清楚的溶骨性骨质缺损，内含死骨。胸椎存在同样的病变（本文未展示）。

病理解剖学基础

死骨通常代表一个坏死的过程。由于骨髓腔不能扩张且空间有限，髓腔内的炎性渗出伴水肿可导致骨内压升高，从而压迫血管，尤其是静脉。这种灌注异常不可避免地会引起中毒性水肿、细胞因子释放、氧自由基形成、蛋白酶释放，最终导致骨坏死。中性粒细胞（脓液）和炎性血管翳隔离坏死区域，形成死骨（死骨片脱落）。死骨是病原微生物的理想培养基。而在非感染性、肉芽肿性病变如嗜酸性肉芽肿（朗格汉斯细胞组织细胞增生症）中偶尔也可发现死骨。肿瘤引起的骨质破坏区很少见到死骨[30]。

疾病分类诊断的分析思路

▶ *炎症*？ 是，考虑到之前的肺结核病史，很有可能。艾滋病患者还需要考虑一种罕见的炎性病变，杆菌性血管瘤病（见下文"概要与讨论"）。如果朗格汉斯细胞组织细胞增生症出现炎性反应性成分，也应纳入鉴别诊断。

▶ *肿瘤*？ 大细胞非霍奇金淋巴瘤可伴骨坏死。除此以外，一般的转移性骨质破坏理论上也有可能并发死骨形成，但考虑到患者先前的病史，这种可能性极低。

概要与讨论

从以上分析得出，CT引导下经皮穿刺活检以获取组织学和微生物学证据的指征非常明确。组织学结果显示为"严重的慢性化脓性、坏死性和干酪样骨髓炎，最有可能为结核"，微生物学检查确诊结核。

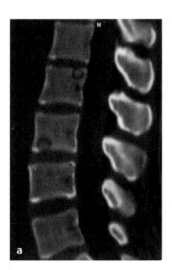
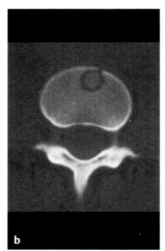
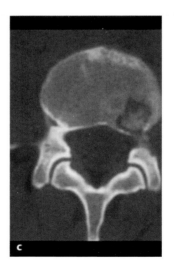
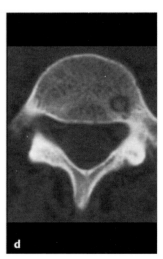
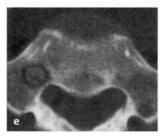

图 3.31   死骨？

这排除了朗格汉斯细胞组织细胞增生症和杆菌性血管瘤病(见上文"疾病分类诊断的分析思路"中的"炎症？"),杆菌性血管瘤病是一种累及网状组织细胞系统、皮肤和黏膜的多系统疾病,由两种类似于猫抓病病原体的病原菌——五日热罗卡利马体菌(Rochalimaea quintana)和横塞罗卡利马体菌(R. henselae)引起。该病的皮肤表现包括多发易破的血管瘤性丘疹、类似化脓性肉芽肿或卡波西肉瘤的皮肤病变。骨骼改变包括虫噬样的骨质破坏和略呈锯齿状的骨膜反应, 也可形成死骨。

最后一种可能是梅毒性(树胶肿性)骨髓炎,也可伴发死骨。如果患者患有梅毒,需要考虑这种可能性。

最终诊断

艾滋病伴结核性脊柱炎。

评论
对于发生于 HIV 阳性患者的伴有死骨的多发性溶骨性病变,若患者之前患有肺结核,则应考虑骨结核。

(彭娴婧　尹华东　译　张联合　章卓铭　校)

病例36(图3.32)

病例简介

● 会诊申请人:病理科医生。

● 病史和临床问题:患者男,57岁,主诉下腰部非特异性疼痛。在腰椎 MRI 上,水敏感序列和对比增强图像显示 L2、L4、L5 和 S1 椎体病变,图3.32i 显示 L2 椎体的病灶。通常考虑来源于不明原发肿瘤的转移,并于一处病灶行经皮 CT 引导下穿刺活检。病理科医生在活检组织中并没有发现转移瘤,但发现了纤维结构不良的证据。他把图像发给我们,希望帮他判断影像学表现是否符合纤维结构不良的诊断。另一家医院提出了血管瘤病的可能。

影像学表现

CT(图 3.32a~h,j,k)显示 L2、L4、L5 椎体大小不等的病变,主要表现为磨玻璃样硬化伴小的囊性成分。L2 椎体的病变延伸至两侧椎弓根,右侧椎弓根轻度膨胀(图 3.32g,h)。L4 椎体的病变也延伸至两侧椎弓根,导致两侧椎弓根轻微增宽(图 3.32j)。L4 椎体在矢状面和横轴面显示病变呈几乎均匀的磨玻璃密度(图 3.32c,j)。在图 3.32i 的 MRI 图像上(稍高于图 3.32h 显示的 CT 层面),病变显示明显强化。

发病部位

一些病变位于松质骨并与皮质相接,呈偏心性(图 3.32a,h,j),并延伸至附件。图 3.32d 显示 L4 椎体上终板压缩性骨折。

病理解剖学基础

磨玻璃样改变是纤维结构不良中非板层样编织骨的标志,在其他类型的成骨改变中罕见,如反应性成骨、修复性成骨(因为转移瘤破坏)或肿瘤性成骨(纤维肉瘤)。病变偏心性生长累及皮质和病变骨膨胀均是纤维结构不良的典型特征(见病例 20 中的图 3.8)。对比增强 MRI 显示病变灌注良好,说明病变仍有活性。

疾病分类诊断的分析思路

▶ **正常变异或畸形**?因为纤维结构不良被认为是编码 G 蛋白基因的体细胞突变,导致一处或多处正常骨被纤维结缔组织和不成熟的非板层骨取代,广义上来说,这些表现可以理解成畸形。

▶ **创伤**?不是,尽管位于病变上方的 L4 椎体上终板塌陷,可以认为是摔倒或提重物造成的病理性骨折。

▶ **炎症**?没有相应病史和临床体征。修复性或炎性反应成骨不呈磨玻璃样改变,而表现为不规则条纹状或非常高的密度。

▶ **肿瘤**?从影像学的角度出发,一些病变可以考虑血管瘤病,但是磨玻璃密度并不支持此诊断。血管瘤中修复性成骨密度更高。

概要与讨论

以下论据支持 L2、L4、L5 椎体纤维结构不良的诊断:

● 非特异性症状,病变偶然发现(大多数纤维结构不良病灶较小的病例如此)。

● 偏心性生长累及皮质和椎体附件。

● 磨玻璃样密度提示编织骨,是纤维结构不良的特征。

为了明确纤维结构不良的诊断,病变组织中检测到 GNAS-1 基因是证据,同时也排除了血管瘤病。

图 3.33 所示为另 1 例腰椎纤维结构不良,有囊性和磨玻璃病灶。在图 3.33e 中可以再次注意到病变呈膨胀性改变。MRI 图像(图 3.33c,f,g)没有特异性,不能提供有用的信息。

最终诊断

腰椎纤维结构不良。

评论

如果有疑虑,病变组织中检出的 GNAS-1 基因能帮助明确纤维结构不良的诊断。

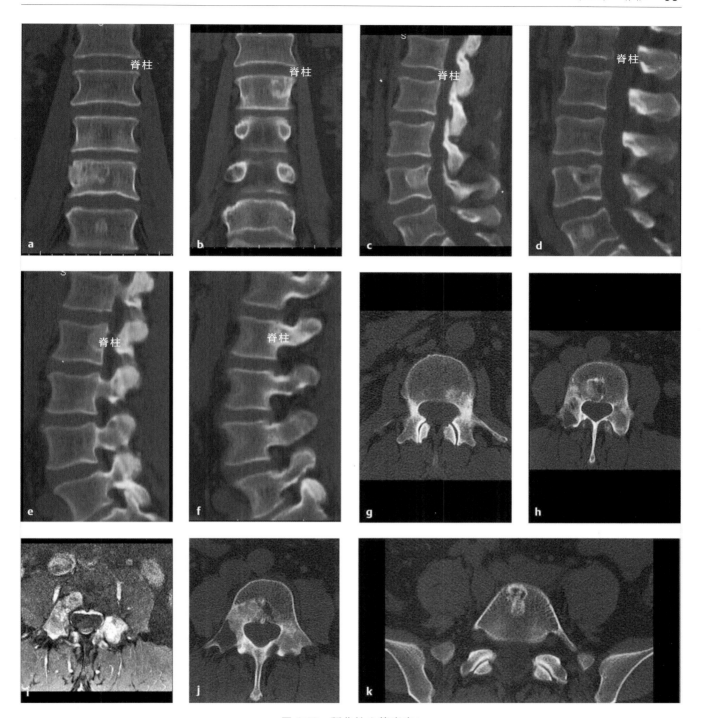

图 3.32 硬化性血管瘤病？

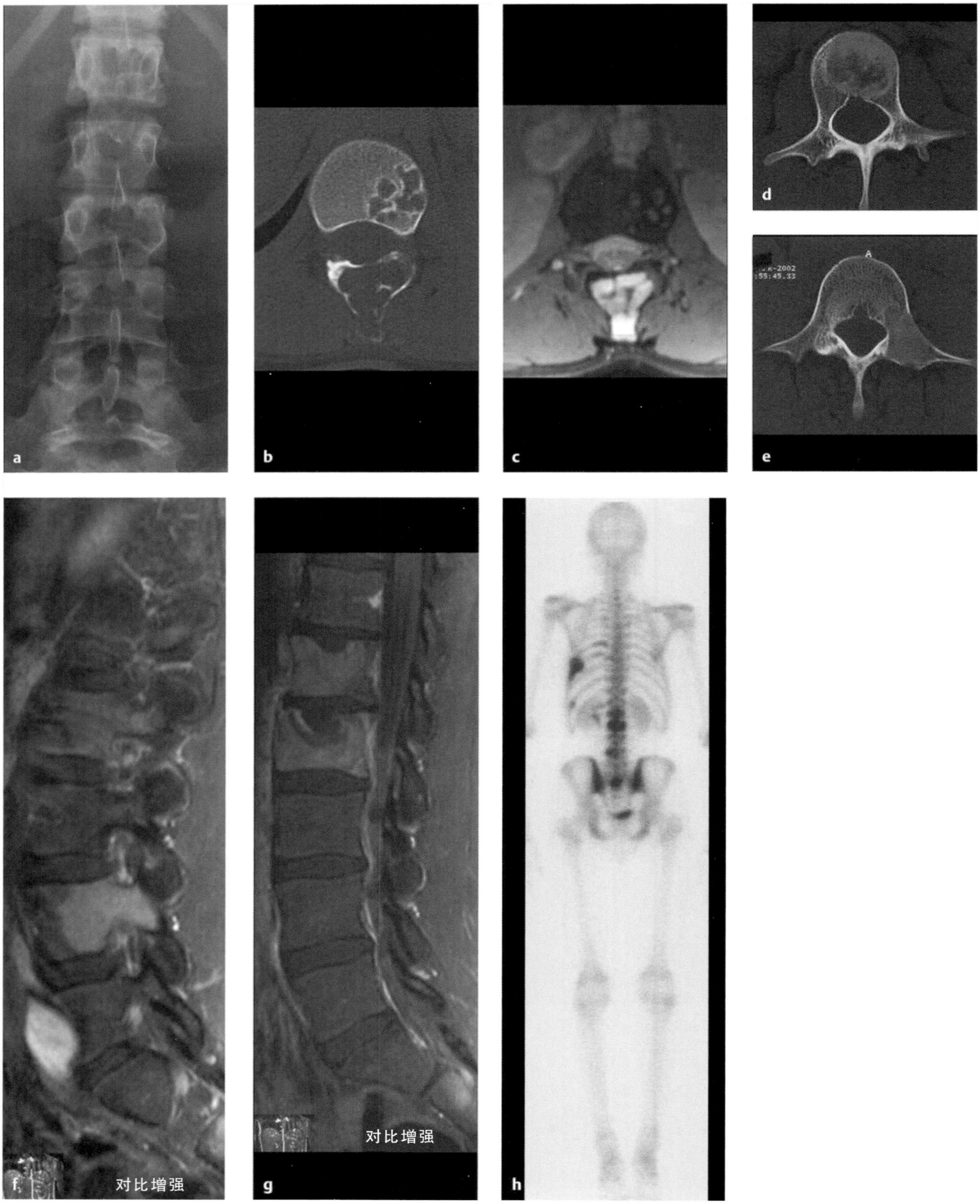

图 3.33　另 1 例腰椎纤维结构不良？

（张太娟 译　张联合 校）

病例37(图3.34)

病例简介

● 会诊申请人:放射科医生。

● 病史和临床问题:患者男,58 岁,最近活检证实前列腺癌,术前全面检查。在颅底和 C2 中观察到明显的示踪剂摄取。MRI 进一步检查不能明确诊断。遂行颅底和上部颈椎 CT 检查,但是两处病变难以用一元论解释。需要注意的是,患者颅骨在放射学检查几周前曾受到撞击,此后头部活动时后颈部中度疼痛。

影像学表现

右侧蝶骨膨胀,正常的松质骨被磨玻璃样密度替代(图 3.34a)。由于虫蚀状破坏或不规则斑点状脱钙,C2 椎体失去了正常的骨小梁结构。它的体积在轴位和矢状位图像上均未见明显增加(图 3.34b,c)。齿状突基底部可见多处皮质呈台阶状,此处脱钙也最明显。

发病部位

骨改变发生在两个不同的位置,引出一个问题:两者之间有无病因上的联系。

病理解剖学基础

右侧蝶骨膨胀性、磨玻璃样改变提示纤维结构不良,而 C2 椎体松质骨虫蚀样骨质破坏提示肿瘤。但是有一个问题:C2 椎体结构的改变是虫蚀状的骨质破坏,还是由齿状突骨折引起的区域加速现象(RAP:见下文"概要与讨论")中的营养障碍所致的不规则点状脱钙?

疾病分类诊断的分析思路

▶ **正常变异或畸形?** 如果蝶骨的改变考虑纤维结构不良,那么至少可以理解为畸形(见病例 36)。但是,这肯定不能用于解释 C2 椎体的骨改变并发齿状突骨折。

▶ **创伤?** 齿状突基底部骨折与撞伤有关,因为患者外伤后头部运动时后颈部疼痛。

▶ **炎症?** 无临床表现支持。

▶ **肿瘤?** C2 椎体改变可以是肿瘤性骨质破坏伴自发性骨折,这样就可以解释为已明确前列腺癌的转移瘤。

▶ **灌注异常?** C2 椎体点状脱钙可能是由齿状突骨折造成的 RAP(见下文"概要与讨论")过度反应所致。但是因为脑部的外伤程度不足以对正常的骨骼造成骨折,所以我们怀疑 C2 椎体在外伤前已经发生结构改变,以至于轻微外伤就足以造成病理性骨折。目前仍不清楚在假定的病理性骨折背后是否存在纤维结构不良或转移瘤,是否伴有 RAP。

基于以上考虑,穿刺活检具有明确指征。C2 椎体是否为前列腺癌骨转移这个问题最终决定了该患者后期的所有治疗(根治性前列腺切除术? 姑息性治疗? C2 椎体放射治疗?)。

概要与讨论

最终行 C2 椎体经皮 CT 引导下穿刺活检,组织学证实了前列腺癌转移。

本病例属于过度诊断吗? 影像学检查无法明确是转移瘤还是纤维结构不良伴齿状突基底部骨折和 RAP,而明确诊断对于后期的治疗策略是必不可少的。

顾名思义,RAP(见上文"病理解剖学基础"和"灌注异常")是一种加速过程,促发骨折愈合的各个阶段,使它们加快 2~10 倍[13,31]。很显然,如果骨折术后没有 RAP,影像上不会出现斑点状脱钙,骨折就不会愈合或延迟愈合。RAP 与骨折处及其周围的血流有关,它是一个活跃过程,因而用"失用性萎缩"来描述骨折处及其周围的脱钙也是不恰当的。RAP 通常会很显著,造

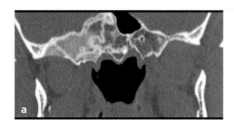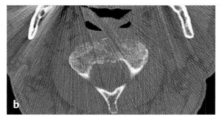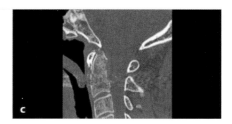

图 3.34　以上是一种疾病还是两种疾病?

成的骨密度减低与炎症、肿瘤或者畸形性骨炎的囊变期(血管增多期)引起的骨密度减低相似。本病例中 C2 椎体的 CT 表现要考虑到 RAP，但是明确诊断需要经皮穿刺活检。

本书中病例 112 是 1 例纤维结构不良患者创伤后导致的严重脱钙，并产生类似侵袭性肿瘤的表现。

最终诊断

右侧蝶骨纤维结构不良，C2 椎体前列腺癌骨转移伴齿状突自发性骨折。

评论

对于两个相邻病变，当其中一个有典型的影像学表现，而另一个不典型时，通常我们还是会把两个病变用一元论解释，把不典型的表现归因于 RAP 所致。鉴别严重 RAP 斑点状脱钙与转移癌所致的虫蚀状骨质破坏可能会很难，在有些病例中只能依靠穿刺活检进行诊断。

（张太娟 译 张联合 校）

病例38(图3.35)

病例简介

● 会诊申请人:影像科医生。
● 病史和临床问题:患者女,89岁,4周前向后摔倒后出现后背部严重疼痛。入院查体时,胸腰段有压痛和叩痛。接下来的平片、CT和MRI显示T11、T12椎体异常,最初怀疑肿瘤。鉴于影像学上的表现,进一步询问患者有无特殊病史,患者主诉有多年的脊柱炎病史(没有进一步鉴别)。

影像学表现

CT(图3.35a~h)显示椎体内骨小梁结构几乎完全消失。此外,多个椎体多处边缘和边角可见强直性韧带骨赘,椎体小关节面也可见强直改变。T11椎体因为下位椎体上终板往上移位而呈楔形改变,其后部膨凸向椎管。T12椎体上终板随着T11下终板上移,导致T12椎体前缘如鱼嘴样张开。T12椎体的后部压缩并像T11一样凸入椎管,T12椎体内未见骨小梁条纹。T10椎体下终板不全骨折。MRI水敏感序列(图3.35i,j)显示整个T12椎体接近液体信号、压缩的T11椎体信号增加,椎体周围软组织信号也增加(图3.35k)。

病理解剖学基础

根据椎体结构丢失的标准,本病例脊柱松质骨严重丢失,这提示进展期骨质疏松。T12椎体前部张开,其内几乎是液体,T11椎体严重压缩。显著的强直性改变是脊柱基础疾病炎性破坏和增生的结果(脊柱炎)。

疾病分类诊断的分析思路

▶ **创伤**？是,摔倒肯定引发了T11和T12椎体严重的骨折畸形。

▶ **肿瘤**？我们应该思考所有椎体骨小梁结构普遍性丢失是否是因肿瘤(如弥漫性浆细胞瘤)破坏造成的。

▶ **系统性疾病**？是,本病例严重的骨质疏松显然是影像学显示的脊柱炎所致。

概要与讨论

根据较长的病程和临床表现,严重的骨质疏松不太可能是由弥漫性浆细胞瘤(多发性骨髓瘤)引起的,而更像是系统性炎症性附着点炎(脊柱炎)引起的,因为严重的慢性炎症性风湿性疾病往往伴有骨质疏松。当然,患者年龄大也是骨质疏松的明确原因之一。现在只需要明确T11和T12椎体异常的骨折形态(描述为"楔形椎骨后移"更贴切)的发病机制[32]。

T12椎体异常的骨折形态最有可能是由T11椎体骨质疏松所致的压缩性骨折引起的,因为T11/T12椎间盘交界处明显比空洞化的T12椎体更牢固(部分由于前者的强直性改变),椎间盘和T12椎体上终板随着T11椎体下终板的坍塌上移,导致T12前部张口改变,随后破裂血管的出血占据该空间。

最终诊断

脊柱炎基础上胸腰段异常的骨质疏松性骨折。

评论

考虑到容易识别的脊柱基础疾病,有助于解释异常的脊柱骨折的机制。

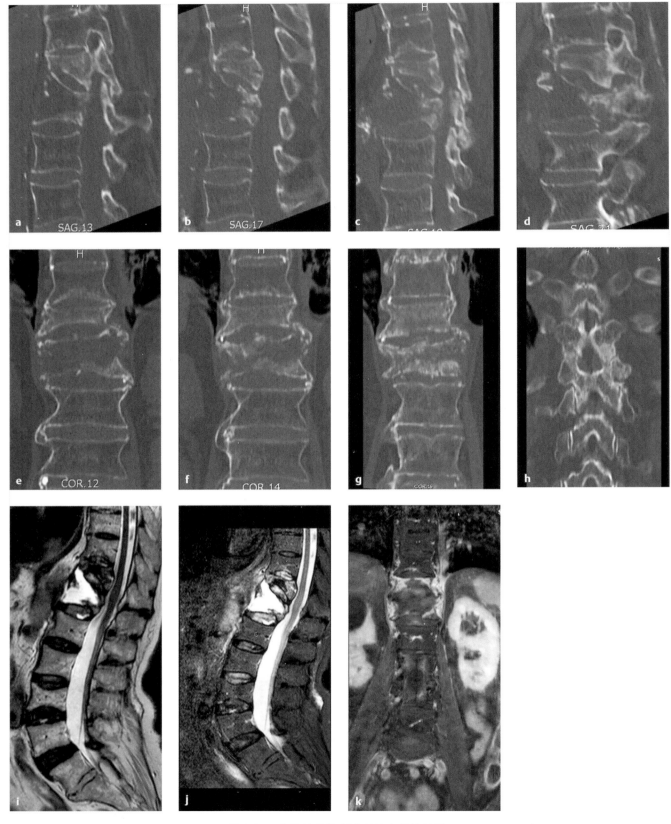

图 3.35　多发性骨髓瘤引起的病理性骨折?

（张太娟　译　张联合　校）

3.3 脊柱起止点和关节疾病

病例39(图3.36)

病例简介

- 会诊申请人:骨科医生和风湿病科医生。
- 病史和临床问题:患者男,52 岁,主诉胸痛放射至颈部和左臂,清晨最严重,没有炎性背痛的典型征象。HLA-B27 阴性,C 反应蛋白(CRP)在正常范围内。行胸椎 MRI 检查,影像科医生怀疑脊柱关节炎并建议 CT 检查,进一步证实了诊断。患者被转诊到皮肤科以确定或排除银屑病。皮肤病科医生诊断为:"大约 2 周前患者的下肢有 2 个硬币大小的炎性病变,倍他米松局部应用后,目前这 2 个病变处呈炎症后色素沉着。考虑钱币状湿疹的可能。"与放射科医生一样,接诊的骨科医生也深信这是一个风湿性系统性疾病,申请进一步明确诊断。

影像学表现

胸椎 MRI T2W 图像(图 3.36a、b)显示整个 T7 椎体、T9 椎体前上角、T10 椎体前上部和 T11 椎体下终板旁近乎均匀的高信号。T7 椎体在 CT 上表现为硬化性改变(图 3.36c~e),下终板受到破坏,上终板显示不规则硬化。图 3.36d、e 可以看到边缘韧带骨赘形成。T10 椎体上终板前部可见破坏和硬化(图 3.36c)。胸椎 CT 扫描还可以看到左侧前上胸壁破坏和增生并存的病变(图 3.36f~i)。

发病部位

这些病变主要发生在椎体上下终板、椎体边缘及边角、前胸壁,这些部位有很多韧带起止点。多个椎体受累。

病理解剖学基础

CT 的基本特征是破坏性改变和新骨形成或增生(硬化,边缘韧带骨赘)并存,水肿样信号改变可以理解为伴发骨炎,所有改变可以解释为无菌性炎症。前胸壁相似的病理解剖改变提示系统性疾病。

疾病分类诊断的分析思路

▶ **正常变异或畸形**? 不是。

▶ **创伤**? 没有病史,也不是慢性创伤。

▶ **炎症**? 是。符合病理解剖学。边缘韧带骨赘伴椎间盘椎体交界处的破坏/增生并存,以及前胸壁破坏-增生性改变,所有这些都提示这是一种银屑病脊柱关节炎或 Reiter 综合征。同时存在的破坏和修复性改变不支持细菌性炎症,因为在细菌性炎症中破坏和修复性改变一般不同时存在。

▶ **肿瘤或转移(如前列腺癌转移)**? 不是。没有相应病史和危险因素。在任何病例中,受累椎体病变偏心性分布不支持肿瘤性改变,也没有哪个肿瘤能够解释边缘韧带骨赘形成。

▶ **退行性变**? 不是。骨软骨病的硬化主要位于上下终板旁,会出现椎体骨赘而不是边缘韧带骨赘。

概要与讨论

影像学表现强烈提示银屑病相关脊柱关节炎或 Reiter 综合征,但后者没有临床病史支持(如尿道炎、角膜结膜炎等)。如果皮肤科医生在此患者中没有发现典型的银屑病征象(图 3.37),银屑病相关脊柱关节炎可能吗?当然可能,因为此病例中的皮肤科检查是在下肢硬币样炎性病变已经消退的时候,这不足以排除银屑病,仍需要组织学检查。我们申请了活检,证实为寻常型银屑病。显然皮肤科医生在一开始会诊时并没有意识到这个问题,否则他会立刻进行活检。

当患者到了我们医疗中心,被问到有无特殊病史时,患者主诉有前胸壁疼痛史并放射至左臂。这也与左胸骨柄-肋骨区的表现相符(图 3.36f~i),提示不对称性胸肋锁骨骨肥厚(SCCH,见病例 97),也是银屑病脊柱关节炎的常见特征。

最后,还要注意一点,银屑病脊柱关节炎属于一种血清阴性脊柱关节病。

最终诊断

银屑病脊柱关节炎累及前胸壁(SCCH)。

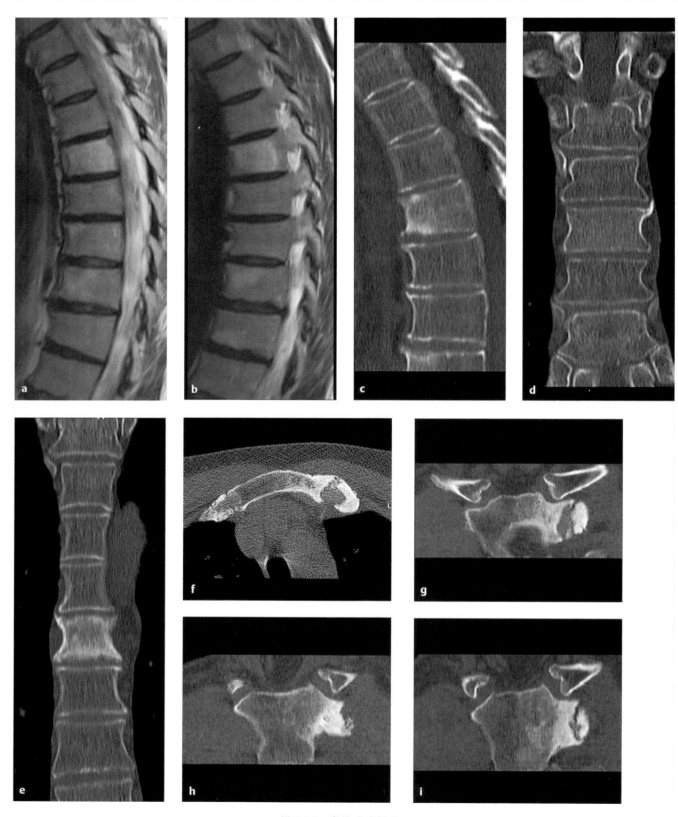

图 3.36 脊柱炎或转移？

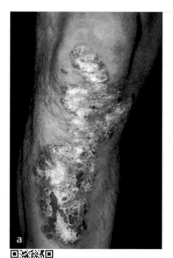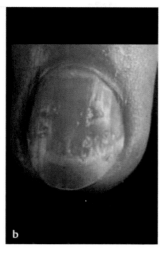

图 3.37　另 1 例患者的典型银屑病病变。

评论

　　骨科医生、风湿病科医生和影像科医生根据临床和影像学表现(MRI 检查后的 CT 扫描发现同时存在破坏和反应-修复增生性改变,还有边缘韧带骨赘形成)确定的诊断方向是对的,但是都被模棱两可的皮肤科会诊报告所误导。最终坚持行皮肤活检而确诊,避免了脊柱病变的穿刺活检,也避免了盲目地寻找原发肿瘤而进行的侵入性检查。

(张太娟　译　张联合　校)

病例40(图3.38)

> ### 病例简介
>
> ● 会诊申请人：全科医生。
> ● 病史和临床问题：患者女，65岁，长期非特异性腰部疼痛。影像学检查显示腰椎明显的硬化性改变，最初考虑为原发肿瘤不明的成骨性转移。结核性脊柱炎也是鉴别诊断之一。家庭医生并不相信这些诊断，因为患者无明显临床症状。在进行全面的肿瘤检查和硬化病灶活检前，医生想要知道对于影像学改变是否有另外一种合理的诊断。

影像学表现

首次 MRI 图像(图 3.38a，T2W)显示 L3 和 L5 椎体多处明显的信号增加，这些高信号区对应 CT 上的硬化性改变(图 3.38b)。这 2 个椎体前上角都有破坏。骨刺在破坏灶下缘处向前凸出，符合韧带骨赘的特征。这些就是影像学会诊的初步依据。我们申请了其他的影像学检查，如下所述。

发病部位

主要基于 CT 表现，我们能明确地把破坏性(侵蚀灶)和增生性改变与椎间盘椎体交界处的韧带起止点(位于椎体前上角和上终板)联系起来。

病理解剖学基础

骨破坏和新骨形成(韧带骨赘、硬化)明显是同时

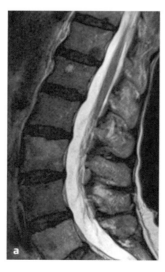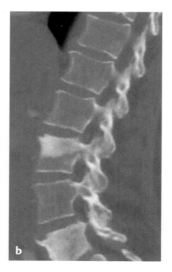

图 3.38　结核性脊柱炎或转移？

发生的。MRI 图像上的水肿样信号证明此病仍处于活跃期。骨破坏和修复同时存在是炎性风湿性附着点炎的典型特征，不支持细菌性炎症，后者的骨破坏和修复不同时发生。水肿样信号可以考虑是由伴发的骨炎引起的。现在，我们仅仅需要获得更多的临床资料来证实我们的想法并得出最终的临床诊断。

疾病分类诊断的分析思路

▶ **正常变异或畸形**？ 不是。

▶ **创伤**？ 没有病史支持。

▶ **炎症**？ 是。论据见病例 39。现在需要获得进一步的临床资料(见下文"概要与讨论")。

▶ **肿瘤**？不是。我们要考虑什么类型的肿瘤呢？两个方面与成骨性转移不一致：患者看似健康且没有原发肿瘤病史，病变主要位于椎体边缘和边角部。一个成骨性的转移如何能解释椎间盘椎体交界处破坏和增生病变同时存在呢？

▶ **梗死**？ 不是。我们确实可以把 L3 和 L5 椎体改变认为是非碎裂性梗死并伴有修复性新骨形成，但是如何解释其他突出的表现，如韧带骨赘和角部侵蚀？

概要与讨论

上文讨论的影像学表现都明确地指向脊柱关节炎的一种类型，即系统性炎性风湿性附着点炎。我们需要临床资料来确定是哪一种脊柱关节炎。作者联系患者后得知她患有特殊类型的银屑病，也就是掌跖脓疱病(图 3.39b)。患者一直在接受银屑病特有的皮肤治疗，有较好疗效，先前脊柱和前胸壁的严重疼痛明显改善。

该资料使我们做出脓疱性关节骨炎或附着点-骨炎的诊断，这与定义模糊的 SAPHO 综合征(滑膜炎、痤疮、脓疱病、骨肥厚、骨炎)是一样的。掌跖脓疱病(图 3.39b)是银屑病的一种特殊类型，有时与经典的银屑病(脓疱型银屑病)相关。就骨骼受累而言，有几个特征能把它与银屑病区别开：其好发部位不是骶髂关节，而是前胸壁，因为后者的韧带起止点更容易同时受到破坏和增生性改变的影响，晚期出现斑块状强直(SCCH)(见病例 97)。

最终，为了发现更多的病变，我们进行了骨扫描(图 3.39a)并在胸肋锁骨区和胸椎发现了异常的摄取。CT 图像(图 3.39c~f)显示 SCCH 典型的表现并伴有胸骨柄-胸骨体软骨联合受累(也是起止点部位！)。C7 椎体改变与 L3 椎体的病变是一致的，并且 T8/T9 和 T9/T10

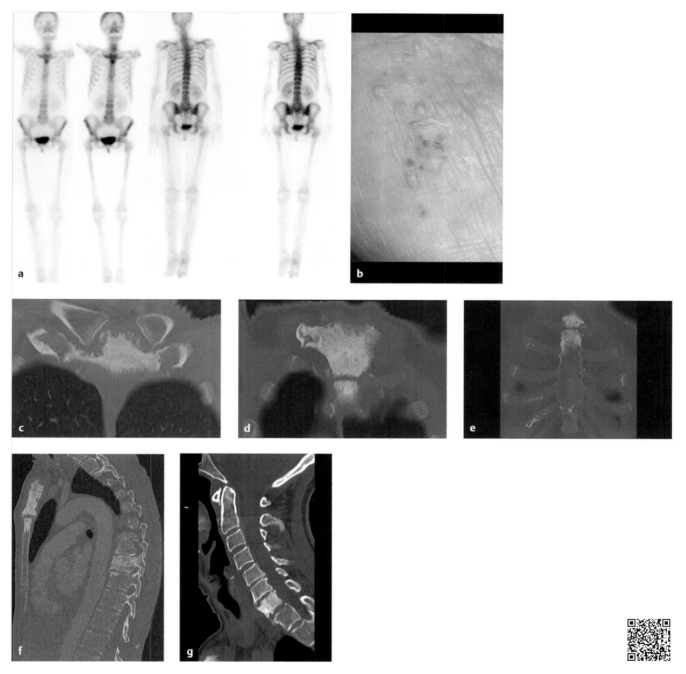

图 3.39　图 3.38 同一患者的骨扫描和 CT 图像。

显示的是晚期脊柱椎间盘炎,也被称为"炎性 Andersson 病变"。胸椎 CT 矢状位重建图像(图 3.39f)准确显示了胸骨柄和胸骨体破坏–增生性改变(附着点炎–骨炎)的范围。

图 3.40 是 1 例 52 岁女性患者,后背部疼痛,于胸椎处行两次开放活检以确诊影像学改变的性质。两次活检并没有起到诊断的作用,和所预料的一样,只显示

了非特异性骨炎。但是临床上,此患者有明显的脓疱型银屑病。

最终诊断

脓疱性关节骨炎或附着点炎–骨炎 (SAPHO 综合征)伴有脊柱和前胸壁受累。

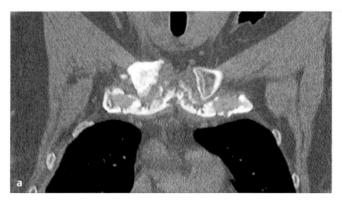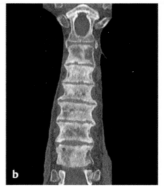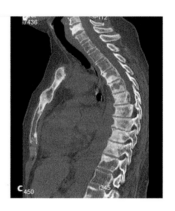

图 3.40　脓疱型银屑病患者的 CT 表现。

评论

　　并不是所有看起来"白的"骨骼病变都是成骨性转移。只有临床资料和全身骨扫描才能做出准确的诊断，并且对于复杂疾病(如脓疱性关节骨炎或 SAPHO 综合征)能准确显示骨骼受累的范围。

（张太娟　译　　张联合　校）

病例41(图3.41)

病例简介

- 会诊申请人：内科医生。
- 病史和临床问题：患者男，61 岁，主诉严重的颈部疼痛。患者超重，有代谢综合征伴有高尿酸血症，有膝关节置换病史。问题：齿状突是肿瘤吗？

影像学表现

CT(图 3.41a~g)显示齿状突明显的骨质破坏。寰椎横韧带显示弯曲线状钙化(图 3.41c,d)，围绕齿状突可见"皇冠样"钙盐沉积。此外，C2/C3 左侧小关节突有明显的骨质破坏(图 3.41c,d,h)。围绕齿状突的肿物使蛛网膜下隙前部狭窄，并且压迫延髓(图 3.41f,g,i~k)。C2/C3 椎间隙显著狭窄；颈椎几乎所有的椎间盘都有钙化(图 3.41f,g)。除了 C2/C3 左侧的小关节突关节面破坏外，左侧其他关节突间隙均狭窄，软骨下骨质硬化(图 3.41c,d,h)。

发病部位

可以肯定的是，齿状突和 C2/C3 小关节突关节破坏性改变都与关节解剖结构(软骨、滑膜、关节囊、韧带)相关。其他小关节突关节的改变也符合这一点。

病理解剖学基础

关节结构(寰枢关节、C2/C3 左侧小关节突关节)广泛的骨质破坏本质上是炎性病变，是由滑膜炎症引起的。齿状突后方肿物中的钙化，可以是坏死骨组织或是痛风石、羟磷灰石或二水焦磷酸钙，它取代了部分破坏的齿状突。椎间盘中的钙化可以是退行性变所致，也可以是钙盐沉积性疾病所致。所以，我们有可能是在处理一个复杂的关节疾病，既是滑膜性关节病，又是软骨性关节病。

疾病分类诊断的分析思路

▶ **炎症**？是，见上文"病理解剖学基础"。

▶ **肿瘤**？这个问题与肿物和残存齿状突相关。但这不是肿瘤，把它与上述其他表现综合考虑才是合理的。

▶ **坏死**？毫无疑问，组织学会显示齿状突有部分坏死；当然，坏死组织也能在破坏的 C2/C3 小关节突关节中找到。

概要与讨论

根据上述讨论，针对这些影像学表现，我们仅考虑以下两种疾病：

1. 痛风。
2. 软骨钙质沉着病(焦磷酸钙沉积症)。

▶ **鉴别诊断** 1(见病例 136)　尿酸在关节沉积，引起晶体滑膜炎和软骨破坏、软骨下骨痛风石形成。本例患者若存在以下表现则提示痛风。

- 患者有高尿酸血症。
- 寰枢关节和 C2/C3 左侧小关节突关节的破坏符合滑膜炎。
- 破坏的齿状突周围的假瘤可以归于痛风石；钙化也支持这一解释。
- 其他小关节突关节退行性变是慢性痛风的表现。
- 椎间盘钙化是继发性软骨钙质沉着病的征象。
- 此患者有膝关节置换史。通常不会检查组织中是否有尿酸盐结晶，尤其是病理科医生不会被要求这样操作。

▶ **鉴别诊断** 2(见病例 155)　原发性软骨钙质沉着病，又称为假性痛风、晶体滑膜炎、焦磷酸盐关节病(二水焦磷酸钙沉积症，CPPD)，通常是一种慢性系统性关节疾病，由于焦磷酸钙沉积在透明软骨、纤维软骨及关节周围软组织中，导致骨关节炎和(或)关节炎(假痛风)的临床和影像学表现。一般来说，关节软骨中的沉积在影像上是可以见到的。本病例中所有的病理学改变包括假瘤在内，都可以在软骨钙质沉着病中发生。痛风患者可以发生继发性软骨钙质沉着病。脊柱中好发于椎间盘的纤维软骨。小关节突关节透明软骨受累可引起滑膜炎并伴有骨、软骨和关节囊韧带结构的破坏性改变。脊柱软骨钙质沉着病较麻烦的并发症是颅椎关节受累，可以引起脊髓受压和齿状突破坏、骨折伴有假瘤形成。"齿状突加冠"征(图 3.41a~d)，也就是齿状突上方钙化，是颅椎关节原发性软骨钙质沉着病特异性的表现。根据 Masamiet Satoshi 的研究[66]，"齿状突加冠"综合征的特点是颈部反复疼痛，与齿状突周围韧带中高密度的羟磷灰石或焦磷酸钙沉积相关，影像上会出现齿状突周围皇冠样或晕样改变。

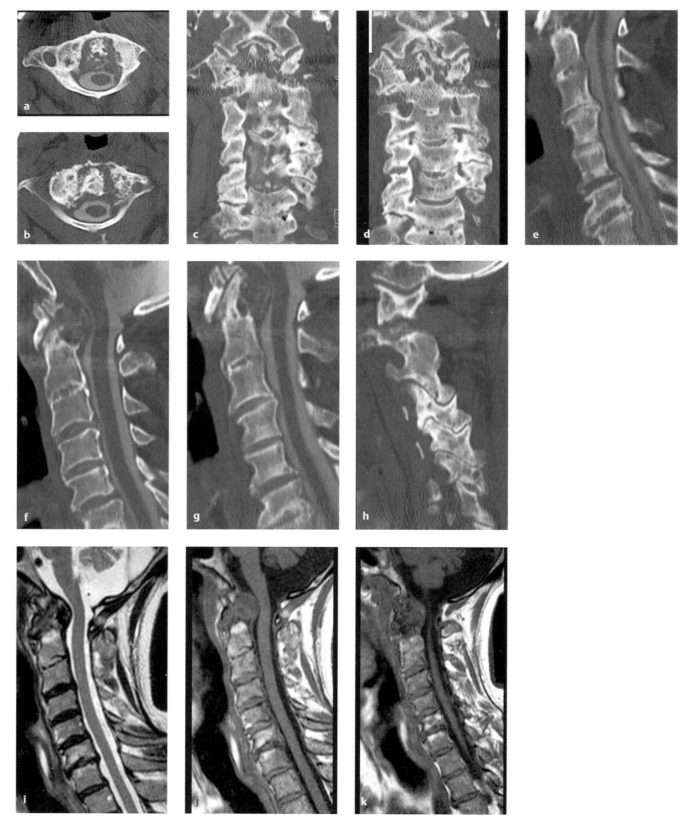

图 3.41   肿瘤引起的齿状突破坏？

此病例可能同时合并痛风和软骨钙质沉积病。不幸的是，我们并不知道四肢关节的改变，两种疾病在四肢关节表现典型（痛风：大踇趾；软骨钙质沉着病：掌指关节、腕骨破坏伴有舟月关节脱位等；见病例 121、127、155）。

图 3.42 显示 1 例老年男性患者，颈椎严重的软骨钙质沉着病伴有斜颈。对该患者进行了常规性手足关节软骨钙质沉着病的检查。双侧腕关节、踝关节和距舟关节严重的退行性变，在没有原发疾病的情况下，这些关节一般不会出现普通的原发性退行性关节炎。

图 3.43 是 1 例 85 岁男性患者，黑色素瘤分级行 PET-CT（图 3.43a~c）检查，显示 L4/L5、L5/S1 小关节突关节以及左足放射性核素摄取增加。CT 扫描（图 3.43d、e）显示受累骨和关节结构明显的膨胀和破坏性改变。软组织中可以看到散在的小钙化灶。破坏性改变的中心位于关节，合理的解释是肿瘤样痛风性关节炎伴有相应骨和关节破坏。椎间小关节突关节受累伴有假瘤形成在痛风中少见，因此对 L5~S1 右侧小关节突关节行活组织检查（图 3.43e），证实了痛风石伴有尿酸盐结晶的存在（图 3.43f）。该病例是由波茨坦的 Hierholzer 教授提供。

最终诊断

痛风性关节炎和（或）软骨钙质沉着病（CPPD）。

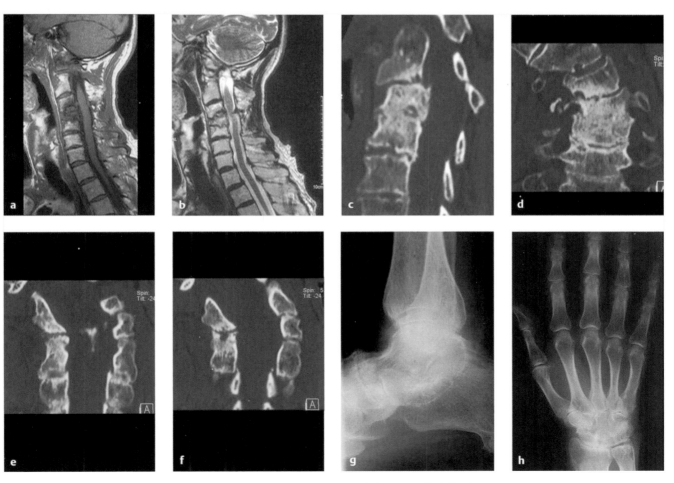

图 3.42　颈椎严重的软骨钙质沉着病（CPPD）伴有斜颈。

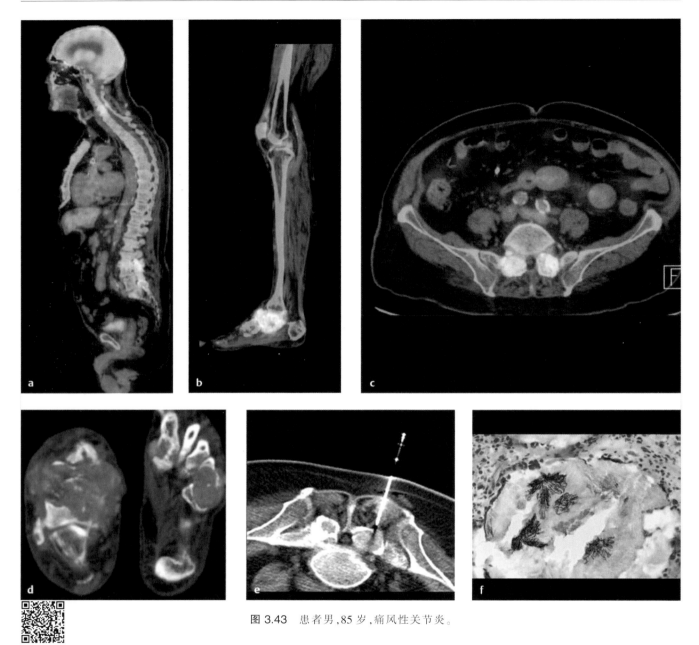

图 3.43　患者男,85 岁,痛风性关节炎。

（张太娟　译　张联合　校）

病例42(图3.44)

病例简介

● 会诊申请人：内科医生。

● 病史和临床问题：患者男，33 岁，背痛，有慢性血液透析病史 8 年。会诊的目的是希望明确 L1/L2 椎体水平是否有细菌性脊柱炎的可能。患者带来了胸腰椎 X 线片(图 3.44)。

影像学表现

患者驼背，T5/T6 水平最明显，并可见 S 形侧弯。在 L1 和 L2 之间可以看到轻微的后凸成角改变。胸椎前后位片可以清楚看到椎体上下终板侵蚀性改变。T5/T6 及 L1/L2 水平椎间盘结构完全破坏，T5/T6 椎体相邻骨质及 L1 椎体远端部分也被破坏了。总的来说，松质骨骨小梁看起来模糊不清(印度橡胶征)。

病理解剖学基础

骨小梁模糊是肾性骨病骨质软化的表现。患者有慢性血液透析病史、椎间隙结构及相邻骨质的改变，尤其是在 T5/T6、L1/L2 水平，可以用侵蚀性和破坏性骨软骨病解释。椎旁软组织没有肿胀，尤其是 T5/T6、L1/L2 水平也没有软组织改变，所以不考虑细菌性脊柱炎。

疾病分类诊断的分析思路

▶ 炎症？椎体上下终板及相邻骨质明显破坏，应考虑是否为感染性脊柱炎，尤其是患者有慢性血液透析病史，常有免疫抑制。但是 T5/T6 及 L1/L2 周围没有软组织脓肿所致的软组织肿胀，所以并不支持脊柱炎。其他胸椎椎体上下终板侵蚀性改变也指向侵蚀性骨软骨病(脊柱病)的诊断。

▶ 退行性变？不是，椎体上下终板的改变不能解释为一般的骨软骨病改变。这些侵蚀性改变边界模糊不清，而且退行性变密度要更高。

▶ 系统性疾病？是。模糊的骨小梁提示系统性疾病，符合肾性骨营养不良引起的骨质软化。

概要与讨论

上述表现和分析基本只能考虑一个诊断：肾性骨营养不良伴有侵蚀性脊柱病(骨软骨病)。依据如下：

● 终末前期肾衰竭数年且血液透析 8 年后，肾性

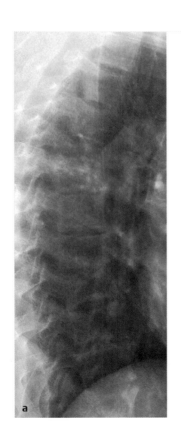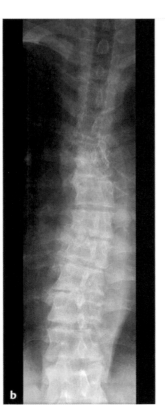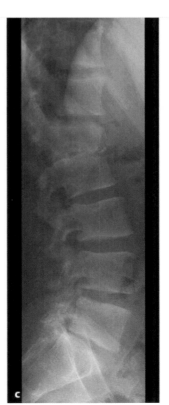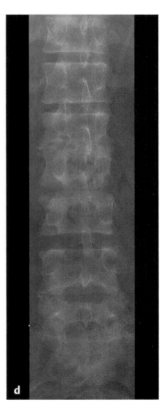

图 3.44 细菌性脊柱炎？

骨营养不良很常见。

● 肾性骨营养不良常见的表现是侵蚀性脊柱病或骨软骨病，发病机制非常复杂（晶体沉着、淀粉样物质沉着、异物介入导致韧带脆弱等）。如果肾性骨营养不良已经引起上下终板破坏，侵蚀性脊柱病也可以造成上下终板邻近骨质破坏，从而导致脊柱驼背侧弯。

● 骨小梁模糊不清证实了肾性骨营养不良是由继发性或三发性甲状旁腺功能亢进和骨质软化联合引起的。

● 最后提供一张手部的 X 线片（图 3.45）作为肾性骨营养不良伴有侵蚀性脊柱病的影像学诊断依据。特异性的表现如下：

○ 骨密度减低，骨小梁粗糙模糊（印度橡胶征）。
○ 骨皮质变薄、骨膜下骨吸收和皮质内线状条纹（图 3.45b 放大图）。
○ 指骨粗隆骨皮质丢失（肢端骨质溶解）。

○ 第 3 指骨尖端软组织钙化（肿瘤样钙质沉着），可能是维生素 D 过量或高磷酸盐血症控制不佳造成的。

● 实验室检查和后期随访也均未发现炎症活动指标升高。

最终诊断

肾性骨营养不良伴有侵蚀性脊柱病。

评论

慢性血液透析患者出现脊柱的侵蚀性和破坏性改变，在没有炎症活动的临床征象的情况下，应该用侵蚀性脊柱病来解释。如果 CT 或 MRI 发现椎体周围有软组织肿胀，应行 CT 引导下经皮穿刺活检来明确诊断。

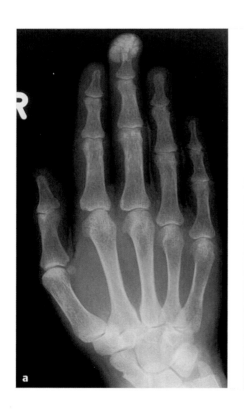
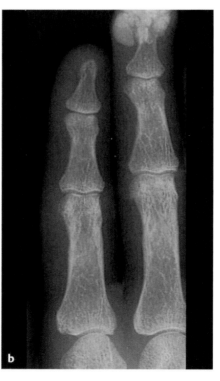

图 3.45　图 3.44 患者手部 X 线片。

（张太娟 译　张联合 校）

3.4　骶骨

病例43(图3.46)

病例简介

- 会诊申请人:影像科医生。
- 病史和临床问题:患儿女,12 岁,右髋非特异性疼痛 2 周,疼痛主要位于外侧,第一次疼痛出现在 2.5 小时的汽车旅行及散步之后。患者父母称开车时并没有发现她有明显紧张的姿势。该患者参加了学校的体育活动、马术,而且酷爱蹦床。没有特殊的病史,实验室检查未发现炎性指标升高。患者没有骶髂关节炎的临床表现。患者向前弯时会出现向左侧的代偿运动,伴有腰椎略向右侧膨凸。右侧股骨粗隆有轻微的压痛。基于这些临床表现,小儿骨科医生怀疑右髋部(大粗隆、髂棘)有起止点病,同时也注意到腘绳肌短缩、右下肢短缩及腰椎活动受限。HLA-B27 阳性。开始行抗感染治疗。基于影像学发现,诊断考虑慢性复发性多灶性骨髓炎(CRMO)。

影像学表现

首先行 MRI 检查,显示骶骨右侧块有明显的水肿样信号(图 3.46a)。相邻的骶髂关节和髂骨正常。CT 扫描(图 3.46b~h)显示右侧骶骨软骨下不规则、磨损样外观。相对于左侧,第 1、2 骶骨节段右侧软骨联合部并没有融合。沿着 S2 边缘可以看到硬化性改变(图 3.46c、e)。骶髂关节前下部关节囊附着处的骶骨面和髂骨面都能看到骨刺形成 (图 3.46h),看起来像牵引性韧带骨赘(图 3.45h)。

发病部位

主要的影像学表现局限在骶骨右侧半解剖变异处。

病理解剖学基础

骶骨右侧块明显的水肿样信号及没有累及骶髂关节的硬化性改变,结合 S1 和 S2 不对称融合,考虑为机械压力诱发的反应性改变。

疾病分类诊断的分析思路

▶ 正常变异或畸形? 目前 S1 和 S2 右侧不对称性未融合可以明确是正常变异,与很多其他软骨联合(如坐耻骨联合)和骨盆的骨突不对称融合类似[17]。但是在这种情况下,这种正常变异会导致失稳并会出现症状(见下文"概要与讨论")。

▶ 创伤? 该例患者最喜欢的运动是马术和蹦床。在有解剖变异的情况下,这些运动对生长中的骨盆环后部造成反复的创伤。

▶ 炎症? 如果邻近的骶髂关节也受累(如积液),骶骨右侧块明显的水肿样信号及软骨下骨质侵蚀可以归于骨髓炎等,但事实并非如此。此外,如果有这么明显的影像学改变,实验室检查应该会发现 CRP 升高。

▶ 肿瘤? 不是。患者可以考虑骨样骨瘤,但是 CT 或 MRI 没有明显的瘤巢,见病例 44。其他可能是原发性非霍奇金淋巴瘤,但是后者表现为骶骨右侧块中心硬化性改变。

概要与讨论

鉴于有很多鉴别诊断的可能性,该病例在本书中占重要地位。

经过讨论,我们认为这是正常变异或应力诱发的 S1 和 S2 椎体部分不融合导致的影像学改变。以下几点支持这一结论:

- S1 和 S2 右侧不对称的不融合(到目前为止)。
- 病史上,患者有频繁的蹦床运动、骑马训练及学校体育运动,这些高强度的机械应力作用于后骨盆环。有人可能会问:如果患者只是参加骑马和学校体育运动,她是否会有影像学上的表现?众所周知,在其他应力引发的骨骼改变病例中 (如应力性骨折、慢性撕脱伤、起止点病等),当另一个应力叠加于长期慢性负荷上时,就会对未适应的骨骼或两骨之间的连接造成破坏。至于该病例,不融合本身是上述改变的基础或者是应力引起了不融合?这无法明确,类似于"先有鸡还是先有蛋"。发育阶段的竞技运动员的低位腰椎应力性骨折也是这种情况。
- 骨反应性改变,尤其是 S2 椎体(硬化、骶髂关节前下部关节囊附着处的骶骨面和髂骨面骨刺形成),提示骶髂关节不稳。骶椎右半水肿样信号可以合理地解释为非生理性负重所致。

CRMO 的诊断貌似合理,但是骶髂关节缺少积液或其他反应性改变,而且血中炎性指标不高。需要指出的是,"CRMO"这个词用来代表非细菌性自身炎症,主要影响长骨干骺端、下颌骨和锁骨,现已很少使用。尤

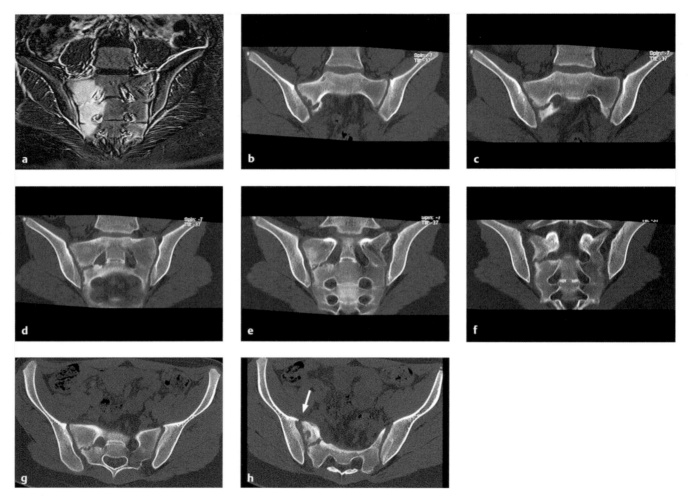

图 3.46　慢性非细菌性骨炎(CNO)?

其是单发病灶,未来的发展还不明确,难以判断是否呈多灶性、复发性和慢性的发展病程时,CRMO 更应该慎用。因此,"CRMO" 是一个使用不当的名称。只有在 CRMO 所有首字母代表的含义都满足的情况下,我们才建议使用该词。

在我们自己收集的所有先前诊断为 CRMO 的病例中,30%~40%都与无菌性脓疱性皮肤改变相关（脓疱性掌跖炎、脓疱性银屑病,见病例 82、84）。这表明纯粹的反应性骨炎样骨改变常常与 HLA-B27 相关。目前大部分先前诊断为 CRMO 的病例都被 CNO 这个缩写代替,表示慢性无菌性骨炎或骨髓炎。本病例中,唯一支持 CRMO 这一诊断的是 HLA-B27 阳性,但这不能证明什么,因为 10%的健康人群 HLA-B27 也是阳性的。这就提出了患者是否有早期血清阴性脊柱关节炎的问题;因为缺乏骶髂关节炎的临床和影像学征象,所以这一诊断并不符合。

该患者这些非特异性的临床表现没有合理的病因学解释,尽管我们相信后骨盆环非对称的表现常与非特异性的征象相关,包括假神经根性症状。另一个要考虑的是儿童常常有不典型的疼痛投射模式。

最终诊断

S1 和 S2 不对称融合伴后骨盆环或右侧块应力性不稳,或相反,可能是应力诱发的 S1 和 S2 不融合。

评论
受到异常的机械负荷时, 正常变异也会出现症状,发育中的骨骼更是如此。两块骨节段不融合可能是慢性劳损所致。

（张太娟 译　张联合 校）

病例44(图3.47)

病例简介

● 会诊申请人:影像科医生。

● 病史和临床问题:患者女,16 岁,骨盆左侧疼痛7 个月,休息时最明显,疼痛有时向左下肢放射。该患者酷爱足球运动,主诉过去 1 年无明显外伤。影像科医生把 S2 左侧块近端的病变解释为骨样骨瘤,但是因为此病罕见,申请会诊。

影像学表现

MRI(图 3.47b,d)显示 S2 椎体左侧块水肿样信号,其他图像中未发现有价值的表现,于是进一步行CT 检查以便观察局部骨骼改变的细节。CT 显示松质骨内小缺损并伴有中心钙化灶(图 3.47a,c,箭头所示),缺损周围可见硬化缘(图 3.47c),位于 S2 椎孔后方(图3.47a)。

病理解剖学基础

假设 S2 椎体左侧块水肿样信号和 CT 骨的改变有联系是合理的,小的溶骨性病灶伴有中心基质钙化和周边硬化可能会被误认为骨髓炎骨质破坏伴有死骨形成,但是也可以是骨样骨瘤伴有瘤巢中心基质钙化甚或成骨。这两种疾病一般都有硬化边,且在活动期都有病灶周围炎性水肿。

疾病分类诊断的分析思路

▶ *正常变异或畸形?* 不是,临床表现或水肿样信号不支持。

▶ *炎症?* 原则上可以考虑,见上文"病理解剖学基础"。水肿样信号是反应性、炎症相关的。

▶ *肿瘤?* 是。骨样骨瘤是唯一可能的肿瘤(小病灶,大水肿)。

概要与讨论

以下几点非常支持骨样骨瘤:

● 休息时疼痛:申请会诊的医生并不知道此病例应用阿司匹林是否能缓解疼痛。

● 患者的年龄:>50%的骨样骨瘤发生在 10~20 岁。

● 病变部位:5%~20%的骨样骨瘤发生在脊柱和骶椎。

● 影像学表现:圆形缺损伴有中心基质钙化或骨化,周围有硬化边伴水肿样信号对于诊断骨样骨瘤有特异性。"瘤巢"代表真正的肿瘤,它产生骨样组织,出现中心骨化,并且血供丰富。高灌注是由瘤巢产生的前列腺素和缓激肽造成的;这会增加病变内压力并作用于瘤巢传入神经,引起疼痛。阿司匹林抑制前列腺素的产生并以此缓解疼痛,但是只在 60%的病例中有效。水肿是由缓激肽引起的血管通透性升高造成的。

骨样骨瘤其他的病例可以见病例 74、104、144、146 和 149。该患者的临床和影像学表现不符合骨髓

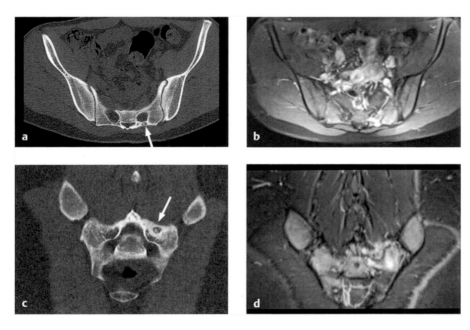

图 3.47　骨髓炎?

炎，只是从理论上讨论其可能性。相对健康的 16 岁患者的骶骨发生骨髓炎是极其罕见的；而且，骨髓炎病变一般不是圆形的，边界也不规则。

因为几乎无须进一步鉴别诊断，尤其不需要考虑恶性肿瘤，因此不需要诊断性的穿刺活检。它可以被完整切除或经皮消融。

最终诊断

S2 左侧块骨样骨瘤。

（张太娟 译　张联合 校）

病例45(图3.48)

病例简介

● 会诊申请人:放射科医生。

● 病史和临床问题:患者女,17 岁,骶部疼痛 6 个月。该病例由 Muhle 教授(德国费希塔)正确诊断并提供给本书。

影像学表现

CT 图像(图 3.48a~e)显示骶骨正常骨结构几乎消失,局部见膨胀性病变,病灶被骨性薄壳包裹,内部隐约可见间隔影,软组织窗显示内部密度不均 (图 3.48a),可见广泛分布在间隔之间的微小圆形低密度影。MRI T2W 图像(图 3.48f~h)显示病灶内数不清的含液–液平面(液平面与检查床平行)的小囊腔,可以解释后面这个 CT 表现。

病理解剖学基础

大范围的正常骶骨被肿块取代,肿块内有许多含液囊腔,囊腔之间有实性间隔,部分间隔为骨性密度。整个病灶被一层非常薄的骨膜骨包围,这意味着病变的侵袭性较小,不会侵入周围组织。这种表现正好符合动脉瘤样骨囊肿。

疾病分类诊断的分析思路

动脉瘤样骨囊肿的诊断如上所述,无须进一步鉴别。

概要与讨论

该病例的临床和影像学表现都符合原发性动脉瘤样骨囊肿。动脉瘤样骨囊肿是一种良性的骨囊性病变,由充满血的腔隙和间隔组成,间隔由成纤维细胞、破骨巨细胞和反应性结缔组织组成。动脉瘤样骨囊肿可以是原发性或继发性的,后一种类型发生在良性和恶性骨肿瘤中,这些骨肿瘤已经发生出血性转化。所有的病例中,50%是在 10~20 岁得到诊断的 (如本病例),2% 的病例发生在骶骨。动脉瘤样骨囊肿的影像学表现为在原骨骼完全破坏的部位出现边缘清晰伴薄层骨膜骨化包壳的皂泡状透亮区。影像学表现可以精确地反映病变内部的病理解剖,即由结缔组织间隔分隔的小囊状的、充满血的腔隙。液–液平面是内部出血的典型表现,可以用红细胞的沉积来解释,就像抗凝血一样(在 T2W 图像上表现为液平面以上为高信号,液平面以下为低信号)。原则上,几乎所有肿瘤和肿瘤样病变(包括转移瘤)都可能出现液–液平面,但当病变的 70%以上出现液–液平面时,原发性动脉瘤样骨囊肿是最有可能的诊断。囊肿样腔隙之间的间隔灌注良好,注入对比剂后常有强化。

需要与含有大的含血腔隙的原发性骨肿瘤相鉴别,如毛细血管扩张性骨肉瘤。明确诊断需要组织学检查,本病例组织学确诊为动脉瘤样骨囊肿。

最终诊断

骶骨动脉瘤样骨囊肿。

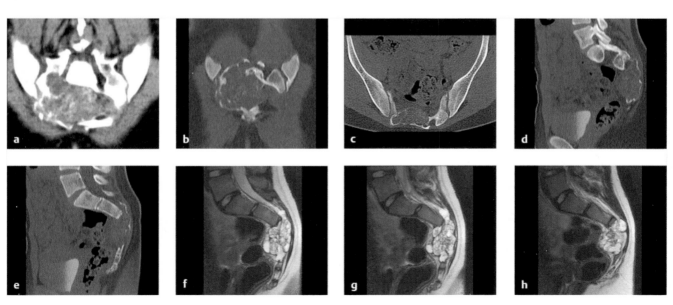

图 3.48 骨肉瘤还是转移性破坏?

评论

　　X线片或CT显示有骨膜骨化包壳的膨胀性溶骨性病变时，应进行MRI检查以寻找液-液平面。如果病灶>70%以上出现液-液平面,则提示该年轻患者有动脉瘤样骨囊肿。

（夏家栋　译　　夏瑞明　张联合　校）

病例46（图3.49）

病例简介

- 会诊申请人：放射科医生。
- 病史和临床问题：患者女，65 岁，右侧"坐骨神经痛"，MRI 显示骶骨有明显水肿样信号。CT 检查显示骶骨骨质结构异常，明确诊断为 Paget 病。申请会诊的医生想知道是否有恶变为 Paget 肉瘤的征象。

影像学表现

CT 扫描（图 3.49）显示整个骶骨呈粗糙条纹状改变伴有骨膨大，但与髂骨关系正常。骶髂关节除存在髂骨软骨下板增厚和前缘骨赘外，其余均正常。骶孔呈相框状改变。

发病部位

结构变化仅限于骶骨，相邻的髂骨正常。

病理解剖学基础

粗糙的条纹、体积膨胀和相框样外观使人联想到

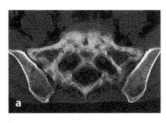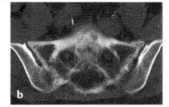
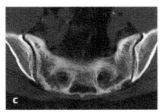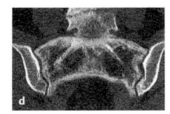

图 3.49　Paget 肉瘤？

Paget 病（畸形性骨炎）硬化期，这种表现确实具有特异性，可以明确诊断。

没有必要鉴别诊断，因为我们无法想到任何其他疾病可以解释这些表现。

概要与讨论

Paget 病的诊断是明确的，无须组织学检查证实。除上述征象外，以下表现支持该诊断：

- 骨结构异常仅限于一个解剖单元——骶骨，没有扩散到邻近的髂骨。只有当退行性疾病或既往的关节炎导致骶髂关节融合时，才会扩散到邻近的髂骨。
- 患者的年龄。
- 临床表现与影像学表现不符。这一因素也可以排除恶变，恶变一般伴有疼痛。

如上所述，并没有恶变的征象，如破坏、软组织肿块等（见病例 52）。该病处于硬化期（很可能是非活动性的），因此除非还存在其他的骨骼病变，否则血清碱性磷酸酶应该不会升高。因此，我们建议进行骨显像检查，如果骨扫描在负重区没有发现其他（活动性）病灶，则没有必要使用双膦酸盐进行药物治疗。关于 Paget 病的更多细节，见病例 8、9、12、14、51、83、107、140。

最终诊断

Paget 病。

评论

受累骨骨小梁粗糙呈条纹状、骨质膨胀和相框样表现是无创性诊断无症状 Paget 病的依据。

（夏家栋 译　夏瑞明 张联合 校）

第4章 骨盆

4.1 硬化性改变

病例47(图4.1)

病例简介

- 会诊申请人:风湿科医生。
- 病史和临床问题:患者女,46 岁,脊柱和周围关节疼痛,类固醇可以缓解,临床表现为纤维肌痛综合征,体格检查肌骨系统无功能异常。骨盆 X 线片表现为两侧骶髂关节及耻骨联合区域致密的硬化性改变。放射性核素骨显像无阳性发现。患者否认患有银屑病及掌跖脓疱病。HLA-B27 检查阴性。

影像学表现

骨盆 X 线片显示两侧骶髂关节和耻骨联合致密均匀的硬化性改变。骶髂关节髂骨面及骶骨面均受累,关节面光整,关节间隙未见异常改变。耻骨联合关节面稍欠光整,左侧耻骨联合上缘高于右侧 4~5mm(图 4.1a)。放射性核素骨显像骨盆检查无阳性发现(图 4.1b)。

发病部位

硬化区域分布于关节和软骨联合。

病理解剖学基础

硬化区可以解释为对来源于骶髂关节和耻骨软骨联合刺激的反应性改变。放射性核素骨显像检查结果阴性提示硬化区为非活动性病变,可以说是"盛宴已过"。

疾病分类诊断的分析思路

▶ **正常变异或畸形?** 符合,骶髂关节区三角形骨质增生,也称为髂骨三角形骨质增生症,常见于无症状的育龄女性,通常为双胎或多胎经产妇[17]。这一诊断也适用于耻骨联合区域的硬化性改变,特别是同时伴有髂骨三角形骨质增生症时。

▶ **炎症?** 基于之前已经给出的肯定回答,没有必要考虑是否为炎症。硬化性病变为偶尔发现,并且放射性核素骨显像检查阴性,这与炎症不符。由于骨盆平片显示骶髂关节间隙正常、边缘光整,同时排除了某种脊柱关节病附着点炎或软骨联合炎之类的反应性炎症。

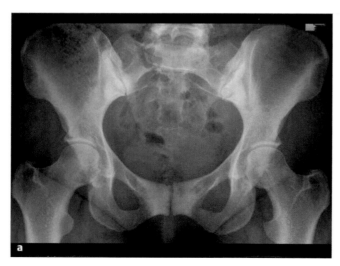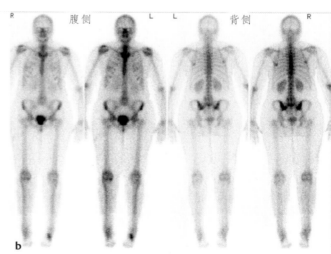

图 4.1 强直性脊柱炎所致骶髂关节炎?

概要与讨论

风湿科医生的疑问在于骶髂关节和耻骨联合硬化性改变有可能是脊柱关节炎导致的。具体来说，风湿科医生考虑到脓疱性关节−骨炎或附着点骨炎，或者 SAPHO 综合征(滑膜炎、痤疮、脓疱病、骨肥厚、骨炎)的可能，这些疾病通常与不寻常的非特异性炎症性(附着点炎性)硬化相关(见病例 39、40、48、49、97)。有疑问之处在于患者既没有银屑病，也没有掌跖脓疱病，而且没有相关家族史，HLA−B27 检查阴性。

髂骨三角形骨质增生症(以前也称为致密性骨炎)，通常是妊娠所致前后骨盆环和耻骨联合的暂时性松动所致，也见于骶髂关节的退行性疾病。妊娠时骨盆环活动度增加，或退行性疾病导致关节软骨缓冲作用消失，从而使得压力负荷增大，在髂骨(关节面)的前下区域(即双腿站立时骶髂关节的压力中心区域)形成反应性新骨。髂骨下角区域反应性新骨形成，最终导致髂

骨三角形骨质增生。耻骨联合部位的发生机制也是一样，在本病例中，耻骨联合出现错位改变，进一步提示为耻骨联合暂时性松动所致。

最终诊断

妊娠相关骨盆环松动所致的骶髂关节 (髂骨三角形骨质增生症)、耻骨联合周围的反应性骨硬化，考虑为偶然发现的正常变异。

> **评论**
>
> 当出现偶然发现的骨关节周围硬化性改变时，首先需要考虑应力性骨增生症。有疑问时，可以进行放射性核素骨显像检查，如果结果阴性，提示为陈旧性应力性反应或正常变异。

(沈超 译 张联合 校)

病例48(图4.2)

病例简介

● 会诊申请人：骨科医生。

● 病史和临床问题：患者女，42岁，右髋部及左大腿上段疼痛加剧6个月。体格检查发现右髋关节活动受限，左大腿未触及肿块、局部皮温未增高，体格检查无其他异常。血清炎症标志物无升高。抗感染治疗后症状缓解。骨科医生考虑该患者可能在2个部位发生了Paget病。

影像学表现

右侧髂骨近髋臼部分及左侧股骨近侧骨干–干骺端的大面积骨硬化(图4.2a)。如CT所示，骨髓腔相对狭窄，但依然保持完整，骨增生性改变来源于骨皮质和(或)骨膜(图4.2b~d)。骨扫描显示病变部位出现显著浓聚，没有其他异常发现。核医学科医生提示为慢性骨髓炎，但是不能排除肿瘤。

发病部位

如上所述，骨化来源于骨皮质或骨膜，而不是来源于骨髓腔。

病理解剖学基础

骨扫描显示右侧髂骨及左侧股骨的骨增生性改变目前处于活动期，所以基本排除了先天性骨质增生的可能。而非先天性骨质增生的主要原因是慢性炎症以及原发或继发性骨肿瘤。由于病变来源于骨皮质或骨膜，而不是来源于骨髓腔，这就基本排除了脓毒性双灶性骨髓炎的可能，同时也排除了骨非霍奇金淋巴瘤这些来源于或累及髓腔的骨肿瘤的可能(图4.3)。需要考虑骨膜骨样骨瘤以及骨肉瘤，但是CT图像没有发现骨样骨瘤的瘤巢，也没有发现可以提示为骨肉瘤的骨针样改变或其他影像学征象。

由于本病例的骨增生性改变有明显的临床症状，这在Paget病极为罕见，因此也可以排除Paget病，Paget病一般不出现临床症状（见病例8、9、12、14、

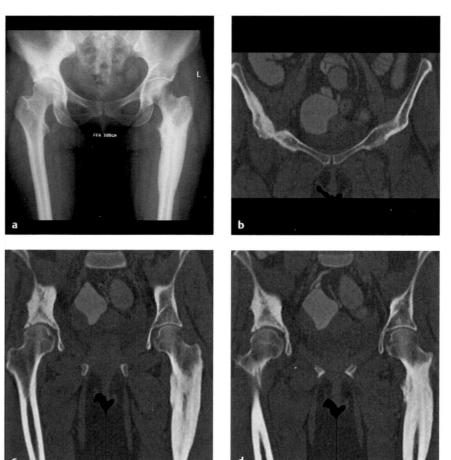

图4.2　两个部位的Paget病?

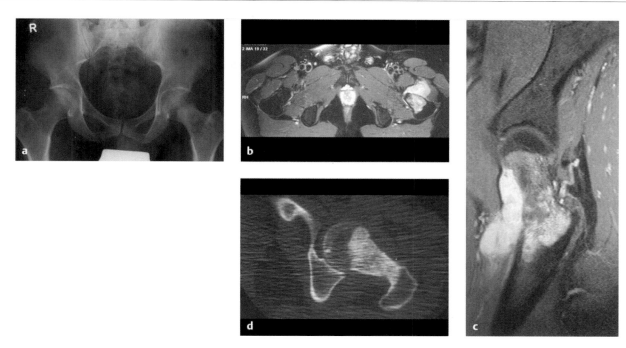

图 4.3 患者男,18 岁,硬化性骨肉瘤。

51、107、140)。而且,左侧股骨病变并没有累及骨端,而发生于长骨的 Paget 病常起始于骨端。这就需要考虑到来源于骨膜的双部位的反应性慢性骨增生性改变,这些特征符合附着点炎。

疾病分类诊断的分析思路

▶ **炎症**?是,反应性炎症。上文"病理解剖学基础"讨论中得出,这是双部位的起止点炎症伴骨膜增生新骨形成。目前理论认为,骨膜是软组织附着于骨骼的起止点,这些部位极易受到系统性反应性炎症改变的影响。髂骨和股骨的皮质增厚部分原因是早期骨炎。

▶ **肿瘤**?可能性很小,除非是非常少见的双部位非霍奇金淋巴瘤。

概要与讨论

综上所述,最有可能的诊断应该是"风湿性"附着点炎,属于一种血清阴性的脊柱关节炎,一种伴有大量骨质增生的系统性附着点炎,包括伴有脓疱性皮肤改变的脊柱关节炎(银屑病及其变异型,掌跖脓疱病)。进一步与骨科医生会诊后,我们了解到没有这类皮肤病变。当然,这并不能排除患者患有皮肤病的可能,还需要进一步咨询皮肤科医生,包括可疑部位的活检(见病例 39、40、49)。骨科医生认为该患者没有其他脊柱关节炎的临床表现。我们建议该患者到风湿科就诊,但不幸的是,该患者并没有考虑我们的建议。6 个月随访

时,影像学上骨骼病变没有变化,因此,肿瘤的可能性很小,组织学活检并不迫切需要,此外,脊柱关节炎的骨质增生在组织学上并没有特异性,活检只起到缩小诊断范围的作用。

考虑到股骨硬化性改变的鉴别诊断,图 4.3 显示了 1 例 18 岁男性患者股骨颈硬化性骨肉瘤的影像学表现。与本病例不同,该患者的硬化性改变位于骨内,而不是来源于骨膜或沿骨膜生长,MRI 显示该病变已经破坏前侧皮质。根据这种形态学表现并结合患者年龄,我们可以立刻做出骨肉瘤的诊断。另一种可能的诊断是骨非霍奇金淋巴瘤,最终需要组织学检查明确。

最可能的诊断

反应性炎性骨改变符合某种脊柱关节炎的增生性附着点炎。

> **评论**
>
> 如果活动性骨增生性改变主要位于骨膜,鉴别诊断需要考虑脊柱关节炎的风湿性附着点炎。CT 检查是明确骨膜新骨形成是否为主要改变的最佳影像学方法。

(沈超 译 张联合 校)

病例49(图4.4)

病例简介

- 会诊申请人：骨科医生。
- 病史和临床问题：患者男，26岁，右侧骨盆区慢性疼痛。曾就诊于许多不同专科医生，并且进行过数次活检。多数医生认为影像学表现符合慢性骨髓炎，并给予抗生素治疗。一名骨科会诊医生甚至建议行半骨盆切除。本次申请会诊的骨科医生在对患者行全身体检时发现银屑病样病变(图4.4g)，怀疑其与患者骨盆的硬化性病变相关。他记忆中的"不寻常的骨硬化性改变——银屑病"相关性在本例的诊断中发挥了很好的作用。会诊的目的是进一步明确诊断。

影像学表现

骨盆平片(图4.4a)显示右侧髂骨翼大面积骨硬化性改变，同时伴有膨胀。右侧骶髂关节间隙增宽，轮廓不规则。MRI(图4.4b~d)和CT(图4.4e,f)证实为来源于骨膜的增生性改变，导致相应骨体积增大。水敏感序列显示显著高信号改变，主要位于内侧骨膜。

发病部位

如上所述，骨化来源于骨皮质或骨膜。

病理解剖学基础

上述影像学表现可考虑为骨膜的增生性改变，而骨髓腔的硬化则提示反应性骨炎。由于骨膜实际上属于"起止点"，因此，本病例可能为脊柱关节炎的慢性起

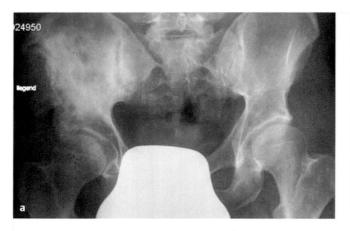
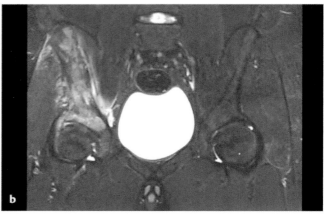
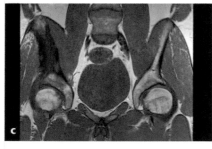
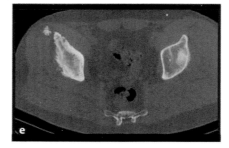
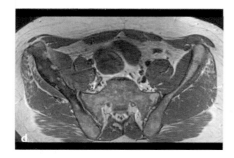
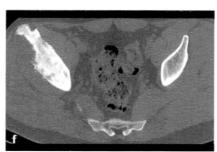
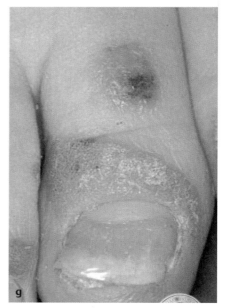

图4.4　慢性骨髓炎?

止点炎。

疾病分类诊断的分析思路

▶ *炎症*？符合炎症，但并不是慢性细菌性骨髓炎，后者主要发生于骨髓腔，而本病例骨髓腔相对不受影响（图4.4e）。慢性肉芽肿性骨髓炎可能出现空洞和死骨，患者会有发热症状。基于影像学表现的病理解剖学基础，对已知的5种脊柱关节炎逐个考虑，并结合各自对应的临床表现，也就是患者皮肤表面和内部病变（见上文"病史和临床问题"部分），诊断就相对容易了。

▶ *肿瘤*？不是。见下文"概要与讨论"。

概要与讨论

经过之前的讨论，排除了慢性细菌性（粒细胞）骨髓炎的诊断。骨膜骨化区域没有发现肿块，不符合肿瘤（如骨膜骨肉瘤）的表现。其他的可能是来源于骨膜的慢性反应性增生，同时，由于该患者患有明显的银屑病，该疾病甚至无须组织学检查证实（见病例39、40、48、97），就可以诊断为银屑病相关的起止点炎或骨膜炎进行治疗（免疫抑制和抗炎）。组织学在这类疾病诊断中的作用已在病例48中进行了讨论。全身骨扫描有助于明确骨骼病变的真正范围。

最终诊断

右侧髂骨翼银屑病相关的起止点炎或骨膜炎。

> **评论**
>
> 处理无法解释的硬化性病变时，需要检查皮肤或者询问相关皮肤病史，这能改变患者持续多年求医无效的情况。

（沈超 译　张联合 校）

病例50(图4.5)

病例简介

- 会诊申请人：骨科医生。
- 病史和临床问题：患者女，14岁。主诉骨盆不适，却无法具体描述，但肯定不局限于左侧坐骨，临床检查未触及异常。骨盆平片提示左侧坐骨致密硬化，考虑可能为肿瘤。骨科医生要求进一步明确诊断。

影像学表现

骨盆平片显示左侧坐骨区域均匀致密的硬化灶，受累骨边缘光滑(图4.5a)。

病理解剖学基础

年轻患者的硬化性改变可能为先天性改变、反应性修复(炎症、创伤)或骨化的肿瘤基质。通过骨扫描检查病变的生物学活性，能够在3种可能的诊断中缩小诊断范围。

疾病分类诊断的分析思路

▶ **正常变异或畸形？** 有可能。唯一可能的诊断是蜡泪样骨病，表现为密度均匀的局限性硬化性改变。一般来说，蜡泪样骨病骨扫描结果阴性，或与本病例一样，仅有轻度摄取增加(图4.5b)。

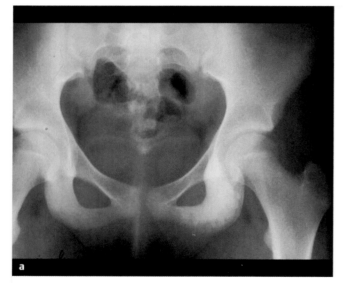

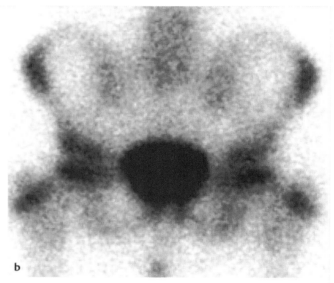

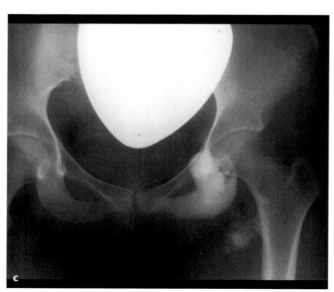

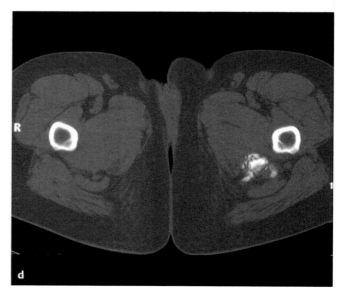

图4.5 硬化性骨肉瘤？(c)和(d)为7年后复查图像。

▶创伤？网状骨小梁内大量骨痂形成的修复过程？不是，患者无外伤史。

▶炎症？不像。因为骨扫描结果正常，没有相关病史，没有可见的皮肤改变。

▶肿瘤？不是。成骨性或产生骨样组织的肿瘤骨扫描检查会有明显浓聚，患者非特异性的临床表现也与之不符。骨瘤将在下文讨论。

概要与讨论

经过之前对各种可能诊断的讨论，其他需要考虑的诊断是蜡泪样骨病和骨瘤，这两者符合以下特点。

1.患者年龄。

2.没有与影像学表现相关的临床表现。需要注意的是，根据我们自己的研究，50%以上蜡泪样骨病患者，特别是多部位发病患者，疼痛常局限于影像发现部位，原因为相邻软组织水肿和纤维化伴痉挛等改变[23]（见病例 99）。但是，我们的病例没有与影像学异常表现相关的临床症状，提示可能为偶然发现。

3.影像学表现为高度致密的均匀硬化，类似完全位于骨内的骨瘤样改变，符合蜡泪样骨病的多种表现类型（典型的流动性"蜡泪"型、纹状体样骨病型、骨瘤型、骨化性肌炎型）中的一种。

4.骨扫描结果基本阴性。

基于以上分析，无须活检，特别是蜡泪样骨病和骨瘤均无特异性组织学改变。

7 年后，患者再次出现症状，左侧腹股沟区和大腿后侧剧烈疼痛，疼痛部位符合坐骨神经分布。骨盆平片发现与股骨小粗隆重叠处的软组织内有多中心相对致密的骨化改变（图 4.5c），CT 图像显示病变部位与神经血管束相邻（图 4.5d）。因此，在之前病变的同侧软组织内又出现了类似骨化性肌炎改变的骨化。由于病变紧贴坐骨神经，手术未能完整切除病变，但手术减轻了患者的症状直至瘤样肿块复发，引起坐骨神经分布区剧烈疼痛。

蜡泪样骨病的其他病例见病例 17 和病例 99。

最终诊断

左侧坐骨骨瘤型蜡泪样骨病，伴相邻软组织骨化性肌炎样病变。

评论

位于骨内或骨周均匀致密的硬化性肿块，骨骼无其他异常，临床无症状，骨扫描阴性或轻度浓聚，可能为蜡泪样骨病或骨瘤。在有临床症状的病例中，更有可能是蜡泪样骨病。

（沈超　译　张联合　校）

病例51(图4.6)

病例简介

- 会诊申请人：肿瘤科医生。
- 病史和临床问题：患者女，68岁，乳腺癌。肿瘤分期行骨扫描，显示骨盆有强烈摄取，怀疑转移瘤。患者盆腔区无临床症状，其余检查未见转移。碱性磷酸酶水平升高到正常水平的2倍。

影像学表现

前位骨显像(图4.6b)显示骨盆前部长节段的均匀的示踪剂强摄取，右侧更为明显。后位骨显像(本文未展示)显示骶骨中部和右侧摄取增高，其强度与前位扫描的骨盆前区相同，其余部位全身骨显像均呈阴性。骨盆X线片(图4.6a)显示骨骼很"白"，骨小梁粗糙，骨皮质增厚。骨盆界线(髂骨前部、两侧髋臼、右侧耻骨、两侧坐骨、骶骨和邻近髂骨段)增厚(界线征)。耻骨和坐骨膨大。

病理解剖学基础

骨盆中有一个活跃的重塑过程，该过程使受累骨体积增大、骨量增多，X线吸收增加。

疾病分类诊断的分析思路

▶ *炎症*？是，我们认为Paget病是一种特殊的非细菌性骨炎。关于这种疾病的更详细的描述见病例8；其他病例包括病例9、12、14、51、107和140。

▶ *肿瘤*？不是，癌转移很少引起骨结构均匀一致的改变，而且只发生在肿瘤晚期。其余部位全身骨扫描呈阴性也不符合骨转移瘤。

概要与讨论

以下几点支持Paget病(畸形性骨炎)的诊断：

- 骨扫描显示大面积的均匀的强摄取。
- 伴有骨小梁粗大、骨皮质增厚的"白色"骨骼，同时，骨盆界线增厚(界线征)，坐骨和耻骨膨大。
- 无临床症状。
- 碱性磷酸酶水平升高，见病例8。
- 患者的年龄(在中欧，尤其是英格兰南部和德国北部，>60岁的人群5%~7%患有Paget病，通常为偶然发现)。
- 骨盆是Paget病最常见的发病部位之一。

与病例46不同，该病同时累及髂骨和骶骨，或通过融合的骶髂关节从一个骨骼累及到另一个骨骼。

其他鉴别诊断如晚期骨转移瘤或纤维结构不良等不符合实际，无须进一步讨论。

图4.7为1例77岁女性患者的CT图像，该患者负重时有非特异性骨盆右侧疼痛。右侧髂骨后部骨小梁增粗、骨皮质增厚、体积轻度增大——这是Paget病最具特异性的征象。碱性磷酸酶水平正常(受累骨体积较小，疾病处于静止期)。疼痛可以解释为骨盆环右后部静负荷改变所致。

最终诊断

骨盆Paget病，偶然发现，认为无病理学意义。

评论

并非只有转移瘤！毋庸置疑，对于局限于骨盆的硬化灶而言，Paget病比乳腺癌骨盆转移瘤的可能性更大。

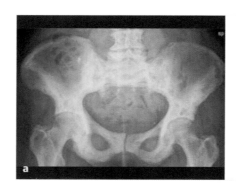
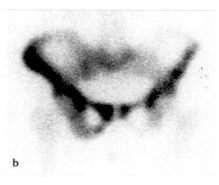

图4.6　乳腺癌转移？

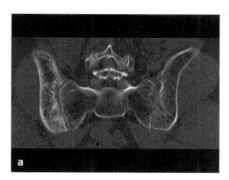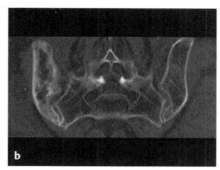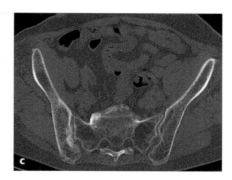

图 4.7　患者女，77 岁，Paget 病。

（顾晓丽　译　　张联合　校）

病例52(图4.8)

病例简介

● 会诊申请人:骨科医生。

● 病史和临床问题:患者男,68 岁,右侧腰部疼痛进行性加重 4 周,疼痛向右下肢放射,右侧髂嵴上方有一个肿块,4 周内迅速增大。患者既往有骨盆 Paget 病。临床疑问:是什么原因引起他现在的症状?

影像学表现

平片(图 4.8a,b)显示右侧坐骨、耻骨和右侧髂骨翼 Paget 病的典型征象(见病例 51)。局部放大图像(图 4.8b)可显示右侧髂骨翼有一个巨大的中央透光区伴些许高密度影。随后的 CT 和 MRI(图 4.8c~f)显示右髂骨翼周围不规则肿块伴有不定形的骨化,髂骨翼中央骨质破坏(图 4.8d,f)。

病变部位

肿块的中心位于骨骼,局部正常结构明显改变。

病理解剖学基础

肿块起源于骨并破坏了部分骨骼 (图 4.8d,f),患者有右侧髂骨翼 Paget 病史,所以有理由假设两种病变有相关性,即在原先疾病基础上发生了恶性肿瘤。

疾病分类诊断的分析思路

本例患者没有必要考虑正常变异、外伤或者炎症,我们需要考虑的是继发于 Paget 病的高度恶性肉瘤。

概要与讨论

单骨型 Paget 病患者受累骨骼继发肉瘤的比例约为 1%、多骨型为 7%~10%,尤其好发于骨盆和颅骨。大多数患者有多年的 Paget 病史。成年期 Paget 患者患肉瘤的风险比无 Paget 病的患者大约高 30 倍。肉瘤可来自参与骨转换的细胞成分 (来源于成骨细胞的成骨肉瘤、来源于破骨细胞的破骨细胞肉瘤、来源于成纤维细胞的纤维肉瘤)。如本病例一样,骨肉瘤可以通过骨化基质来识别。

发生在 Paget 病基础上的肉瘤往往有很高的侵袭性,几周内有进展。主要的临床症状是突然发作的疼痛

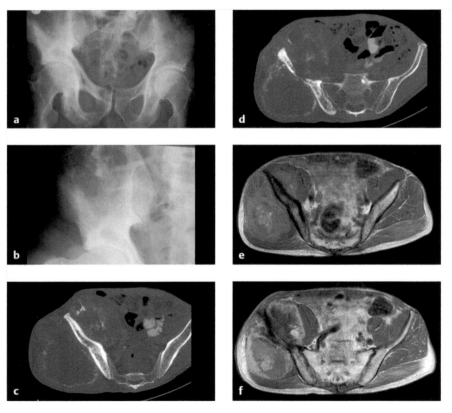
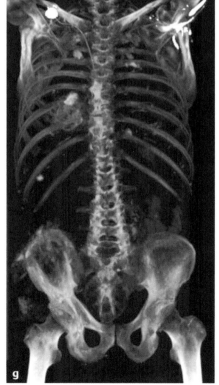

图 4.8　Paget 肉瘤?

和生长迅速的肿块,这对患者来说是一种新的症状。大多数患者预后不良。放射学特征为骨质破坏(骨溶解),伴或不伴基质骨化的骨旁肿块,以及骨扫描摄取增强区域内的冷病灶。伴发于 Paget 病的骨溶解性病变的鉴别诊断,包括巨细胞瘤样反应性病灶和少见的二磷酸盐剂量过大导致的局灶性骨软化(参见 *Freyschmidt SkeletterKrankungen, 3rd ed* 一书中"Paget 病")[13]。

在罕见的病例中,Paget 病的影像学表现可能因为外伤而出现快速、剧烈的变化,如体积增大和骨溶解范围增加等。这种快速的变化可以类似肉瘤,在这种情况下,测量病变的 CT 值是有帮助的,没有肉瘤时,髓腔内几乎总是有脂肪密度,这种情况无须活检。

在本病例,继发性骨肉瘤的影像学诊断最终被组织学诊断证实,组织学上为"具有小细胞特征的分化较

差的骨肉瘤"。不久,患者出现肺转移而死亡(图 4.8g)。

最终诊断

右侧髂骨翼 Paget 病继发骨肉瘤。本病例是由德国 Schwabisch-Hall 的 M. Libicher 教授提供。

> **评论**
>
> Paget 病的骨骼出现疼痛和肿块,放射学发现溶骨性病灶并在骨扫描中为冷性灶时,几乎总是要高度怀疑继发性骨肉瘤。

(顾晓丽 译 张联合 校)

4.2 溶骨性改变与骨密度降低相关性改变

病例53(图4.9)

病例简介

● 会诊申请人：创伤外科医生。

● 病史和临床问题：患者女，26 岁，外伤后骨盆 X 线片偶然发现左侧髂骨翼明显的骨质缺损区。肿瘤？患者既往无手术史。

影像学表现

骨盆 X 线片显示左侧髂骨边缘清晰的较大的椭圆形骨质缺损(图 4.9a，箭头所示)。缺损的外上缘为髂嵴，其与致密的髂骨前部在交界处似有假关节形成。随访 1 年(图 4.9b)和 2 年(图 4.9c)的 X 线片显示病灶无变化。病变被归类为 Lodwick ⅠB 型(穿凿样病变)。

病理解剖学基础

如果没有断层图像，对 X 线片的任何解释都属于推测性的。但在 3 年多的时间里，缺损的大小、形状和边缘都没有改变，表明这是一种先天性异常。重要的是要知道骨盆骨和颅骨一样，可能有先天性的间隙和缺损，不具有临床意义，其形成原因也只是一种推测。

疾病分类诊断的分析思路

▶ **正常变异或畸形**？是，很有可能。随着时间的推移，病灶缺乏改变强烈支持这种解释。

▶ **炎症**？不是，因为没有相应病史，即使是"陈旧

性"炎症也可以排除。

▶ **肿瘤**？至少应当考虑一下。骨盆 Lodwick ⅠB 型有可能是朗格汉斯细胞组织细胞增多症。虽然这种病变在临床上可能是无症状的，但在>3 年的时间里应该会出现一些变化，如增大或缩小、边缘硬化、新增病灶等。和病例 54 一样，我们也可以考虑消失性骨病(Gorham-Stout 病、鬼怪骨病、大块骨质溶解症、局限性血管瘤病)，但影像学征象没有发生改变，这种诊断也不太可能。患者年龄太小，不适合单发浆细胞瘤，而且浆细胞瘤也会产生临床表现。没有膨胀和边缘硬化，因此也不支持单纯性骨囊肿，3 年病程的骨囊肿必然出现膨胀和边缘硬化。

▶ **坏死**？有可能，但是病史和病变位置并不支持这种观点。据作者所知，该区域从未有过缺血性坏死的报道，这是因为病变区域并不位于血管床的末梢区域。

概要与讨论

如上所述，左侧髂骨翼的无症状骨缺损可能是先天性病变，也可能是一个陈旧性的、耗竭性非典型肿瘤。除了简单的随访 X 线片，患者拒绝断层成像检查，也拒绝组织学检查。患者的决定是无可挑剔的，因为组织学检查又能达到什么结果？需要提醒的是，这种缺损并不是外伤性的，也不是医源性的。而且，患者无外在瘢痕和局灶性硬皮病(见病例 11)。

最可能的诊断

先天性髂骨翼骨质缺损。

评论

如果在骨盆或者颅骨上偶然发现一骨质缺损，周围无骨膜反应，应考虑为先天性畸形。

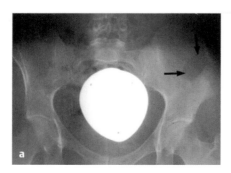 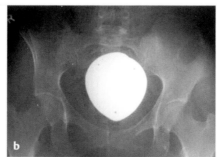 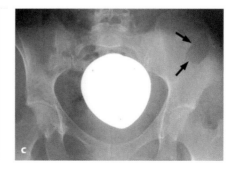

图 4.9　朗格汉斯细胞组织细胞增多症？X 线片摄于 2004 年(a)、2005 年(b)和 2006 年(c)。

(顾晓丽 译　张联合 校)

案例54(图4.10)

病例简介

- 会诊申请人:风湿科医生。
- 病史和临床问题:患者女,29 岁,主诉约 18 个月前(第 2 次)妊娠期间开始出现右侧臀部渐进性刺痛和灼痛,向右大腿放射。分娩后,患者接受了 CT 和 MRI 检查,显示"右侧髂骨溶骨性改变和脱矿伴骨皮质缺损"。活检显示"皮质松质骨组织有慢性瘢痕和炎症,符合慢性骨髓炎。"当时患者拒绝进一步检查。最终,患者症状恶化至无法行走。其后她在一位脊椎按摩师处接受了注射治疗和手法整复,治疗后患者恢复行走。1个月前患者摔倒时后臀部着地,疼痛复发。其他医生怀疑是风湿病,将患者转诊给风湿科医生。但临床检查没有发现风湿病的证据。因为患者来自哈萨克斯坦,风湿科医生考虑结核性骨髓炎合并骶髂关节炎,再次活检前他要求我们会诊。

影像学表现

最近的盆腔 X 线片(图 4.10a)显示右髂翼,包括髂嵴,有大块的骨质缺损。骨缺损周围有混合蜂窝状和条纹状溶骨性改变,边缘有硬化,以内缘硬化最明显。上次妊娠后,耻骨联合仍有增宽。在 CT(图 4.10b,c,f)上可见骨膜下和软骨下侵蚀,位于缺损的内外侧。图 4.10b(右侧放大图像)中对髂骨后部更仔细观察发现松质骨中有弯曲不规则的、蚓蚓状的透亮区。近期增强MRI 图像(图 4.10d,e,g)显示,在骨内和周围有斑片状强化。

病理解剖学基础

主要病理解剖表现为大片的骨缺损和周围的蜂窝状透亮影,这必须解释为血管影。因此,这些破坏性的变化很可能是由一种潜在的血管性病变造成的。

疾病分类诊断的分析思路

▶ **正常变异或畸形**? 不是,根据影像学表现和临床表现可以排除。

▶ **外伤**? 不是,这个过程不是由创伤引发的,而且骨盆环的妊娠性松弛亦无法造成这种形式的结构改变。

▶ **炎症**? 不是,这么大的慢性脓毒性炎症会出现溶骨性改变、死骨、致密硬化等,也会出现发热及软组织脓肿形成等相关临床表现。

▶ **肿瘤或肿瘤样病变**? 是,可能是一个血管瘤性病变,严格来说不能归类为肿瘤(更多细节如下)。

概要与讨论

如前所述,有证据表明血管瘤性病变可逐渐引起溶骨。影像和临床表现符合消失性骨病(Gorham-Stout病、幽灵骨、大块骨溶解症、消失骨、区域性血管瘤病,见病例 11),这是一种非常罕见的骨骼疾病,组织学上很难诊断。其特征是局部松质骨和皮质骨进行性吸收,并被一种与血管瘤或淋巴管瘤相似的进行性增大的脉管组织所替代。近年来,这些脉管主要被认为是淋巴管,可能与淋巴管生成障碍有关[33]。随后,吸收骨被血管化的纤维组织所取代,这时就无法再做出特异的组织学诊断。新生血管组织的自由增殖可引起主动性充血,这可能会破坏破骨细胞和成骨细胞之间的正常平衡,导致骨吸收占优势(见病例 11 神经血管理论中的"灌注障碍?")。目前已知,感染性、恶性或神经性因素在消失性骨病中都没有重要意义。大多数患者的主要临床症状是令人厌烦的逐渐发作的疼痛,正如本病例。疾病早期有多发性骨髓内和皮层下透亮区,平片显示"斑片状骨质疏松"。在进展期,这种表现位于大的溶骨区周围,随后这些病灶增大、融合,而外围又出现新发病灶。随着病变进展,骨的外形和内部结构逐渐消失,表现为"去矿化"。骨消失的范围可以非常大,引起明显的不规则的解剖畸形。一般来说,这种疾病是自限性的,可在 1~2 年内消退,虽然有些病例可能会有致命的结果,特别是如果出现乳糜胸或严重出血等并发症[13]。病例 11 进一步提供了关于该病的详情。

第二次活检取自在 MRI 上有明显软组织改变的区域,在病理科医生的帮助下,诊断为淋巴管瘤病,这也证实了我们关于消失性骨病的临床诊断。

最终诊断

右侧髂骨翼的消失性骨病（即 Gorham–Stout 病、幽灵骨、大块骨溶解症、消失骨、区域性血管瘤病）。

评论

消失性骨病是罕见病。年轻患者出现疼痛性大片溶骨性骨质缺损，无成骨性或者骨膜反应时，应考虑消失性骨病。

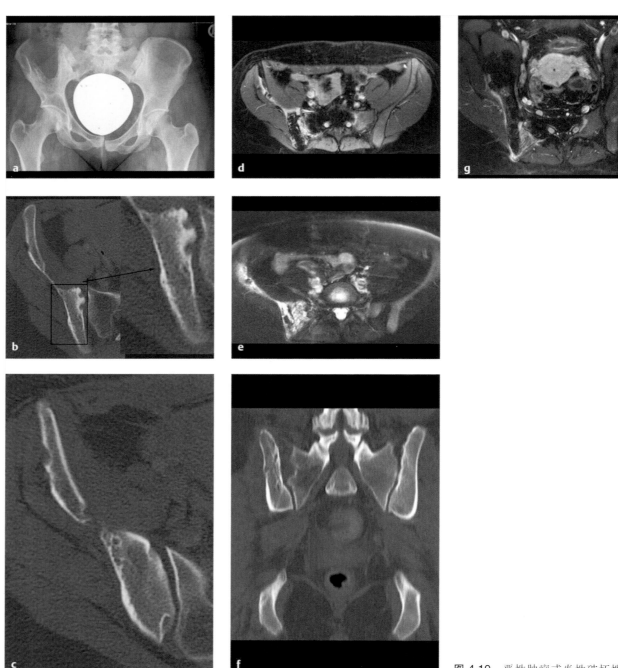

图 4.10　恶性肿瘤或炎性破坏性病变？

（顾晓丽　译　张联合　校）

病例55(图4.11)

病例简介

- 会诊申请人:放射科医生。
- 病史和临床问题:24 岁职业足球运动员因耻骨痛而行骨盆 MRI 检查(图 4.11a),偶然发现右侧髂骨翼的高信号病灶(与水信号相仿)。进一步行 CT 检查(图 4.11b~g)对骨盆的稳定性进行评价,上述病灶 CT 值为 10~20HU。该患者无明确外伤史,右侧髂骨翼也没有长期疼痛史。

影像学表现

MRI 上的病灶在 CT 上表现为膨胀性溶骨性病变,内部无任何结构,内外缘有致密骨帽。其上下缘可见透亮影向邻近正常松质骨延伸,认为是滋养血管(图4.11e,g)。

发病部位

该膨胀性溶骨性病变位于菲薄的髂骨翼区,病变上下紧邻两条大血管。

病理解剖学基础

MRI 和 CT 提示为囊性病灶,而非实性病灶。

疾病分类诊断的分析思路

▶ **正常变异或畸形**?尽管诊断为正常变异或畸形可以解释为什么患者无相关症状、无明确病史,但是该部位从未报道过类似变异。

▶ **创伤**?是。原则上,尤其是职业足球运动员会经常出现推撞、摔倒及踢伤等,这些动作可能导致骨内出血。

▶ **肿瘤或肿瘤样病变**?我们可以考虑为单房性青少年型囊肿,通常发生在不常见的位置(仅 2%的青少年单房性囊肿发生在骨盆)。

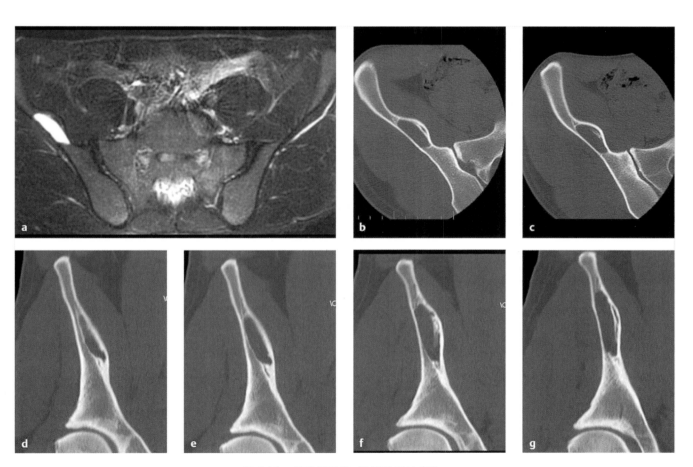

图 4.11 足球运动员,偶然发现的病灶。

概要与讨论

右侧髂骨翼的病变可以认为是一个囊性灶。但只有在 MRI 增强扫描中才显示囊壁强化，同时病变内部在常规检查时长内无明显强化的情况下，才能明确诊断为青少年型或单房性骨囊肿（囊壁由疏松、血管化纤维组织构成，见病例 132 和病例 143 中的图 7.25）。由于这种病变被偶然发现且无症状，增强检查在目前情况下不是必须要进行的。考虑到病变上下极的血管通道，由于病变部位所在的髂骨非常薄，囊肿很可能是创伤性骨内出血的无症状后遗症。最后，我们不能确定病变是否属于创伤后继发性骨囊肿或青少年型骨囊肿。

如上所述，发生在骨盆内的单房（青少年型）性骨囊肿是很罕见的。该部位的骨囊肿在老年人中更为常见，所以该病变是被偶然发现的且较罕见。青少年型骨囊肿通常位于长管状骨（约 81% 发生在肱骨和股骨）。只有当因外伤导致骨折时才会出现症状。在 MRI 上，囊内出血可能会在原本单纯积液中产生液平，尽管液平也可以出现在没有损伤的区域（见图 7.25），但不会像动脉瘤样骨囊肿那样形成多个液平面。

在患者没有症状的情况下，组织学检查及预防性手术是没有必要的。

图 4.12 是 1 例 41 岁男性患者，右侧髂骨偏下方的病灶为朗格汉斯细胞组织细胞增生症或嗜酸性肉芽肿。该患者的病变部位疼痛约 6 个月，最初被诊断为"坐骨神经痛"，并用抗炎药物治疗。病变在 CT 扫描中呈"地图样"表现（图 4.12a~c），中央有一小块"死骨"。我们将其归类为典型的嗜酸性肉芽肿或朗格汉斯细胞组织细胞增生症病灶（见病例 9、24）。然而，MRI 水敏感序列（图 4.12d）显示该病变有明显的水肿样信号，这使我们怀疑朗格汉斯细胞组织细胞增生症的诊断是否正确。水肿样信号也提示骨母细胞瘤。CT 引导下经皮穿刺活检最终证实为朗格汉斯细胞组织细胞增生症。

最终诊断

右侧髂骨翼陈旧性创伤后囊肿。鉴别诊断包括偶然发现的陈旧性青少年型骨囊肿。该病变不影响骨盆的稳定性。

评论

在从事身体接触对抗性运动项目的年轻患者中偶然发现骨盆囊性病变，应考虑该囊性灶可能是由骨内出血引起的，特别是当病变紧邻大的血管结构时。

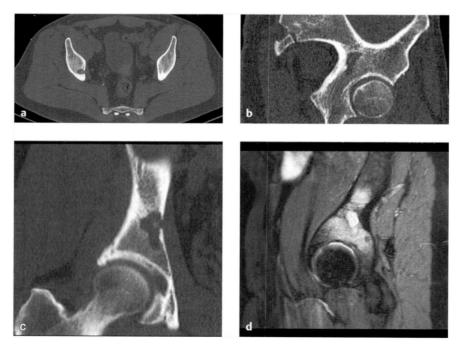

图 4.12　患者男，41 岁，患有朗格汉斯细胞组织细胞增生症。

（田曼曼 译　林敏 张联合 校）

病例56(图4.13)

病例简介

- 会诊申请人:放射科医生。
- 病史和临床问题:患者男,67 岁,因肺癌肿瘤分期行腹部 CT 检查,发现左侧髂骨膨胀性病变,局部没有相关病史。患者因冠心病行抗凝治疗多年。放射科医生希望明确髂骨膨胀性病变的原因。

影像学表现

左侧髂骨翼中 1/3 膨胀性改变,该区域可见一薄的向外侧凸的骨板穿过(图 4.13f,白箭所示),解剖学上相当于髂骨翼原来的前内侧皮质,与对侧比较时容易观察。现在病变区的内侧皮质凸向内侧,呈波浪状起伏。其与髂骨翼的原内侧骨板间可见扩大的骨髓腔和略显稀疏的骨小梁。

发病部位

膨胀性病变位于左侧髂骨翼正常骨髓腔内侧,但又与骨髓腔形成一个解剖单元,该病变不是位于骨旁或骨外,而是位于骨膜下。

病理解剖学基础

病变的内侧和外侧"间室"均包含松质骨,内侧间室松质骨有些稀疏,但并不意味着这是破坏性病变。

疾病分类诊断的分析思路

▶ 正常变异或畸形？ 考虑到没有临床症状,这种解释是合理的,但是在文献中没有关于这种正常变异的报道。

▶ 创伤？ 是,有骨膜下出血。血肿使骨膜向内侧移位,形成新的骨皮质。原始骨皮质随着时间的推移而萎缩,继而转变成病变内部薄的向外侧凸的骨板。血肿在愈合过程中被重新吸收,继而演变成含有近乎正常骨

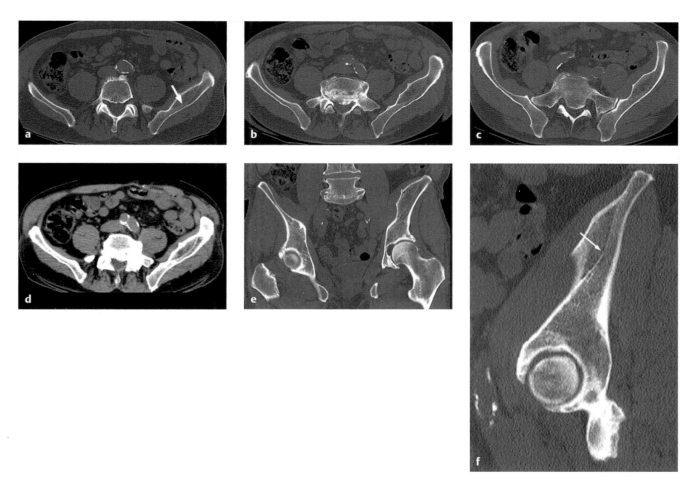

图 4.13　1 例接受抗凝治疗的肺癌患者偶然发现的病变。此处显示的最后一个图像(f)是 CT 扫描重建后的矢状位图像。

髓腔的松质骨。

　　▶ **感染**？ 没有临床表现。

　　▶ **肿瘤**？ 如果把假瘤和肿瘤样病变归于肿瘤这个大类，本病例可诊断为肿瘤。

概要与讨论

　　影像学检查可以诊断出骨膜下出血演变为假瘤。患者不记得骨盆外伤，但抗凝药物增加了骨膜下出血的风险。即使是轻微的、不足以让患者记得的创伤，也足以引起骨膜下或骨内出血。由于患者疼痛感的个体差异和处理方式的差异，这种小创伤大部分较隐匿，愈合后遗留假瘤。

　　这种假瘤也称为血友病性假瘤，表现为骨内或骨膜下膨胀性改变[34]。已知它们发生在血友病 A 和 B 中。

1%~2%的血友病患者会发生血友病性假瘤，最常见于手足和骨盆。但抗凝血药物也可能导致这种并发症。血友病性假瘤可增大。"慢性扩张性血肿"是指在最初出血后 1 个多月内血肿增大[35]。

最终诊断

　　抗凝治疗导致左侧髂骨陈旧性骨膜下血肿（血友病性假瘤）。

评论
通过将影像学表现与解剖结构相结合，可以正确诊断罕见病变。

（田曼曼 译　林敏 张联合 校）

病例57(图4.14)

病例简介

● 会诊申请人：骨科医生。

● 病史和临床问题：患者男，12岁，左髋疼痛4个月，疼痛归因于左侧原发性肢体缩短。左侧髂骨翼偶然发现囊性肿块，行手术切开活检，结果如下："取材可能来自单纯骨囊肿的边缘；没有恶性肿瘤的证据。"应当补充的是，由于没有采集到典型的标本，病理学家无法做出更具体的诊断。但是加上"没有恶性肿瘤的证据"是多余的，它让我们回想起陈规旧习，用"没有结核或恶性肿瘤的证据"这种刻板的词语来描述每一个组织学标本。(好像所有标本都只有结核或恶性肿瘤的可能！)骨科医生将该病例交给我们进行评估。

影像学表现

骨盆形态欠对称，髂耻线内移，使骨盆呈不对称的心形(图4.14a)，左侧髋关节比右侧高约2cm。左侧髂骨翼可见多中心或分叶状溶骨性肿块(图4.14a)。MRI图像(图4.14b~g)显示肿块主要表现为液性信号，同时伴有大量的无信号间隔，病灶呈分叶状。肿块下方延伸至髋臼，后方延伸至左侧骶髂关节后方。病灶内没有液-液平。

病理解剖学基础

左侧髂骨翼水泡状膨胀性病变伴液性信号，提示该病变为囊性灶而非实性肿块。

疾病分类诊断的分析思路

▶ **正常变异或畸形？** 这种表现的变异没有报道过。由于该患者没有其他临床骨骼畸形，因此不考虑伴

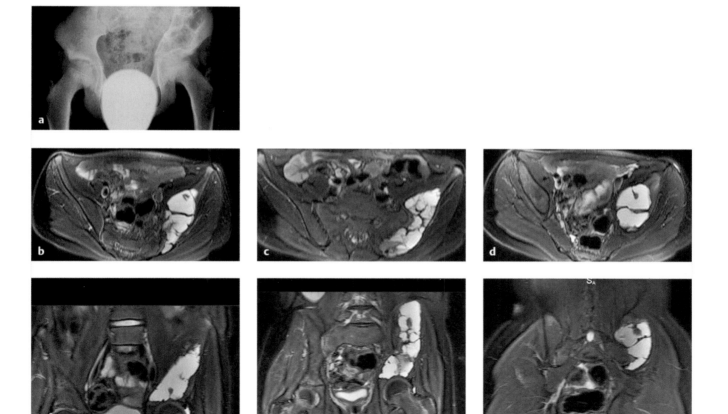

图4.14 偶然的放射学检查发现，临床上患者左下肢缩短。

囊肿形成的综合征(如基底细胞痣综合征)。

► *创伤*? 没有病史；见病例 55。

► *炎症*? 没有临床表现。

► *肿瘤*? 是，表现为骨囊肿的肿瘤样病变。

概要与讨论

这是位于左侧髂骨翼的分叶状囊性肿块，该病灶已经造成了患者明显的生长障碍，导致该侧髋关节较对侧高。这就解释了为什么左侧肢体长度缩短并出现临床症状。骨盆影像学检查提出了以下可能性：

● 青少年型骨囊肿 (又称为单房性青少年型骨囊肿、孤立性骨囊肿、单纯性骨囊肿)。

● 动脉瘤样骨囊肿。

● 纤维结构不良，尽管没有见到均匀的磨玻璃样表现。

因为病变中没有出现典型的液-液平(见病例 45)，MRI 图像排除了动脉瘤样骨囊肿。由于病灶完全由液体构成，即使纤维结构不良并伴有大部分液化，出现该种表现的可能性也非常小。

青少年型骨囊肿在没有外伤的情况下通常没有症状。当骨囊肿受到创伤时，薄壁可能破裂，引起病灶内出血(图 4.15)。只有这样的情况下，病变区域才会有疼痛感。这意味着病史通常很短。另一方面，动脉瘤样骨囊肿患者的疼痛史较长。

由于病变影响了髋关节的稳定性，因此需要进行手术治疗。病灶打开后排出一种透明的琥珀色液体，没有发现明显的隔膜。显然，在 MRI 上看到的"间隔"是骨嵴从壁向病变内突出的断层影像。组织学证实了青少年型骨囊肿的诊断。术中向囊腔内注入了合成骨移植替代品 Actifuse。

图 4.15 显示 1 例 11 岁女性患者的异常大的青少年型骨囊肿。在该病例中，外伤导致囊壁破裂，致囊内出血，MRI 表现为患者仰卧位病灶内出现液平 (图 4.15d)。MRI 增强扫描后发现 1~2mm 厚的囊壁 (图 4.15e)，这点不符合动脉瘤样骨囊肿。

最终诊断

左侧髂骨翼异常大的青少年型骨囊肿，并导致左半骨盆生长障碍。

> **评论**
>
> 仅凭骨盆 X 线片无法区分是青少年型骨囊肿、动脉瘤样囊肿，还是纤维结构不良。增强 MRI 最适合检测囊壁厚度为 1~2mm 的囊性灶。如果外科医生只取了周围的骨组织而不是囊肿内壁，组织学诊断(如活检)可能存在困难。

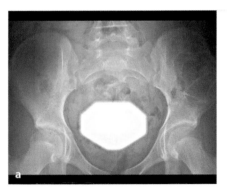
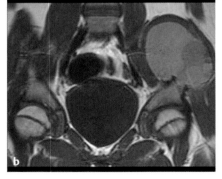
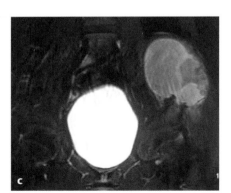
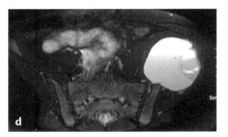
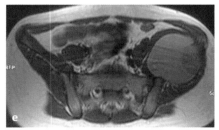

图 4.15 患儿女，11 岁，青少年型骨囊肿。

(田曼曼 译 林敏 张联合 校)

病例58(图4.16)

> **病例简介**
>
> ● 会诊申请人:骨科医生。
> ● 病史和临床问题:患者男,41 岁,左侧髂骨翼偶然发现一个膨胀性病变(图 4.16a)。骨科医生要求确定病因并评估活检的必要性。

影像学表现

X 线片显示左侧髂骨翼的上 1/3 处有一囊状膨胀性病灶,相当于 Lodwick ⅠA 级。病灶内可见散在的骨小梁结构(图 4.16b~d)及完整的硬化缘。因为没有使用软组织窗,所以我们无法测量或估计病变的衰减值。然而,骨窗图像确实显示病灶的边缘存在细小的钙化或骨化(图 4.16b)。

病理解剖学基础

由于缺乏衰减值和软组织窗图像,我们只能推测关于病变的内部成分。它可能由多种成分组成,如结缔组织、细小的编织骨、脂肪和可能的液体物质。

疾病分类诊断的分析思路

▶ **外伤**? 不是,患者否认骨盆创伤史,因此基本不可能是创伤后病变。

▶ **炎症**? 没有病史。

▶ **肿瘤**? 是。Lodwick ⅠA 分类提示生长缓慢,假定有多种成分结构提示为纤维结构不良,但也可能是一个陈旧的、单纯的、未愈合的骨囊肿。我们甚至可以考虑是退化后的陈旧的脂肪瘤。

概要与讨论

由于 CT 检查不完整,我们无法给出一个明确的诊断。无症状(偶然发现)、患者年龄、发病部位、周围钙化或骨化可提示病变为纤维结构不良的退行性变(见病例 7、73、133)。如果是未愈合的单纯性青少年型骨囊肿,考虑到囊肿暴露的位置,数十年没有受伤、骨折和出现症状的可能性不大。最后,如果在病变中发现大量脂肪组织,那么诊断骨内脂肪瘤才是合理的。

由于无法给出明确诊断,我们简单地把该病变描

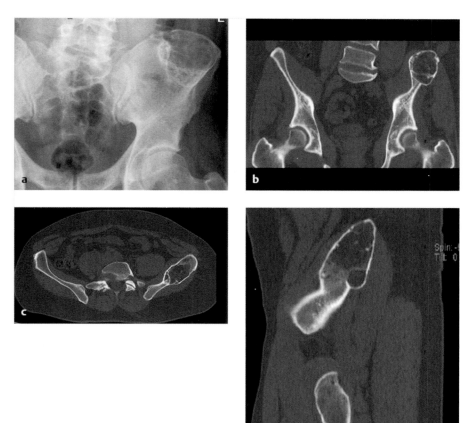

图 4.16　偶然发现的病灶。应该活检吗?

述为"来源不明的良性纤维–骨病变"。这也意味着组织学检查可能没有结果，应该属于"不要碰我"或"别管我"的病变。

软组织窗无足轻重吗？不是，软组织窗和密度测量可以提供更精确的病变分类。经验告诉我们，诊断不明常促使医生采用侵入性手术。

影像学可能性最大的诊断

左侧髂骨翼孤立的良性纤维–骨病变（"勿触碰病变"）。可能的病因：

- 纤维结构不良伴退行性变。
- 陈旧性青少年型骨囊肿。
- 脂肪瘤伴退行性变。

评论

对骨骼病变行 CT 检查时应测量病变的 CT 值，充分利用 CT 技术有助于提高判断病变内部成分的能力！

（励杨晟 译　林敏 张联合 校）

病例59(图4.17)

病例简介

● 会诊申请人:儿科医生。

● 病史和临床问题:患儿男,8.5 岁。自就读幼儿园以来语言发育迟缓及听力障碍,其他临床表现正常。经治疗后,患者语言功能明显改善。1 年前患者主观听力丧失加重时,耳鼻喉科医生曾为其行右侧中耳穿刺术和引流术,据说同样的手术在左侧无法进行。最后,患者被转诊到另一个耳鼻喉科医院,在左侧内听道底部发现了一个肿块,随后进行了影像学检查。需要说明的是,常规临床检查没有发现其他异常。

影像学表现

左侧岩骨内侧部分可见囊状扩张和混浊 (图4.17a,b),MRI T2W 图像(图 4.17c)显示无数囊样高信号。左侧颈静脉孔显示不清(此处省略外耳道、鼓室腔和内耳的更多细节)。

MRI 图像显示右侧枕骨和颈椎也有病变 (图4.17c~e),提示需要进行全身 MRI 检查。水敏感序列在脊柱、骨盆(图 4.17f~j)、左侧股骨粗隆间、股骨远端髓腔及某根肋骨、一侧腓骨中发现了播散性高信号灶。CT 图像显示相应部位为溶骨性病变(图 4.17k~o)。

发病部位

病变主要位于中轴骨,但全身 MRI 显示在长骨的松质骨内也有病变,这些病变都没有破坏骨皮质。

病理解剖学基础

播散性的骨内病灶富含氢质子,在受累松质骨中引起广泛的溶骨性改变。

疾病分类诊断的分析思路

▶ *正常变异或畸形*? 在健康的患者(听力障碍除外)自然需要考虑。如果是正常变异或畸形,我们将不得不考虑某种综合征。但患者的临床表现提示这并非正常变异,体格检查和实验室检查也均未发现任何畸形的证据。

▶ *创伤*? 无外伤史。

▶ *炎症*? 无相关临床表现。

▶ *肿瘤*? 病变好发于红骨髓,提示疾病是一种与增生组织相关的播散过程。可能性包括红骨髓中的各个细胞系发生的肿瘤(如淋巴瘤、白血病等)和肉芽肿性疾病 (如结节病和朗格汉斯细胞组织细胞增生症)。还应考虑播散性的血管性病变。

概要与讨论

患者的临床表现(该儿童除听力障碍外均健康)不符合系统性疾病,如白血病。患者胸片正常,可排除结节病。患者的年龄以及缺乏临床症状均符合局限于一个器官(骨)的朗格汉斯细胞组织细胞增生症,但骨皮质完整无法解释。朗格汉斯细胞组织细胞增生症的病灶通常会在某处破坏骨皮质,有时会穿透骨皮质并延伸到软组织。

另一种可能是囊性血管瘤病, 这与既没有全身症状也没有骨骼病变引起的症状(除了听力损失)是符合的。从左侧岩骨取活检,因为活检标本有严重的纤维化,第一个病理科医生倾向于“终末期炎症或中耳炎”。同时由于缺乏典型的标志物,如 S100 和 CD 1A,他排除了郎格汉斯细胞组织细胞增生症。而一名骨肿瘤病理学家特别强调了在标本中发现的血管成分, 描述中提到“巨大的扩张的血管腔,有些类似于不完整的静脉壁,镶嵌在纤维结缔组织髓样基质中”,他诊断为血管畸形。此诊断与影像学表现完全一致。病例 32、33 和34 阐明了囊性血管瘤病,并回顾了该病的基本特征。

这里我们应该注意到关于血管瘤病的一个新观点。Bruder 等[33]最近的研究对血管瘤病作为真正的血管性多中心肿瘤的传统观点提出了质疑,因为增生率低于 1%,内皮细胞 GLUT1 始终呈阴性、WT1 仅呈极弱阳性。这表明以前在组织学上被归类为血管瘤病的多发血管瘤中,至少一些实际上是血管畸形(通常是静脉)。光镜下很难区分血管瘤和血管畸形。这也与我们在 22 个病例中的观察结果一致。血管畸形和血管发育不全的复杂分类超出本章讨论范围,详细的描述可以在专著中找到[13,18]。病理解剖学上,我们可以将病变描述为含有血管畸形的骨内空洞,这也解释了 MRI 和CT 的发现:病灶在 MRI 水敏感序列上呈高信号(但不是囊性的!)(见病例 33、134 和 154),因为畸形的静脉和淋巴管内流速明显非常缓慢,而高流速的动静脉畸形则相反。空洞的 CT 表现为局灶性、多中心或融合性的小梁结构消失。

由于这例患儿相对来说没有任何症状 (见上文),

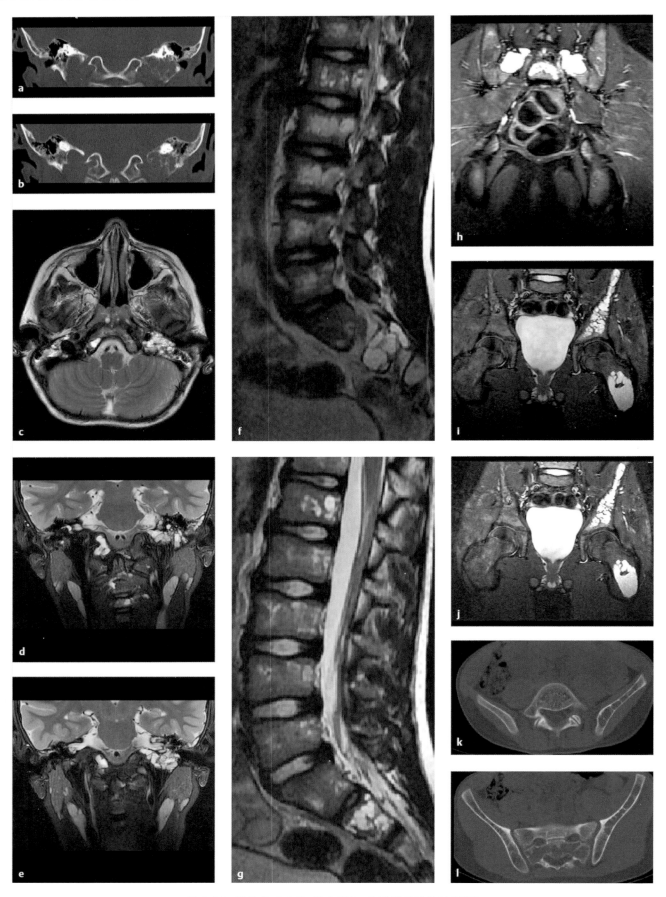

图 4.17　患儿男，8.5 岁，听力缺失：左侧岩骨囊肿?(待续)

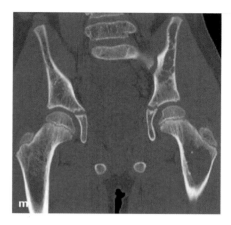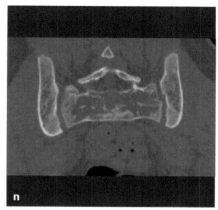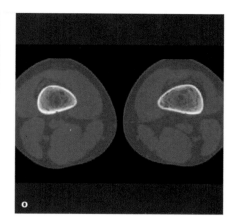

图 4.17(续)

抑制血管增生(血管形成)的治疗被取消。1 年后,除了单侧听力丧失外,患者没有其他症状。

最终诊断

　　囊性血管瘤或血管瘤病,以血管畸形的形式出现,伴有弥漫性骨骼受累,包括岩骨。

(励杨晟 译　林敏 张联合 校)

病例60(图4.18)

病例简介

- 会诊申请人：患者本人。
- 病史和临床问题：患者女，68岁，主诉非特异性下腹痛和腰痛。除此之外，她身体健康，积极锻炼，无不良生活方式。实验室检查正常。因下腹部症状行腹部MRI检查，发现骶骨右侧块信号异常，1年前的腹部MRI无异常。最近一次检查（图4.18a~d）时这一异常信号没有变化。患者询问病因和活检的必要性。

影像学表现

骶骨右侧块后部T1W图像（图4.18a）表现为稍低信号，T2W图像（图4.18d）表现为高信号。增强后病灶中度强化（图4.18b,c）。

2周后，我们要求进行CT扫描（图4.18e,f），对骨骼进行更详细的评估，发现MRI显示异常的区域CT值呈负值（高达-220HU）。需要补充的是，该区域的SPECT放射性核素骨显像正常，PET-CT（18F-FDG全身PET-CT）呈阴性。

病理解剖学基础

无论MRI结果如何，CT显示骶骨右侧块局部脂肪密度具有重要意义，几乎可以据此排除实性肿瘤。脂肪结构相对于另一侧不对称意味着该区域的松质骨较少。

疾病分类诊断的分析思路

▶ **正常变异或者畸形**？ 不是，病变是在过去的1年中发生的。

▶ **创伤**？ 患者想不起有任何创伤史。她确实参加了体操和北欧步行运动，但并未过度运动。

▶ **炎症**？ 无相关临床表现或实验室标志物升高。

▶ **肿瘤**？ 不是，CT表现及PET-CT阴性不符合肿瘤。

▶ **坏死**？ 很有可能（见下文）。

概要与讨论

右侧块肿物的病变肯定是良性的，原因如下：

- 它是偶然发现的。
- 18F-FDG全身PET-CT阴性。
- SPECT放射性核素骨显像阴性。
- 它是由脂肪组成的。

对可疑的MRI表现进行正确的放射学分类的关键在于CT检查，它显示了整个受累区域的脂肪或脂肪结构。脂肪是放射科医生的"朋友"，因为它几乎可以排除肿瘤。当然，这不适用于含有脂肪成分的病变（例如，一些肾细胞癌、血管平滑肌脂肪瘤等）。

CT上确定该区域为脂肪成分，那我们该如何解释MRI的表现？解释为感兴趣区域局限性的骨髓坏死，或

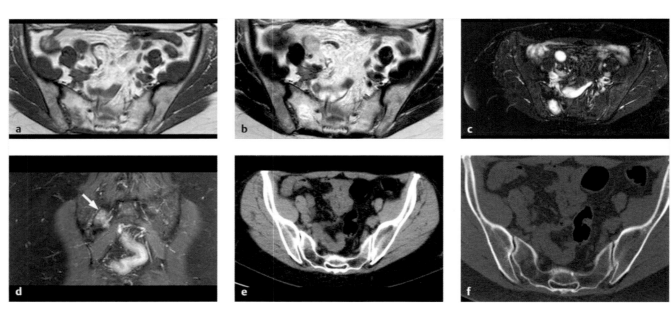

图4.18　腹部CT/MRI上偶然发现的异常：是否需要活检？

者可能是先前存在的局灶性造血增生的坏死（见病例 5 中的图 2.12）是合理的。如果坏死区域没有完全失去血液供应（不位于末梢血管床），这可以解释对比增强的现象。皂化过程可能是导致 T2W 图像信号强度增高的原因，也可以解释在 MRI 上显示脂肪较少而 CT 显示脂肪更多的"矛盾"表现。本病例也证明 CT 显示脂肪组织比 MRI 更可靠。

我们认为没有必要活检。临床无症状的病变是否应该进行随访可以酌情而定。补充一下，根据患者的要求进行了 1 年多的随访，病灶没有改变。

最终诊断

骶骨右侧块局限性骨髓坏死，以脂肪替代的方式愈合。

评论

骨骼的 MRI 表现难以明确或缺乏合理解释时，CT 检查是必不可少的。如果 CT 上主要是脂肪密度，则 MRI 表现应诊断为良性。

（励杨晟 译　林敏 张联合 校）

4.3 奇特的骨折

病例61(图4.19)

病例简介

- 会诊申请人：患者本人。
- 病史和临床问题：患者主诉下腰痛放射到右腿，持续约6周。患者曾为竞技运动员，几年前退役。

影像学表现

影像学检查发现右侧髂骨后部有一个小的溶骨性病变伴硬化缘，一条类似骨折线样的透亮带从该病灶向内下延伸至相邻的骶髂关节。在所有CT层面（图4.19a,d~f）和MRI上（图4.19b,c），骶髂关节表现正常，尤其是骶侧。MRI图像上骨病灶尾侧骨内可见结节状水肿样信号区（图4.19b,c）。腰椎的MRI图像（本文未展示）清楚地显示右侧L5~S1水平的旁中央型椎间盘突出。

发病部位

病灶位于松质骨内，并位于生理负荷较大的骨盆环后部（髂骨的前上角）。

病理解剖学基础

一个小的三角形骨碎片已与周围骨质分离，尤其是在图4.19f中更清楚。碎片外侧的骨缺损可以解释为吸收或破坏的区域。

疾病分类诊断的分析思路

▶ **正常变异？** 没有已知的先例。

▶ **外伤？** 极有可能。该患者曾经是一名竞技运动员，在髂骨后部的前上角出现应力性骨折并导致小的三角形骨碎片分离和坏死，这种情况并不少见。因此，在CT冠状位图像（图4.19a）中小的溶骨灶是骨碎片旁的吸收区（如图4.19f放大的CT轴位图所示）。边缘硬化提示病程较长，这与患者的病史相符。在主要病灶

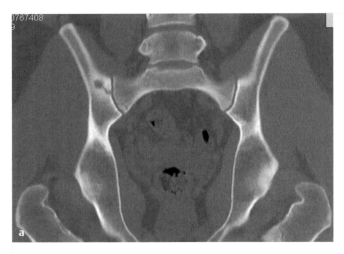
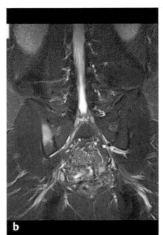
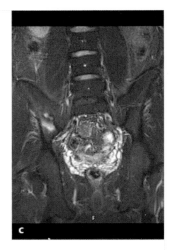
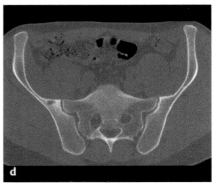
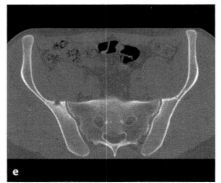
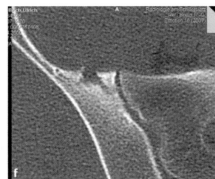

图4.19　右侧下腰痛，右侧髂骨有可疑发现。是否为肿瘤？

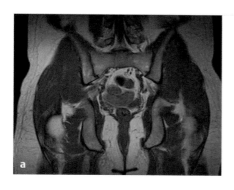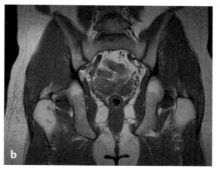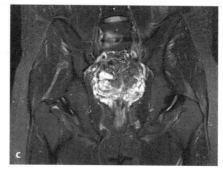

图 4.20　图 4.19 患者 2 年后 MRI 随访情况。

的外侧和尾部出现水肿样信号，可能提示骨碎片不稳定，不应将其解释为疼痛的原因。众所周知，水敏感序列中许多边缘不清的高信号（水肿样信号，并非骨髓水肿，参见第 1 章中"边缘不清的高信号"）与临床表现无关。

▶ **炎症？** 不是，发生在成人髂骨外部的炎症非常少见。

▶ **肿瘤？** 不是，很难想到肿瘤（嗜酸性肉芽肿？非霍奇金淋巴瘤？）会导致坏死和骨碎片分离。

▶ **坏死？** 在一定程度上有可能，见上文"外伤？"。据作者所知，该区域不是终末血管床，尚无该处发生原发性骨坏死的报道。该患者也没有导致骨坏死的疾病和诱因（例如，使用皮质类固醇）。

概要与讨论

溶骨性病变可能属于偶然发现，因为 6 周的疼痛史更符合 L5~S1 椎间盘突出的根性放射痛。当进一步询问时，患者称服用非甾体抗炎药后数天内症状消失，这也符合根性痛。

总而言之，患者的竞技体育运动史提示其应力性

骨折没有完全愈合并引起坏死，导致小骨碎片分离。由于硬化边似乎已经存在很长一段时间（见上文"外伤？"），因此可以合理地假设，患者应该在几年前就有临床表现。

患者 2 年后随访的 MRI 证实应力性骨折线已完全消失（图 4.20）。

最终诊断

髂骨前上角陈旧性未愈合的应力性骨折。

评论

结合患者的病史才能确定影像学异常表现的临床意义。本病例有两个影像学异常表现（椎间盘突出症和髂骨溶骨性病变），但仅有一个主要的临床主诉：下腰痛伴神经根放射症状。放射科医生现在必须考虑什么样的诊断与这些临床表现相符，尽可能与临床医生进行讨论，有助于做出正确诊断。

（高铖铖　梁嘉豪　译　杨晴媚　张联合　校）

病例62(图4.21)

病例简介

- 会诊申请人：创伤外科医生和内科医生(内分泌科专家)。
- 病史和临床问题：患者女，66岁，独居生活。骨骼和肌肉疼痛导致无法行走。内科医生诊断为不明原因的肝病。患者主诉轻微外伤后多次骨折。实验室检查结果发现碱性磷酸酶水平明显升高。

影像学表现

X线片(图4.21a,b)显示骨盆环前部"蝴蝶"形骨折，从2009年5月至12月逐渐移位并有大量骨痂形成，而老年患者通常没有这么多的骨痂。骨盆环后部骨骼出现结构改变，CT(2009年5月进行的腹部CT检查)发现骶骨有宽大的骨折线，其边缘有反应性-修复性硬化(图4.21d~f,h~k)。图4.21g~i显示右耻骨支骨折，骨折前外侧可见成熟的有完整结构的骨化块(图4.21l)。2009年5月的右足X线片(图4.21c)显示第5跖骨基底部宽而不完整的骨折线。骨性胸廓CT平扫(图4.21m,n)发现肋骨骨折，尽管有骨痂形成但仍未愈合。脊柱CT平扫(本文未展示)可见脊柱无明显骨折。

发病部位

骨折主要位于骨盆环的前后部和肋骨的前后部。

病理解剖学基础

在没有明显外伤史的患者中，负重较大的骨骼区域(骨盆环前后部、肋骨、第5跖骨骨底部)未愈合的骨折，总是应该怀疑功能不全性骨折，或是结构脆弱的骨骼(如骨软化症)中发生的骨折。右耻骨骨折旁的骨化可能是出血引起的异位骨化。

疾病分类诊断的分析思路

▶ 外伤？不是。

▶ 系统性疾病？是。主要的可能性是骨质疏松、骨软化症、甲状旁腺功能亢进和骨纤维生成不良。

概要与讨论

我们可以排除骨质疏松症为多发性骨折的主要原因，因为在年龄相关性骨质疏松性骨折典型的部位(脊柱)没有骨折。

骨纤维生成不良是一种全身性骨病，可能是酶相关的获得性骨胶原合成缺陷所致，仅累及板层骨的胶原纤维。与骨软化症一样，患者会遭受进行性骨痛和骨折。由于模糊的小梁结构增粗、增厚，骨骼在影像学上密度增高，并且高密度区域中可以发现透亮区，总体上表现为斑片状密度增高，本病例不符合。这种疾病常有脊柱骨折。确诊需要通过偏振光下显微镜检查。实验室检查碱性磷酸酶水平可能会升高，而其他值正常。

本病例影像学表现(足部短管状骨无骨膜下吸收、无棕色瘤)或临床表现(无认知障碍、心律不齐、精神状态变化或血清钙、甲状旁腺激素升高)不符合原发性甲状旁腺功能亢进。

唯一符合的诊断是骨软化症，证据如下：

- 功能不全性骨折，此病例中可称为Looser带或假性骨折，其特征是宽度不一的双侧对称性骨折线，通常伴有大量未分化的骨痂。从组织学上讲，它们是不完全愈合的骨折，由未矿化或少许矿化的类骨质和结缔组织连接。骨软化症的功能不全性骨折好发于肋骨的前、外和后侧(应力更大的位置)，以及骨盆环前后部和跖骨，常双侧对称分布。

- 患者的生活状况。患者是一名独居的老年女性，很少暴露在阳光下，营养不良，尤其缺乏维生素D和钙。骨软化症可能加重既往的老年性骨量减少或骨质疏松症，但我们不认为这是造成严重骨折的主要原因。

- 出血和异位骨化引起耻骨骨折部位的假瘤形成。近年来，已经有许多这类病例采用手术处理，主要是由于缺乏对可能的原因(即全身性骨病)的认识。

- 血清维生素D水平低，碱性磷酸酶水平升高。

关于耻骨功能不全性骨折的机制，应该指出，功能不全性骨折通常首先出现在骨盆环后部[骶骨和(或)髂骨]，随之产生的不稳定性会在骨盆环前部施加更大的应力，从而使已经脆弱的骨骼发生功能不全性骨折。骨扫描显像显示功能不全性骨折骨盆环后部的特征表现是：骨盆环后部双侧放射性摄取增高，称为"本田标志(H)征"(图4.22)。

患者接受维生素D和钙替代治疗，不久之后，她的骨骼和肌肉疼痛得到缓解，许多骨折部位也愈合。

图4.22显示了1例老年女性患者，她居住在管理不善的疗养院中，发生了严重的骨软化症并伴有骨盆

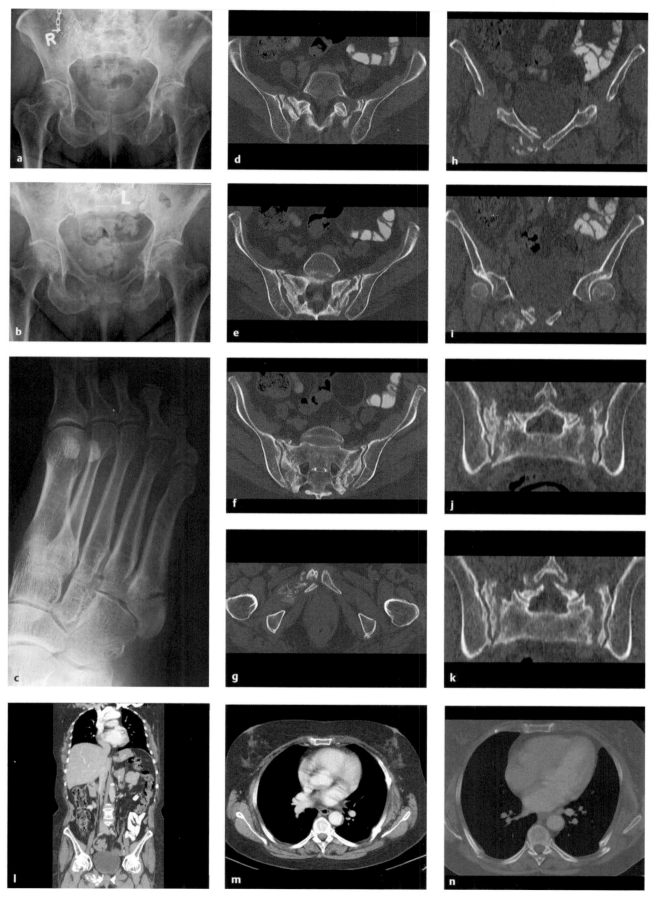

图 4.21 反复发生的骨折。

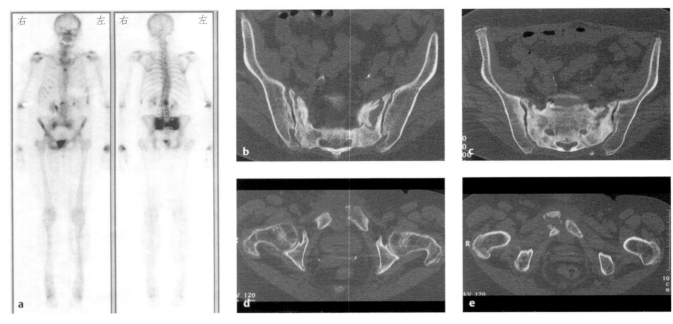

图 4.22　老年女性,"本田标志(H)征"。

环前后部骨折。骨扫描显示骨盆环前后部放射性摄取增高,本田标志(H)征阳性。这种表现加上广泛的明显的骨骼肌肉疼痛史,很容易诊断。随后的 CT 扫描主要用于明确骨折线和移位程度。

图 4.23 是 1 例 45 岁女性患者,患有非常严重的骨质疏松和骨软化症,并伴有骨盆环前后部、左侧髂骨翼功能不全性骨折。该患者有 15 年类风湿关节炎病史,每天服用 75mg 泼尼松龙,持续 8 年。在一次摔伤后,她接受了全髋关节置换术以治疗股骨头缺血性坏死和股骨颈骨折。早期的功能不全性骨折被认为与外伤有关,患者遂转给家庭医生处理。后来,她因严重骨痛,特别是骨盆疼痛而再次入院。患者不能走路。其碱性磷酸酶水平高到正常水平的几倍,而 25-羟基维生素 D_3 水平非常低。通过适当的替代疗法,患者症状很

快改善,并且骨折愈合。左侧髂骨翼的不完全骨折发生在其结构上的脆弱点,即生理结构上此处有斜行的骨内大血管穿行。

最终诊断

　　骨软化症伴骨盆环前后部严重功能不全性骨折,右腹股沟假瘤形成。

评论
近期有骨折史的老年女性广泛骨骼肌肉疼痛的鉴别诊断,应该考虑骨软化症或伴有骨软化的骨质疏松症。

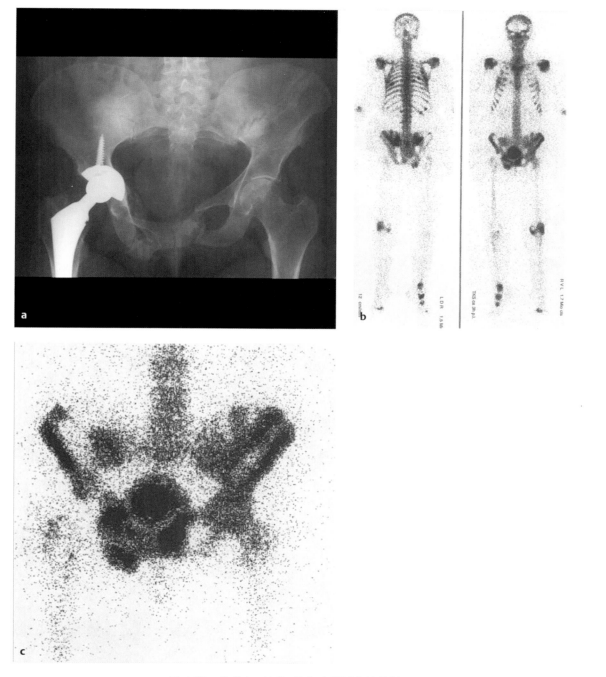

图 4.23　患者女,45 岁,骨盆功能不全性骨折。

（高铖铖　译　林敏　张联合　校）

病例63(图4.24)

病例简介

- 会诊申请人：患者父亲。
- 病史和临床问题：患者男，25岁，左腹股沟疼痛、肿胀和局部发热持续约3周。他在踢足球时曾出现非常严重的疼痛，患者曾是一名狂热的足球运动员，过去6个月中，在踢空时左腹股沟痛反复发作。左腹股沟MRI(图4.24)表现难以定性，鉴别诊断包括肿瘤(因为有明显强化)，建议切除活检。患者父亲很担心，所以请求会诊。

影像学表现

图4.24的MRI显示左腹股沟处肿块明显强化，其中心呈类圆形低信号。

发病部位

MRI显示病灶位于髂前下棘区。

病理解剖学基础

左腹股沟肿块明显强化提示血液供应丰富，高信号病灶向远近端两侧"膨胀"并渐渐变尖，以及内侧以髂腰肌轮廓为界的特点均提示该病灶原来为液性。中心低信号区可能是骨化。

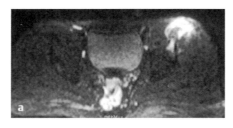

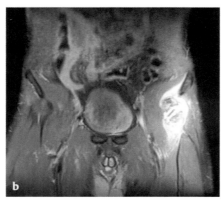

图4.24　足球运动员，左腹股沟处是否有肿瘤？

疾病分类诊断的分析思路

▶ **创伤**？是。因为患者是业余足球运动员，并且踢球时经常踢空。应当指出，这种踢空的动作可能会导致髂前下棘撕脱性损伤或真正的撕脱性骨折。应该进一步行CT检查。CT(图4.25)显示髂前下棘表面薄层撕脱性骨折的典型征象。

▶ **肿瘤**？不是。因为病灶的内侧边缘、长圆形的形态和两极变尖等不符合肿瘤。肿瘤倾向于呈同心圆模式生长，不一定像血液通常那样沿着筋膜表面延伸。

概要与讨论

结合病史和临床表现来解释影像学表现，此病例可谓经典。无须活检，活检反而可能使缺乏经验的病理学医生诊断为骨肉瘤，因为病变存在不成熟的成纤维组织，有丝分裂多见，中心的细胞核轻度不规则，在病变中间区域有骨样组织形成。

撕脱性骨折定义为猛力牵拉导致肌腱或腱膜附着处骨骼结构破坏。受伤可能是由一次剧烈的牵拉或多次重复牵拉所致。通常会存在大量的深层组织出血，这可能导致异位骨化或骨化性肌炎（发病机制见病例29、30、156）。对于重复性创伤，此过程通常是多中心的，并且可能在成熟的各个阶段遇到。因此，影像学表现可以从血管丰富的软组织一直到完全成熟的骨化，本病例就是如此。周围的骨化总是比中央的骨化性肌炎更密实和成熟，它们之间是一个中间区域，因此整体呈三区结构。此外，这种结构在骨膜骨肉瘤中正好相反

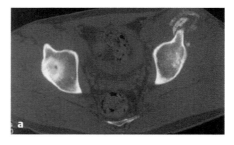

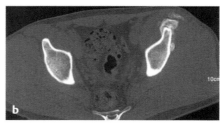

图4.25　图4.24病例的CT图像。

（其以密实、高度骨化为基础，周围是非骨化的类骨质）。在足球运动员尤其是青少年，髂前下棘是骨折分离和撕脱性骨折的好发部位，仅次于坐骨结节。它为股直肌附着点。

最终诊断

髂前下棘反复的撕脱性骨折伴创伤性骨化性肌炎。

（高铖铖　译　林敏　张联合　校）

病例64(图4.26)

病例简介

- 会诊申请人：病理科医生。
- 病史和临床问题：患者男，16岁，6个月前在一次非正式足球比赛中左侧坐骨区突发疼痛，左侧大腿和小腿后部间歇性麻木感。临床检查未发现骨盆区域有明显异常。该患者步态正常，无神经系统异常。他有神经性厌食症的病史。影像学检查结果怀疑骨化性肌炎，鉴别诊断包括骨旁骨肉瘤。由此进行广泛的活检，但病理科医生在标本中未发现骨化性肌炎或骨旁骨肉瘤的证据。这位经验丰富的骨骼病理学家提出了正确的诊断，并要求影像科医生进行确认。

影像学表现

X线片(图4.26a,b)显示在左侧坐骨结节的下方稍偏外侧有一个骨性结构，其周围覆盖有2个新月形骨化。相邻的坐骨有较大的缺损(与对侧比较)，形态与其下方的骨性结构相吻合。其他骨轮廓和结构正常，但骨骺板和骨突骺板尚未闭合，这对于16岁的患者来说虽然较少见但还算正常。图4.26c~j中MRI(T1W TSE SENSE)显示坐骨和周围肌肉中明确的水肿信号。

发病部位

上述骨性结构非常接近坐骨的骨突。最大的近端骨性结构与邻近坐骨的缺损在形态上相吻合。

病理解剖学基础

正常的小梁结构(较大的骨块中表现最明显)，并且与坐骨缺损的密切吻合关系(见发病部位)均提示撕脱性骨折。

疾病分类诊断的分析思路

▶ *正常变异或畸形*？骨突骺板的闭合可能变异很大，尤其是在耻骨和坐骨中[17]，并且永存骨骺并不少见(详见下文)。

▶ *创伤*？是，病史表明踢球造成的创伤与疼痛发作之间存在明确的时间关系，结合上述"病理解剖学基础"中的讨论，将较大的骨性结构诊断为坐骨结节的撕脱性骨折至少是合乎逻辑的。其远侧的新月形骨性结构将在下文"概要与讨论"中进行讨论。

▶ *肿瘤或肿瘤样病变*？因为骨化位于特定的解剖结构旁，如下所述，坐骨结节是骨盆撕脱性骨折最常见的部位，所以考虑肿瘤(如骨旁骨肉瘤)是不合理的。如果骨化性肌炎被认为是一种肿瘤样病变，则是有可能的，也符合外伤史，但应该在病变内和周围有相应的组织学改变。

概要与讨论

基于以上讨论，影像学表现应该诊断为坐骨结节的撕脱性骨折，依据如下：

- 踢球造成的创伤与出现临床表现之间有明确的时间关系。
- 根据Rossi和Dragoni的研究[36]，坐骨结节是青少年运动员骨盆撕脱性骨折最常见的部位。在足球(跑和踢)和短距离速跑运动中，以下肌肉附着点的撕脱性骨折尤其常见：
  - 大收肌。
  - 股四头肌。
  - 半膜肌。
  - 半腱肌。
  - 股二头肌长头肌腱。
- 3个骨性结构中最大的一个正好可以"填充"坐骨结节的缺损；理论上可以将其推回缺损中。
- 骨性结构具有松质小梁，证明它们不是由肿瘤类骨质形成的无定形骨化。

最大骨性结构远端的新月形骨性结构可能表示较早的异时性撕脱或变异或异常骨化，被撕脱性骨块推移。神经性厌食病史支持异常骨化，它可干扰正常的骨骼发育。这例16岁的患者的开放性骨骺板可以进一步讨论，但需要补充的是，骨盆骨骺的骨化和适应有较大的变异。从整体上看，可以纯粹根据影像学来解释该病例，而无须活检。病理科医生能够排除骨化性肌炎。

MRI表现令人困惑，也许误导了接诊医生。应进一步行CT检查，以便更准确地评估空间解剖关系和详细观察骨(小梁)结构。另一方面，仔细阅读本病例的X线片有助于对MRI表现做出正确解释。

最终诊断

坐骨结节撕脱性骨折。

评论

　　年轻患者肌骨系统的 MRI 表现无法定性时,可以通过 CT 或至少通过平片检查来进一步观察,以避免不必要的活检并减轻患者及其父母的焦虑。

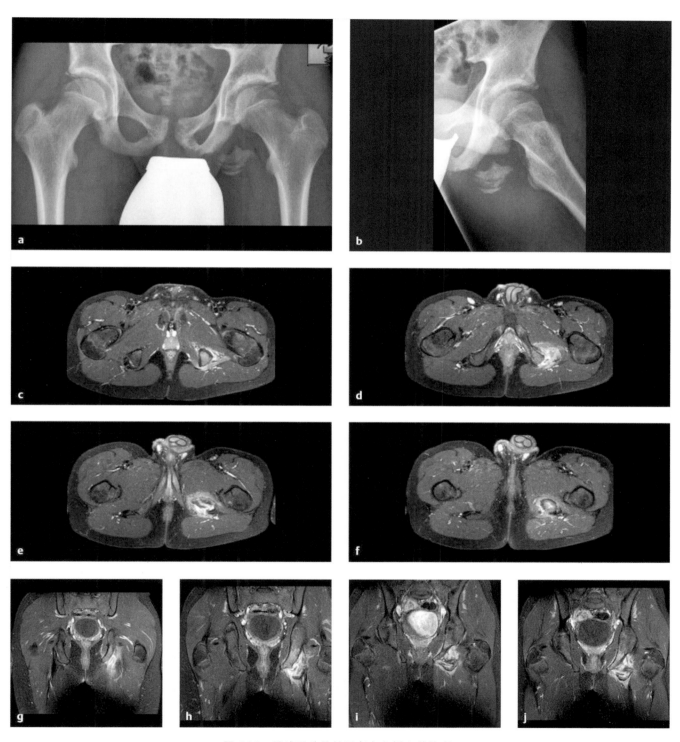

图 4.26　足球运动员是否存在左侧坐骨肿瘤?

(高铖铖 译　林敏 张联合 校)

4.4 病灶主体位于骨外的病变

病例65（图4.27）

病例简介

- 会诊申请人：骨科医生。
- 病史和临床问题：患者男，29岁，右臀部进展性肿胀及疼痛。

影像学表现

CT显示右侧髂骨翼宽基底骨性突起，与髂骨髓腔相通，与右侧髂骨翼之间没有皮质分隔（图4.27b），病灶内部CT值与邻近髓腔相似（图4.27b，f）。病变周围可见不规则软组织肿块，其内密度不均，密度低于邻近肌肉（图4.27c~f）。软组织肿块内可见散在钙化（图4.27d，箭头所示）。MRI（图4.27a，抑脂T2W图像）显示骨性肿块周围存在线样高信号灶，而软组织肿块信号低于邻近肌肉，周围可见厚薄不一的环形高信号影。

发病部位

右侧髂骨骨性突起与基底部髓腔直接延续，也就是说病变与髂骨髓腔相通。

病理解剖学基础

显而易见，病变来源于右侧髂骨并向外生长。因为骨性突起与髂骨髓腔相连，骨性突起外缘是一层与软骨相似的组织，我们初步考虑外生骨疣（即骨软骨瘤）。单从体积来看，周围不规则的软组织肿块类似高信号软骨包绕的肉瘤样组织。这是最终的诊断吗？

疾病分类诊断的分析思路

▶ *外伤*？ 或许有某种挤压伤作用于骨软骨瘤，从而形成臀肌血肿，但本例患者没有明确外伤史。此外，大的肌肉血肿内应该有液平面。

▶ *炎症*？ 只考虑大肿块的话，炎症是有可能的，慢性创伤可能是其原因。但炎症一般会有显著的临床症状，这么大的炎性肿块一般会出现不同程度的坏死和液化。

▶ *肿瘤*？ 这么大的肿块提示恶性软骨来源于肿瘤，最终诊断为软骨肉瘤。

概要与讨论

以上讨论强烈表明，这是由软骨性外生骨疣恶变而来的外周性软骨肉瘤。大的良性软骨性外生骨疣是存在的，如何判断是否恶变？如出现以下征象和特征，则强烈提示恶变[18]。

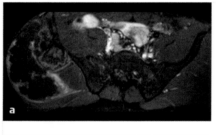
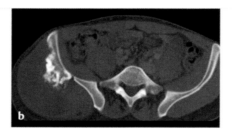
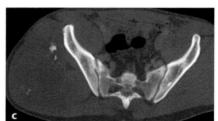
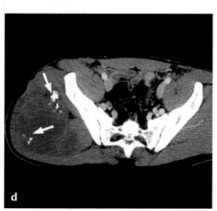
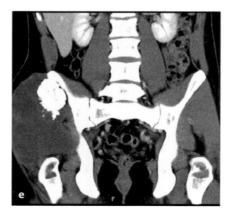
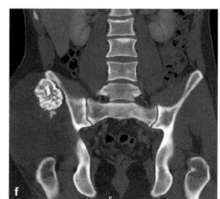

图4.27　右臀部可触及肿块。

●软骨内骨化的成熟性外生骨疣有厚的软骨帽。如果软骨帽>3cm,软骨肉瘤的可能性很大,应手术切除。如果软骨帽的厚度不超过2cm,一般只需随诊,但对于<40岁的患者,建议预防性手术切除。本病例原来应该有厚的软骨帽被肉瘤组织破坏,仅在骨化的外生骨疣表面(图4.27a)和低信号软组织肿块周边残留少许软骨组织。也许是肉瘤组织先从均匀的软骨内生长并使后者分裂,从而导致外周软骨外移。

●肿瘤软骨小而不规则的骨化位于软骨或纤维性肿块内,远离骨化的基底部(图4.27d)。

●病变位于躯干并靠近躯干。

●近期增大且伴有疼痛。极少数情况下,这可能是周围滑囊炎引起的。

●遗传性骨软骨瘤病,其中某个骨软骨瘤恶变为软骨肉瘤的风险增加(5%~7%的骨软骨瘤病患者最后会发展为软骨肉瘤)。本病例不属于这种情况。

图4.28显示髂骨翼的(良性)软骨性外生骨疣或骨软骨瘤(患者女,25岁,右臀偶有疼痛)。骨软骨瘤通过狭小的基底与髂骨翼髓腔相连,且其间没有骨皮质分隔(图4.28b)。这显示的就是肿瘤实体。MRI显示骨性突起的头部有一层薄薄的软骨帽(图4.28c,f,g),软骨帽厚约几毫米。骨软骨瘤周围皮下脂肪密度增高(图4.28e)应该是长时间压迫所致。有时软骨瘤头部表面有滑囊形成,滑囊可以产生炎症。不是所有的滑囊炎MRI都有所显示,超声显示更佳。

最终诊断

大的右侧髂骨翼软骨肉瘤。

评论
软骨起源的肿瘤,如果体积较大,强烈提示软骨肉瘤。同时有一些明确的放射学征象可以诊断软骨肉瘤。

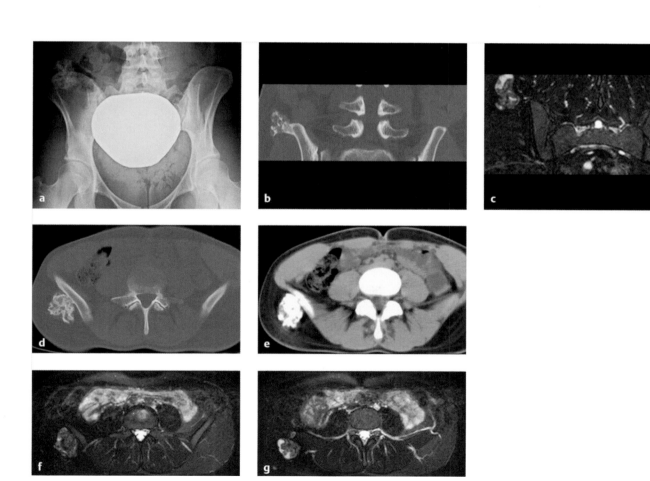

图4.28　患者女,25岁,骨软骨瘤。

(胡亮 译　舒锦尔 张联合 校)

4.5　软组织钙化

病例66(图4.29)

> **病例简介**
>
> ● 会诊申请人：肾内科医生。
> ● 病史和临床问题：患者男,有长期透析史,24 岁时拍摄的 X 线片如下(图 4.29)。患者慢性肾衰竭导致出现高磷酸盐血症, 由于某些原因未予治疗,原因不详。近期患者肩关节、髋关节、部分掌指关节周围软组织出现肿胀,肾内科医生申请会诊以明确关节肿胀的原因。

影像学表现

平片显示两侧髋关节周围(以右侧为主)(图 4.29a)、右手第 4 掌指关节尺侧 (图 4.29b)、鹰嘴上方 (图 4.29c)软组织内可见大量的钙化性肿块。肩关节周围同样可见不规则软组织钙化(本文未展示)。右手平片所见诸骨骨小梁增粗、硬化,指骨末端甲粗隆边缘模糊不清(图 4.29b)。

发病部位

钙化团块主要位于关节周围软组织内, 特别是滑囊周围。

病理解剖学基础

结合患者的病史及右手平片骨质改变, 首先考虑转移性钙化, 即磷酸钙和碳酸钙或草酸钙沉积所致。当钙磷乘积>70 时, 软组织内出现钙质沉积,以关节周围和血管显著。最常见于肾性骨病和高维生素 D 血症。

疾病分类诊断的分析思路

基于患者长期血液透析病史并有磷酸盐代谢紊乱, 首先考虑代谢性疾病,其他原因(如正常变异、创伤、炎症或肿瘤)可以不列入鉴别诊断范围。

概要与讨论

关节周围结构特别是滑囊的钙化, 应考虑肾性骨病所致的软组织钙化,右手平片也可证实这一点(骨软化症和继发性甲状旁腺功能亢进引起的骨小梁增粗、骨膜下骨吸收、皮质条纹和甲粗隆骨质吸收)。这些钙化易发生在血管壁间质、软骨及关节周围软组织内。图 4.29 反映了该疾病进程中的一个阶段, 后续影像显示钙化成分不断增多, 形态越发不规则。该患者行肾移植及甲状旁腺切除, 术后 1 年钙化完全消失。

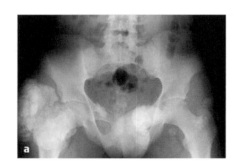
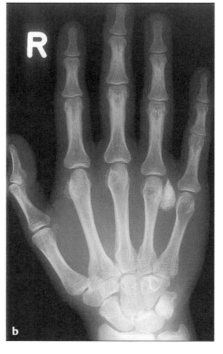
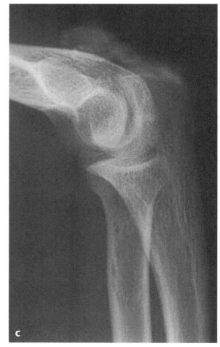

图 4.29　透析患者不明原因的关节肿胀。

从临床角度来看，鉴别诊断还包括淀粉样蛋白异常沉积症，但患者没有 β_2-微球蛋白血症的影像学征象（腕骨的侵袭性破坏性改变）。

此处显示的肿瘤样钙化不应与肿瘤性钙质沉着症相混淆，更精确地说，后者应该称为假肿瘤性钙质沉着症，是一种遗传性疾病。

图 4.30 显示 1 例 33 岁男性患者，透析史 12 年，有严重的肾性骨病。骨扫描、平片、CT 扫描显示肩关节周围不规则软组织钙化，骨扫描片上肩关节周围可见对称性高摄取，类似于军服的肩章或足球运动员的护肩。

图 4.31 显示 1 例 31 岁男性患者，有长期透析史，

以及广泛的肾性骨病。MRI 显示软组织钙化内出现沉淀现象。

最终诊断

肾性骨病关节周围软组织肿瘤样钙化。

透析治疗的患者，关节周围软组织内出现肿瘤样钙化，通常是肾性骨病或高维生素 D 血症伴高磷酸盐血症所致。

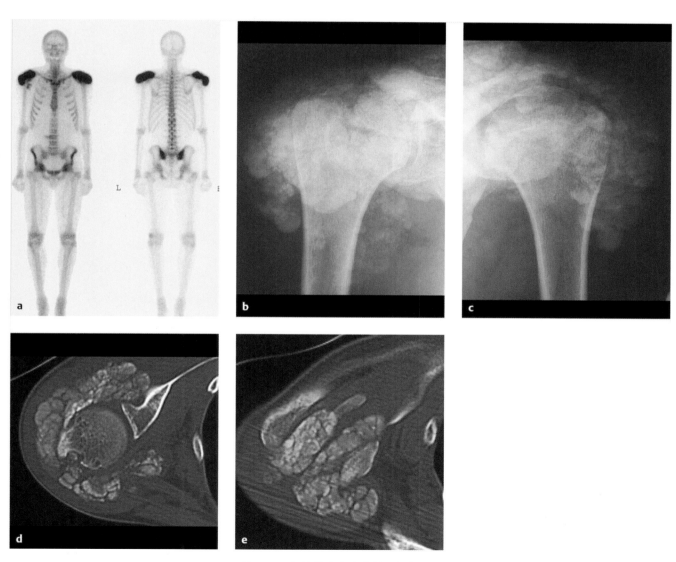

图 4.30　肾性骨病患者的软组织钙化。

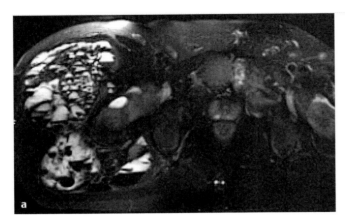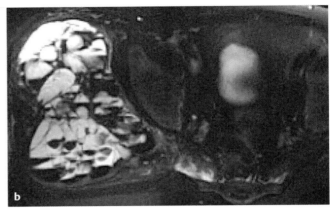

图 4.31 患者男，31 岁，有长期透析史，右侧髋关节 MRI 图像。

（胡亮 译 舒锦尔 张联合 校）

4.6 髋部

病例67(图4.32)

病例简介

- 会诊申请人:风湿科医生。
- 病史和临床问题:患者女,31 岁,多个掌指关节、双髋、双膝疼痛。11 年前诊断为 Perthes 病后遗改变并进行手术治疗,具体不详。患者主诉年幼时体健。因掌指关节疼痛,怀疑是血色病,但患者铁代谢及基因检测正常而被排除。患者类风湿因子和炎性指标均正常。

影像学表现

双侧股骨头变扁,股骨颈短缩。由于股骨头扁平,髋臼窝相对较浅,没有形成正常的、向内凸起的曲线(图 4.32a)。两侧髋关节间隙中央变窄,右侧股骨头边缘骨赘形成,左侧股骨头软骨下可见小囊样透亮区。双手掌骨头(图 4.32b)均扁平,与股骨头表现类似,局部可见硬化及小囊性透亮区,以右手第 2、3 掌骨头显著。双手掌指关节间隙正常,近节指骨近端形态正常,其他关节结构(如腕关节)均未见明显异常。

发病部位

病变均位于骨端。

病理解剖学基础

股骨头和掌骨头扁平、不规则提示先天性骨骺发育不良。

疾病分类诊断的分析思路

▶ **正常变异或畸形?** 是,病变主要表现为多发骨骺变形(骨骺发育不良)。

▶ **灌注缺损性坏死?** 该诊断对于髋关节是合适的,但如果将髋关节和掌骨病变均诊断为骨坏死,多发掌骨头局灶性骨坏死很难解释。

概要与讨论

10 年前另一家医院诊断为 Perthes 病并不准确,因为这无法解释 10 年后掌骨头的影像学表现。儿童时期股骨头缺血性坏死的后遗症与骨骺发育不良有相似的影像学表现(股骨头扁平、髋臼窝变浅、软骨下骨质结构改变)。一般而言,股骨头缺血性坏死常有长期疼痛的病史。此外,Perthes 病在女性儿童非常罕见。

仅从影像学表现来看,掌骨头变形也许可以用血色病解释(见病例 155 中的图 7.45d),但除遗传学和实验室检查结果不支持外,以下论点亦不支持血色病:

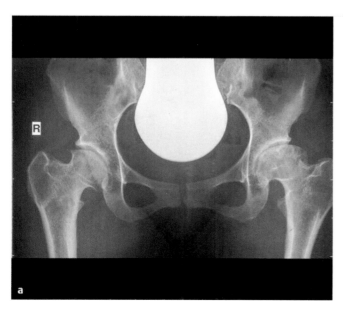
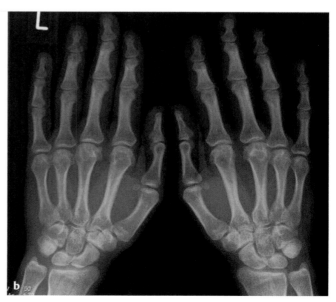

图 4.32 陈旧性 Perthes 病? 血色病?

- 该病在女性发病率较低。
- 没有软骨钙化，软骨钙化可提示继发性软骨钙质沉着症。
  - 腕关节并未累及。
  - 与掌骨头相对的指骨基底部没有骨质异常，这表明不是由关节疾病引起的。

因此，所有影像学表现均指向全身性骨骺发育不良（也称为多发性骨骺发育不良或 Fairbank 病），本病为累及骨骼的常染色体显性遗传疾病，它是由非等位基因突变引起的发育不良，其临床表现多变，但在家族成员表现相似。最常累及的部位是髋、膝、踝和肩关节的骨骺。典型的临床表现如下[37]：

- 关节疼痛伴关节活动受限，往往步态蹒跚。
- 身材正常或轻、中度身材矮小，但比例正常。
- 背部疼痛，胸椎后凸畸形。

典型的影像学表现如下：

- 最初表现为骨骺形态不规则，之后表现为管状骨的关节轮廓不规则（髋、膝、踝、手、足等）。在儿童后期，骨骺扁平（Ribbing 型）或较小（Fairbank 型）。
- 椎体扁平、终板不规则，胸椎最为明显。

- 干骺端正常，骨干轻度短缩。

该病通常在 2 岁以后才表现出来，偶尔直到成年才被发现。常见的鉴别诊断有甲状旁腺功能低下、假性软骨发育不良、Perthes 病（髋关节）。

本病例虽然不典型，但诊断很明确。这种畸形是骨性关节炎的重要的解剖基础。

最终诊断

掌骨头和股骨头骨骺发育不良伴继发性髋臼发育不良——并非之前诊断的股骨头缺血性坏死。（骨骺发育不良的其他名称：如多发性骨骺发育不良、Fairbank 病、Ribbing 病、多发性骨骺发育障碍。）

评论
除股骨头骨骺缺血性坏死（Perthes 病）外，股骨头及髋臼变形的鉴别诊断还应想到发育不良的可能，可以对其他关节（如手、膝）进行影像学检查以进一步确诊或排除诊断。

（胡亮 译　舒锦尔 张联合 校）

病例68(图4.33)

> **病例简介**
>
> - 会诊申请人:骨科和放射科医生。
> - 病史和临床问题:患者男,48 岁,主诉慢跑后偶感左髋疼痛。髋关节最大限度被动屈曲和内旋时不能复制疼痛。骨科医生想知道有无可能是骨肿瘤(是否需要活检?),放射科医生想知道如何解释左髋断层图像的改变(正常变异?)。

影像学表现

CT(图 4.33d,e)显示股骨头颈交界处前部局灶性溶骨性病变伴边缘硬化。MRI 表现为局灶性轻度不均匀高信号区(图 4.33a~c)伴少量髋关节积液。股骨头和股骨颈之间移行部的弧度消失,也就是说,股骨颈的前轮廓在头颈交界处不是后凸的。因此,我们看不到股骨颈相对于头部的逐渐变细。

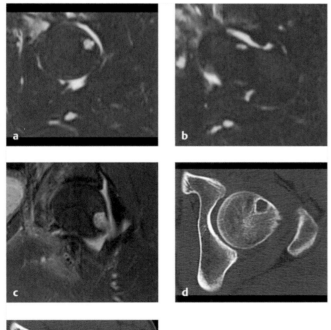

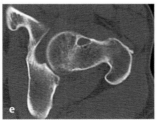

图 4.33　囊肿或正常变异?

发病部位

影像学检查发现病变正好位于关节囊与骨紧密相邻处,也是髋关节最大屈曲和内旋时髋臼缘和股骨颈之间距离最短的部位。这个位置也被称为"脆弱地带"。

病理解剖学基础

鉴于特殊的发病位置,不难将其定性为应力诱导所致的病变,如软骨下黏液样变性的局灶性骨吸收。

疾病分类诊断的分析思路

▶**正常变异或畸形?** 这种解释是合理的。影像学上这类表现称为疝窝(滑膜和软骨组织疝入骨),经常在骨盆 X 线片上偶然发现。组织学上,疝窝内含有稀疏的黏液样结缔组织、坏死的骨质、软骨及液体。当然,这肯定是病理性改变。但如果为偶然发现,对许多健康人来说,将其归为正常变异也是正确的。需要注意的是,组织学研究仅限于有症状的髋关节。另一方面,在凸轮型髋关节撞击患者中,疝窝是非常常见的;一些学者将其归因于凸轮型股骨颈经常撞击髋臼缘所致。据报道,这也会导致髋臼软骨和(或)唇的磨损和(或)撕裂。MRI 各序列(本文未展示)显示本例患者的盂唇并无病理性改变。最近的一项研究[38]发现,疝窝与股骨髋臼撞击之间并无关系。伴或不伴髋关节撞击的疝窝是否为后期骨关节炎的早期指标,可能只有通过 10~20 年的长期观察才能证实。

▶**创伤?** 是,可以认为是一种慢性应力相关性表现。

▶**肿瘤?** 不是,基于上述正常变异或畸形的讨论可以排除。

▶**退行性变?** 是,因为骨内腱鞘囊肿被认为是一种应力诱导的退行性变。

概要与讨论

在缺乏临床症状的前提下,在股骨颈近端前外侧象限的病变可以被归类为疝窝。

图 4.34 显示了 1 例患者的股骨疝窝的 X 线片和 CT(图 4.34a,白箭所示)。伴有边缘硬化的 X 线透光区同样为偶然发现。

最终诊断

股骨头颈交界处(滑膜)疝窝,可能与患者主诉无关。

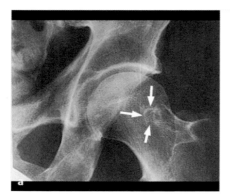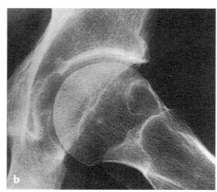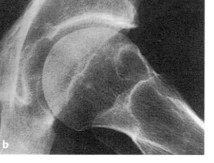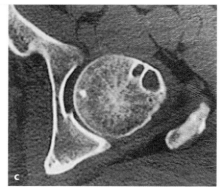

图 4.34　发生于另 1 例患者的疝窝。

（夏秀梅 译　舒锦尔 张联合 校）

病例69(图4.35)

病例简介

- 会诊申请人:病理科医生。
- 病史和临床问题:患者男,53 岁,右侧髋关节疼痛 1 年,长时间运动后和坐立时尤为明显。体格检查发现,髋关节最大限度被动屈曲和内旋时诱发刺痛。MRI 检查显示盂唇撕裂(图 4.35a,c)。骨科医生通过关节镜检查证实了盂唇的撕裂,并从股骨颈近侧前部(特别是股骨颈前上象限)取一块组织标本,因为仅 X 线检查或 MRI 检查不能明确该部位病变的性质,骨科医生怀疑是内生软骨瘤。病理科医生发现这是一种多形性纤维性-骨性病灶(结缔组织内可见散在的疏松的黏液、小的炎性淋巴细胞和坏死的骨质),无法明确诊断,但他并不满足于报告"没有恶性肿瘤的证据",并请求会诊。

影像学表现

MRI T2W 图像显示股骨颈前上部多中心不均匀信号灶,在不规则的信号缺失区内可见多发细小的高信号灶、前盂唇撕裂及关节腔内积液。股骨颈向前隆起,减少了头与颈之间正常的移行弧度。X 线片(图 4.35d~e,箭头所示)显示股骨颈前外侧的多中心的透亮影,该区域就是"脆弱区"(见病例 68)。

发病部位

病灶位于"脆弱区"(见病例 68)。

病理解剖学基础

病变的位置使人很容易将其归类为应力诱导的反应性病变。多中心结构支持这种解释。

疾病分类诊断的分析思路

▶ **正常变异或畸形?** 结合盂唇撕裂和股骨颈病变的位置,提示这可能是髋关节撞击所致的疝窝,特别是

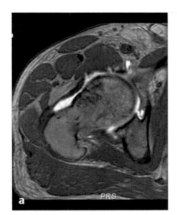
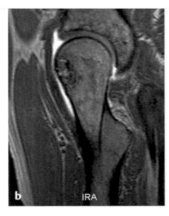
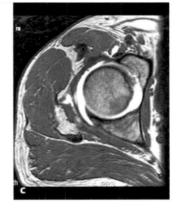
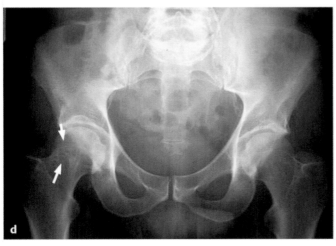
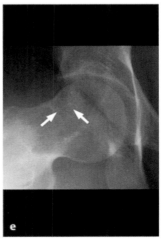

图 4.35 软骨源性肿瘤?

因为股骨颈的解剖倾向于发生撞击综合征。

▶ *炎症*？病理科医生描述的淋巴细胞炎症纯粹是反应性的，综合来看，影像学表现并不支持骨髓炎。炎性反应会产生不同的临床表现。

▶ *肿瘤*？不是。哪类肿瘤会占据股骨颈边缘的偏心位置？偏心性软骨瘤，见病例 70？如果 X 线片上的多发透亮影被认为是软骨小叶，那么它们在 MRI 上的信号强度将显著增加，但 MRI 表现并不是这样。MRI 上多中心的表现也不符合软骨黏液样纤维瘤。

▶ *退行性变*？见病例 68。

概要与讨论

与病例 68 不同，本例疝窝是有症状的，显然继发于凸轮型髋关节撞击。

最终诊断

右侧股骨颈多中心性疝窝，最有可能伴发于髋关节撞击和盂唇撕裂。

评论
当凸轮型髋关节撞击综合征患者经放射学和关节镜证实有盂唇撕裂时，"脆弱区"的溶骨性病变很可能是有症状的疝窝。

（夏秀梅 译　舒锦尔 张联合 校）

病例70(图4.36)

病例简介

- 会诊申请人:骨科和放射科医生。
- 病史和临床问题:患者男,11 岁,右侧髋关节疼痛并拄拐行走,服用非甾体抗炎药疼痛缓解。骨科医生认为影像上提示是囊肿,放射科医生则认为这是实体性肿瘤。

影像学表现

X 线片显示右侧股骨头内侧部偏心性溶骨性病变,伴部分硬化缘(图 4.36a,b),对应于骨质破坏类型 Lodwick ⅠC 级(其内侧皮质被破坏,与骨骺板界限模糊,可能被破坏)。MRI 尤其是 T1W 图像显示股骨头内侧皮质明显缺损。增强扫描病灶明显强化 (图 4.36e,f)。图 4.36f 显示病灶穿透骨骺板。病灶内有小的"囊性"空腔,内含液体(图 4.36g,h),可见关节积液。水敏感序列(图 4.36d,g~i)和对比增强图像显示股骨头颈部的水肿样明显高信号。

发病部位

病灶中心位于股骨近端骨骺。

病理解剖学基础

影像显示病灶从骨骺侵入关节和骨骺板,并且周围骨质明显水肿,提示为实体性肿瘤(有强化!)。关节积液很可能是肿瘤侵入关节所致,但也可能是"交感神经性"积液,或两者兼有。病灶内的小囊腔可能是含有液平的局限性出血灶,即继发性动脉瘤样骨囊肿。

疾病分类诊断的分析思路

▶ **炎症**? 临床表现不支持。此外,病灶周围也没有反应性骨质硬化。

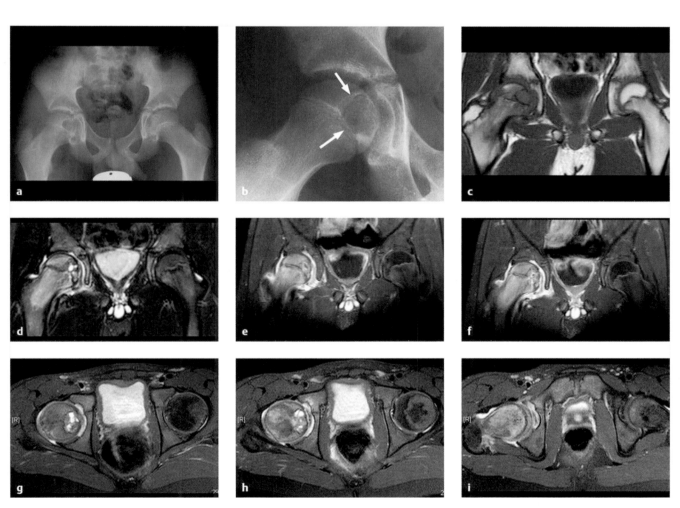

图 4.36 骨骺囊肿?

▶ *肿瘤*？是，病灶中心位于股骨头骨骺，并伴有水肿和关节积液。如前所述，它含有伴液平的小囊腔，符合继发性动脉瘤样骨囊肿。

▶ *缺血性坏死*？不是，原发性股骨头缺血性坏死常出现股骨头碎裂征。

概要与讨论

鉴于患者的年龄、发病部位和骨质破坏的形态，均高度提示软骨母细胞瘤的可能。病灶及其部位具有诊断软骨母细胞瘤的所有基本要点：

- 大部分（>80%）患者发生于 10~20 岁。

- 股骨头是第 4 常见的发病部位，发病率约占 9%，仅次于肱骨头（约 17%）和膝关节骨骺（34%）。

- 50% 的病例肿瘤同时发生在骨骺和干骺端（如我们的病例）。约 45% 的病例肿瘤局限于骨骺或骨突，但总是靠近生长板。只有 5% 的病例肿瘤发生在干骺端。约 75% 的软骨母细胞瘤发生在骨骺偏心位置。

- 约 80% 的病例骨皮质受累。

- 约 60% 的病例肿瘤内部可见骨小梁结构和（或）基质钙化。我们的病例没有进行 CT 扫描，所以不能证实这点。

- 高达 20% 的病例会继发动脉瘤样骨囊肿。

- 到目前为止，大部分软骨母细胞瘤的 MRI 检查可显示病灶周围显著水肿（伴有滑膜炎），部分原因是肿瘤内有较高水平的前列腺素。根据病灶周围水肿，可以与骨骺的内生软骨瘤（罕见，见下文）和巨细胞瘤进行可靠的鉴别。大多数软骨母细胞瘤具有丰富的血液供应。

放射学诊断最终得到病理学证实。

图 4.37 显示 1 例 10 岁男童右侧股骨近侧干骺端内生软骨瘤（图 4.37a，箭头所示）。在 MRI 图像[图 4.37b，c（T2W）和图 4.37d（增强）]上，病灶的小叶状结构隐约可见，病灶周围未见水肿。鉴别诊断包括软骨黏液样纤维瘤、不典型部位的疝窝（太靠内侧）、嗜酸性肉芽肿。因为该男童有症状，所以进行了活检，我们对内生软骨瘤诊断感到惊讶。

最终诊断

右侧股骨近端骨骺软骨母细胞瘤。

评论
当年轻患者的骨骺内溶骨性病灶灌注良好并伴有周围显著水肿时，应高度怀疑软骨母细胞瘤。

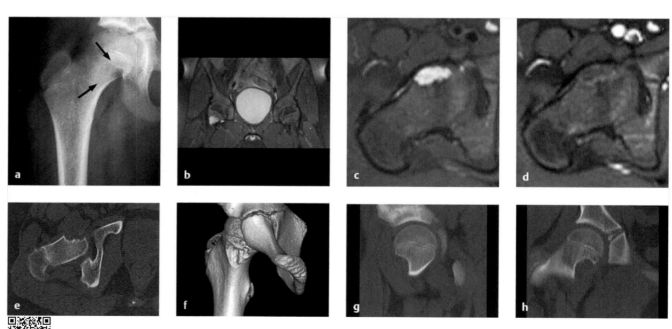

图 4.37　内生软骨瘤或纤维结构不良？

（夏秀梅 译　舒锦尔 张联合 校）

病例71(图4.38)

病例简介

- 会诊申请人:骨科医生。
- 病史和临床问题:患者女,42 岁,右侧髋关节疼痛,进行性加重 2 年。既往体健,体格检查正常。随后的骨盆 X 线片(图 4.38a)显示右侧股骨头颈部和髋臼多发"囊肿"。右侧髋关节间隙较左侧变窄。这是髋关节骨关节炎的少见表现还是肿瘤?

影像学表现

骨盆 X 线片显示右侧髋臼、股骨头和股骨近端多发透亮影,伴关节间隙变窄 (图 4.38a)。相应部位的 MRI 图像(图 4.38b,c)显示灌注良好的结节样滑膜病变。CT 扫描(图 4.38d,e)清楚地显示了关节两侧深在的骨质缺损,骨质缺损区或空洞内未见明显钙化。

发病部位

关节腔内病灶侵蚀累及关节两侧骨骼。

病理解剖学基础

上述影像学表现提示结节状或绒毛状增生活跃的滑膜病变破坏邻近骨质结构,关节软骨同时破坏导致关节间隙变窄。

疾病分类诊断的分析思路

▶ 炎症? 可能,因为任何慢性滑膜炎都会侵蚀并破坏邻近的骨质。

▶ 肿瘤? 原则上是可以的,即使是沿滑膜表面扩散的肿瘤(如血管瘤、原发性滑膜肉瘤)或肿瘤样病变[骨软骨瘤病、色素沉着绒毛结节性滑膜炎(PVNS)]都会破坏邻近的骨质。

概要与讨论

如上所述,鉴别诊断范围很广,从滑膜肉芽肿性病变或炎症到滑膜恶性肿瘤:

1.我们可能需要考虑类风湿关节炎。痛风也可能会产生与本病例相似的变化, 只是骨质缺损主要来自骨髓的痛风石,而不是滑膜炎症(见病例 136)。类风湿

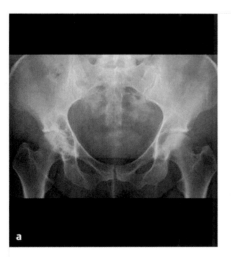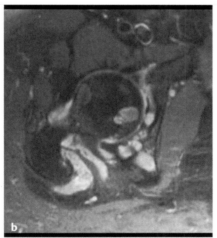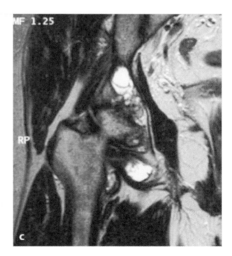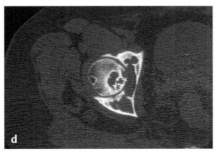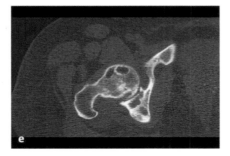

图 4.38 少见的软骨下囊肿或肿瘤?

关节炎常会累及多个关节，尤其是手足小关节，可以双侧受累。这同样可见于非常罕见的关节肉芽肿性病变，即多中心网状组织细胞增多症（见病例 123）。然而，本病例只有右侧髋关节不适。

2.血管瘤或创伤后血管畸形可产生与本病例相同的影像学表现，但常伴有反复发作的关节积血。动静脉畸形的增强 CT 或 MRI 可以直接显示较粗大的血管，但本病例并没有出现。

3.如果是滑膜骨软骨瘤病，MRI T2W 图像显示增厚的滑膜组织和高信号的关节内游离体，而 CT 可能显示为钙化的软骨结节。

4.最可能的诊断是 PVNS，原因如下：

● 病史较长，与 PVNS 相符。

● 单关节发病。

● X 线片和断层图像显示松质骨内大的囊状骨质破坏区，关节两侧骨端软骨下骨板破坏。断层图像清楚显示该破坏过程起源于滑膜组织。在股骨头颈部常可见"苹果核"征（见病例 72），但本例患者未见这种征象。反复滑膜出血所致的铁沉积使增生性滑膜炎中的细线性和局灶性低信号强度在该患者的复制图像未见明确显示（技术原因），但在原始图像中可以显示。也没有看到像细菌性或类风湿关节炎所致的关节周围骨质疏松。

● 软骨破坏和铁沉积对软骨的损伤作用会导致关节退行性变，伴关节间隙变窄。

在本病例中，PVNS 的诊断是很有可能的，但仍需要组织学证实。PVNS 通常是单关节发病的慢性过程，其特征是大量的绒毛形成和滑膜增生，通常破坏邻近的骨质。组织学显示为大量的绒毛样组织细胞性和血管性增生。

最终诊断

右侧髋关节 PVNS（即弥漫性腱鞘巨细胞瘤）。

评论
当伴有长期疼痛史，单一膝关节、髋关节或踝关节两侧骨端囊样骨质破坏常提示绒毛结节性滑膜炎。

（夏秀梅 译　舒锦尔 张联合 校）

病例72（图4.39）

病例简介

- 会诊申请人：骨科医生。
- 病史和临床问题：患者男，33 岁，左侧髋关节进行性疼痛伴频繁关节绞锁 1 年，通过旋转和屈曲可使绞锁关节恢复运动，患者无其他异常。骨科医生申请了 X 线片检查，发现左侧髋关节肿瘤样骨质破坏，要求进一步明确诊断。

影像学表现

平片（图 4.39a）显示左侧股骨头、颈骨质侵蚀，以股骨头下缘为主。股骨周围的骨质侵蚀，可以想象成"苹果核"状[39]，这在 CT（图 4.39e~h）上更为明显。MRI（图 4.39b~d）显示关节积液内密集分布的类圆形、颗粒状高信号结节，部分占据骨质被侵蚀区域。CT 显示这些结节并非钙化，软组织窗（图 4.39g，h）清楚显示了关节积液。

发病部位

病变位于关节内。

病理解剖学基础

影像显示关节内病变侵蚀骨质并伴关节积液。此外，水敏感序列显示关节积液内多发簇状高信号结节。

疾病分类诊断的分析思路

▶ **炎症**？不可能。米粒体滑囊炎一般发生在慢性关节炎的基础上，特别是类风湿关节炎，主要由更小的颗粒状结构组成（见下文）。

▶ **肿瘤或肿瘤样病变**？是。关节内高信号簇状结节可能为未钙化的软骨，CT 上未见钙化。簇状结节主要分布在原来骨骼占据的部位，但是，仅凭这些结节也不可能造成这么明显的骨质压迫侵蚀。骨质的侵蚀可能与滑膜增生性疾病有关（见下文）。总的来说，本病例最可能为软骨性滑膜疾病，即滑膜骨软骨瘤病或骨软骨瘤病，也称为 Reichel 病。

▶ **缺血坏死**？不是。骨坏死一般呈碎裂状、不规则形。

概要与讨论

本病例临床（关节绞锁）和影像学表现与滑膜骨软骨瘤病符合。滑膜骨软骨瘤病是一种罕见的滑膜肿瘤样增生性疾病。这是形成关节的间质异常分化，成纤维

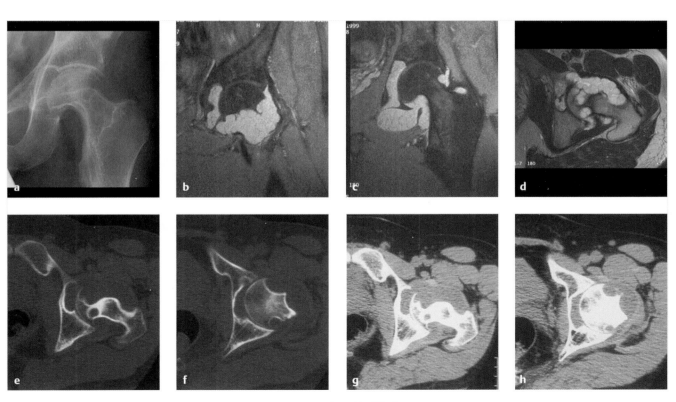

图 4.39　左侧股骨颈肿瘤？

细胞向成软骨细胞化生形成软骨肿瘤样增生的结果。世界卫生组织目前骨肿瘤的分类中(Lyon,2013)将滑膜骨软骨瘤病归为良性软骨源性肿瘤。该疾病可分为三个阶段：

1.早期主要表现为活动性滑膜炎，无游离体形成。

2.过渡期主要表现为结节性滑膜炎，伴散在游离体形成。

3.游离体(无活动性滑膜炎)，平片可显示已经钙化的较大的游离体。

本病主要为关节滑膜中含有大量串珠样或葡萄串样排列的软骨瘤，后期软骨体逐渐从滑膜中脱离进入关节腔，形成关节内游离体，引起运动受限或关节绞锁，这与剥脱性骨软骨炎相似。滑膜骨软骨瘤病也可以发生在关节外，如滑囊或腱鞘内，此类易恶变为软骨肉瘤。正如本病例所见，滑膜骨软骨瘤病一般单发，常见于20~40岁男性，常见部位依次为膝、肘、髋、肩和踝关节，其次为腕关节和指关节。临床主要表现为运动受限或关节绞锁。影像学上，软骨体分为微结节型和大结节型。除关节造影外，微结节型软骨体平片上一般不可见。大结节型软骨体在平片或CT上表现为米粒样或豌豆大小的钙化(见病例127)。正如本病例所示，关节积液内未钙化的软骨体在T1W图像上无法显示，T2W图像表现为高信号，一般不会出现骨质侵蚀。在本病例

中，"苹果核"征可能与先前的结节性滑膜炎(与绒毛结节性滑膜炎相似)伴压迫性骨质侵蚀有关。

临床上主要与剥脱性骨软骨炎相鉴别。影像学上，后者主要表现为火山口样骨质缺损区及相应的骨软骨片。

鉴别诊断还包括米粒体滑囊炎，与肌肉相比，纤维素性米粒体（直径仅几毫米)T1W图像表现为等信号灶，T2W图像表现为低信号灶。T2W图像呈低信号有助其在积液中显示。如果米粒体中蛋白质含量丰富，则在T1W图像上信号高于积液。

本病例最后通过手术治疗并经病理学证实。

图4.40是1例64岁女性患者，关节内显示成熟滑膜骨软骨瘤病。滑膜软骨瘤体骨化、融合并成熟，内部出现骨髓组织。MRI显示滑膜软骨体之间可见性质不明的软组织成分，怀疑继发滑膜肉瘤，但未取得组织学证实。

最终诊断

髋关节滑膜骨软骨瘤病。

评论

在极少数情况下，滑膜骨软骨瘤病可引起邻近骨骼侵蚀，在股骨近端形成"苹果核"征。

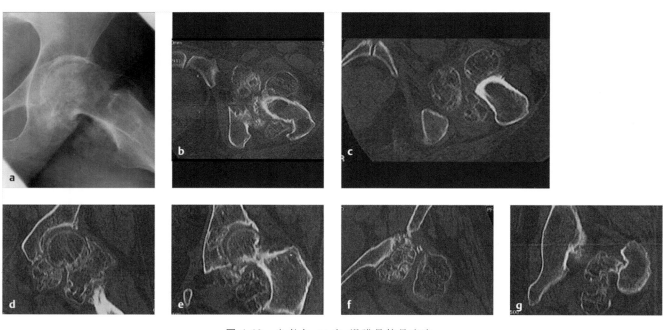

图4.40 患者女,64岁,滑膜骨软骨瘤病。

（胡亮 译 舒锦尔 张联合 校）

病例73(图4.41)

病例简介

● 会诊申请人:放射科医生。

● 病史和临床问题:患者女,48 岁,因肾盂肾炎和糖尿病入院。腹部 CT 发现两侧股骨颈前缘较小的侵蚀性改变。询问病史,患者主诉髋外展时疼痛。随后骨盆平片发现右侧股骨颈透亮区,需要 MRI 进一步检查。放射科医生想知道右侧股骨颈透亮区的性质(囊肿?)。

影像学表现

平片(图 4.41a,b)显示右侧股骨颈有一个透亮区(图 4.41b,箭头所示),MRI T1W 上该处显示为脂肪信号(图 4.41c),脂肪抑制增强图像上为高信号,与对侧股骨颈信号强度相似。CT(图 4.41e,f)显示该区域密度稍低于肌肉,但比脂肪密度略高(图 4.41f)。CT 骨窗显示周围骨皮质正常,两侧股骨颈前缘有较小的侵蚀性改变。平片上股骨头颈交界处凹陷程度减小(见病例 68、69)。

病理解剖学基础

与左侧股骨颈比较,右侧股骨颈透亮区的 MRI 信号和 CT 衰减值符合造血红骨髓。接下来,我们将讨论股骨颈前缘的侵蚀性改变。

疾病分类诊断的分析思路

▶ **正常变异或畸形?** 就右侧股骨颈的透亮区而言,符合正常变异,其 CT 值和 MRI 信号强度也支持这一诊断,且对侧股骨颈的 CT 值和 MRI 信号强度也有类似改变,只是程度相对较轻。此外,这一区域相邻的前后皮质完好无损。与肱骨近端一样,股骨颈也存在对称或不对称的透亮区,这些区域含有骨髓,即造血骨髓和脂肪骨髓。造血骨髓灌注良好,注射对比剂后出现强化。我们将两侧股骨颈前缘对称的"侵蚀"归为不典型疝窝伴皮质缺损(见病例 68、69),很难说这是股骨头和颈之间的凹陷减小、股骨颈相对隆突所致,或者只是一种正常变异,没有临床或预后意义。无论如何,临床表现(仅外展时疼痛,被动弯曲和内旋时无疼痛)表明,这与目前的髋关节撞击无关。

▶ **创伤?** 患者两侧均无外伤史。

▶ **炎症?** 没有炎症的临床表现或影像学征象,即使在髋关节局部也没有相应表现。

▶ **肿瘤?** 没有肿瘤或囊肿等肿瘤样病变的证据,仅凭增强 MRI 就可以排除囊肿。

概要与讨论

右侧股骨颈透亮区为正常变异,有两种表现。

● 局部仅含少量或者没有骨松质,但充满富含脂

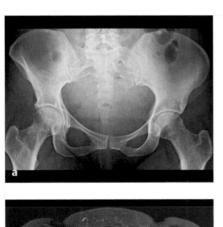
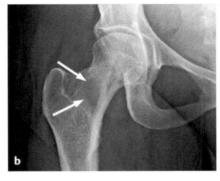
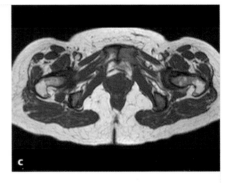
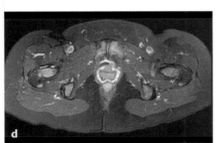
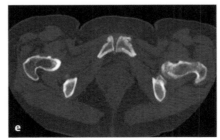
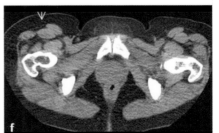

图 4.41　右侧股骨颈肿瘤、双侧股骨颈前缘皮质侵蚀?

肪的黄骨髓或红骨髓,这总是作为一种正常变异的表现。

● 任何有骨髓腔的骨骼均可以出现红骨髓增生,增生区域出现继发性骨小梁的减少或消失。

尽管不如右侧明显,断层图像上左侧股骨颈有类似表现,并且患者右侧股骨颈没有肿瘤或者肿瘤样病变的相应临床表现,故将右侧股骨颈透亮区考虑为正常变异是合理的。没有症状的骨质疏松患者,其股骨更近侧的部位常出现这种表现。

第二个异常表现是两侧股骨颈前缘的侵蚀,目前并无临床相关性。这可能是某种类型的疝窝,除此之外,股骨头颈的解剖均正常,这是一个正常变异,或者可以解释为伴随或继发于股骨颈相对隆突的一个表现。

图 4.42 显示 1 例 33 岁女性患者,偶然发现左侧股骨转子间极其明显的骨小梁稀疏或者缺失。断层图像(MRI、CT)显示没有活动性的骨质破坏,并且骨扫描(图 4.42g)无异常摄取。病灶的大部分区域 CT 密度测量显示为负值,提示脂肪。仅凭这一点就可以排除肉瘤之类的恶性肿瘤(脂肪是放射科医生的朋友!),极度致密的中心骨化可能代表脂肪的坏死钙化。这表明该病变是无害的脂肪瘤(见病例 133、135)。这也可能是正常变异的一种极端表现:股骨转子间松质骨缺失被脂肪替代,中心出现脂肪坏死。脂肪替代的区域太大,以至于出现中心灌注缺损。5 年后随访复查,患者没有症状,并且影像学表现(本文未展示)保持不变。

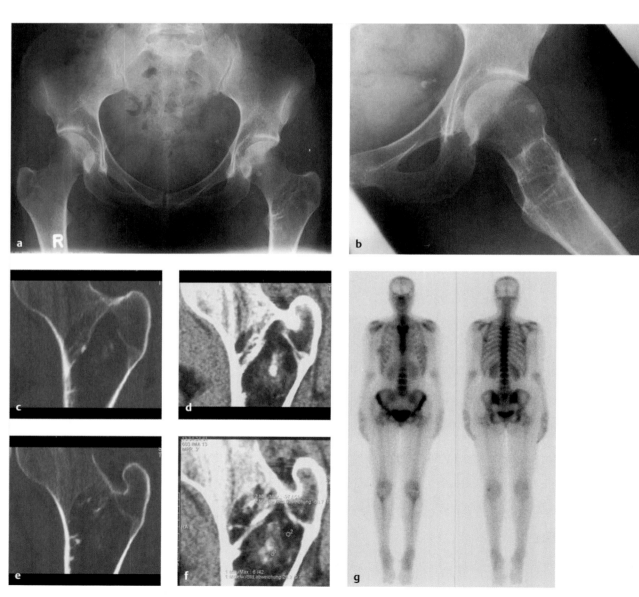

图 4.42　患者女,33 岁,股骨转子间脂肪瘤或正常变异的极致表现。

最终诊断

- 右侧股骨颈骨小梁稀疏,属于正常变异,为影像学检查偶然发现。
- 两侧股骨颈疝窝。

　　骨小梁稀疏这种正常变异主要发生于股骨颈,也发生于肱骨头,可以类似肿瘤。对于无症状的患者,断层图像中未见活动性骨质破坏和反应性改变,对侧也有类似改变,无须进一步检查(如活检或随访)。

(思齐焉　陈文军　译　徐秀芳　校)

病例74(图4.43)

病例简介

- 会诊申请人:放射科医生。
- 病史和临床问题:患者男,13岁,右侧髋关节进行性疼痛,夜间痛明显。行走时明显跛行。X线片未见异常,MRI未提供更多信息。该男童酷爱运动,因而上述症状被解释为过度运动性疲劳或"隐匿性"应力性骨折,但是停止运动并没有缓解痛感。问题:患者症状是否有其他原因?

影像学表现

X线片(图4.43a,b)显示右侧股骨近侧骨骺-干骺端轻度骨密度减低。水敏感MRI序列(图4.43c~e)显示右转子间区域、大转子区明显水肿伴关节积液。

T1W图像(图4.43f)在相应的水肿样信号区显示为低信号。更多细节将在下文讨论。

病理解剖学基础

下列解释针对图4.43a~f。显然,骨密度减低的原因是水肿样信号(破骨细胞的刺激作用),从而引起关节积液。关节积液(如关节炎)并不是造成上述两种表现的原因,因为股骨头和髋臼没有水肿样信号。三个征象(骨量减少、水肿样信号、关节积液)的原因(假设与骨有关)在这几幅图像中并不明显。

疾病分类诊断的分析思路

▶ 创伤?这是合理的,因为该男童酷爱运动。虽然可能是慢性创伤,但他无法回忆起明确受伤的既往史和现病史。然而,现有的影像资料也没有应力性骨折或者外伤的证据。

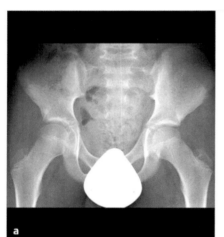
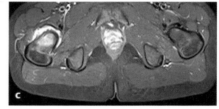
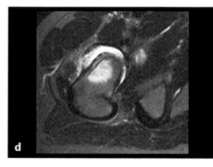
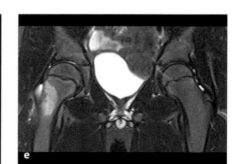
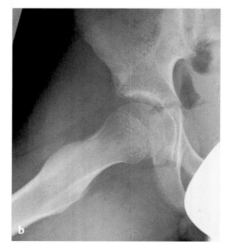
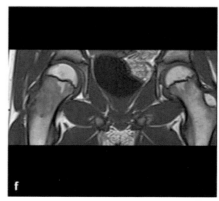
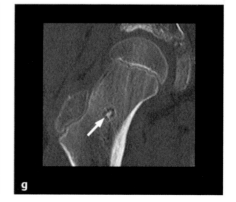

图4.43   右侧股骨颈隐匿性应力性骨折?

▶ **炎症**？不是。骨骼没有破坏,关节炎也不符合(见上文)。

▶ **肿瘤**？是。13 岁男童出现这种疼痛(夜间痛,与运动无关)高度提示骨样骨瘤,只是影像学检查尚未发现(见下文"概要与讨论")。

概要与讨论

很显然,X 线片、MRI,尤其是临床表现(患者年龄、疼痛特征、位置)为骨样骨瘤提供了明确的证据,但仍需要影像学进一步证实。本书的作者强烈建议进一步行 CT 检查和阿司匹林诊断性治疗。男童的父母最初拒绝了该建议,因为担心辐射损伤和阿司匹林的副作用。但在接下来的几个月里症状逐渐恶化,他们最终同意进行 CT 检查,CT 发现明确的骨样骨瘤的瘤巢内钙化,瘤巢约位于水肿样信号的中心(图 4.43g)。肿瘤周围轻度反应性骨硬化,在肿瘤近侧和外侧较明显。此外,股骨颈上外侧体积增加。

大约 30% 的骨样骨瘤发生在股骨中,股骨颈为好发部位。多见于 11~20 岁男性(占 50%)。病例 44 展示了骨样骨瘤的典型放射学和病理生理学表现。诊断主要依赖于发现瘤巢,通常表现为直径达 1cm 的溶骨区伴中央钙化。骨扫描时瘤巢表现为一个热区,周围环绕着不同程度的摄取增加("双重密度"征)。中轴骨的病变通常只能通过 SPECT 或 SPECT/CT 融合成像发现(见病例 144)。直接显示肿瘤,特别是其典型的中央钙化的最佳检查手段是 CT。经验表明,MRI 在许多情况下无法显示瘤巢。如果骨扫描已经找到了瘤巢,则需要少数几层低剂量 CT 扫描来进一步确认肿瘤。

根据临床表现和概率,本病例也考虑为应力性骨折,但根据我们的经验,只能通过高分辨率 CT(HRCT)来确诊。基于 MRI 表现,应力性骨折诊断或多或少属于捕风捉影,因为并没有发现骨折线。

图 4.44 展示了一个影像学表现相似的病例,26 岁男性患者,左髋区明显疼痛且与运动无关,使用阿司匹林后可以明显缓解疼痛。根据这些就可以怀疑骨样骨瘤。X 线片(CT 定位图,图 4.44a)未见明确异常,SPECT 图像(图 4.44b)显示在整个髋关节区域摄取增加,并有一个中央热区位于股骨颈外侧("双重密度"征)。MRI(图 4.44c)在股骨颈部的中央和外侧部显示明确的水肿信号,但每个扫描序列都没有发现瘤巢。第一次 CT 检查(本文未展示)用 2mm 层厚,没有发现瘤巢,但用 1mm 层厚就发现了瘤巢(图 4.44d,箭头所示)。这个病例表明,根据临床表现和影像学表现,高度怀疑骨样骨瘤但未发现瘤巢时,放射科医生必须采用一切可能的手段来找到瘤巢。与图 4.43 所示的病例一样,本病例采用 CT 引导下经皮瘤巢剜除术治疗。2 例患者均在手术后的第 2 天症状消失。

图 4.45 反映了骨样骨瘤影像学诊断中的技术性

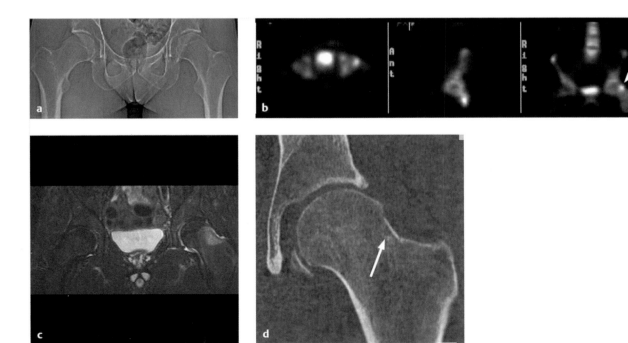

图 4.44 患者男,26 岁,股骨颈骨样骨瘤。

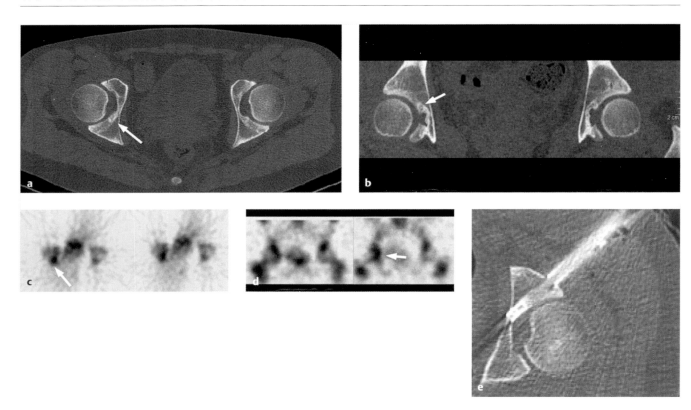

图 4.45 患者女，23 岁，髋臼微小骨样骨瘤。

问题。患者女，23 岁，右侧髋关节疼痛加重，夜间更明显。体检无明显异常。MRI 平扫和关节造影 MRI 检查发现盂唇病变，但无法解释临床表现，因此影像学诊断报告与症状无相关性。6 个月后，症状持续加重，非甾体抗炎药已经无效，只能使用阿片类镇痛药。绝望中，患者找到我们咨询。临床表现让我们马上想到骨样骨瘤。为了明确骨样骨瘤是否存在及其具体位置，我们申请了 SPECT 骨扫描，发现右侧髋关节中央放射性摄取增高（图 4.45c，d，箭头所示），在轴位（图 4.45c）和冠状位（图 4.45d）均可显示。既往 HRCT 发现右侧髋臼极轻微的异常（图 4.45a，b，箭头所示），但与正常变异无法区别。结合 CT 和 SPECT 表现，我们可以肯定地认为这是 1 例瘤巢钙化的"微小骨样骨瘤"。本病例在 CT 导引下经皮成功剜除瘤巢（J. Wiens，Wolfsburg），2 天后症状消失。

最终诊断

右侧股骨颈骨样骨瘤。

评论
临床表现疑似骨样骨瘤（标志：小肿瘤却有不相称的大影响），放射科医生全力以赴找到肿瘤以便切除，最好是通过微创手术剜除。

（陈珏琦 方磊 译 徐秀芳 何剑星 校）

病例75(图4.46)

病例简介

● 会诊申请人:患者本人。

● 病史和临床问题:患者男,72岁,左侧髋关节运动相关性中度"风湿性疼痛"。外院CT检查怀疑左侧股骨小转子完全退化的骨样骨瘤,Brodie脓肿也在考虑范围内。患者在网上查阅了骨样骨瘤的资料,主要因为年龄不符,所以对骨样骨瘤的诊断提出质疑。

影像学表现

全身多期骨显像(本文未展示)早期发现左侧股骨小转子示踪剂摄取略有增加,晚期显示其摄取比右髌骨关节炎更高。未观察到双重密度征(见病例74)。CT显示左侧股骨小转子前方髂股韧带附着处有明显的增生性骨性突起(图4.46),其中有一个低密度圆形中心,该中心有分支向内外延伸并穿透内外侧皮质。中央透亮区内未见钙化。骨盆在耻骨联合(图4.46d)、坐骨联合(图4.46c,d)和髂骨棘、髂嵴和髋臼(本文未展示)等多处可见明显的纤维骨增生。

发病部位

增生性骨性突起精确地定位于髂股韧带在转子间线的附着处。髂股韧带是人体最强的韧带。

病理解剖学基础

考虑到增生性改变位于髂股韧带附着处,以及其他骨盆起止点的特定部位,上述影像学改变最可能的解释是纤维-骨性病灶伴中心吸收。其他可能是骨膜骨样骨瘤伴基质骨化和炎症或应力性骨折引起的反应性修复性新骨形成。

疾病分类诊断的分析思路

▶ **正常变异或畸形**? 这绝对不适用于小转子前的主要病变。观察纤维-骨性增生(附着点病变)改变时,需要密切结合年龄,因为在大多数老年人的骨盆CT扫描中都可以见到。

▶ **创伤**? 患者无法回忆起既往的或急性的创伤。患者运动不积极,无长距离徒步旅行,所以也不能把慢性(重复)应力作为病因。但是,要补充的是,该放射学表现与应力性骨折完全一致(见病例61)。

▶ **炎症**? 不是。例如,慢性骨髓炎伴Brodie脓肿,通常起源于髓腔而非骨表面,在影像学上表现为透亮区伴较大范围的硬化。临床特征通常是与运动无关的疼痛。

▶ **肿瘤**? 尽管病变形态符和皮质型骨样骨瘤,但患者年龄太大,骨样骨瘤在>60岁的患者中是极为罕见的,在我们的大组病例中还没有见到。其他成骨性肿瘤如骨膜骨肉瘤位置不符合,骨扫描表现也不符合,骨肉瘤应该是明显浓聚。

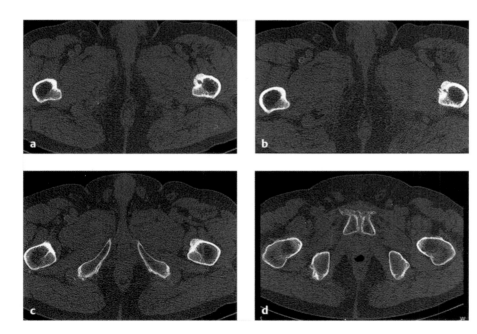

图 4.46 骨样骨瘤或 Brodie 脓肿?

▶ **退行性变？** 是，见下文。

概要与讨论

基于以上考虑，退行性末端病导致的纤维–骨性增生是最可能的诊断。依据如下：

- 没有明显的运动相关性疼痛。
- 是人体最强的韧带即髂股韧带的附着处。
- 骨盆其他附着点处的增生。
- 多相骨扫描中摄取相对较低。
- 1 年后随访，临床和放射学表现相同（本文未展示）。

病灶本身的影像学表现符合完全退化的骨膜骨样骨瘤，但与临床表现和患者的生物学数据相矛盾（见上文）。

应力性骨折最不可能，因为患者没有承受应力。

病例 101、102、103、104 展示了更多的退行性末端病的典型病例。图 447 显示了另 1 例耻骨肌和（或）股内侧肌附着点的退行性末端病，这是有趣的双小转子的鉴别诊断。这例 58 岁的男性患者主诉左大腿近端偶尔疼痛，有转子滑囊炎病史。X 线片和 CT（图 4.47）显示左侧小转子下方皮质的骨性突起，其结构类似于骨软骨瘤的头部，由成熟骨组成，并有自己的髓腔，但髓腔与母骨髓腔不相通，从而可以排除骨软骨瘤。皮质骨质增生向近侧和远侧延伸数厘米，说明这是一个附着范围较大的肌腱末端病。因此，我们将影像学表现解释为退行性末端病导致的纤维–骨性增生。这也符合患者的病史。增生的皮质上方的骨软骨瘤样结构，可以被解释为骨化的滑囊或反复肌肉挫伤所致的骨化性肌炎。症状通过抗感染治疗得到缓解，1 年多以后复查，病变没有进展（图 4.47e）。我们注意到左侧大腿内侧肌肉看起来比右侧更厚、更致密（图 4.47a）。理论上，双小转子伴纤维–骨性增生还要考虑与大腿内侧肌肉的解剖学缺陷或起点变异有关，证明这一点需要采用 MRI，可惜的是患者婉言拒绝了。

最终诊断

髂股韧带附着处退行性末端病导致的纤维–骨性增生。

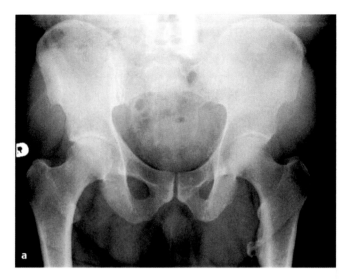

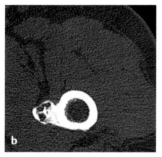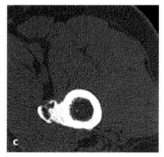

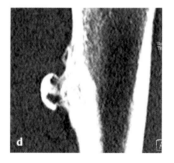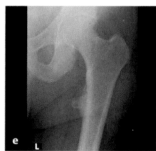

图 4.47 双小转子？

评论

特定的检查方法（如 CT）发现的放射学表现，可以有不同的解释，正确的诊断有赖于结合更多的影像和临床资料、生物学资料以及病变的更精确定位。在解释以上具有相似放射学发现的病例时，我们遵循了奥卡姆剃刀定律，参见第 1 章，因为其他诊断的可能性需要超长的假设和讨论。

（郑楠 胡丽华 译 徐秀芳 胡晓华 校）

病例76(图4.48)

病例简介

- 会诊申请人:骨科医生。
- 病史和临床问题:患者男,32 岁,左侧髋关节疼痛 3 周,有夜间痛,运动时加重。患者主诉疼痛出现很突然,无法回忆起髋部创伤史。问题:是否为早期股骨头缺血性坏死?

影像学表现

MRI T1W 图像(图 4.48a)显示左侧股骨头颈部正常骨髓腔信号消失,T2W 图像和减影图像上信号明显增高(图 4.48b)。9 周后平片(图 4.48c,d)显示左侧股骨头颈部密度明显减低,残留骨小梁边界不清。类似于骨软化症的"橡皮擦拭征"。

病理解剖学基础

左侧股骨头颈部的信号改变提示在这些解剖结构

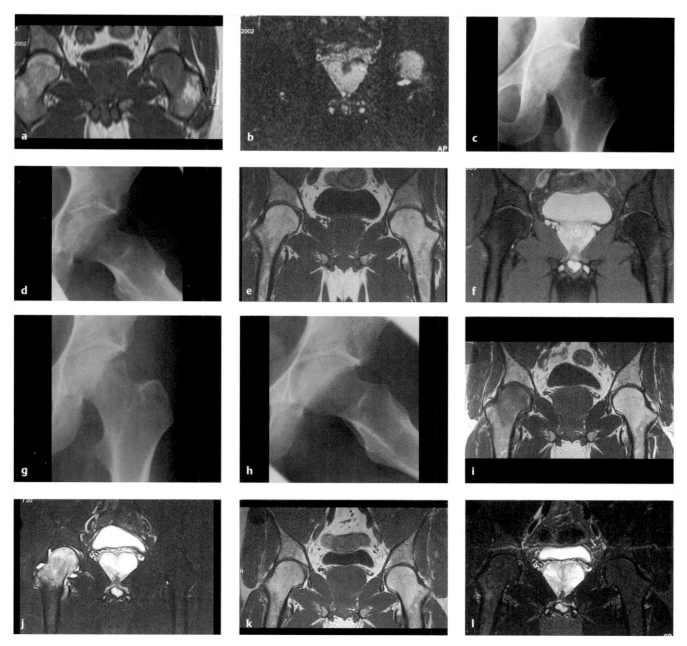

图 4.48 左侧股骨头早期缺血性坏死? 前两幅图像(a,b)检查时间是 2002 年 9 月,接下来两幅(c,d)是 2002 年 12 月。复查时间分别是 2003 年 1 月(e,f)、2003 年 3 月(g,h)、2006 年 10 月(i,j)和 2007 年 4 月(k,l)。

中均匀分布的富含质子的病变。X线密度下降可能是由继发性破骨细胞刺激所致，而骨小梁模糊可能是由成骨细胞受刺激导致骨样组织增加所致。

疾病分类诊断的分析思路

▶**正常变异或畸形？** 不是。临床和放射学表现表明为一个明确的病理过程，排除正常变异。该部位尚未发现相应的畸形。

▶**创伤？** 病史未发现急性或慢性创伤的证据。

▶**炎症？** 不是。没有相应的临床表现（发热、炎症指标升高、积液等）。

▶**肿瘤？** 不是。没有骨破坏或新骨形成的证据（见上文"病理解剖学基础"）。

▶**灌注缺损？** 是。见下文"概要与讨论"。

概要与讨论

临床表现（突发性疼痛）和影像学表现（水肿和骨软化征象）提示股骨骨骺-干骺端病变，伴有水肿、去矿化、骨样组织增加等。因为我们已经排除了创伤和炎症（如髋关节炎、骨髓炎）以及肿瘤（骨样骨瘤等，不符合病史），所以可能是特发性疾病，其中可能性较大的是突发的一过性骨髓水肿伴骨质疏松症。我们建议骨科医生给患者使用双膦酸盐（Fosamax，用于抑制破骨细胞和缓解疼痛），患侧髋关节不负重（只通过拐杖走路）至少6周。不负重是为了防止骨折，特别是软骨下骨折继而出现继发性骨坏死。我们还推荐了一些治疗性运动，包括自行车测功计和游泳。6周后，根据疼痛耐受性，负重增加10千克/周。

6个月后，髋关节可以承受全部重量而无症状，4个月时MRI随访已经证实水肿完全消失（图4.48e,f），6个月的平片显示骨质疏松完全消失。这个过程符合一过性骨髓水肿伴一过性骨质疏松症。4年后，同样的症状出现在对侧，MRI显示明显的水肿样信号（图4.48i,j），在软骨下可见小的凸向远侧的线性信号缺失，可能代表骨折线（图4.48i,j）。Vande Berg等[40]认为只要该线宽度<4mm且长度<12.5mm，就没有预后意义（Freyschmidt，2008）[13]。治疗方案与上述相同，5个月时，所有临床症状及MRI改变均消失（图4.48k,l）。在这种情况下，X线片显示没有骨质疏松。整个病程现在可诊断为游走性一过性骨髓水肿伴或不伴骨质疏松症。

左侧股骨头颈部的表现提示早期股骨头缺血性坏死，但以下事实不支持此诊断：

●临床表现：特发性缺血性坏死的疼痛是一个隐匿的进行性加重的过程。随着病情进展，患侧继续负重一段时间后，疼痛加重。

●放射学表现：MRI异常一般局限于股骨头并可见双线征，周围很少或没有水肿样信号（水肿、炎症等）。

根据目前的理解，一过性水肿和股骨头缺血性坏死的根本区别在于，一过性骨髓水肿明显是由高灌注引起的，而缺血性坏死则是由血流不足引起的。一过性骨髓水肿时，如果继续使用髋关节则可能出现软骨下骨折，引起血管损伤和压迫，造成血液循环障碍，继而导致骨坏死。然而，这并不意味着一过性水肿与早期股骨头缺血性坏死是一样的。

最终诊断

双侧股骨近侧骨骺-干骺端游走性一过性骨髓水肿。

评论

当临床和影像学检查结果排除其他原因（肿瘤、炎症等）时，应立即做出一过性骨髓水肿的推定诊断，严禁负重，以防止软骨下骨折和继发性骨坏死。

（赵佳 胡晓萍 译 徐秀芳 黄贤 校）

病例77(图4.49)

病例简介

- 会诊申请人:骨科医生。
- 病史和临床问题:患者女,55 岁,11 年前曾接受乳腺癌治疗(手术和胸壁术后放疗,化疗和抗激素治疗),目前出现双髋疼痛,骨科医生根据临床检查怀疑是髋关节撞击。患者接受了 MRI 检查,发现左侧前股骨头和两侧转子异常。根据患者的病史,认为是骨转移。骨科医生怀疑这种诊断并要求会诊。

影像学表现

MRI 显示左侧股骨头软骨下三角形信号异常。在 T1W 图像(图 4.49a)中呈肌肉样低信号,在水敏感序列(图 4.49e,g)中呈高信号。静脉注射对比剂后,病变显著强化(图 4.49b)。两侧大转子也出现了类似的 MRI 表现(图 4.49c,d,f)。

发病部位

股骨头病变位于末端血管床,大转子的病变位于臀肌和梨状肌附着处,即肌腱附着点。

病理解剖学基础

股骨头病变(位于终末血管床)的几何外形提示这是一个血管相关性病变,可能由以下两种原因之一所致:

- 静脉引流障碍导致水肿形成和毛细血管渗漏,这可以解释对比增强。

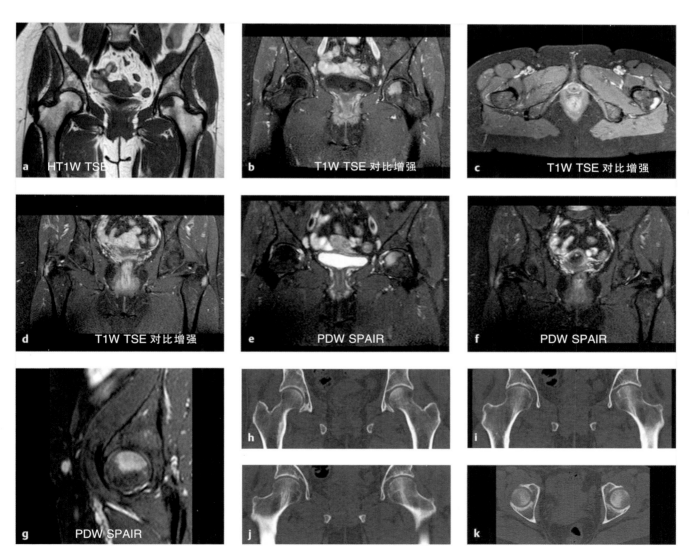

图 4.49 (a~k)乳腺癌患者:骨转移?后 4 幅图像是 6 周后拍摄的(h~k)。

- 和一过性水肿一样的高灌注（见病例 76）。

大转子异常可能代表在肌腱附着点炎或退行性肌腱末端病时出现的反应性骨炎。

疾病分类诊断的分析思路

▶ **正常变异或畸形？** 不是，没有这种形式的先例。

▶ **创伤？** 患者没有急性创伤史。转子的异常可能是由位于暴露部位的纤维-骨连接处的慢性微小损伤造成的。

▶ **炎症？** 股骨头的病变不是炎症，没有临床相关性，也没有破坏性改变。然而，大转子的病变可能代表反应性骨炎。

▶ **肿瘤？** 不是。转移性病变通常表现为离心式同心圆生长，呈圆形。但是本病例中股骨头的病灶呈三角形。大转子病灶呈长条状、位于软骨下也与转移不一致。

▶ **灌注缺损？**（股骨头的病变）是（见上文"病理解剖学基础"）。

概要与讨论

影像上病变的部位和形状不支持三处转移瘤（左侧股骨头及两侧大转子各一个）的诊断。而且，在乳腺癌首次治疗后 11 年无复发的情况下，不太可能出现只发生在两侧髋部的骨转移。

在我们的建议下，患者 6 周后进行了双髋 CT 扫描（图 4.49h~k）。在左侧股骨头 MRI 信号异常的部位，CT 隐约可见几何形的反应-修复性硬化，但没有出现典型骨坏死那样的碎裂表现。大转子也没有表现出破坏性的改变，但表现出典型的、轻微的增生性纤维-骨性改变（图 4.49i，j）。

最终只有灌注缺损才能解释左侧股骨头的病变。然而，这并不能解释患者轻微的临床表现（见上文），这些表现更可能是由大转子上的退行性插入性肌腱病（退行性末端病）所致。

图 4.50 展示了 1 例 58 岁女性患者，有乳腺癌病史（1 年前接受治疗），右侧髋关节剧烈疼痛数周。右侧大转子触痛明显。患者熟悉的放射科医生建议进行 ^{18}F-FDG PET 扫描（图 4.50a），发现右侧转子区域有高代谢病灶，怀疑是骨转移（"还有什么其他可能？"）。全身骨扫描可以检测或排除全身其他转移，结果显示右侧大转子强摄取，其他部位未见异常（图 4.50b）。出于对辐射暴露的担忧，未拍摄简单的 X 线片，改用被认为更具特异性的 MRI。MRI 显示右侧转子呈高信号，总的印象是"典型的乳腺癌骨转移"。患者的妇科医生认为其原发肿瘤非常小，不可能会发生骨转移，要求进行会诊。我们发现患者一张很久之前的 X 线片（图 4.50d），显示大转子边缘溶骨性病灶伴钙化，股骨颈内侧也可见钙化。整体印象是髂耻滑囊和大转子周围滑囊的钙化性滑囊炎。转子部的滑囊炎侵蚀邻近骨，与病例 101 所示的复杂性大结节滑囊炎相似。从这个病例

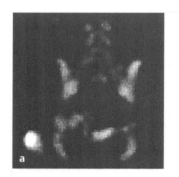

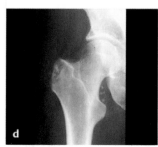

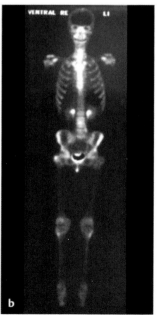

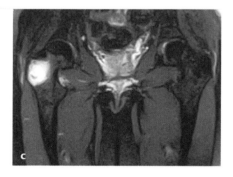

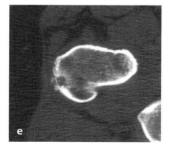

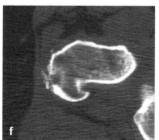

图 4.50 1 例 58 岁乳腺癌患者的大转子病变。是否为转移瘤？

中得到的教训是：寻找能解释临床症状的检查方法时，绝不能使用一种解读还未完全成熟的影像学检查方法。即使侵蚀性滑囊炎伴反应性骨炎也需要葡萄糖! 骨扫描不能增加葡萄糖 PET 扫描的特异性，因为骨扫描成像提供的是骨转换的信息，而葡萄糖 PET 提供的是葡萄糖代谢和能量消耗的信息。本病例增加 MRI 检查并不能提供更具体的信息，因为它反应的是质子密度和弛豫时间。因为 X 线片能直接显示骨骼，可以提供骨骼状态的具体信息，因而将诊断路径引向一个更合理的方向。然后，我们通过加扫局部的低剂量 CT(10 层扫描，层厚 2mm)来明确平片的发现，CT 清晰地显示了钙化性滑囊炎导致的骨质侵蚀(图 4.50e,f)。本病例再次肯定了 X 线片及 CT 在发现具有诊断意义的钙化中的价值。除了十分便利，X 线片的另一个主要优点是，读片时放射科医生很容易找到记忆印痕(见第 1 章)。

无电离辐射的检查方法一定程度上还在临床试验阶段，有过多假阳性，不能把"高辐射风险"作为放弃 X 线片和 CT 而只采用无电离辐射检查方法的理由。过度的辐射恐惧可能导致灾难性的误诊。

最终诊断

左侧股骨头一过性的灌注缺损，两侧大转子的插入性肌腱病(退行性末端病)。

评论

有肿瘤病史的患者影像学上的骨骼异常不应被草率地诊断为转移，肿瘤生物学和病史(例如，很长的无病期)表明转移的可能性较低时更是如此。系统地分析了影像学上病灶的形态和部位后，我们可以正确做出其他的诊断，而不是转移癌。同样重要的是，要考虑患者和家属对转移癌诊断的情绪反应。

(郑楠　杜航洁　译　　徐秀芳　张敏伟　校)

第 5 章 肩胛带和胸廓

5.1 锁骨

病例78(图5.1)

病例简介

- 会诊申请人:骨科医生。

- 病史和临床问题:患者男,21 岁,多发伤后行放射学检查。左锁骨 X 线片显示,锁骨内侧段靠近锁骨头(锁骨的内侧端或胸骨端)的下缘缺损。进行活检前,骨科医生想了解该缺损的性质。

影像学表现

靠近锁骨头的锁骨内侧段下缘皮质可见半圆形缺损(图 5.1,箭头所示)。随后的全身骨扫描(图 5.1b)显示正常,胸骨柄-体软骨联合处放射性摄取轻度增高在这个年龄是正常的。

发病部位

该缺损位于肋锁韧带的附着处,这在 CT 扫描中也可以看到,因本例无须 CT 就能诊断,这里不再展示 CT 图像(参见下面的"疾病分类诊断的分析思路")。对

侧锁骨也有类似改变,但非常不明显。

病理解剖学基础

缺损处骨组织被替代,但与骨转换增加无关(骨扫描正常),它既不引起周边反应,也不形成基质(例如,骨、软骨、骨化的结缔组织)。

疾病分类诊断的分析思路

▶**正常变异或畸形**?是,缺损为偶然发现,骨扫描阴性,提示为正常变异。结合它的位置(见上文"发病部位"部分),我们更有理由考虑这是正常变异。

▶**创伤、炎症、肿瘤**?无相关病史以及骨扫描为阴性,事实上可以排除这些可能。

概要与讨论

锁骨内侧段靠近锁骨头(锁骨内侧端)下表面的边界清楚的缺损,在文献中被称为"韧带沟",相当于肋锁韧带的附着处[17],放射学上一般表现为局部骨表面不同程度的不规则。极端情况下,它形成一个真正的凹槽,表现为明显的缺损,特别好发于肩胛带承受特别高的机械应力的人群。这不一定是肌腱末端病而出现局部疏松的纤维性骨病损,因为这在骨扫描中示踪剂吸收至少略有增加。已知在股骨颈部(见病例 69、73)、坐

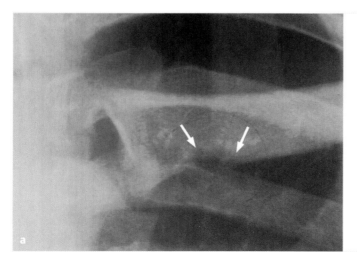
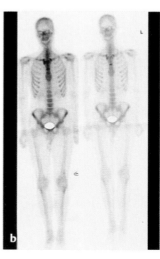

图 5.1 肿瘤?切除活检?

骨、胸及附着处(见病例 102、103、104 中的图像)和其他部位也有类似表现。

最终诊断

　　肋锁韧带附着处的韧带沟,属于正常变异。

评论

　　正确解释影像学表现的关键常在于病变部位。

（陈珏琦　金晓东　译　　徐秀芳　校）

病例79(图5.2)

> **病例简介**
>
> ● 会诊申请人:放射科医生。
>
> ● 病史和临床问题:患者女,37 岁,左锁骨上窝触及肿块,余无殊。患者回忆起多年前在车祸中头部和颈部扭伤,但记不清细节,放射科医生想了解颈肩交界处的指状结构的起源。畸形?

影像学表现

X 线片(图5.2)显示一个指状骨结构,沿着斜方肌外侧缘走行,呈上窄下宽的梯形,其中部可见假关节。锁骨的肩峰末端呈铅笔状逐渐变细,周围有棒状或袖状骨化。

发病部位

如上所述,骨化结构沿着斜方肌的外侧缘。左锁骨肩峰端消失,就血管解剖学而言,这一区域代表血供能力薄弱的终末血管床。斜方肌外侧的指状骨化组织通过斜方肌的锁骨附着处与锁骨外侧端的袖状骨化相连。

病理解剖学基础

颈部和肩部外侧交界处的长圆形密质骨结构包括骨皮质和骨髓腔,形似手指。环绕锥形锁骨肩峰端的骨袖也是密质骨。

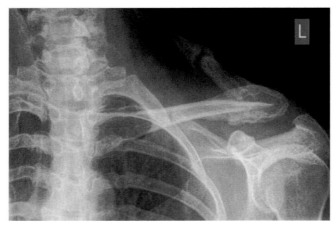

图 5.2 是否为畸形?

疾病分类诊断的分析思路

▶ **正常变异或畸形?** 一种被称为肩椎小骨(os omovertebrale,拉丁语 om=肩膀)的副骨位于肩胛和颈侧部交界处,文献中已对其进行了描述[17],已知其发生于 Klippel-Feil 综合征。指状骨结构很可能是一种肩椎小骨,但 X 线片所示颈椎没有任何明显的 Klippel-Feil 综合征的征象,如椎体融合。这可能是创伤引起的吗?

骨化可能是由创伤引起的骨化肌性炎(异位骨化)所致。这与患者的病史相符。

▶ **炎症或肿瘤?** 此诊断与临床表现和影像学表现不符。

概要与讨论

指状结构很可能代表一种成熟的创伤性骨化性肌炎,假关节的位置可以解释其形成原因,其正处于上臂抬起和放下时变形最大处。锁骨肩峰端的变化也支持外伤性骨化性肌炎的诊断:创伤可能导致锁骨肩峰端骨折或肩锁关节分离,导致缺血性锁骨溶解或骨坏死(见病例93),这是锁骨肩峰端损伤的常见结果。"吮食棒棒糖"征被认为是肩峰端溶解或坏死的证据。围绕锁骨锥形肩峰端的棒状骨化也可能代表成熟的骨化性肌炎。

图 5.3a 所示为另 1 例肩胛带异位骨化(创伤性骨化性肌炎)患者。患者 62 岁,遭受了严重的肩部损伤,左肩锁关节分离,如伤后 X 线片(图 5.3c)所示。双手各负重 10kg 摄片,左侧喙突上缘和锁骨下缘之间的距离是右侧的 2 倍,这是肩锁关节 Tossy 三级分离的明确指征。1 年后复查,左侧肩锁关节 X 线片(图 5.3b)显示左侧锁骨与喙突间骨化,正好位于喙锁韧带走行区,符合异位骨化或创伤性骨化性肌炎。然而,这个病例还有另一个明显的特征:骨科医生发现在右侧肩胛骨的上缘有脊状或棒状骨化(图 5.3c,箭头所示),但无法识别其性质。这最可能是一种先天性(变异)肩胛横韧带骨化,具有家族性(Giordano 于 1962 年报道,收录在 Freyschmidt's "Köhler/Zimmer"2001)[17,41]。

最终诊断

外伤性骨化性肌炎,发生于斜方肌外侧部及锁骨肩峰端溶解区(缺血性坏死)周围。

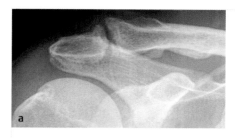
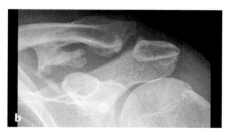
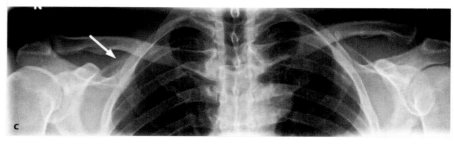

图 5.3　患者男,62 岁,创伤性骨化性肌炎。

（马梦梦　林海平　译　徐秀芳　校）

病例80(图5.4)

病例简介

● 会诊申请人:儿科医生。

● 病史和临床问题:患儿女,3岁,左侧锁骨区明显红肿、疼痛。肿胀区在影像学上相应地表现为明显的骨质破坏。

影像学表现

X线片(图5.4a)显示左锁骨内1/2段明显的骨质破坏,袖状新生骨呈桥样连接骨缺损两侧。CT很好地(图5.4b)显示了病变区的空间关系和软组织肿胀。

发病部位

病变完全破坏了锁骨的内侧段,以骨髓腔为中心,这表明病变可能起源于骨髓腔。

病理解剖学基础

CT值约50HU,提示病变可能是实性肿瘤。

疾病分类诊断的分析思路

▶ 炎症? 临床表现疑是非细菌性炎症过程,因为缺乏全身表现。需要考虑的是慢性非细菌性骨髓炎(CNO;见病例82、153),常累及锁骨并且常无全身表现。然而,这种诊断可能性不大,因为CNO通常是主要累及松质骨的慢性病变,骨破坏和增生相伴发生,有相应的影像学表现。

▶ 肿瘤或瘤样病变? 骨骼完全破坏伴袖状骨膜新生骨形成, 符合朗格汉斯细胞组织细胞增生症或是嗜酸细胞肉芽肿。

概要与讨论

儿童患者、全身症状轻微、局部临床表现和左侧锁骨的影像学改变符合朗格汉斯细胞组织细胞增生症(嗜酸细胞肉芽肿)的骨骼病灶。其他单器官受累的病例见图2.17(病例9)、图3.13和图3.14(病例24)以及图4.12(病例55)。朗格汉斯细胞组织细胞增生症是一种骨肿瘤样病变。

鉴别诊断包括:

● CNO(见炎症? 如上述)。

● 原发性骨肿瘤,如尤文肉瘤或溶骨性骨肉瘤。这最终只能通过活检来排除。这些肿瘤虽然罕见,但确实可以发生在锁骨 (朗格汉斯细胞组织细胞增生症约为4%、尤文肉瘤约为2%,溶骨性骨肉瘤不到1%)。

本病例经活检确诊。

关于锁骨溶骨性病变的鉴别诊断, 再提供2例纤维结构不良病例,如图5.5所示,分别是39岁男性(a、b)和22岁男性(c)。病变呈轻度膨胀,相当于Lodwick ⅠB级,有一定程度的磨玻璃密度影,均为偶然发现。年龄、影像学表现、缺乏临床表现均支持纤维结构不良(见病例7、20、36、37、112和139);活组织检查是不必要的。鉴别诊断中不需要考虑单房或单纯性骨囊肿,因为它几乎不会发生在锁骨,磨玻璃密度也不符合囊肿的诊断。无论如何, 与单房或单纯性骨囊肿的鉴别诊断, 从肿瘤学角度来说也是没有意义的, 因为无症状时,两种疾病均无须手术。

最终诊断

朗格汉斯细胞组织细胞增生症累及锁骨。

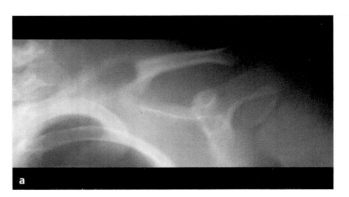
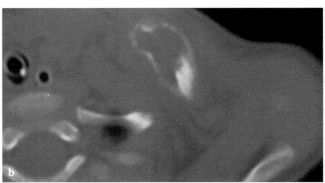

图5.4　骨髓炎?肿瘤?

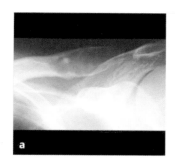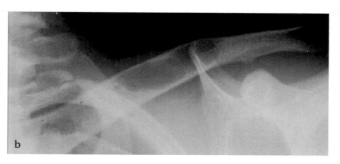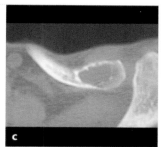

图 5.5　2 例纤维结构不良患者，可供比较。

评论

　　幼儿锁骨溶骨性病变，影像学表现极具侵袭性而无全身表现时，首先考虑为朗格汉斯细胞组织细胞增生症（嗜酸细胞肉芽肿）。而青年人偶然发现的 Lodwick Ⅰ级边缘清楚的溶骨性病变更应考虑纤维结构不良。

（程馨瑶　吴赤球　译　杨晴媚　张联合　校）

病例81(图5.6)

病例简介

- 会诊申请人：放射科医生。
- 病史和临床问题：患者男，64岁，右肩锁关节上方疼痛性肿胀、张力较高，患者主诉有肩部症状多年。右肩MRI显示肩锁关节及邻近锁骨区有不寻常的"囊性"结构。腱鞘囊肿？

影像学表现

MRI T1W图像(图5.6a)显示右肩锁关节区域有一个略欠均匀的低信号团块。在水敏感序列中，团块显示为多中心的非均匀的高信号(图5.6b~h)。图5.6d清楚地显示部分高信号病变位于锁骨肩峰端内，图5.6e~h显示部分病灶位于肩锁关节上方、部分位于肩锁关节下方，肩锁关节显示不清。肩袖可见明显的退行性改变，盂肱关节积液。几天后进行了对侧肩关节检查(图5.6i~k)，肩锁关节和肩袖均可见退行性改变。

发病部位

上述病理改变以损伤的肩锁关节为中心。

病理解剖学基础

多中心高信号病变富含质子，在解剖学上可能与分叶状滑膜腔或滑囊相对应。

疾病分类诊断的分析思路

- ▶ 创伤？没有急性创伤史，但可能是慢性创伤。
- ▶ 炎症？是(见上述"病理解剖学基础"部分)。
- ▶ 肿瘤？不是，至少不是实体肿瘤。
- ▶ 退行性改变？是，肩袖受损，很可能是其他改变的原因。

概要与讨论

本病例是右肩锁关节区的巨大囊性病变，似乎极为罕见。文献检索中，我们只找到一篇相关文章[42]，回顾性分析了9例病变，有助于我们对本病例的分析。文章的作者将肩锁关节囊肿的发病机制与巨大的肩袖撕裂联系起来，在肩锁关节下方被撞击侵蚀后，盂肱关节积液通过肩袖撕裂处进入肩锁关节，继而肩锁关节的液体进一步向外穿孔。肩锁关节骨的吸收改变可能是由压力引起的。囊内信号不均匀性可能是由原发性或继发性软骨钙沉着症或类似于米粒体的小沉淀物所

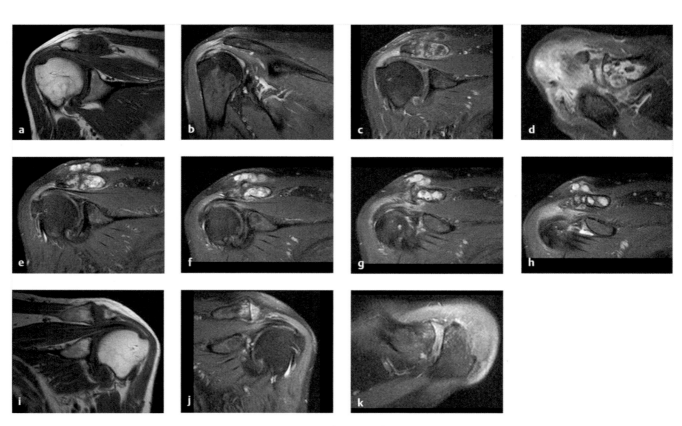

图5.6 软组织肿瘤？

致。组织学上,囊性病变明显为滑膜囊肿,也称为腱鞘囊肿。Vogel 等回顾的一组病例中[42],除 1 例患者外,其余患者年龄均>60 岁。

为了证明盂肱关节与肩锁关节及其周围囊性结构的空间关系,我们本想在可触及的假瘤或肩锁关节内注射造影剂,但患者拒绝了。关节造影可显示造影剂从盂肱关节进入三角肌下-肩峰下滑囊,再从那里进入肩锁关节,这种现象被称为 Geyser 征[42]。据报道,这一征象可证实长期存在的全层肩袖撕裂。Craig(1984)[43]将其发病机制描述为:冈上肌腱的肌腹位于肩锁关节正下方,只有一层较薄的脂肪和滑囊将肩锁关节间隙和肩袖分开。手臂抬高时,肩袖直接滑过肩峰前部、喙肩弓和肩锁关节下方。Geyser 征阳性要求肩锁关节囊下壁磨损,这种磨损可能是由于肩锁关节创伤后或退行性变导致骨赘逐渐扩大所致,或肩锁关节下表面与肱骨头摩擦而造成机械性磨损,也可能上述两种因素兼而有之。当患者试图抬高手臂时,肱骨头可能会抵住肩峰前部和肩锁关节,增加撞击效果。如果肩袖撕裂扩大,则肩袖外侧功能比肩袖内侧功能减弱更多,大结节

向内上方移位,对肩锁关节的下表面造成进一步的创伤。关节囊肿也可以解释为关节滑膜囊肿(类似于 Baker 囊肿)。

鉴别诊断包括滑膜软骨瘤病(见病例 72),该病也可以解释肩袖撕裂。但患者的临床表现(年龄、病史长、对侧肩关节的退行性改变)更符合肩锁关节囊肿,该囊肿形成的原因是肩袖和肩锁关节下表面的渗漏。

初步诊断

继发于长期肩袖撕裂的肩锁关节囊肿,该囊肿呈假性肿瘤样向关节周围软组织和锁骨延伸。

评论

盂肱关节积液可以通过肩袖撕裂处并进入肩锁关节,在该关节内产生假瘤样改变。

(余佳慧 叶晓芬 译 徐秀芳 校)

病例82(图5.7)

病例简介

- 会诊申请人：放射科医生、外科医生。
- 病史和临床问题：患者女，21岁，左锁骨区中度疼痛肿胀，反复发作3年，没有明显的全身表现。C-反应蛋白和红细胞沉降率轻微升高。影像学检查怀疑骨质疏松或肿瘤(如尤文肉瘤)。

影像学表现

X线片发现左侧锁骨内侧端和中段有骨质吸收和

密度较低的新骨形成宽度为原锁骨的2倍(图5.7a)。骨扫描显示受累区域放射性摄取显著增加(图5.7b,c)。图5.7d~f中CT显示局部不均匀密度的新骨形成伴有锁骨前后的软组织肿胀。

病理解剖学基础

该病变处于活跃状态。锁骨被破坏并形成不规则的骨膜新骨。仅根据影像学表现，难以进一步鉴别肿瘤或慢性炎症。

疾病分类诊断的分析思路

▶ **炎症**？很可能是一种原发的慢性炎症，临床表

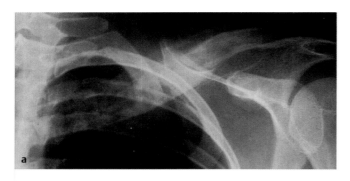

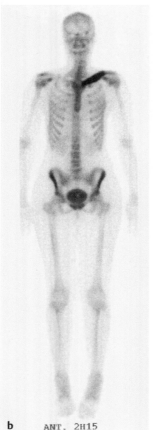

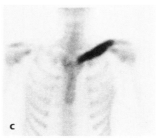

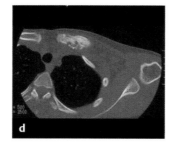

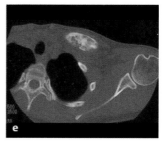

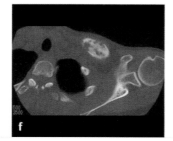

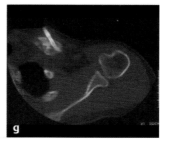

图 5.7 骨髓炎或小圆细胞肿瘤？

现(长期历史、炎症标志物轻度增高)和放射学表现(大量新骨形成,没有像严重急性骨髓炎那样的死骨)也支持这个诊断。

▶ *肿瘤*? 可能的肿瘤包括小圆细胞肿瘤(例如尤文肉瘤)、成骨性肿瘤(例如骨肉瘤和骨母细胞瘤)或是一个修复期的肿瘤样病变,如朗格汉斯细胞组织细胞增多症(见病例 80)。

概要与讨论

结合发病部位以及临床和放射学表现,原发性慢性非细菌性骨炎或骨髓炎(CNO)的可能性较大。有掌跖脓疱病时叫脓疱性关节炎–骨炎(更精确地说叫脓疱性附着点炎–骨炎,PEO),但这个疾病以儿童和青少年最常见。也可能是早期慢性复发性多灶性骨髓炎(CRMO),但我们暂时不能明确这个诊断,因为目前不知道是否有其他部位的病灶。CNO 或 CRMO 不是细菌性骨髓炎,而属于自身免疫性疾病,以骨的非特异性反应性炎症(骨炎)为特征,目前归于类风湿疾病,常与掌跖脓疱病相关。我们倾向于将 CNO 或 CRMO 作为脓疱性关节炎–骨炎或脓疱性附着点炎–骨炎的一种特

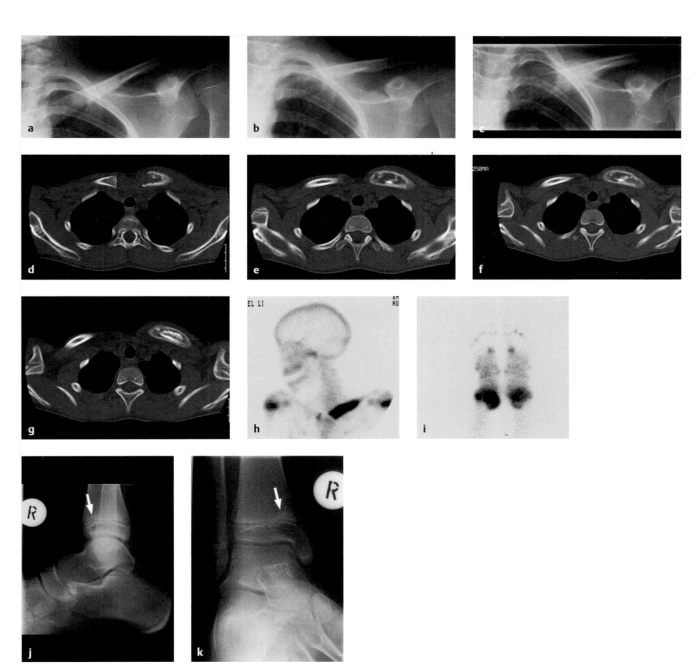

图 5.8　患儿女,11 岁,脓疱性附着点炎–骨炎。

殊类型(见病例 39、40、48、49、84、97、145)。在脓疱性关节炎-骨炎或脓疱性附着点炎-骨炎的主要累及附着点，即肌腱、韧带、关节囊和骨膜在骨骼的附着处，骨骼受累时就形成骨炎。影像学表现为骨的破坏和增生的混合模式，X 线片和 CT 图像能清楚显示。

因为病变主要累及附着点，所以归类为脓疱性附着点炎-骨炎(PEO)会比脓疱性关节炎-骨炎(PAO)更合适，我们认为更广泛应用的术语"SAPHO"太含糊，可能产生误导(见病例 40)。更仔细地询问病史后，该患者确实得过掌跖脓疱病，这就很容易将锁骨的变化归类为脓疱性关节炎-骨炎或脓疱性附着点炎-骨炎。在外科医生的强烈建议下，患者进行了 CT 引导下经皮穿刺活检(见图 5.7g)。涂片结果为一种非特异性、非粒细胞性骨炎，没有发现细菌，证实了我们的诊断。

图 5.8 所示的病例仍被诊断为 CRMO，但最终为脓疱性附着点炎-骨炎，因为我们后来得知这个 11 岁的女性患儿有严重的脓疱性牛皮癣。她最初的症状为左胸锁关节区疼痛、肿胀而没有明显的全身症状。X 线片(见图 5.8a)报告正常。肿胀在 3 周后消退，但在 6 周后复发，再拍摄 X 线片(见图 5.8b)复查时，发现左锁骨内侧段明确破坏，第 5 个月复查时有明显的新骨形成(见图 5.8c)。CT 图像(见图 5.8d~g)显示在锁骨破坏区有壳样或袖套样的骨膜新骨，局部可见凸起。当时骨

显像发现左锁骨的放射性摄取明显增高，胫骨干骺端亦见摄取异常(见图 5.8i)。X 线片仅显示骨骺板前内部近侧轻度结构异常(箭头所示，见图 5.8j,k)。最后的鉴别诊断包括朗格汉斯细胞组织细胞增生症和 CR-MO，但胫骨的表现被认为更符合 CRMO。最后行手术切除活检，结果显示为非粒细胞性、非细菌性骨炎。尽管如此，患者仍然长期用抗生素治疗，但没有疗效。最后进行抗感染治疗，症状缓解明显。病例 153 对 CRMO 的诊断标准等内容进一步详细描述。

最终诊断

左锁骨脓疱性关节炎-骨炎(PAO)或脓疱性附着点炎-骨炎(PEO)。

评论
年轻患者，如果锁骨骨质破坏和增生混合存在，应考虑 CNO，有脓疱性掌跖病时，应怀疑脓疱性关节炎-骨炎 (PAO) 或脓疱性附着点炎-骨炎 (PEO)。其他部位(如脊柱或长骨干骺端)有更多病变时，则考虑 CRMO。

(金均 余丹 译 徐秀芳 校)

5.2 肩胛骨

病例83(图5.9)

病例简介

- 会诊申请人:放射科医生。
- 病史和临床问题:患者男,67 岁,因前列腺癌(图 5.9b)肿瘤分期行全身骨扫描,显示左肩胛骨上缘摄取增高,从肩胛骨上角延伸到肩峰。肩胛骨下角也有轻度的摄取增高。对应的 X 线片(图 5.9a)显示肩胛骨上缘和肩峰增大、小梁增粗。问题:这是转移的少见表现还是其他?经过反复询问,患者否认有任何症状。

影像学表现

参见上面的"病例简介"。

病理解剖学基础

可以明确这是非常活跃的骨重建过程,导致骨骼增大和骨小梁粗糙。

疾病分类诊断的分析思路

▶ **正常变异或畸形**? 不是,肩胛骨上部没有引起结构改变的正常变异。

▶ **肿瘤**? 不是,病变形状(长条状而不是圆形、粗糙的骨小梁模式)不符合原发或转移性肿瘤。

▶ **灌注障碍**? 不是,在这个解剖区域没有已知的先例,灌注障碍也无法解释粗糙的小梁结构。

▶ **退行性变**? 不是,肩胛骨上缘有什么会发生退行性改变?该区域有肌肉和肌腱附着,退行性肌腱附着点炎不会引起如此强烈的示踪剂摄取, 也不会引起 X 线片上的小梁粗糙和外缘光滑的骨骼增大, 而更容易表现为边缘锯齿状的疏松性或增生性纤维–骨炎。

概要与讨论

以上讨论提示这是一种慢性非细菌性炎性骨重塑过程。患者没有临床症状排除了单纯的反应性疾病,如银屑病或掌跖脓疱病(见病例 84)。剩下唯一的炎性骨病变是 Paget 病(畸形性骨炎)的活动性溶骨末期或中间期,尽管本例的发病部位很少见(好发部位为骨盆、股骨、胫骨和颅骨)。Paget 病罕见的发病部位通常出现在多骨型病例,而不是单骨型病例。即便如此,本例的以下表现支持 Paget 病的诊断:

- 患者的年龄。大多数 Paget 病是在 60 岁左右诊断的,尽管发病年龄可能更早。骨重塑障碍从起始点开始,以每年 1cm 的速度进展。
- 没有任何症状。
- 骨扫描高度异常的示踪剂摄取呈典型的长条状分布,这不是转移的特征。
- 骨小梁粗糙,受累骨增大。

根据 X 线表现,肩胛骨下角的小病灶(图 5.9b)也归因于 Paget 病,无须进一步检查。血清碱性磷酸酶仅略有升高。根据国际指南,不需要治疗。

图 5.10 所示为另 1 例肩胛骨 Paget 病,虽然肩胛骨只是全身多发病灶之一。这种罕见的发病部位几乎只出现在多骨型患者。其他病灶位于脊椎、骨盆(图 5.10d)和股骨远端(图 5.10e)。这例 65 岁的男性患者几乎没有症状,是在行全身骨扫描(图 5.10a)时偶然发

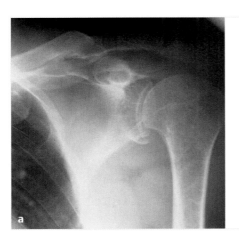
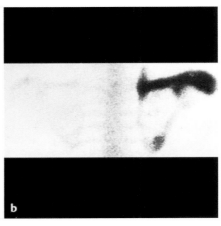

图 5.9　前列腺癌转移?

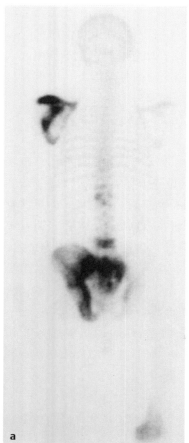

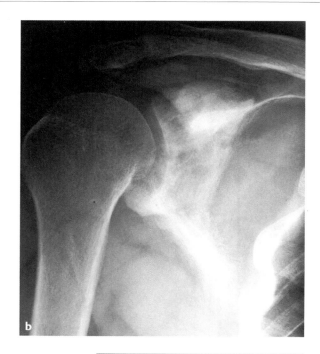

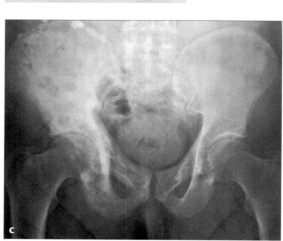

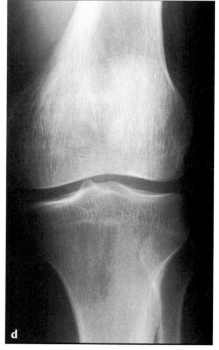

图 5.10　患者男,65 岁,肩胛骨、脊柱和骨盆 Paget 病。

现的,血清碱性磷酸酶水平比正常高 6 倍。肩胛骨和骨盆长条状和(或)弥漫性示踪剂摄取模式符合典型的活动性 Paget 病。肩胛骨(图 5.10b)和骨盆(图 5.10c)X 线片显示病变处于混合期-早期活动性硬化期,而股骨远端处于相对不活跃的硬化期(图 5.10e)。其他 Paget 病病例见病例 8、9、12、14、46、51、107 和 140。

最终诊断

少见的肩胛骨 Paget 病(畸形性骨炎)。

评论

老年患者长条状连续的示踪剂摄取通常提示 Paget 病。

(金均　梁嘉豪　译　徐秀芳　张敏伟　校)

病例84(图5.11)

病例简介

- 会诊申请人：患者本人。
- 病史和临床问题：患者女，31 岁，掌跖脓疱病（PPP）反复发作约 2 年(图 5.11f)。最早出现的症状是左肩胛骨疼痛，随后出现下腰椎疼痛。全身骨扫描(图 5.11e)显示左肩胛骨上部示踪剂显著摄取，胸骨柄周围、L5 和 S1 椎骨的摄取也略有增加。左肩胛骨的 CT 扫描(图 5.11a,b)显示广泛的硬化，硬化明显起源于骨膜，并且主要位于肋侧。MRI(图 5.11c,d)显示主要位于骨旁的水肿样信号。腰椎 X 线片(本文未展示)显示 L5 下部和 S1 上部边缘为主的骨质硬化，椎间隙消失，相应上下终板轻度不规则。肩胛骨组织活检提示 Garré 骨髓炎。此后开始了长期的抗生素治疗，骨旁水肿信号有所消退，而临床症状没有缓解。最后，骨科医生不得不建议采取最终手段——肩胛骨切除术。患者觉得很困惑，向我们寻求是否有其他选择。

影像学表现

主要影像学表现如上所述。需要补充的是，CT 和 MRI 显示肩胛骨皮质变薄和部分吸收，主要位于肋侧。松质骨未见破坏性改变。

发病部位

骨膜新生骨形成和骨旁水肿主要发生在肩胛骨的肋侧，提示病变的中心可能位于肌腱起止点或软组织(肩胛下肌)在骨骼的附着区。

病理解剖学基础

影像学表现表明这是一个破坏和再生混杂的过程，病灶的分布提示这很可能是起源于肩胛骨肋侧肌腱附着区的慢性活动性炎症。

疾病分类诊断的分析思路

▶ *炎症*? 如上所述，影像学表现完全符合炎症进程。因为病灶似乎是起源于肌腱起止点，所以肩胛骨的硬化正好对应反应性炎症(骨炎)。L5/S1 的病变(脊柱椎间盘炎)和核素骨扫描上胸骨柄周围的轻度变化也符合炎症。

▶ *肿瘤*? 不是，没有肿瘤的证据。如果把所有的病变放在一起考虑，腰椎的核素骨扫描和 X 线改变不符合肿瘤，比如淋巴瘤或骨肉瘤，而更符合炎症过程。

概要与讨论

先孤立地看左肩胛骨的影像学表现。为了给临床提供有用的诊断，患者进行了活检，组织学诊断为"Garré 骨髓炎"，这是对原因不明的骨硬化性病变的一种笼统的诊断。这是 Garré 在 100 多年前(1893 年)报道的以自己的名字命名的疾病，当时还没有发现 X 线，也没有现代微生物学和抗生素。他将这种疾病描述为急性发作的"肢体发热和肿胀，软组织疼痛和明显肿胀，提示即将形成脓肿。"他接着说，"然而当患者逐渐康复时，发热最快恢复正常，软组织浸润也逐渐消退，只遗留不同程度的骨膨胀。"他把所有的这些发现写进了以"急性感染性骨髓炎的特殊形式"[16]为题的文章，并且发表了出来。Garré 描述了一种急性感染性骨髓炎，并且愈合时出现骨膨大；但他没有提到"硬化"，这是来源于描写骨的 X 线术语。不知道是谁在忽略了原稿的情况下，杜撰了"Garré 慢性硬化性骨髓炎"这个词，以后的很长时间里，这个被改编的术语被一次又一次地不加批判地加以使用。如果要写一篇关于医学史的论文，这将会是一个很有趣的课题。从现代观点来看，Garré 描述的骨髓炎通常被称为慢性骨髓炎，是因为急性骨髓炎的治疗不当或延误治疗，或者本身对抗生素有耐药性所致。伴有严重硬化、受累骨膨大、临床症状轻微、非急性病程的骨髓炎，被称为浆细胞骨髓炎或 Brodie 脓肿。它与反应性骨炎不同，后者并非起源于作为细菌繁殖场所的骨髓，而是自身免疫性疾病引起的反应性过程，如血清阴性脊柱炎的附着点炎等。

而在本病例中，肩胛骨病变只是系统性疾病[脓疱性关节-骨炎或附着点-骨炎 (PAO,PEO)，也称为 SAPHO，见病例 40]的其中一处表现。以下表现支持该诊断：

- 出现掌跖脓疱病(PPP)的临床表现伴左肩胛骨疼痛，后出现腰椎疼痛。
- 全身骨扫描出现寡灶性的浓聚区。
- CT 扫描显示附着点骨膜新生骨伴骨炎。
- MRI 显示骨旁有水肿样信号。
- L5/S1 脊柱椎间盘炎。

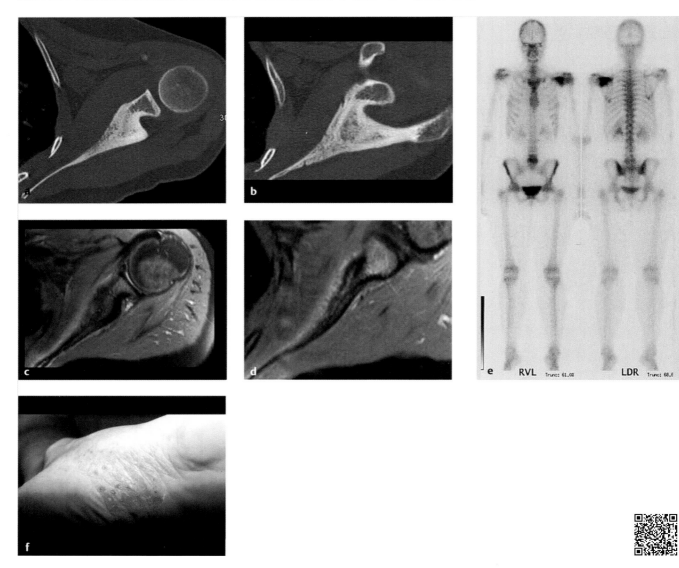

图 5.11   Garré 骨髓炎?

这些发现足以诊断 PAO 或 PEO,并可以开始抗炎和(或)免疫调节的治疗;不需要进行活检。值得注意的是,掌跖脓疱病属于银屑病的一个变异型,银屑病不仅局限于皮肤,而是一种全身性疾病,并且可能累及肌肉骨骼、心血管(高血压、冠心病)等。本例患者经抗炎和免疫调节治疗,并对其掌跖脓疱病进行局部治疗后,临

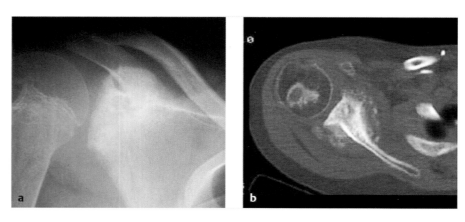

图 5.12   1 例儿童肩胛骨骨肉瘤患者。

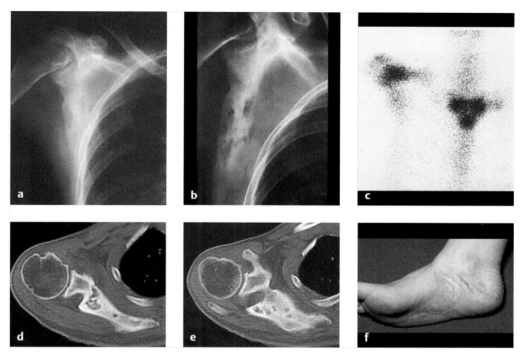

图 5.13 患者女,54 岁,脓疱性关节–骨炎或附着点–骨炎。

床和影像学表现有了很大的改善。

　　为了进行比较,图 5.12 显示了 1 例儿童肩胛骨骨肉瘤。主要的 X 线表现为骨硬化(见图 5.12a),CT(见图 5.12b)显示肩胛骨内有小的破坏灶,伴有广泛的骨旁软组织肿块和骨针。硬化是肿瘤细胞形成的骨样基质骨化的结果。破坏性肿块病变和基质骨化等放射学特征,可以与图 5.11 中的病例鉴别。

　　图 5.13 显示的是 1 例患有 PAO 或 PEO 的 54 岁女性病例。该病例的不寻常之处是出现了小死骨腔(见图 5.13b,d,e),这是感染性骨髓炎的表现。但全身骨扫描显示胸骨–锁骨区有"牛头"征(见图 5.13c),患者有典型的 PPP 表现(见图 5.13f)。这些发现可明确诊断,不需要活检。经过 2 年的免疫调节治疗,先后使用过甲氨蝶呤和环孢素,患者的疼痛症状消失了。皮肤科医生认为吸烟引发了 PPP 和(或)者使其迁延不愈,在我们的建议下,她随后戒烟成功。10 年后影像学复查,仅发

现肩胛骨有残留硬化。

最终诊断

　　左肩胛骨与腰骶部交界处脓疱性关节–骨炎或附着点–骨炎(PAO,PEO)。

评论

　　当充分考虑了影像学表现和临床症状之后,我们可以诊断脓疱性关节–骨炎或附着点–骨炎,而不需要活检。对诸如 Garré 骨髓炎之类罕见的、笼统的诊断应保持谨慎,特别是其最初在老的医学文献中的本意随着时间推移被误解和歪曲时更是如此。

（余佳慧　梁嘉豪　译　徐秀芳　张敏伟　校）

案例85(图5.14)

病例简介

- 会诊申请人：外科医生。
- 病史和临床问题：患者男，36岁，右肩肿胀伴疼痛。患者有多发性外生骨疣病，近几年来已经切除了多个外生骨疣。外科医生要求对右肩的外生骨疣进行检查。

影像学表现

CT图像(图5.14a~c，e，g~i)显示肩胛骨周围有不规则形的骨化肿块。把同层面的CT和MRI图像进行两两比较(图5.14c/d，e/f和i/j)。较上方的外生骨疣或骨软骨瘤起源于肩峰的基底部(外生骨疣1)，较下方层面上的另一外生骨疣则起源于肩胛骨肋面的生长区(外生骨疣2)。

CT图像上，位于较下方的巨大的不规则外生骨疣(外生骨疣2)中央部分致密成熟，其周围围绕着细小的钙化灶，尤其是外侧的钙化点，它们与致密部分不连续(图5.14c，e)。图5.14e，g中可见类似的钙化灶与外生骨疣主体分离。这些钙化位于外生骨疣主体部分周围的软组织肿块中，这部分软组织肿块相当于活跃的未钙化的肿瘤软骨，这在MRI图像上清晰可见(图5.14d，f，j)。图5.14d显示了部分分叶状软骨帽，厚度高达3cm。

病理解剖学基础

未钙化的软骨代表外生骨疣的生长区。成人3cm厚的软骨帽几乎都含有软骨肉瘤的成分。这就解答了我们如何分类诊断的问题。

概要与讨论

外生骨疣病患者，一生中会恶变为软骨肉瘤的风险为5%~7%，并且通常为Ⅰ级软骨肉瘤。出现继发性软骨肉瘤通常有以下几个征象：

- 位于身体躯干或附近的外生骨疣。
- 肿瘤非常大。

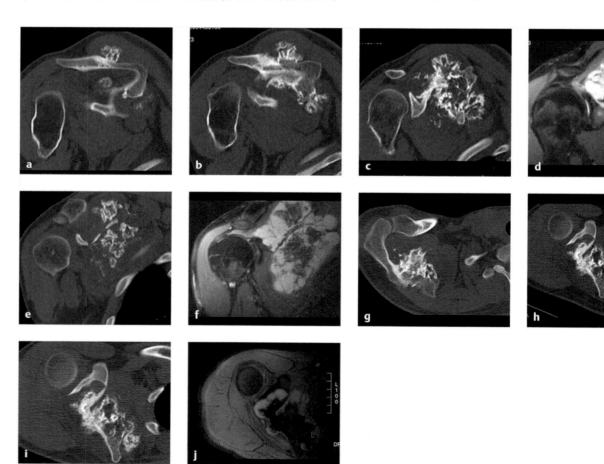

图5.14　软骨肉瘤？

- 成年后，外生骨疣增大。

- 疼痛，并排除了外生骨疣表面的滑囊炎。

- 软骨帽的厚度>3cm（厚度为 2~3cm，很可能是软骨肉瘤）。

- 骨化位于肿瘤的软骨中，并与外生骨疣的实体部分分离（这些骨化标志着肿瘤软骨的高级别增生并阻碍了软骨的致密骨化）。

后面 2 个标准被认为是继发性软骨肉瘤的明确征象。有这些征象的骨软骨瘤或外生骨疣，需要进行一系列切面的组织学检查，因为它们通常具有结构不均匀的特点，这也是不行穿刺活检的原因。

作为比较，图 5.15 显示了 1 例初诊年龄为 32 岁的女性患者的良性隆突性内生软骨瘤（起源于髓腔的外生性软骨瘤），是在胸部 X 线平片上偶然发现的（放大图像图 5.15a）。5 年后拍摄的点片（本文未展示）显示病灶没有变化。CT 扫描（图 5.15b，c）清楚地显示了这种软骨源性肿瘤是如何从髓腔向外生长的，不同于骨软骨瘤，后者瘤体位于骨外，其髓腔总是与母骨的髓腔开放相通。隆突性内生软骨瘤主要发生在小的扁骨，

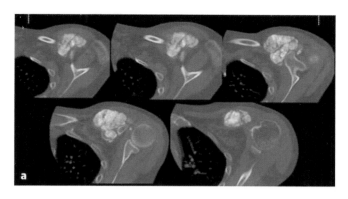

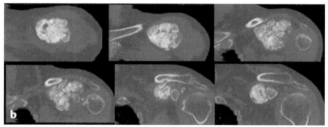

图 5.16 患者女，45 岁，假肿瘤性钙质沉着症。

对于活跃生长的肿瘤来说，空间显然太小了。

为了对骨密度肿块进一步鉴别诊断，图 5.16 展示了 1 例 45 岁女性锁骨下窝假肿瘤性钙质沉着症的病例。假瘤表现为粗糙颗粒样的钙化团块，位于左侧锁骨下方，并且已经侵蚀了其下缘。3 年前胸片未见该区域有明显的钙化，而且患者也是最近几个月才注意到肿块，所以这个无痛性假瘤一定是在这 3 年中形成的。早期的钙化性假瘤大体上是有坚硬被膜的肿块，初期质软，后来质地变硬。切面呈黄色或灰白色，呈蜂窝状的多囊结构，有些囊肿之间间隔很厚。囊肿内含有白色至灰白色的液体，或由磷酸钙和（或）碳酸钙组成的片状钙化物，也可以出现化生性骨化。这种疾病通常双侧发生，好发于伸肌表面，病因不明，有家族性发病的报道。一些患者出现血钙正常的高磷血症，肾磷酸盐排泄减少，这可能是散在病例报告中用磷酸盐结合剂治疗成功的原因。疾病可发生在任何年龄，但 20 岁之前的男性最容易发病。虽然肿瘤有时有奇怪的外形，但是大多数患者没有临床症状。偶尔会出现神经受压。目前唯一有效的治疗方法就是手术切除。

最终诊断

肩胛骨最大的外生骨疣（骨软骨瘤）的继发性软骨肉瘤，患者有软骨性外生骨疣病基础。

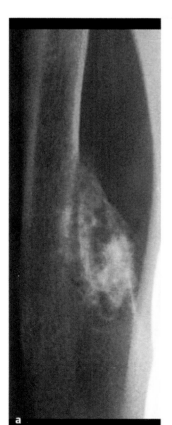

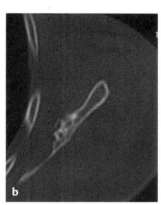

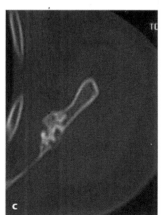

图 5.15 患者女，32 岁，隆突性内生软骨瘤。

评论

　　位于躯干附近、大的疼痛性外生骨疣、厚的软骨帽且软骨帽内有细小的不成熟的骨化，应想到可能出现了继发性（外生性）软骨肉瘤，外生骨疣病的患者更是如此，应整体切除。由于这个肿瘤的结构不均匀，所以应放弃活检。

（胡枫斌　赵健乐　译　徐秀芳　张敏伟　校）

病例86(图5.17)

病例简介

- 会诊申请人：外科医生。
- 病史和临床问题：患者男，18 岁，左肩受到撞击后持续疼痛。就诊于创伤外科，医生要求其拍摄 X 线片。患者左肩 X 线片(由于 X 线片提供的信息很少，本文未展示)怀疑骨折，随后的 CT 扫描怀疑骨囊肿。

影像学表现

CT 图像(图 5.17a, c, e, g, i, j)显示肩胛骨上部有膨胀性的透亮区，外缘为蛋壳状的薄层骨膜新生骨，将病灶与周围的软组织分开。考虑到该影像学表现的鉴别诊断毫无疑问应包括动脉瘤样骨囊肿，我们为患者预约了 MRI 检查(图 5.17b, d, f, h)。MRI 并未显示预期的液-液平面(见病例 45)，因此可以排除动脉瘤样骨囊肿。MRI 增强图像(图 5.17d, f, h)显示病变主要是外周边缘强化，中央无强化。病变的中心在 T2W 图像上表现为不规则的高信号(说明富含质子)。

病理解剖学基础

MRI 上显示了该膨胀性病变的内部结构，符合肿瘤发生中央坏死。

疾病分类诊断的分析思路

▶ 创伤？ 不是，因为本文未展示骨折、血肿等外伤后表现。

▶ 炎症？ 不是，病史不支持炎症。

▶ 肿瘤？ 是(参见"概要与讨论"部分)。

概要与讨论

如上所述，CT 图像清晰显示蛋壳状的骨膜新生骨，提示动脉瘤样骨囊肿。随后行 MRI 检查了解有无动脉瘤样骨囊肿典型的液-液平面(见病例 45)。MRI 图像上病变任何区域都未见液-液平面，可以排除动脉瘤样骨囊肿的诊断。

而如果考虑单纯性(青少年)骨囊肿，MRI 图像上该病变内部实性成分则太多。稍呈锯齿状的骨膜新生骨、发病部位(肩胛骨)同样不支持单纯性骨囊肿。据我们所知的统计资料，肩胛骨的骨囊肿尚无报道。

剩下的唯一的可能性是其他发生坏死性("囊肿化")退变的未知肿瘤。让人意外的是，活检证实病变为部分坏死的非霍奇金淋巴瘤。肿瘤分期检查中未发现其他部位受累，所以患者被诊断为骨原发性非霍奇金淋巴瘤。

无论从组织学还是从放射学的角度来看，非霍奇金淋巴瘤发生次全性坏死都非常少见。

X 线上骨非霍奇金淋巴瘤骨质破坏的形式，最常

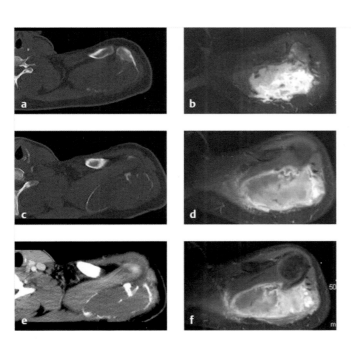

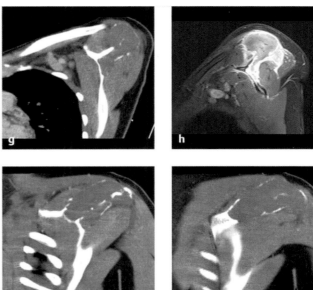

图 5.17　骨囊肿？

表现为 Lodwick Ⅲ级病变,其次为 Lodwick Ⅱ级病变。50%的病例伴有反应性硬化。本例异乎寻常的影像学表现只能用"巨大肿瘤发生广泛坏死、给人第一印象为囊性肿块"来解释。

　　本罕见病例的最不寻常之处在于病史：年轻人第一次疼痛发生在肩关节受撞击后。在过去,这种情况几乎全见于单纯性骨囊肿发生骨折, 创伤后患者出现症状。类似病史的患者如果发现肱骨或股骨的膨胀性溶骨性病变,一般都提示单纯性骨囊肿。

最终诊断

　　肩胛骨原发性非霍奇金淋巴瘤,部分坏死。

评论

　　非常大的肿瘤易发生坏死,CT 表现类似原发性囊性病变。对于这类病例,MRI 检查可以提供关于病变结构的更多细节。

（何子昂　彭娴婧 译　李景琦　徐秀芳 校）

病例87(图5.18)

病例简介

- 会诊申请人:骨科医生。
- 病史和临床问题:患者女,64 岁,右肩疼痛进行性加重约 6 个月。由于疼痛,右肩关节的运动幅度受限。X 线片(本文未展示)上,右侧肩胛骨有明显的透亮区。骨科医生想知道其原因。

影像学表现

CT 扫描 (图 5.18b) 显示肩胛骨有一较小的溶骨区,累及了前壁的一部分。肩胛下肌增厚。T2W MRI(图5.18a)显示一个高信号肿块取代了肩胛骨的正常骨组织。肱骨头可见斑片状信号增加。注射对比剂后(本文未展示)显著强化。

病理解剖学基础

根据其强化特点, 发生在肩胛骨的骨髓替代性病变很可能代表一种侵蚀性的实性肿瘤。这排除了其他诊断的可能性。

概要与讨论

结合患者的年龄, 鉴别诊断主要包括孤立性浆细胞瘤和某些类型的肉瘤(例如,纤维肉瘤、恶性纤维组织细胞瘤、去分化软骨肉瘤)。右肩部长期的疼痛和活动减少导致的灌注不良可以解释肱骨头中的斑片状高信号。CT 引导下经皮穿刺活检证实该病灶为孤立性浆细胞瘤。结束局部治疗(放疗)1 年后,发现该患者患有全身性疾病。老年患者肩胛带(尤其是肩胛骨和锁骨)出现的膨胀性溶骨性病变,通常代表着孤立性浆细胞瘤。

图 5.19 展示了 1 例 2 岁儿童左侧肩胛下角的嗜酸性肉芽肿(朗格汉斯细胞组织细胞增生症)用以对比。该肿瘤为侵袭性 Lodwick Ⅱ级病灶。约 4%的嗜酸性肉芽肿发生于肩胛骨,尤文肉瘤也有 4%发生于肩胛骨。嗜酸性肉芽肿的颅骨病灶表现为典型的穿孔样缺损,可伴硬化缘和小死骨。与颅骨病灶不同,肩胛带的病灶需要组织学评估。

最终诊断

肩胛骨孤立性浆细胞瘤。

评论

发生于肩胛骨和锁骨的膨胀性溶骨性病灶,在老年患者中通常为孤立性浆细胞瘤。类似的病灶,在儿童中则更可能为嗜酸性肉芽肿。

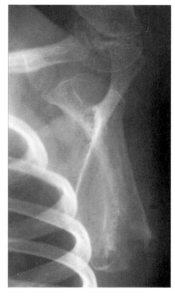

图 5.19　肩胛骨下角的嗜酸性肉芽肿。

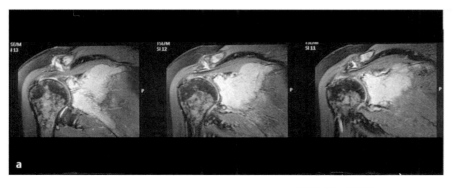

图 5.18　肿瘤?

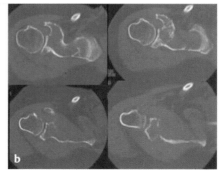

(陆双杰 张敏伟 译　徐秀芳 校)

5.3 肋骨

病例88(图5.20)

病例简介

● 会诊申请人:放射科医生。

● 病史和临床问题:患者男,44岁,胸部X线片显示右侧第5肋骨增厚伴密度增高,余无异常。放射科医生怀疑蜡泪样骨病,要求确诊。

影像学表现

X线片显示患者右侧第5肋较其他肋骨致密(图5.20a,b),腋段呈肿块状增厚。

发病部位

选取的几幅具有代表性的CT图像显示肋骨内部和外部均增生肥厚。

病理解剖学基础

第5肋内部和表面的新生骨非常致密,边缘光滑。说明病变已经存在一段时间,其密度与骨瘤接近。

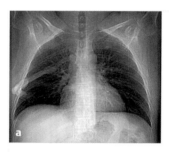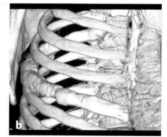
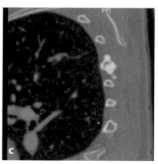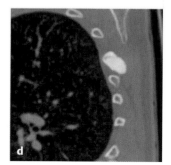

图5.20 先天性骨肥厚?

疾病分类诊断的分析思路

▶ **正常变异或畸形?** 肿块为偶然发现,强烈提示其为密度增高性的骨发育不良。整条肋骨从前往后骨质增生肥大同样提示发育不良。

▶ **外伤?** 无外伤史。

▶ **炎症?** 不是,无相关病史、病变为偶然发现都说明其并非炎症过程。

▶ **肿瘤?** 不是,骨质增生累及了整根肋骨,在个体遗传学上属于从发生发展到完全成熟的一个完整结构,不符合肿瘤。

概要与讨论

基于上述信息,诊断为蜡泪样骨病并不难。蜡泪样骨病是一种先天性合子后骨骼疾病,其特征性表现为累及单骨或多骨的径向分布的象牙样骨质增生,通常发生于身体一侧。经典型蜡泪样骨病发病部位骨内部和外部均受累。蜡泪样骨病的更多细节见病例17、99。

图5.21展示了另1例发生于肋骨的蜡泪样骨病。患者为31岁男性,肩胛下区至颈部进行性肿胀5年,并伴有皮肤轻微的青灰色。X线片(图5.21a,b)展示了右侧第1肋、第4~10肋骨内和骨表面的象牙样骨质增生。T5~T10椎体的右侧份也可见硬化性改变,其宽度从上向下逐渐增加。呈节段性径向分布的致密硬化区符合蜡泪样骨病表现,其为唯一诊断。约60%的蜡泪样骨病患者会出现皮肤和皮下病变,正是这些软组织病变促使患者就诊、行影像学检查。不幸的是,我们无法提供该患者软组织病变的MRI图像。

最终诊断

第5肋蜡泪样骨病(髓腔及皮质均受累)。

评论

骨内和骨表面呈节段性径向分布的极其致密的象牙样骨质增生肥厚总是提示蜡泪样骨病。其临床特征可表现为皮肤和皮下软组织改变。而影像学检查能发现蜡泪样骨病特征性的骨骼改变。在这些病例中,皮肤和软组织的改变就好像冰山一角。

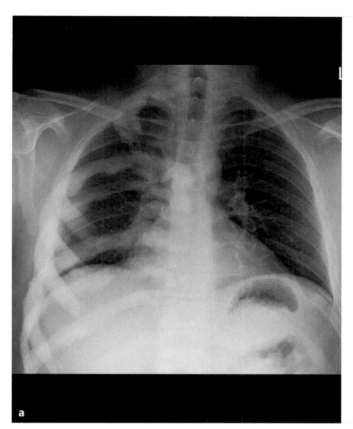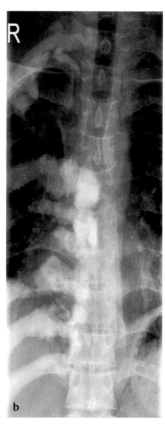

图 5.21 患者男,31 岁,蜡泪样骨病。

(陆双杰 彭娴婧 译 郑孝东 徐秀芳 校)

病例89(图5.22)

病例简介

● 会诊申请人:患者本人。

● 病史和临床问题:患者女,31岁,患有遗传性多发外生骨疣病多年。在长期旅居国外之前,患者想确定其左上前胸壁明显突出的外生骨疣是否恶变,是否需要手术切除。患者自诉肿块大小近年来没有变化。体检发现左锁骨头区域骨性硬块(锁骨胸骨端;图 5.22a)。

影像学表现

CT 连续层面(图 5.22b~e)显示了一异常增大的软骨性外生骨疣(骨软骨瘤),其内部为成熟的骨小梁结构。该外生骨疣起源于左侧第 1 肋骨而非锁骨,图 5.22d 显示最为清晰。锁骨有向前移位伴局部骨质受压吸收。MRI 图像(图 5.22f)显示了外生骨疣顶上只有 2~3mm 厚的薄层软骨帽(箭头所示)。同时发现双侧肩胛骨上也有大的外生骨疣。

疾病分类诊断的分析思路

已知该患者患有多发性外生骨疣病,因此分类诊断不存在困难。至于第 1 肋明显突出的外生骨疣是否发生恶变,参见"概要与讨论"及"评论"部分。

概要与讨论

临床表现明显的外生骨疣由软骨内骨化的成熟松质骨组成。外生骨疣表面的软骨帽代表生长区。软骨帽较薄,表明病变不太可能进一步显著生长。根据病例 85 中继发性软骨肉瘤的判断标准,该病变仅符合前 2 个标准(病变大小和发病部位靠近躯干)。这足以排除继发性或偏心性软骨肉瘤的诊断,并排除将来发生软骨肉瘤的可能性。对于患者来说,长期旅居国外的计划是安全的。这也适用于肩胛骨上的外生骨疣,无须进一步讨论。是否行手术治疗,除了考虑是否继发软骨肉瘤,还应权衡"预防性"切除外生骨疣带来的从气胸到锁骨及邻近关节不稳等一系列风险。

图 5.23 展示了 1 例发生于肋骨头附近的非常成熟的肋骨孤立性骨软骨瘤。外生骨疣的外围轮廓与相邻的椎弓和棘突之间的空间可能存在几毫米、最多 1cm 厚的软骨帽。这只能通过 MRI 证实。但即便是软骨帽,对于 27 岁的无症状男性来说,该范围内厚度的软骨帽无须担忧,且不存在预防性切除的肿瘤学指征。

为了方便比较,图 5.24 展示了 1 例发生于右侧第 2 肋后部的内生软骨瘤,患者为 29 岁无症状男性。病变在胸部 X 线片上也可以见到。肿瘤从肋骨向后膨胀性生长,引起皮质骨"膨隆"。肿瘤的骨化模式在软骨源性病变中非常典型。鉴别诊断包括隆突性内生软骨瘤(见病例 85 中的图 5.15),但本例病变周围完整的实性骨壳不支持该诊断。

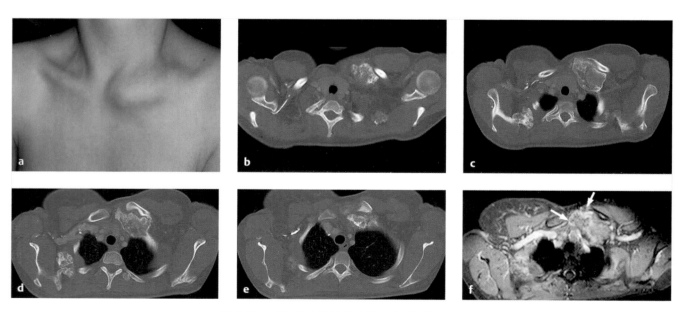

图 5.22　已知的多发性外生骨疣病:软骨肉瘤?

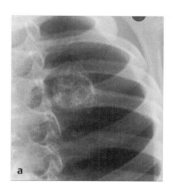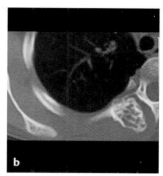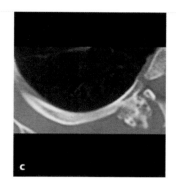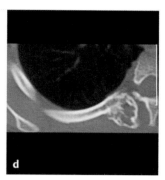

图 5.23　肋骨头附近的孤立性骨软骨瘤。

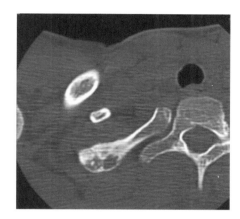

图 5.24　第 2 肋内生软骨瘤。

最终诊断

多发性软骨性外生骨疣病，左侧第 1 前肋巨大的外生骨疣或骨软骨瘤，无继发软骨肉瘤的证据。

评论

就病变本身而言，病变大小、发病部位靠近躯干并非外生骨疣病患者继发软骨肉瘤的放射学证据。判断外生骨疣发生恶变的唯一强有力标准是软骨帽达到一定厚度、病灶增大、患者出现疼痛、骨化部分与外生骨疣主体分离（见病例 85）。

（陆双杰　彭娴婧　译　徐秀芳　校）

病例90(图5.25)

> ### 病例简介
>
> ● 会诊申请人：放射科医生。
> ● 病史和临床问题：患者女，23岁，骑马时左侧胸壁侧面偶发疼痛。放射科医生考虑为纤维结构不良，请我们会诊，希望得到确认。

影像学表现

X线片(图5.25)显示左侧第6肋骨存在长段的溶骨区并中度膨胀，病灶边缘清楚，内部为磨玻璃密度。

病理解剖学基础

边缘清楚的膨胀性病变，骨皮质(通常是新形成的)未见破坏，内部为磨玻璃影，通常提示为良性的结缔组织病变伴编织骨形成。

疾病分类诊断的分析思路

▶ **正常变异或畸形**？不是，在肋骨中没有这样的先例。

▶ **创伤**？没有创伤史。没有摔伤的话，骑马本身不会导致肋骨膨胀性改变。

▶ **炎症**？没有临床表现。骑马时左侧胸壁疼痛不一定与影像学上的病灶有关。

▶ **肿瘤或肿瘤样病变**？是。病变呈膨胀性改变，明确提示肿瘤或肿瘤样病变的可能。

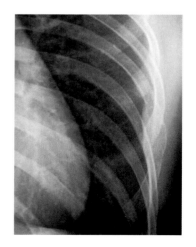

图5.25　左侧第6肋的偶然发现。

概要与讨论

病理解剖学基础中提到病灶为良性的纤维(编织)成骨，加上临床表现轻微(可能与病灶无关)，提示该病灶为纤维结构不良。肋骨是扁骨中纤维结构不良的第二好发部位，这也支持这一诊断。关于纤维结构不良的临床和影像学特征可见病例7。膨胀性病灶伴有磨玻璃密度影是纤维结构不良的典型表现。

肿瘤样生长的纤维结构不良从不跨越间隙边界，即使是侵蚀性的多骨型也是如此，并且病灶也不会侵入周围软组织。这在3个病例的断层图像上可以清晰显示，图5.26a，b是45岁无临床症状的女性患者；c~e是50岁男性患者的偶然发现；f~i是40岁女性患者，她有偶发性右上胸前壁疼痛，尤其是在月经周期的后半部分。尽管病灶常有明显的骨膨胀，但总是局限于间隙的界限内。许多处于活跃期的病灶会出现退行性改变，如局部出血和液化(见病例7、12、110)，可能使病变在X线片和CT图像上失去典型的磨玻璃样表现，这可能会给鉴别诊断带来困难。病程长的病灶可能会出现明显的骨化和退行性脂肪浸润，进而表现为纤维-骨性病变，这种病灶即使组织学也难以诊断(见病例73的图4.42以及病例133)。

作为膨大性肋骨病变的鉴别诊断，图5.27展示了位于肋骨前端的棕色瘤(图5.27a，箭头所示)。注意到受累肋骨以及图像中所有其他肋骨的骨质疏松和结构模糊，就可以做出棕色瘤的诊断。上1根肋骨的软骨-骨连接处也发现了一个早期棕色瘤。通过手部的X线片(图5.27b)可以确诊，因而无须再进行实验室检查。X线片有高度特异性的变化：松质骨小梁稀少、模糊，骨皮质变薄并具有分层状改变。骨小梁改变的原因是破骨细胞吸收和纤维组织替代，皮质改变则是由于骨内膜、骨外膜和骨膜下的再吸收以及哈弗管破骨细胞吸收扩张所致，以中节指骨的皮质改变最明显。全身闪烁扫描会出现超级骨显像，骨转换高度活跃区及棕色瘤会"吸尽"大量显像剂(也可见病例15、111)。

最终诊断

左侧第6肋骨典型的纤维结构不良。

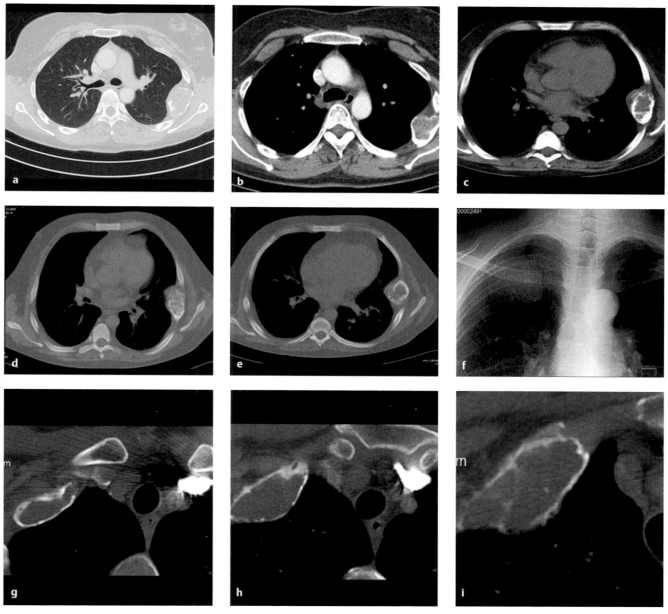

图 5.26　3 例纤维结构不良患者的 CT 图像和 X 线片。

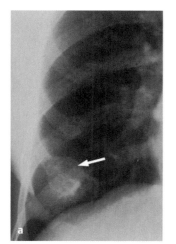 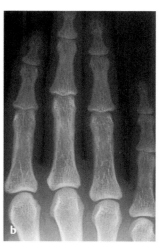

图 5.27　肋骨前端的甲状旁腺功能亢进症的棕色瘤以及相应的手部 X 线片。

评论

　　肋骨膨胀性溶骨性病变、内部为磨玻璃密度，没有明显症状，高度提示纤维结构不良。

（胡枫斌　译　张敏伟　徐秀芳　校）

病例91(图5.28)

病例简介

● 会诊申请人:放射科医生。

● 病史和临床问题:患者男,40岁,偶尔胸骨后疼痛,余无殊。胸片偶然发现右侧第9肋结构异常,MRI(本文未展示)T1W和T2W显示为信号不均匀的病灶,无特异性。显然这是起源于骨的病灶,我们建议进一步行CT检查。

影像学表现

CT图像(图5.28)显示右侧第9肋后外侧有一个轻度膨胀性病变,边界锐利清楚,中央见一个椭圆形的骨化灶,该骨化灶上部是骨化的包膜,下部有更多的纤维结构,骨化灶内部密度不均匀,密度接近相邻正常肋骨的骨松质,膨胀的骨皮层和骨化灶之间的分隔层含有脂肪密度。

病理解剖学基础

可以确定,病变至少有3种不同的组织成分(脂肪、骨和结缔组织),骨质膨胀、骨皮质完整伴轻度变薄、与正常骨之间境界光滑、骨皮质和中心的骨化灶之间含脂肪密度等特点明显提示病变存在时间很长。脂肪成分提示良性病变。带包膜的中心骨化灶不符合软骨骨化,而更符合结缔组织的营养不良性骨化。

疾病分类诊断的分析思路

▶ **正常变异或畸形？** 尽管属于偶然发现,但未见过这种类型的变异或畸形。

▶ **创伤？** 没有外伤史。陈旧的愈合的肋骨骨折通常是致密的,皮层不会膨胀变薄。

▶ **炎症？** 没有临床表现。

▶ **肿瘤或肿瘤样病变？** 很可能,根据病变的占位效应和光滑的边缘,明显是良性病变。

概要与讨论

对这个偶然发现的病变,我们假设是良性肿瘤或者肿瘤样病变,有以下可能:

● 纤维结构不良的陈旧病灶,已经发生退行性变伴部分脂肪浸润和中央骨化,可能为营养不良性骨化。

● 骨内脂肪瘤陈旧性梗死(中央骨化灶是"核",提示中央坏死灶骨化)。

● 造血组织增生、陈旧性梗死伴中央骨化(罕见,中央骨化灶将被解释为增生的造血组织发生中央梗死形成的营养不良性骨化)。

因为这是一个偶然发现的良性病灶,所以没有必要进行进一步检查(例如,组织活检),从在肿瘤学角度考虑,更是如此。我们可以从经验中得知这种病变组织学不具特异性("纤维–骨病变"),我们建议患者"忘了这个病变吧"。

为了进行比较,图5.29展示了1例肋骨的Ⅲ级软骨肉瘤,这位老年患者肋骨疼痛加剧,发现局部出现质硬肿块已有一段时间。最初他以为是该部位直接撞伤造成的。影像学表现为长段肋骨被完全破坏,并被含有絮状钙化的软组织肿块取代。这些表现,加上患者的年龄、发病部位位于躯干部的肋骨(约10%的软骨肉瘤发生于肋骨),符合恶性软骨类肿瘤。

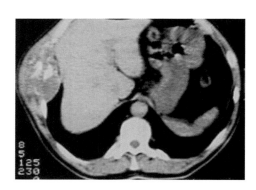

图5.29　老年男性患者,肋骨软骨肉瘤。

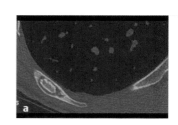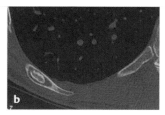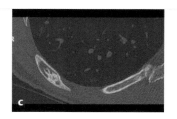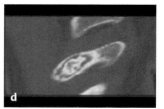

图5.28　死骨?

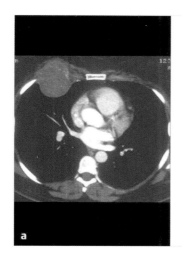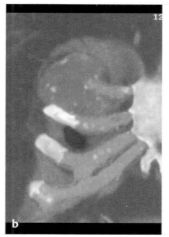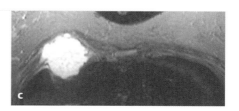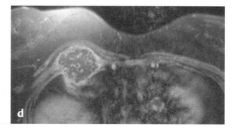

图 5.30　患者女,44 岁,胸壁软骨肉瘤。

图 5.30 展示了另 1 例软骨肉瘤,1 例 44 岁的女性患者,右前胸壁发现肿块,伴疼痛。她的家庭医生诊断为"Tietze 综合征",我们并不认为"Tietze 综合征"是一个独立疾病,但不幸的是,为了方便起见,它仍然偶尔被使用(见病例 98),这导致了确诊被延误了几个月。确定肿瘤为软骨起源的主要依据是:肿瘤内部细小钙化(见图 5.30a,b)、MRI 平扫所见的分叶结构(见图 5.30c 序列 STIR),以及静脉注射对比剂后明显的分隔和边缘强化(见图 5.30d)。

最终诊断

陈旧性良性纤维–骨性病灶,难以明确具体疾病。

评论

肋骨偶然发现的具有包括脂肪在内的多种成分的肿块无须处理("别碰我"病变)。

(薛靖楠 译　徐秀芳 张敏伟 校)

病例92（图5.31）

病例简介

● 会诊申请人：放射科医生。

● 病史和临床问题：这是一个"有历史意义的"病例，旨在说明如何用最少的放射学检查快速直接地做出正确诊断。患者是我们69岁的同事，右下胸壁后外侧肋骨局部钝痛数周，余无不适。某次剧烈咳嗽后该处肋骨一阵刺痛，患者决定行影像学检查。透视引导下X线成像（图5.31a，b）显示第8肋（箭头所示）的偏后外部分发生溶骨性骨质破坏伴骨折。全身骨扫描（图5.31c）未发现额外的病变。接下来应如何处理？

影像学表现

如上所述，点片显示了第8肋偏后外部分的完全性溶骨性病变，病变内部基质无明显骨化，伴自发性骨折。骨扫描显示为孤立性病变，胸部X线片正常。

病理解剖学基础

引起自发性骨折的原发病范围很广，从原发肿瘤不明的孤立性转移瘤或孤立性浆细胞瘤，到X线片上基质类型无法辨别的原发性骨肿瘤都有可能。

疾病分类诊断的分析思路

▶ **正常变异或畸形？** 变异或畸形不表现为该种形式，并且患者有明显的临床表现。

▶ **创伤？** 不是。患者为自发性骨折，无创伤史（见病例93）。

▶ **炎症？** 不是。实际上，骨髓炎（例如，葡萄球菌感染）不会导致一个其他方面都很健康的老年人发生溶骨性病变和自发性骨折。由于该同事从未去过热带地区，我们也可以排除可形成大型肉芽肿的罕见感染。另外，溶骨期Paget病的孤立性病灶可引起自发性骨折。

▶ **肿瘤或肿瘤样病变？** 是的，溶骨性病变伴有自发性骨折，总是提示病变处有潜在肿瘤，参见"概要与讨论"部分。

概要与讨论

如"病理解剖学基础"部分所述，本病例鉴别诊断范围广。接下来的诊断流程包括以下几种可能：

● 全面搜寻原发肿瘤。

● CT扫描。

● 快速经皮活检。

我们选择了快速经皮活检，因为前2项最终仍需组织学确认。比如，发现前列腺癌并不一定意味着肋骨病变为前列腺转移；发现异常蛋白提示浆细胞瘤，但这不一定就是肋骨病变的病因。令我们吃惊的是，该病例组织学结果显示为嗜酸性肉芽肿（局灶性朗格汉斯细胞组织细胞增生症），对这个年龄的患者来说是很少见的。整个诊断流程安全易操作，因此对该类病例来说，适合采取最短的诊断路径直接做出准确的诊断。由于组织学证据仍然是诊断非特异性溶骨性病变的金标准，而且患者对现代经皮活检技术耐受性良好，我们建议将早期行组织学检查列入常规诊断流程。正如预期，病变1年内完全缓解，无额外病变发生。

图5.32展示了另1例发生于56岁老年患者的朗

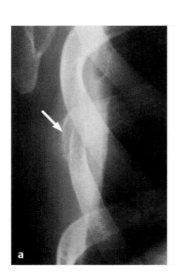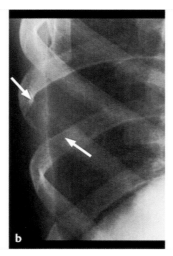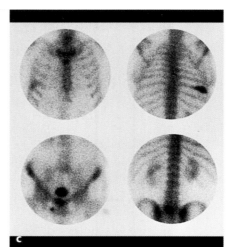

图5.31 第8肋不明原因的溶骨性病变。接下来应如何处理？

格汉斯细胞组织细胞增多症。患者主诉进行性呼吸困难和骨骼疼痛，大腿明显。之前患者牙齿严重脱落，属于老烟枪。全身骨扫描(图 5.32d)在颅盖骨中发现 3 个浓聚灶，上颌骨和下颌骨、双侧肱骨近端、双侧股骨近端、左侧股骨远端及左侧第 5 和第 8 肋见多发病灶。X 线片显示多发溶骨性病变，但无法进一步定性。尽管吸烟史提示转移性肺癌，肺部异常影像学表现也支持转移性肺癌。

我们需要对患者全身多处病变的性质做出诊断。胸部 X 线片显示左侧第 5 和第 7 肋的后外部分发生溶骨性骨质破坏，破坏区域伴有致密硬化缘(图 5.32a)，这可能是修复性的。左侧股骨近段的病变也有硬化缘，提示良性病程。例如，胸部 X 线片上肺实质的异常表现提示支气管肺泡癌或淋巴管肌瘤病可能，需行 CT 扫描(图 5.32b,c)。除了纤维化，CT 显示无数伴中央空洞的小病变——这是朗格汉斯细胞组织细胞增生症非常典型的一种表现(见病例 24)，吸烟者更多见。肋骨(图 5.32a)、颅骨(图 5.32e)、下颌骨(图 5.32f)和股骨近端干骺端(图 5.32g,h 显示左侧股骨)的骨骼病灶符合多系统朗格汉斯细胞组织细胞增生症表现，但仍需

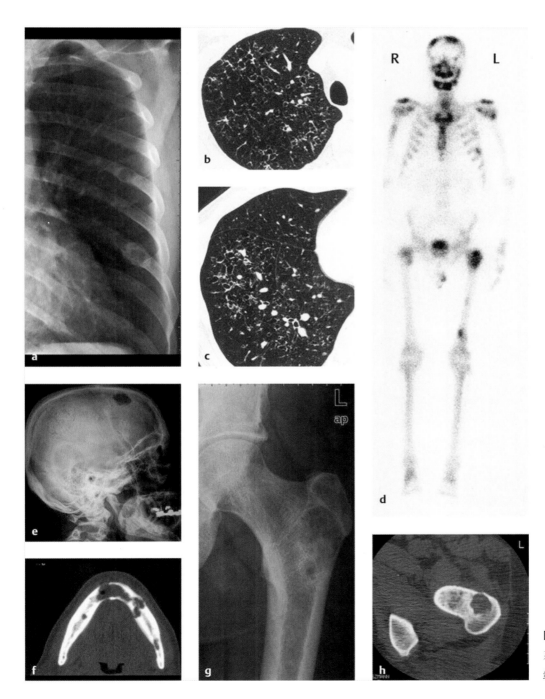

图 5.32 患者男,56 岁,多系统受累的朗格汉斯细胞组织细胞增生症。

要组织学证实。由于经皮肺活检引起气胸的风险相对较高，我们选择对左侧股骨的病变进行活检，第一次结果为阴性。随后 3 周内，我们又进行了多次活检，仅发现坏死组织或结缔组织。最终第 6 次活检诊断为朗格汉斯细胞组织细胞增生症，证实了之前的假设。关于朗格汉斯细胞组织细胞增生症活检失败问题的深入讨论见病例 24。从整体上看，该病例实际上展示了多系统朗格汉斯细胞组织细胞增生症病程迁延的特点，其中骨骼病变已经经历了修复过程。

最终诊断

伴有症状的右侧第 8 肋朗格汉斯细胞组织细胞增生症(嗜酸性肉芽肿)，伴自发性骨折。

评论

发生于老年患者的伴自发性骨折的肋骨溶骨性病变偶尔是朗格汉斯细胞组织细胞增生症。患者有吸烟史，出现多发性骨骼病灶和伴中央空洞的肺播散性病变时，首先考虑多系统朗格汉斯细胞组织细胞增生症。

（罗子纤 张敏伟 译 彭娴婧 徐秀芳 校）

病例93(图5.33)

病例简介

- 会诊申请人:放射科医生。
- 病史和临床问题:患者男,64 岁,外伤后右侧第 6~8 肋骨折伴血性胸腔积液。经皮引流胸腔积液时,医生怀疑有细菌感染(脓胸)的可能性。肋骨骨折并没有随着时间而出现愈合,遂申请我们会诊以明确原因。

影像学表现

骨折后 3 周局部点片(图 5.33a)发现第 6~8 肋骨折端明显分离,骨折 8 周后点片(图 5.33b)仍未见骨折愈合证据(骨折部位实变、骨痂形成等)。第 7、8 肋前骨折端呈"吮食棒棒糖"征,与后骨折端分离较远。这种现象在随后几个月没有改变。6 个月后胸片(图 5.33c)发现两侧锁骨肩峰端消失,左侧更明显,如局部点片(图 5.33d)所示。

发病部位

溶骨性改变仅影响肋骨骨折线远侧的骨折端和锁骨肩峰端。

病理解剖学基础

骨骼远端或者骨折端的骨质吸收,提示这是一个营养相关的疾病,即肢端骨质溶解。

疾病分类诊断的分析思路

▶ *正常变异或畸形?* 不是,X 线片随访的一系列表现,尤其是肋骨的溶骨性改变可以排除这个可能性。

▶ *创伤?* 复查可以证实,外伤确实是肋骨和锁骨骨质溶解的诱因,受伤当天的胸片(本文未展示)未见锁骨异常。

▶ *炎症?* 不是,复查没有骨炎或骨髓炎表现,如反应性或修复性硬化。虽然肋骨骨质溶解和脓胸的病史不详,但患者肯定没有锁骨病变的病史。

▶ *肿瘤或肿瘤样病变?* 不是,没有发现肿块。

▶ *灌注异常?* 是,参见"概要与讨论"部分。

概要与讨论

肢端骨质溶解是指骨骼远端骨质消失或溶解且没有骨质硬化和骨膜反应。一般来说,骨骼远端没有侧支循环,所以由外伤、血管神经性营养障碍等导致的任何血供中断均可引起骨坏死。如果坏死发生在骨骼远端且病程较慢,尤其在远节趾骨或者锁骨,平片并不会出

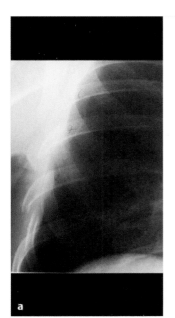
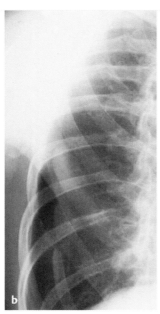
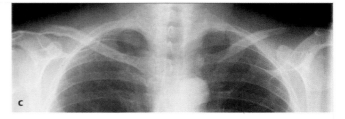
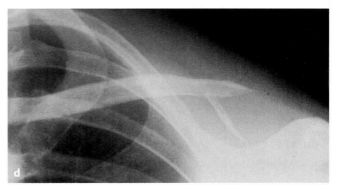

图5.33 多根肋骨骨折不愈合:原因?图像分别摄片于 2000 年 11 月(a)、2001 年 1 月(b)、2001 年 7 月(c)。

现碎裂等骨坏死在其他部位的典型表现。肢端骨质溶解的影像学特征是"吮食棒棒糖"征(见病例79)。

　　而另一个学说则部分基于组织学表现，特别与肋骨、锁骨的肢端骨质溶解相关，即外伤或其他原因的神经血管支配紊乱，可能导致其远端骨骼血管增多和高灌注，从而破骨细胞受到过度、不受控制的刺激并最终引起骨骼远端吸收。血管增加和血管瘤病在常规组织学上无法鉴别，所以把本病例诊断为消失骨病(幽灵骨病、大块骨溶解症、Gorham-Stout病)是适当的(见病例11、54)，创伤被认为是导致消失骨病的可能诱因，一般认为创伤可以诱发皮肤和滑膜的血管瘤样改变。

最终诊断

　　右侧第6~8肋骨和两侧锁骨外伤性肢端骨质溶解。

评论
X线片上的"吮食棒棒糖"征(骨骼远端吸收而没有硬化和骨膜反应)提示受累骨的灌注异常,组织学检查通常并不能提供有用的信息。

（梁朝慧　译　徐秀芳　校）

病例94(图5.34)

病例简介

- 会诊申请人:骨科医生。
- 病史和临床问题:患者男,39 岁,多年来一直遭受着不同部位和强度的肋骨疼痛。图 5.34a,b 所示的肋骨变化曾被认为是软骨瘤病。骨科医生请求会诊,以寻求其他可能性。询问骨科医生时,他说患者身上有很多咖啡牛奶色素斑,尤其是躯干上。

影像学表现

两侧胸壁 X 线片(图 5.34a,b)显示,几乎所有肋骨都出现了肥皂泡样膨胀性改变,仅左侧部分肋骨中间节段未受累。有些病灶呈磨玻璃样改变。CT 扫描(图 5.34c)显示肿块未破坏骨性包壳,尽管有些只剩下一层非常薄的骨膜钙化。在图 5.34c 的中下两幅图像中可见液平面(黑箭)。肩胛骨受累,其他部位骨骼也受累,这里不再赘述。

发病部位

膨胀性病变的中心位于肋骨。

病理解剖学基础

"皂泡样改变"和"磨玻璃密度"这 2 个术语放在一起,马上可以想到纤维结构不良伴退行性改变,CT 上的液–液平面也支持这个诊断。液–液平面由两种密度不同的液体介质形成,类似于 MRI 上的液–液平面,但后者有不同的物理解释(见病例 45)。

疾病分类诊断的分析思路

因为"病理解剖学基础"给出了纤维结构不良的诊断,我们不再赘述,直接进入"概要与讨论"部分。

概要与讨论

本例患者属于局部(本例讨论仅限于胸廓)的多骨型纤维结构不良,其主要特征有:

- 病史长。
- 多发咖啡牛奶色素斑(提示系统性疾病过程)。
- 受累肋骨呈皂泡样膨胀。
- 病变内部呈磨玻璃密度,反映了钙化不良的编织骨。
- 骨性包壳未受破坏。
- 液–液平面。

多骨型病变总是更活跃、更具侵袭性,也就是说,膨胀更明显,更具有动态变化。这些变化包括液化、坏死和出血(断层成像中的液–液平面),接下来还可以出现脂肪浸润和奇异不规则的骨化。较大的病变可以继发动脉瘤样骨囊肿。多骨型纤维结构不良与皮肤变化高度相关,如咖啡牛奶色素斑。McCune-Albright 综合征表现为纤维发育不良伴内分泌紊乱, 其骨骼的变化

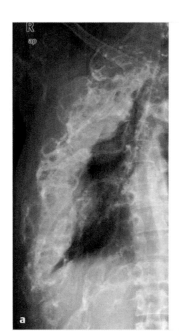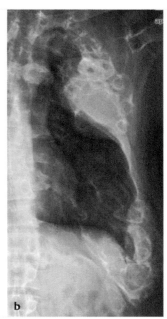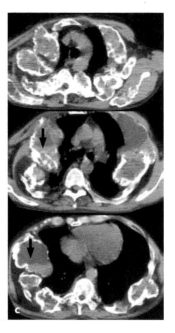

图 5.34　内生软骨瘤病?

也可能更加怪异。

最初对软骨瘤病的怀疑并非完全没有根据，因为该病也可以在儿童早期就出现骨骺膨胀和畸形。然而，这些变化通常是单侧性的。例如，Ollier 型内生软骨瘤病常表现为分叶状或者圆柱状的病灶，而且病变常可见明显的软骨骨化(见病例 115、120)。不过需要注意，纤维结构不良的病变也可能含有软骨成分，特别是发生于下肢的纤维结构不良，这些软骨成分的起源尚不完全清楚[18]。

多骨型纤维结构不良需与内生软骨瘤病进行鉴别，因为纤维结构不良只有约 0.5% 的概率会恶变，而内生软骨瘤病恶变概率接近 60%。因此，从肿瘤学角度来看，内生软骨瘤病需要持续频繁的临床和影像学随访，纤维结构不良则不需要。多骨型纤维结构不良发生局灶性恶变非常罕见，可恶变为骨肉瘤、纤维肉瘤或软骨肉瘤，表现为异常严重的疼痛、肿胀或其他症状。

影像学表现则从典型的纤维结构不良转变为肉瘤的相应表现，最明显的是对周围结构的浸润破坏。

更多纤维结构不良的细节，参见病例 4、7、8、20、36、58、90 和 112。

最终诊断

肋骨和肩胛骨的多骨型纤维结构不良。

评论

肋骨或其他扁平骨的膨胀性"皂泡样"病变伴磨玻璃样密度对诊断纤维结构不良中具侵袭性、多骨受累的类型——多骨型纤维结构不良有提示意义。

(王江广 译　梁红 张建军 校)

5.4　胸骨

病例95(图5.35)

> **病例描述**
>
> ● 会诊申请人:本病例由蒂宾根大学 J. Schäfer 教授提供。
>
> ● 病史和临床问题:患者男,14 岁,胸骨下段疼痛。

影像学表现

CT 图像(图 5.35a~d)显示胸骨体第 3 节左上方穿凿样缺损,病灶内 CT 值为 92~163HU,皮质部分破坏。静脉注射对比剂后 MRI 增强显示病灶仅有中度强化(图 5.35e),胸骨体第 3 节整段及胸骨体第 2 节下段可见弥漫性高信号。CT 上未见显示明确的基质钙化。

病例解剖学基础

影像学表现提示这是一个骨质破坏性病变,有中度灌注,刺激病灶周围产生明显的富有质子的反应。

疾病分类诊断的分析思路

▶ *正常变异或畸形?* 没有这样的先例。临床表现和 MRI 表现也不符合正常变异或畸形。

▶ *创伤?* 没有创伤史。

▶ *炎症?* 没有相应的临床表现,影像学未见脓肿或骨旁水肿。

▶ *肿瘤?* 是,是哪种类型?原发性骨肿瘤在胸骨中极为罕见。本病例未见基质钙化,而基质钙化可能提示骨源性或软骨源性肿瘤。破坏区周围有明显的水肿样信号,提示可能是骨样骨瘤、骨母细胞瘤或者软骨母细胞瘤。尽管由于嗜酸性肉芽肿(朗格汉斯细胞组织细胞增生症)局部骨质薄弱或破坏可能导致病灶周围明显的反应性改变(见病例 55 中的图 4.12),但这并不是嗜酸性肉芽肿的特征。总的来说,由于没有明显的周围结构受累,良性肿瘤的可能性较恶性肿瘤更高。本病例只能通过组织学来明确诊断,放射科医生对组织学诊断结果可能同意,也可能有疑议。如果有疑议就需要进一步评估。

概要与讨论

肿瘤切除后组织学诊断为骨母细胞瘤,并经病理

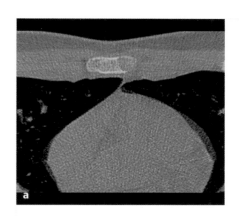
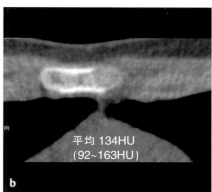
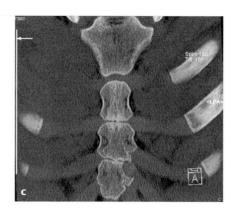
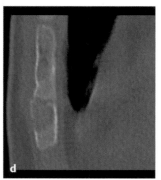
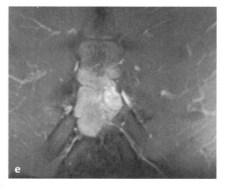

平均 134HU
(92~163HU)

图 5.35　这个病例能用活检和影像学来确诊吗?

学专家会诊确认。从放射学的角度来看，病变并不具有骨母细胞瘤的以下特征：

- 很丰富甚至极度丰富的血管或灌注。
- 基质钙化。

尽管骨母细胞瘤可能发生在任何骨骼中，但发生于胸骨的骨母细胞瘤很少见。好发部位按递减顺序排列依次是脊椎、颅骨、骨盆、手/足和大的管状骨。我们之前没有遇到过胸骨的骨母细胞瘤，但这并不意味着它不会发生在胸骨。病灶发生在这么不寻常的位置，出现不寻常的放射学表现也就不足为奇了。到目前为止，尚未见文献描述过还在发育中的胸骨的骨母细胞瘤的特殊表现，因此也没有足够的理由来反对组织学诊断。

因为骨母细胞瘤有复发倾向，所以该男童需要临床和影像学随访 2 年。

最终诊断

胸骨体第 3 节骨母细胞瘤。

评论
罕见部位肿瘤的组织学诊断出人意料者并不少见，当病灶的影像学表现不典型时更是如此。

（梁朝慧 译　梁红 张敏伟 校）

病例96(图5.36)

病例简介

- 会诊申请人:放射科医生。
- 病史和临床问题:患者女,61 岁,胸骨进行性疼痛、肿胀 7 个月。患者在触摸她的胸骨时有震颤感,她的主治医生证实了这一点。患者已有 CT 和 MRI 资料,请我们会诊的目的是明确肿瘤性质。

影像学表现

胸骨柄膨胀性病变,内部有软组织和奇异的间隔样骨化,呈蜂窝状表现(图 5.36a,b)。软组织结构也有向胸骨后间隙延伸的迹象。病变骨壁之间的间隙在冠状位重建图像(图 5.36c)中显示最为清楚。注射对比剂后 MRI 扫描(图 5.36d)可见显著增强,并伴有对比剂池及小圆点状和迂曲状强化影。

病理解剖学基础

增强 MRI 清楚地显示血管结构部分取代了骨骼。CT 上的蜂窝状结构也显示以血管性病变为主(见病例 3、22 和 154)。病变前后壁的间隙代表血管的通道。

疾病分类诊断的分析思路

▶ *正常变异或畸形*? 不是正常变异。临床和影像学表现是近年才发展起来的。

▶ *外伤*? 患者想不起任何既往创伤史。

▶ *炎症*? 无临床表现(如局部皮肤温度升高)。

▶ *肿瘤或肿瘤样病变*? 是。确实存在以血管结构为主的占位性病变。

概要与讨论

只有富血管的肿瘤才符合上述表现,应考虑以下病变:

- 原发性血管肿瘤或血管畸形。
- 富血管性转移(例如,来自肾癌细胞)。
- 富血管性原发性骨肿瘤(例如,骨母细胞瘤)。

尽管临床表现(胸骨区明显的颤动、无已知的原发肿瘤、腹部超声未见异常)提示应该是原发性血管性病变,很可能是血管畸形,但影像学不能排除富血管的原发性骨肿瘤或者骨转移,所以需要组织活检。组织学显示"部分骨海绵状血管瘤"。病变采用手术治疗,大部分被切除。术后 7 年患者没有症状,也没有复发的影像学证据。

我们质疑海绵状血管瘤的诊断,因为大多数血管瘤是先天性的,随着患者长大而自然消退,皮肤血管瘤更是如此。但即使是常于脊柱影像学检查中被偶然发现的椎体血管瘤,一般属于"战争纪念碑",意思是血管瘤已经退化,在断层图像上表现为被脂肪组织占据了小梁稀疏的蜂窝状区域,没有活跃的血管性肿瘤的迹象。成人有症状的、活跃的血管性病变通常为血管畸形[例如,静脉或动静脉畸形(见病例 154)]。这种病变常进行性加重,因此需要治疗(例如,经导管栓塞、硬化疗法等)。本例病变区触及明显的颤动,足以证明是血管畸形,外科手术术中所见(血管粗大、大量出血)也符合血管畸形的诊断。

最终诊断

胸骨柄血管畸形。

评论

成人呈蜂窝状结构的膨胀性骨病变,在 MRI 增强图像上表现为血管湖和血管结构显著强化,通常是血管畸形,病理科医生却常根据形态学将其描述为血管瘤。

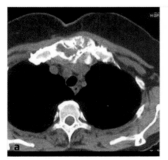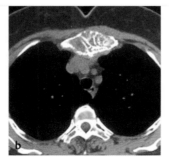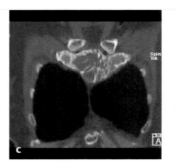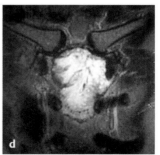

图 5.36　胸骨触诊有明显的震颤感。影像学能诊断这个病例吗?

(王江广　薛靖楠　译　梁红　张建军　校)

5.5 前胸壁

病例97

病例简介

● 会诊申请人:放射科医生。

● 病史和临床问题:患者女,35 岁,胸骨右侧及胸背下部疼痛难忍,并且在妊娠和整个哺乳期疼痛更加剧烈。申请会诊的放射科医生希望得到确诊。

影像学表现

MRI(图 5.37b,c)发现胸骨柄右上 1/4 及相邻软组织有水肿样高信号,胸骨体及其右侧邻近结构有类似变化。CT(图 5.37a)显示胸骨柄–胸骨软骨联合旁骨硬化,胸骨柄–第 1 肋软骨联合处硬化伴破坏,胸骨–第 2 肋软骨联合处硬化仅可见于相应层面(这里只展示最具代表性的图片)。脊柱 MRI(图 5.37f)显示 T11 椎体前下角信号增高,T12 椎体左上角表现类似(这里没有图片展示)。CT 显示在 T11 和 T12 椎体的椎间盘–韧带连接处有破坏和增生的混合性改变(图 5.37d,e)。

发病部位

上述所有变化全部位于前胸壁的附着点,如图 5.38 的解剖图所示。

● 胸骨柄–胸骨软骨联合。

● 胸骨柄–肋骨软骨联合和韧带。

● 胸骨–肋骨软骨联合和韧带。

2 个低位胸椎的变化也同样位于附着点:椎间盘椎体连接。

病理解剖学基础

附着点处骨破坏和增生的混合性放射学改变是典型的慢性无菌性炎症,也就是说附着点炎伴骨炎的表现,这也能解释 MRI 上水肿样信号。这些表现的病理基础是前胸壁和低位胸椎处发生的广义上的附着点炎。

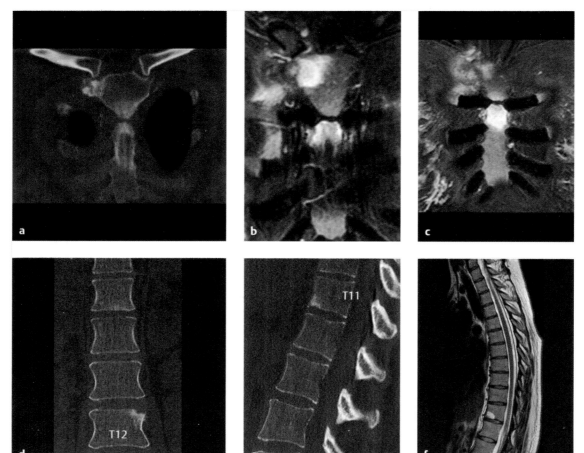

图 5.37 影像学异常的区域剧烈疼痛,是否要行活检?

疾病分类诊断的分析思路

上文已明确了影像学变化的病理解剖学基础,我们接下来进入讨论。

概要与讨论

患者为广义上的附着点炎,可以归类为血清阴性脊柱关节炎。尽管进行影像学检查时,未见银屑病和掌跖脓疱病表现,但病变分布模式符合银屑病关节炎。但是患者没有银屑病家族史,本人也没有 Reiter 综合征或肠道疾病史和临床表现。患者可能最后会发展为银屑病和掌跖脓疱病——我们不相信没有银屑病的银屑病关节炎或脊椎关节炎的假设——初步诊断为"未分类的脊椎关节炎"应该是合理的。诊断为强直性脊椎炎或脊椎关节炎不合理,因为本例不符合必要的诊断标准(例如,强直性脊椎炎评估研究标准)。该患者病程处于最初阶段,希望可以用抗风湿病的药物来阻止病程进展,尤其是肿瘤坏死因子 α 阻断剂或拮抗剂。

前胸壁最初的改变可能会导致胸–肋–锁骨骨质肥厚(SCCH,同义词:胸肋关节–骨炎、胸肋锁骨间骨化),这常与主诉疼痛肿胀相关,影像学检查可以发现软组织炎症。图 5.39 展示的是一例银屑病变异型,又称为掌跖脓疱病。骨扫描中的"公牛头"征是典型表现(图 5.40 和 5.43d)。

SCCH 也可能不对称发病,如文中展示的典型的 44 岁女性银屑病患者(图 5.41)。本例和另 1 例(43 岁女性,图 5.42)所示的骨质破坏和增生混合模式在 CT 上得到清晰显示,MRI 也可以显示,但无法确定,见图 5.42a。

病变末期表现为胸肋锁骨区域成块状骨化(图 5.43a~c,e)。

有些病例明显的特征是胸骨柄–胸骨体的软骨联合炎,正如 PPP 和下胸椎脊柱关节炎的女性患者所示(图 5.44)。同其他脊柱关节炎一样,伴发肋横突关节炎是其典型表现(图 5.43b)。

血清阴性脊椎病的表现伴皮肤损害时也被称为 SAPHO 综合征,或者更具体地被称为脓疱性关节–骨炎(PAO)和附着点–骨炎(PEO),如病例 39 和 40 所示。基于皮肤科医生的观点和我们自己的观察,PPP 更多见于吸烟者。我们有一例 PPP 伴肩胛骨上广泛破坏–增生以及 SCCH 的患者(见病例 84 中的图 5.13),在戒烟后经过 10 年多时间,病情渐渐消退。临床经验表明,其他情况下不太可能在较长时间后自发缓解。

最终诊断

胸肋锁骨区未分类的脊柱关节炎,可能为银屑病脊椎关节炎的不完整型表现。

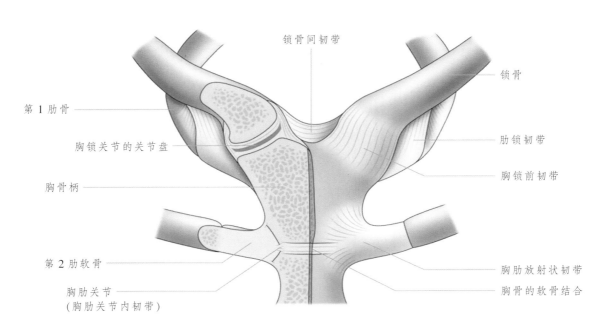

图 5.38　前胸壁的解剖图。注意许多韧带附着点和骨–软骨连接,均相当于附着点。

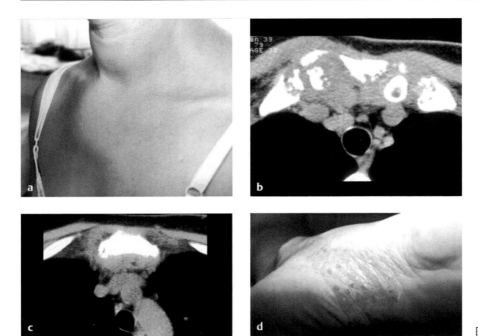

图 5.39   掌跖脓疱病的临床和 CT 表现。

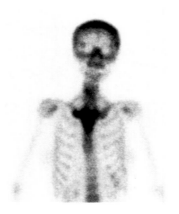

图 5.40   "公牛头"征。

评论

前胸壁附着点和椎间盘-椎体连接处的破坏-增生是银屑病脊椎关节炎的高度特异性改变,合并掌跖脓疱病 (PPP) 时,也是脓疱性关节-骨炎 (PAO) 或附着点-骨炎 (PEO) 或 SAPHO 综合征的特异性改变。如果没有银屑病或者 PPP 的临床表现,应该初步诊断为未分类的脊椎关节炎。

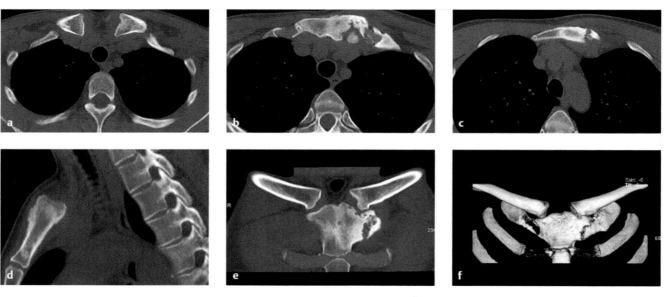

图 5.41   患者女,44 岁,SCCH 不对称发病。

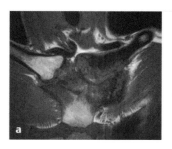
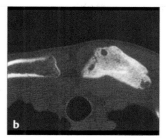
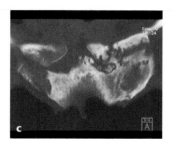
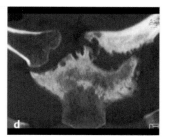

图 5.42 SCCH 骨质破坏和增生的混合性改变。

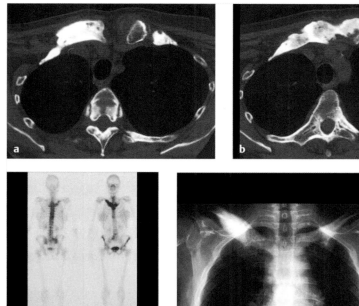
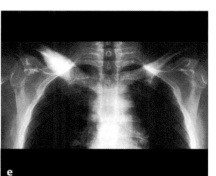

图 5.43 SCCH 终末期的成块状骨化。

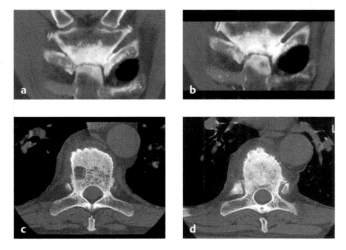

图 5.44 脓疱掌跖病和脊椎关节炎患者的胸骨柄−体软骨联合的软骨炎。

（杨天一 译　梁红 张建军 校）

病例98(图5.45)

病例简介

- 会诊申请人：骨科医生。
- 病史和临床问题：患者女，61岁，发现右前上胸壁无痛性肿胀6周。血清炎症指标阴性，类风湿因子测试也阴性。触诊发现锁骨胸骨端隆突伴弹性。会诊申请的骨科医生考虑是否有Tietze综合征的可能性。

影像学表现

右侧锁骨胸骨端向前上半脱位，并伴有骨质硬化、其下部有一些小碎片。胸骨柄的锁骨切迹不规则且硬化，关节周围的软组织明显增厚。CT见锁骨头有多发小圆形透亮区(图5.45)。

发病部位

病变的中心在胸-锁关节。

病理解剖学基础

本例病变起源于胸-锁关节，反应性的骨硬化表明这是一个长期存在的慢性关节病。

疾病分类诊断的分析思路

▶ **正常变异或畸形**？从未见过类似病例。并且右胸-锁关节处出现症状只有6周，这与先天性病变不相符。

▶ **外伤**？该患者没有急性或慢性外伤史。

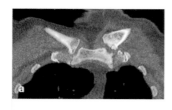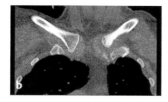
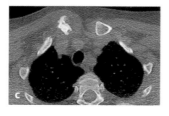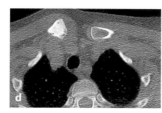

图5.45　肿瘤或慢性炎症？(a,b图像左右反向)。

▶ **炎症**？显然不是细菌性关节炎，更有可能是继发性的非细菌性炎症，如活动性骨关节炎。没有临床或者实验室证据表明是风湿性炎症。

▶ **肿瘤或肿瘤样病变**？不是，周围软组织的均匀增厚表明以关节改变为主。起源于滑膜的肿瘤(如滑膜软骨瘤病)应该表现为局部软组织不均匀增厚，可能伴有骨侵蚀性变化。

▶ **血液灌注异常**？病变位于锁骨末端，这种考虑是有可能的，但是同时伴有锁骨切迹和关节软组织的改变，更应该考虑这是一种关节病变。

▶ **退行性变化**？是，详见"概要与讨论"。

概要与讨论

如我们所见，患者临床症状轻微，这提示可能是关节的退行性改变。以下影像学表现提示退行性改变：

- 关节两侧骨硬化
- 锁骨头向前上方半脱位
- 锁骨头小透亮区，可能是软骨下囊肿

胸锁关节原本就不够协调、稳定性差，这是由胸骨柄的锁骨切迹很浅，而锁骨头凸起轻微(有时锁骨头轻度凹陷)所致，而关节囊相对松弛是另一重要因素。有缓冲作用的关节盘容易发生早期退变，可能始于20~30岁。因此，骨关节炎时，锁骨很容易沿着阻力最小的路径滑动导致前上方半脱位。在有关节面硬化、软骨下囊肿时，这种半脱位对于胸锁关节骨关节炎的诊断具有高度特异性。

锁骨胸骨端后下方的小骨碎片(见图5.45a)位于关节面的缺损处，因此来源于锁骨头。它很有可能是由骨关节炎所伴发的局限性骨坏死，这在其他骨关节炎中并不罕见。我们不认为骨碎片就足以诊断原发性无菌性坏死("Friedrich病")，Friedrich在1924年[13]首次描述的这个疾病是否为一个独立的疾病存在？我们也表示怀疑。

尽管骨科医生诊断为Tietze综合征，但我们再次怀疑这是一个独立的疾病。在1921年，Tietze描述了一种原因不明的最常见累及第二、三胸肋关节区域的疼痛、肿胀，常有自限性。当时没有断层成像，所以无法明确这种病因不明疾病的精确解剖位置，它是源自软骨、起止点还是骨骼？这种肿胀有许多潜在的原因，包括退行性或风湿性起止点炎、软骨炎或软骨坏死。有了现代诊断方法(包括经皮针活检)和标准，我们可以对这些疾病进行鉴别，再笼统地诊断 Tietze 综合征是不合适的。

最终诊断

右侧胸锁关节骨关节炎伴锁骨头向前上方半脱位。

评论

当一名 50 岁或 60 岁左右的女性照镜子时，注意到锁骨内侧端凸出，临床上触诊时局部较柔软并且有弹性，这很可能是单纯的胸锁关节骨关节炎。大约一个世纪前描述的综合征名称，如 Friedrich 病和 Tietze 综合征，在现代放射诊断中已被淘汰。

（翁楚蕾 译　梁红 张建军 校）

第 6 章 上肢

6.1 上臂

病例99(图6.1)

病例简介

- 会诊申请人:放射科医生。
- 病史和临床问题:患儿男,7岁,1年前常规体检诊断为右手拇指"功能异常",但没有进一步检查。在随后的学龄前儿童体检时,发现男童很难完全伸直右膝。患儿身心发育正常,无家族疾病史。拍摄X线片后,放射科医生初步诊断为肢骨纹状肥大。

影像学表现

右手的X线片(图6.1c)显示第1、2、4、5掌骨及相应手指的近节指骨、第1、5指的远节指骨以及第5指中节指骨有致密的线状、柱状骨化。第3、4指中节指骨可见早期的硬化改变。所有腕骨和桡骨的骨骺均可见局限性致密灶。拇指稍短。右侧肩胛骨、肱骨全长、桡骨和尺骨可见致密条状影和硬化灶(图6.1a,b)。右侧股骨头的骨骺、右侧股骨骨干近段内侧(图6.1d)、右胫骨骨干 (图6.1e)以及右足距骨也可以见到异常硬化灶,这些区域以块状硬化多见。

发病部位

异常硬化区位于骨内,并且仅发生在右侧(对侧图像未展示),因此,病灶呈单侧、节段性分布。

病理解剖学基础

硬化区呈单侧、节段性分布,部分呈象牙密度,患儿年龄也提示可能是伴有骨量增多的骨发育不良。

疾病分类诊断的分析思路

▶ *正常变异或畸形*？是。这是累及身体右侧肢骨

的蜡泪样骨病的典型表现。

▶ *炎症*？没有病史。反应性炎性骨形成很少像本病例那样致密和边界清楚。我们也没有遇到过炎性骨病变会呈现节段性分布,并且局限于身体的一侧。

▶ *肿瘤*？确实有多灶性骨肉瘤,但不会像本病例那样呈单侧分布。

概要与讨论

骨内蜡泪样新生骨形成在形态学上可呈混合条纹状、骨瘤样(条纹状骨病)表现伴"流蜡"样外观。这里并没有其他可能的鉴别诊断。关于蜡泪样骨病的更多信息可见病例17和病例88。我们将该患儿的临床症状归结于拇指和膝关节周围的软组织纤维化改变,约60%肢骨纹状肥大的患者会出现这种改变(见病例88)。这些纤维化改变最终可能会导致骨化(图6.3),当孤立地观察时,与骨化性肌炎表现类似(图6.3a)。

图6.2显示的是罕见病例,患儿为10岁男童,患有蜡泪样骨病,双侧受累,影像学表现非常明确,双侧拇指和示指变短,并具有明显的X线特征。骨化在桡侧更明显,因为它们按"骨节"分布,也就是按单个感觉性脊神经支配的骨骼区分布。我们将短指归因于受累指的软组织改变导致的生长障碍。

图6.3显示的是36岁男性患者的蜡泪样骨病,发生于右上肢,并且出现了非常典型的放射学特征(肱骨远端、桡骨和手骨上的"蜡泪样"外观)。右侧腋窝也出现了骨化。右前臂和手的尺侧出现了明显的皮下纤维化改变,并伴有相当程度疼痛。该患者的症状开始于青春期,并最终失去了右臂的功能。病灶在尺侧呈节段性分布,如上个病例那样,呈"骨节"分布模式(图6.2)。

最终诊断

蜡泪样骨病。

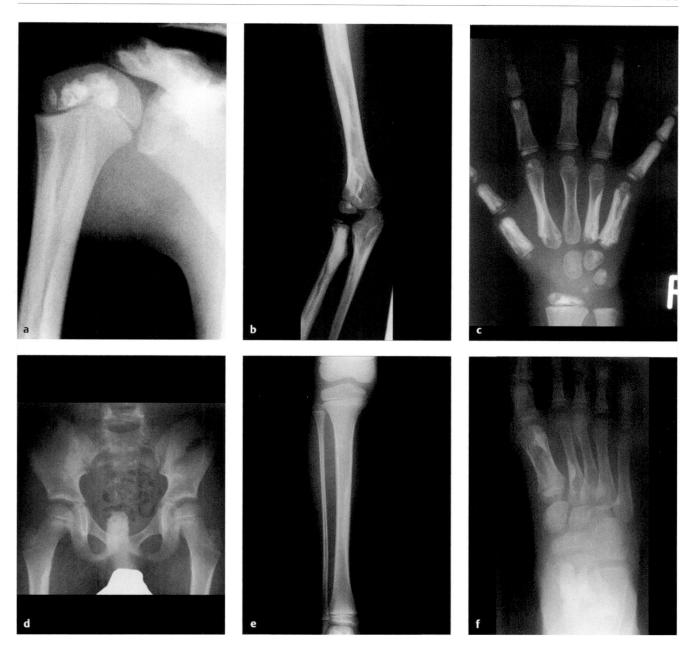

图 6.1　右侧拇指功能异常和右膝伸展障碍,先天性还是后天性骨增生?

评论

　　如果上肢和(或)下肢致密骨化呈骨节性分布,总是指向蜡泪样骨病。该病常伴有软组织改变并使疾病复杂化,所以不应将其视为无害的正常变异。

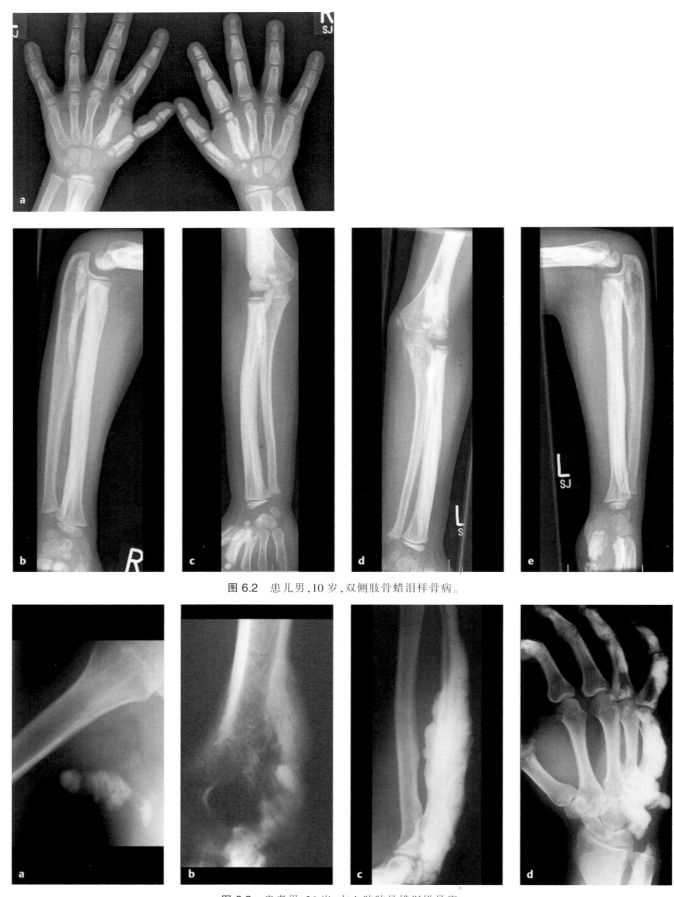

图 6.2   患儿男，10 岁，双侧肢骨蜡泪样骨病。

图 6.3   患者男，36 岁，右上肢肢骨蜡泪样骨病。

（杨柠静　卢楠　译　张敏伟　梁红　校）

病例100(图6.4)

病例简介

● 会诊申请人:儿科医生。

● 病史和临床问题:患者男,18 岁,病情复杂,包括癫痫、痴呆、肌营养不良、肾钙质沉着症Ⅰ型等。服用抗惊厥药物(丙戊酸钠)多年。患者有严重骨质疏松伴骨软化(肌营养不良和抗惊厥药物所致),反复出现骨折,胆钙化醇治疗无效。2 年前开始使用二磷酸盐治疗骨骼病变,上下肢 X 线片复查发现令人惊讶的表现,故请求我们会诊。结论:胆碱酚治疗是可行的,但效果不佳。成功的是,在 2 个月前就开始用双膦酸盐治疗骨的变化。随访的 X 线片显示上肢和下肢均可见令人惊奇的表现,因此被转介给我们进一步诊断。

影像学表现

2004 年拍摄的上肢和下肢 X 线片(图 6.4b,c,e)显示长骨明显变细和发育障碍(骨骺板在 18 岁时仍未闭合),右膝周围的骨骼明显弯曲,干骺端可见致密硬化带。2002 年右上肢 X 线片(图 6.4a;本文末展示左侧当时的 X 线片)显示肱骨骨干中上 1/3 交界处陈旧性骨折所致的内翻畸形,但没有干骺端硬化。2002 年右膝 X 线片(图 6.4d)显示股骨干骺端骨折明显畸形愈合,伴有大量的骨痂,但未见骨质硬化。

发病部位

2004 年 X 线片上的异常密度局限于干骺端。

病理解剖学基础

不寻常的干骺端硬化带属于后天形成的,因为 2 年前干骺端硬化带并不存在,它们代表新生骨形成。

疾病分类诊断的分析思路

干骺端密度改变明显源于 2 年前开始的双膦酸盐治疗,患者的整体情况和其他用药在这段时间内没有改变。鉴于这种合理的因果关系,我们不需要考虑其他鉴别诊断。

概要与讨论

该例年轻男性患者有复杂的骨骼疾病,可以被定义为一种严重的发育异常,其特征是严重骨质疏松症伴有骨软化。其是由长期的肌营养不良和慢性抗惊厥药物治疗引起的,已知后者可以导致某些患者发生骨软化。

双膦酸盐抑制骨的破骨细胞的作用,导致骨吸收减少。这种影响首先出现在干骺端,因为干骺端紧贴骨骺板。骨骺板的干骺端一侧由"临时(或预备)钙化带"构成。当该区域的骨吸收消失或显著减少时,其结果是致密骨形成,类似于大理石骨病。在不断生长的骨骼中,间歇性双膦酸盐疗法可能导致长管状骨中出现纤细的干骺端硬化带,这些硬化带与生长板平行,每条代表一个治疗周期。只有依靠它们的极高密度才能与干骺端生长线(Harris 线)鉴别,干骺端生长线是由间歇性生长(正常变异或生长障碍)引起的,类似于树的年轮。

如本病例那样,长期的双膦酸盐治疗可能会导致更宽和更致密的硬化带。致密带(图 6.4c)也可能出现在骨突周围和小的圆形和不规则骨(腕骨、跗骨)周围,其实际生长区位于骨化中心和关节软骨之间(同义词:肢端骨骺板、球形骨骺板)。双膦酸盐治疗还会导致椎体出现"生长环",形成类似于大理石骨病的"骨中骨"表现。

最终诊断

双膦酸盐治疗后出现干骺端硬化带。

评论

由于双膦酸盐抑制破骨细胞和骨细胞骨吸收,因此双膦酸盐治疗可能引起生长中的骨骼出现不寻常的干骺端硬化带。

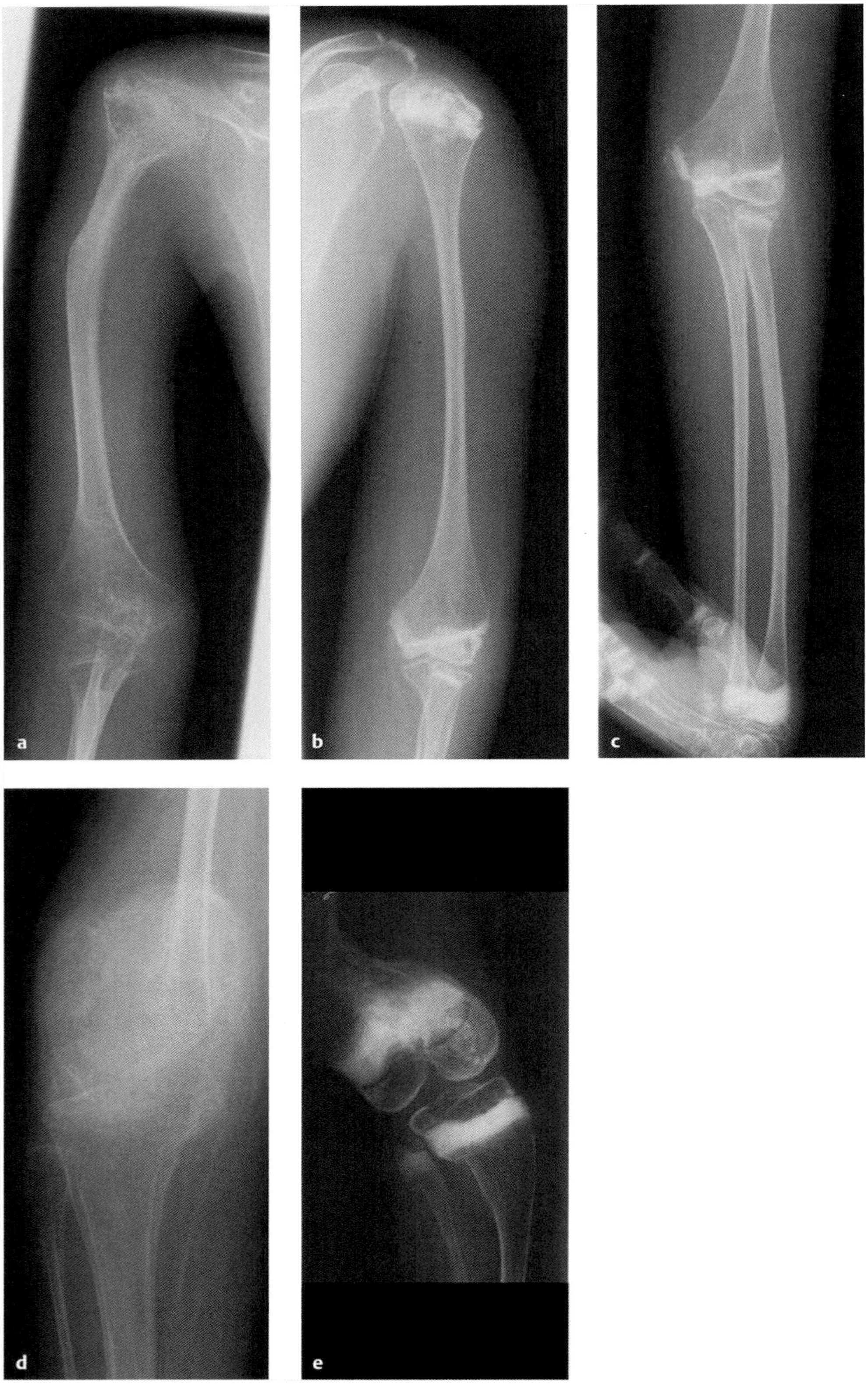

图 6.4　先天性或后天性骨质增生症？(a,d)摄于 2002 年、(b,c,e)摄于 2004 年。

（卢楠 译　梁红 张建军 校）

病例101(图6.5)

- 会诊申请人:骨科医生。
- 病史和临床问题:患者女,57 岁,左肩长期疼痛。主诉疼痛渐渐加重,难以忍受。服用非类固醇消炎药有良好止痛效果。MRI 检查结果考虑肿瘤性病变。其余方面均未见异常。

影像学表现

STIR 冠状位样图像(图 6.5a)显示左侧肱骨头及近侧干骺端大面积水肿信号。T1W 轴位图像(图 6.5b)显示在紧邻肱骨大结节后缘的肱骨头边缘有类圆形信号缺失区,与其边缘的中等信号环一起形成靶征。

发病部位

水肿样信号的原因可能在于骨骼,正好位于冈下肌腱和可能的滑囊的正下方。

病理解剖学基础

MRI 的 2 个主要发现是:大结节后方的大片水肿样信号和信号缺失灶,假设两者有相关性是合乎逻辑的。局灶性病变的低信号强度提示它是骨性结构或低质子密度区域。我们用 CT 扫描作为解决这个问题最简单直接的办法。CT 明确显示在骨缺损内有钙化灶

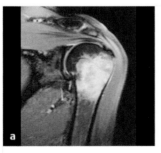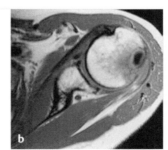
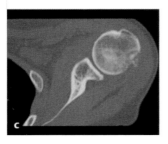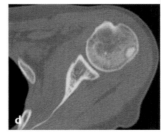

图 6.5　肱骨头肿瘤?

(见图 6.5c,d)。在溶骨性缺损边缘和钙化灶之间是一个过渡区,其中等信号强度提示这可能为滑膜组织或包膜,但也可能是其他组织,如未钙化的类骨质等。因此,这些表现提示病变可能为伴明显瘤周水肿的肿瘤,如骨样骨瘤,也可能是肌腱末端病侵蚀骨骼,甚至是原发性炎症过程。

疾病分类诊断的分析思路

▶ **正常变异或畸形?** 不是,仅患者的临床表现就说明这明显是一个疾病过程。

▶ **创伤?** 患者没有急性外伤史。除此之外,主要发现病变位于一个特定区域正下方,该区域与长期明显的应力有关,即肌腱附着点。

▶ **炎症?** 类似的水肿样信号可以解释为反应性炎症过程或骨炎。肱骨头后方的病变可能是死骨。

▶ **肿瘤?** 很可能是骨样骨瘤,伴有钙化的瘤巢和明显的瘤周水肿。

概要与讨论

经上述讨论,我们有 3 个鉴别诊断需要考虑:
1.骨髓炎伴死骨。
2.骨样骨瘤。
3.钙化的肌腱炎和(或)滑囊炎侵蚀骨骼。

▶ **鉴别诊断 1**　与病史不相符,细菌性骨髓炎患者的病史较短,有发热和其他症状。患者没有骨髓炎的危险因素,如糖尿病。

▶ **鉴别诊断 2**　患者的年龄和病史不支持这个诊断。骨样骨瘤的特征为持续疼痛、病程较短。

▶ **鉴别诊断 3**　以下表现支持该诊断:

- 发病部位:这是钙化性肌腱炎或滑囊炎进行性侵蚀骨骼的典型部位。多次急性发作之后,骨中的钙化物质被吸收,穿孔部位的骨外钙化消失。肩关节有许多附着点(肌腱和关节囊附着点),是肌骨系统的薄弱点,长时间承受着较大负荷。

- 患者年龄:钙化性肌腱炎和滑囊炎多发于老年人。

- 病史:数年间歇性肩痛,周期性加重。在病变发作时,肌腱附着点或滑囊发生明显的非特异性炎症,导致邻近骨质吸收,并最终(钙化)穿破相邻骨质进入骨内。

图 6.6 是一个几乎相同的病例,为 67 岁男性患者,钙化性肌腱炎或滑囊炎侵入骨骼。患者左肩急性刀刺

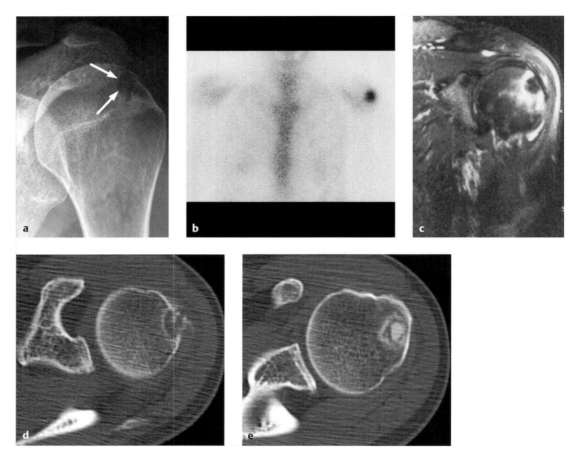

图 6.6 患者男，67 岁，钙化性肌腱炎或滑囊炎伴骨侵蚀和穿孔。

样疼痛并持续 48 小时，2 周后就诊。X 线片显示（见图 6.6a，箭头所示）大结节区溶骨性改变。骨扫描（见图 6.6b）显示局灶性摄取增加，MRI 图像（见图 6.6c）显示低信号灶周围明显水肿，该低信号灶在 CT 图像上（见图 6.6d，e）为钙化肿块。图 6.6d 清楚地显示了发病机制：钙化肌腱或滑囊相关性骨外钙化肿块通过皮质缺损与骨内钙化肿块相连。

另 1 例钙化肌腱炎或滑囊炎引起的皮质侵蚀如图 6.7 所示。患者女，57 岁，MRI 检查前几天出现超急性疼痛症状。右肩触诊肿胀、皮温高，类似于关节炎。MRI（图 6.7a~g）征象一目了然。X 线片（图 6.7h）显示大结节有溶骨性改变，内部为磨玻璃密度。经过 3 个月非甾

体抗炎药强化治疗，其临床症状完全消失。X 线片（图 6.7i）显示溶骨区密度增加、实变。应该补充的是，X 线片显示的溶骨区不应与该区域正常的小梁稀少混淆。

最终诊断

钙化性肌腱炎或滑囊炎侵入骨骼。

评论

仅单独分析 MRI 图像，钙化性肌腱炎或滑囊炎伴有皮质侵蚀可能会被误诊，进一步行 CT 检查可以发现钙化成分，从而做出正确诊断。

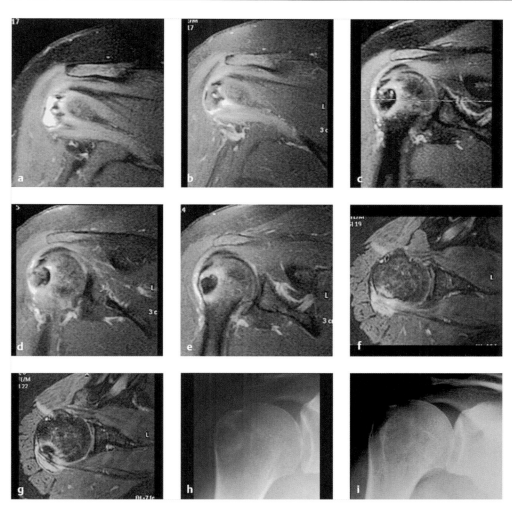

图 6.7 患者女,57 岁,钙化性肌腱炎或滑囊炎伴骨侵蚀。(i)为 3 个月后复查的 X 线片。

(杨柠静 译 梁红 张建军 校)

病例102(图6.8)

病例简介

● 会诊申请人:骨科医生。

● 病史和临床问题:患者男,7 岁,偶然发现左肱骨骨干近中 1/3 交界处后外侧有一骨性突起。肿瘤?

影像学表现

左肱骨的 X 线片(图 6.8a,b)显示三角肌粗隆区域有一突起。CT 图像(图 6.8c,d)显示邻近肱骨的皮质与突起相延续,突起内部为磨玻璃密度影,并与含有脂肪的骨髓腔相邻。骨扫描(图 6.8c)显示两侧肱骨均没有异常。

发病部位

在解剖学上,该突起位于三角肌粗隆的区域。

病理解剖学基础

这是偶然发现的位于三角肌附着区的生理性"粗糙"或表面粗糙的骨性突起(粗隆),骨扫描阴性,因此这个没有症状的突起不能算真正的病变。该突起内似乎含有松质骨,这解释了在 CT 中呈现的磨玻璃密度。

这让诊断变得明确,无须考虑一系列的鉴别诊断。

概要与讨论

如果儿童局部出现疼痛且骨扫描呈阳性,鉴别诊断应把应力性肌腱末端病考虑在内(见病例 75、77、103、104、151)。本例所见属于生理性表现,根据身体习惯和应力水平,存在个体变异,其他考虑如扁平型骨软骨瘤或骨母细胞瘤等缺乏可靠的依据。

图 6.9 展示了 1 例 53 岁男性患者,3 年前曾于图中部位接种过初夏脑膜脑炎疫苗,3 年后左上臂出现非特异性症状。行影像学检查时,通过局部按摩症状消退了。本来进行影像学检查的目的是了解肩部挫伤的情况,患者要求扫描范围包括左上臂。MRI 发现三角肌粗隆较突出(图 6.9a,b),内含骨松质和脂肪组织,邻近的骨髓腔内有脂肪和线性、略微成角的结构,这种结构在水敏感序列上呈高信号(图 6.9a),但在 T1W 上没有信号(图 6.9b),这可能代表血管结构。各个平面的 CT 图像(图 6.9e~h)显示了骨组织结构紊乱,其内可见脂肪骨髓间隙。肱骨解剖图(图 6.9c,d)显示了三角肌粗隆区域复杂的解剖结构,尤其从后面看时(图 6.9c),这里伴有滋养血管孔和桡神经沟。在重复的应力作用下,肌腱附着处很容易发生退行性改变,包括局部炎症累及骨髓、脂肪坏死导致骨化生和其他改变。任何对于肿瘤的怀疑("不能排除肿瘤")都是没有理由的,也没有

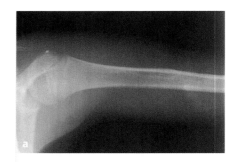

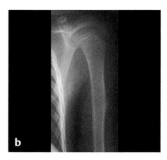

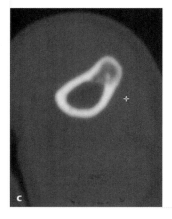

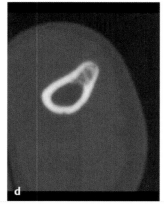

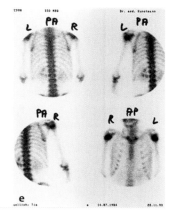

图 6.8 外生骨疣性肿瘤? AP,前后位;PA,后前位。

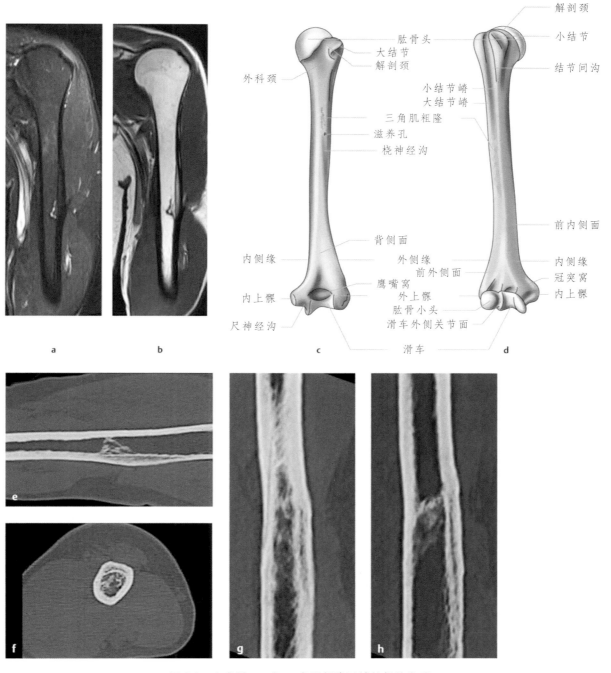

图 6.9　患者男,53 岁,三角肌粗隆区域的偶然发现。

必要继续随访。这个表现不会引起临床症状,因此我们将其归类为偶然的发现。

最终诊断

　　三角肌粗隆轻微隆起,但处于正常范围。

评论

　　位于肌腱附着处偶然的发现,很可能是正常表现或者变异。这种情况不需要随访,不然会造成患者和家属的无端忧虑。

（翁楚蕾　杨天一　译　张敏伟　梁红　校）

病例103(图6.10)

病例简介

● 会诊申请人:病理科医生。

● 病史和临床问题:患者女,51岁,有乳腺癌病史,轻微背痛,行骨扫描。骨扫描发现左肱骨近段端轻度放射性浓聚,但患者局部并无症状。患者无其他不适,也没有转移的证据。患者是一个狂热的高尔夫球手。

影像学表现

除了左肱骨骨干近侧放射性摄取轻度增高灶外,全身骨扫描均正常(图6.10b)。X线片(图6.10a)显示出在稍显隆起的三角肌粗隆有一个局限性透亮区,与放射性摄取增高区一致。MRI(图6.10c~e)在相应部位没有发现明显的病理变化。

发病部位

如上文所述,放射性摄取有所增高的溶骨性病灶显示位于三角肌粗隆,属于肌腱末端附着点。

病理解剖学基础

X线片所示的病变位置提示需要怀疑肌腱末端病。单发性皮质转移瘤或原发性骨肿瘤(如骨样骨瘤)不太可能是偶然发现的(见下文的"正常变异或畸形?"和"概要与讨论")。

疾病分类诊断的分析思路

▶ **正常变异或畸形?** 如果患者没有任何表现,一个在肌腱附着点偶然发现的影像学表现(放射性摄取增高收、透亮区)是否仍应被认为是正常变异?这还没有统一的观点。支持者认为,比起骨骼的其他部位,肌腱末端附着处承受更大应力,这使得该区域抵抗力最小,比其他区域对各种刺激更加敏感。基于这一概念,即使是轻微的应力不产生临床症状,也可以被骨扫描和MRI等敏感的影像学方法显示。另外,毫无疑问,个体间的肌腱末端对应力的敏感性也显著不同,取决于体态和应力大小等因素。我们趋向于将这些看成正常变异。注意,这一点不适用于类风湿关节炎患者的肌腱

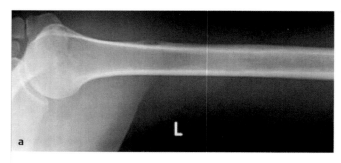

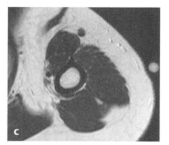

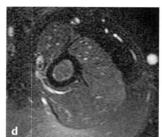

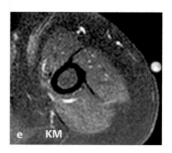

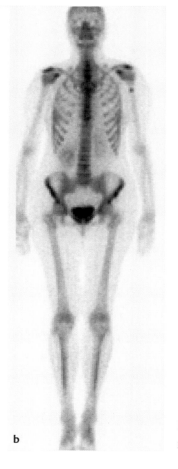

图6.10　有乳腺癌病史患者,转移瘤?

末端病和严重的应力性损伤，这些疾病通常都有相应的临床表现。

▶ **外伤**？是，属于慢性牵拉伤(见"正常变异或畸形？")。患者是一名狂热的高尔夫球手。

▶ **炎症**？由于缺乏临床症状，可以排除骨髓炎。应力性反应性炎症已经在上文讨论过了。

▶ **肿瘤**？不是。举个例子，骨样骨瘤通常会伴有疼痛，骨扫描示踪剂的摄取更高("双重密度征"，见病例74、144)。除了相应的临床表现和 MRI 异常，皮质转移瘤也会出现摄取增高。发生肌腱末端附着处的单发转移瘤极其罕见，应该在排除所有其他可能性后才被考虑，需要切除活检。

概要与讨论

基于以上考虑，左肱骨近段的表现应该是三角肌附着处的一种亚临床的应力性改变。它可以被归类为一种无害的偶然发现或者正常变异，并不需要切除活检或影像学随访。

以下是另 1 病例，可以作为比较。图 6.11 展示了 1 例 62 岁女性乳腺癌患者，主诉左上臂疼痛，最早出现在影像学检查的 3 周前，非甾体消炎药有效。肱骨局部 X 线片显示在大节结嵴有溶骨性病变(图 6.11c，箭头所

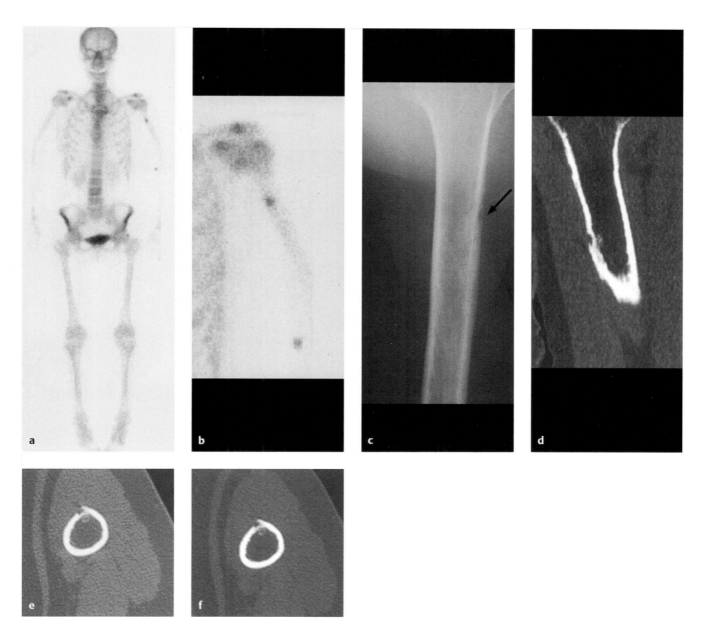

图 6.11 患者女,62 岁,钙化性肌腱炎伴骨皮质糜烂和穿孔。

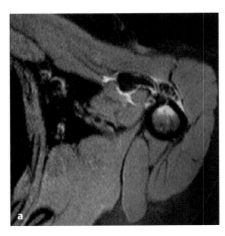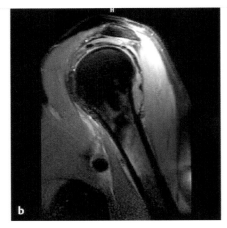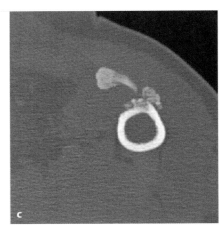

图 6.12   患者女,47 岁,钙化性肌腱炎累及骨骼。

示）。骨扫描显示该部位的摄取略有增强（见图 6.11a，b），CT（见图 6.11d~f）显示大结节嵴前缘皮质缺陷（见病例 102 中的图 6.9d），该缺陷下方髓腔内有一个与缺损大小相似的钙化。据此可以明确诊断：附着于大结节嵴上的胸大肌的慢性钙化性肌腱炎所致的皮质糜烂和穿透。这就排除了之前转移瘤的可能,免去了切除活检的必要性。

另 1 例胸大肌肌腱钙化性肌腱炎如图 6.12 所示,患者女,47 岁,几周前突发上臂近端前部疼痛,影像学检查时（MRI、CT）肌腱附着处仍有明显的炎症表现,如骨髓腔的水肿样信号所示。背阔肌在小结节嵴的附着处受累。患者是牙科助理医生,我们认为长期上臂处于外旋位是慢性应力的决定性因素。

最终诊断

三角肌附着处亚临床的应力性反应。

评论
无临床症状的三角肌附着处示踪剂摄取增加,可以合理解释为正常变异。

（赵诗乐 杨晴媚 译　蒋可思 张建军 校）

病例104(图6.13)

病例简介

- 会诊申请人:肿瘤科医生、骨科医生。
- 病史和临床问题:患者男,34 岁,非霍奇金淋巴瘤缓解期。近几周左肩部疼痛进行性加重,运动后更明显。临床体检没有关节囊相关体征,基本上排除了肩关节疾病。MRI 发现在近侧肱骨干骺端内侧有一个令人困惑的病灶,疑诊为肿瘤,但没有其他临床或实验室证据支持肿瘤复发,因此该诊断值得怀疑。

影像学表现

水敏感性 MRI 序列(图 6.13a,b)显示肱骨近侧干骺端内侧水肿样信号同时累及骨内外。增强扫描(本文未展示)表现为中度强化。因为这些信息不足以做出诊断,我们进一步采用简单的 X 线片和 CT 扫描。X 线片(图 6.13f)显示肱骨内侧皮质有局限性广基底的新生骨形成,后者看起来稍显灰色("灰色皮质"),新生骨远端下方皮质有局限性吸收,这在 CT 扫描上展现得更清晰(图 6.13c~e),并且发现在吸收的局部区域内有细小的骨化(图 6.13e)。

发病部位

骨内外均有水肿,因此病变中心可能位于皮质或其纤维骨连接处,即肌腱末端。解剖学上,这相当于胸大肌、背阔肌和大圆肌在肱骨大小结节脊上的附着处。

病理解剖学基础

根据新生骨的位置,有可能是一种应力性反应性过程,但图 6.13e 的表现也可能是骨样骨瘤,即中央骨化性瘤巢和周围反应性骨质增生。最后一种可能是非霍奇淋巴瘤骨骼受累的表现。

疾病分类诊断的分析思路

▶ *正常变异或畸形*? 不太可能,因为显然是有症状的。尽管我们也应该考虑病例 103 "正常变异或畸形"中的观点。

▶ *创伤*? 骨质增生和吸收位于肌腱末端,这需要马上想到应力性骨改变。

▶ *炎症*? 这不是细菌性骨髓炎,但是很有可能是应力性反应性骨炎。

▶ *肿瘤*? 如果我们把图 6.13e 箭头所示处解释为骨样骨瘤的一个特征(中央骨化性瘤巢),那就有可能。

概要与讨论

与大多数复杂的病例一样,正确诊断的关键在于

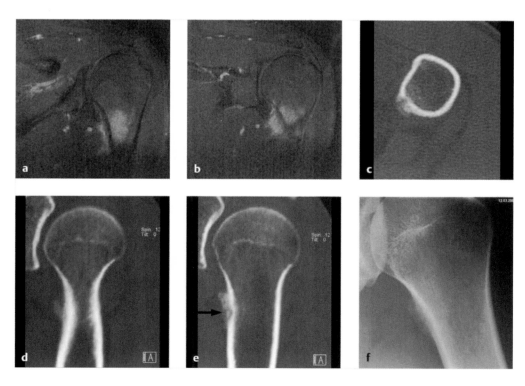

图 6.13　骨样骨瘤?

病史。鉴别诊断需要我们更详细地询问病史信息。患者说最近几个月开始了一项体能强化训练计划，其中包括扩胸训练、游泳、划船器和其他旨在"完全康复"的运动，症状就是在训练开始后出现的，休息时几乎没有感觉到疼痛。

这些信息将肿瘤排除在鉴别诊断之外，因为皮质型骨样骨瘤和非霍奇金淋巴瘤休息时也有疼痛。总之，支持肌肉附着点应力性肌腱末端病的诊断依据如下：

● 严格的锻炼项目开始时间与肩部疼痛出现直接相关；

● 病变中心位于纤维骨联结区，特别是上述肌肉的肌腱末端，这些肌肉是上述体育锻炼的主要参与者；

● CT 显示新骨向内上方呈斜削状结构，走行与肌腱一致；

● 左肱骨近端的应力相当于"冷启动"，即在>6个月不活动后，突然开始严格的体育训练。

因为肿瘤科医生不相信我们的诊断，仍然怀疑淋巴瘤复发并要求活检，结果证实了我们的诊断。在活检过程中，骨化组织被刮除，肌腱被重新固定，症状缓解。图 6.14 显示了 1 例类似病例，患者为 56 岁女性，左肱骨应力性肌腱末端病，表现类似肿瘤。

为了做出比较，图 6.15 展示了 1 例 24 岁男性患者的肱骨近端内侧干骺端骨样骨瘤。中央骨化性瘤巢在 MRI 上表现为靶征（中心信号缺失区被高信号环包围）与显著的病灶周围反应性水肿（图 6.15a~c）。X 线片（图 6.15d）具有典型表现：溶骨性瘤巢内中央骨化（肿瘤性类骨质）和边缘硬化，也累及相邻的内侧骨膜。

患者有剧烈的疼痛，但与运动无关，夜间痛明显。与图 6.13 和图 6.14 中展示的病例不同，该例病灶位于关节囊内，在破骨细胞刺激下，肱骨头出现水肿，从而出现明显脱钙。

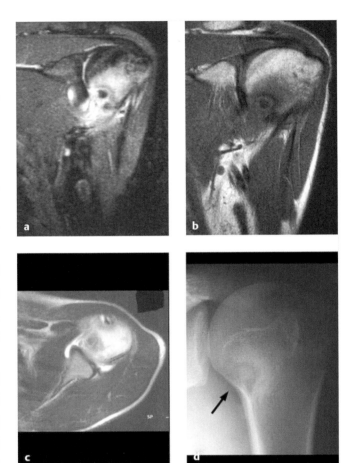

图 6.15　肱骨头肿瘤？

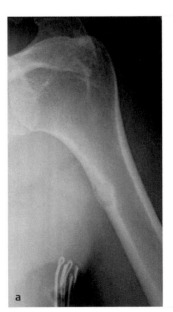

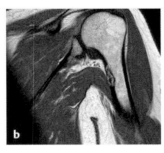

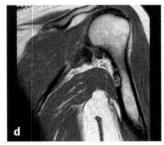

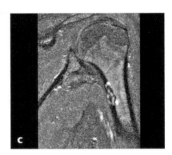

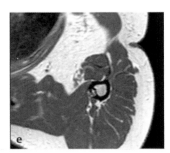

图 6.14　压力诱导的肱部末端病，模拟肿瘤。

最终诊断

在胸大肌、背阔肌和大圆肌肌腱附着处的应力性肌腱末端病。

（连星星　吴欣茹　译　梁红　张建军　校）

病例105(图6.16)

病例简介

- 会诊申请人:放射科医生。
- 病史和临床问题:患者男,14岁,右臂疼痛,刚开始只是轻微疼痛,但最近有所加剧,与运动无关。X线片显示在肱骨骨干近段内侧皮质"粗糙",即使是MRI也不能明确地分类。

影像学表现

肱骨内侧边缘斑片状破坏伴部分新骨形成 (图6.16a,b)。水敏感MRI序列显示为高信号带,其与骨骼的交界面呈波浪状,其深部皮质轻度增厚(图6.16d),并与高信号结构的波浪状改变相符,"波浪"表明高信号带的厚度不一。典型的CT扫描(图6.16e)显示皮质骨被侵蚀,其后内侧增厚。

发病部位

影像学上,病变位于肱骨的皮质的内部和表面,可能在骨膜下。

病理解剖学基础

基于它的信号强度,带状结构可以由软骨构成。在这种情况下,其深部骨皮质改变可以解释为侵蚀伴反应性修复新骨形成。然而,这个高信号带可以是任何富含质子的病变(例如,非矿化的骨样组织)。

疾病分类诊断的分析思路

▶ **正常变异或畸形?** 不是,高信号带覆盖于被侵蚀的骨皮质上不符合正常变异或畸形。

▶ **创伤?** 没有创伤史。

▶ **炎症?** 不是,这种程度的炎症会产生全身症状。骨膜骨炎或者骨膜炎等炎症应该伴有病灶周围水肿,而MRI上没有发现这种水肿(图6.16d)。

▶ **肿瘤?** 如果富含质子结构是软骨状的,它可能是一种骨膜的软骨瘤。如果它是非矿化的骨样组织,则可能是骨膜骨肉瘤,它与后内侧皮层增厚相符,可解释为骨化的肿瘤类骨基质。其他可能是反应性修复新骨形成或者软骨骨化。

概要与讨论

由于不能通过影像学确定受侵皮质上方高信号带的性质,因此有必要进行活检。结合影像学表现,最后的组织学诊断是骨膜软骨瘤,这是良性肿瘤,极其罕见。它们在骨表面生长,被骨膜覆盖,可能会侵蚀深部皮层,可能会导致反应性的修复性新骨形成,如本例所见。其基底,也就是紧贴皮质的部分可能会随时间推移而发生软骨内化骨。与内生软骨瘤不同,骨膜软骨瘤由于与骨膜接触而疼痛。该病好发于肱骨、胫骨、股骨和

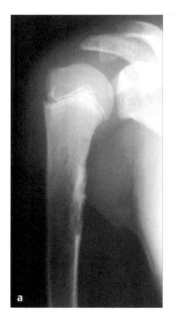
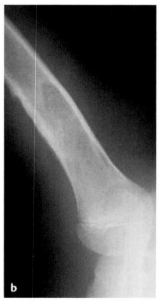
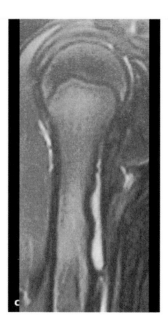
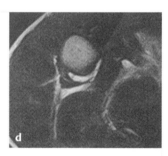
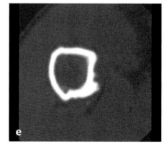

图6.16 肌腱附着点病?

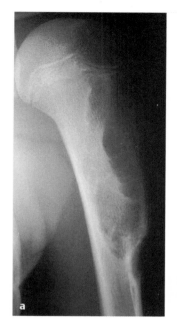
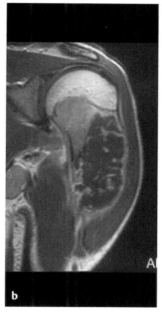
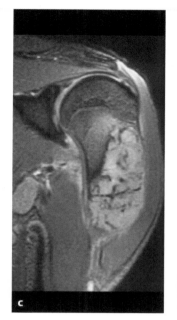
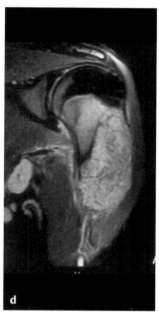

图 6.17 患者男,15 岁,骨膜软骨瘤。

小管状骨,尤其是在手部。骨膜软骨瘤可能是内生软骨瘤病的最初表现。这就是为什么如图 6.17 所示的患者那样进行为期 2 年的全身 MRI 检查随访(见病例 115、116 和 120)。

最主要的鉴别是骨膜骨肉瘤(图 7.27,见病例 144),骨膜骨肉瘤通常具有较大的骨旁肿块伴致密骨化和骨针。骨膜软骨肉瘤非常罕见,只能通过组织学诊断[18]。

另一种鉴别诊断是骨膜硬纤维瘤,也称为皮质不规则。这是一种肿瘤样病变,我们将其解释为创伤性局限性硬纤维瘤样反应,它起源于骨膜并扩散到皮质[18],通常发生在肌肉附着处,类似于纤维性干骺端缺损(如收肌或腓肠肌附着处等)。

图 6.17 所示为另 1 例 15 岁男童的骨膜软骨瘤,

肿瘤造成了一个蝶形骨质吸收,其分叶状结构被 MRI 清楚显示,这是诊断的重要依据。

最终诊断

骨膜软骨瘤。

评论

通过系统的方法,考虑到所有影像学细节,即使对诸如骨膜肿瘤之类的罕见病变也能正确诊断,并对组织学诊断也有指导意义。

(赵诗乐 杨晴媚 译 梁红 张建军 校)

病例106（图6.18）

病例简介

- 会诊申请人：放射科医生。
- 病史和临床问题：患者男，16岁，左上臂发现坚硬的无痛性肿块。放射科医生正确地诊断为骨软骨瘤（软骨性外生骨疣）。他请求会诊的目的是如何解释肿瘤奇怪的形态，如何进一步处理。体检未发现其他好发部位（长管状的干骺端）有外生骨疣。

影像学表现

前后位 X 线片（图 6.18a）显示了很典型的骨软骨瘤的表现（外生骨疣的体部起自圆形或椭圆形的硬化缘），腋位片（图 6.18b）发现中央碟型凹陷的皮层隆起，其中间凹陷处有一带茎和头部的蘑菇形肿块发出并指向远侧。CT（图 6.18c,d）发现受累的肱骨骨髓腔和外生骨疣骨髓腔开放相连。图 6.18c 显示外生骨疣瘤体不连续，而另外两幅图像（图 6.18d,e）显示邻近的小骨片。最后一幅 CT 图像（图 6.18f）显示圆形松质骨结构有薄层皮质包绕。图 6.18g 中的三维重建清晰显示了

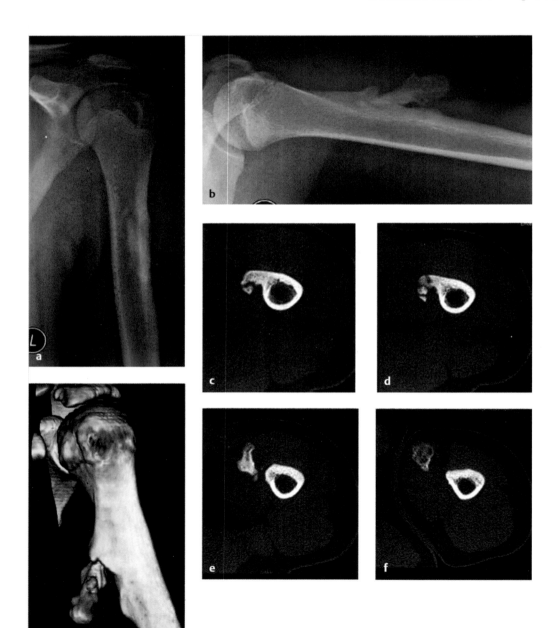

图 6.18　软骨性外生骨疣？

外生骨结构的蒂在基底部的骨折。

发病部位

外生骨疣结构来自肱骨近侧干骺端。

病理解剖学基础

该病变肯定是一个具有不典型蒂的骨软骨瘤。

疾病分类诊断的分析思路

见上文"病理解剖学基础"。

概要与讨论

带蒂骨软骨瘤或有蒂软骨性外生骨瘤的主要诊断标准：外生骨疣蒂部和肱骨骨髓腔之间开放相连。本例有蒂,蒂上有骨松质和脂肪性骨髓腔的头部,病变发生在典型的干骺端,沿着肌肉牵引的方向生长,背离关节方向。显然,其蒂部在某个时候骨折了,这在带蒂骨软骨瘤中不少见。有些外生骨瘤患者无法回忆起造成蒂骨折的特定外伤,从事足球或手球等碰撞性运动的人更是如此。

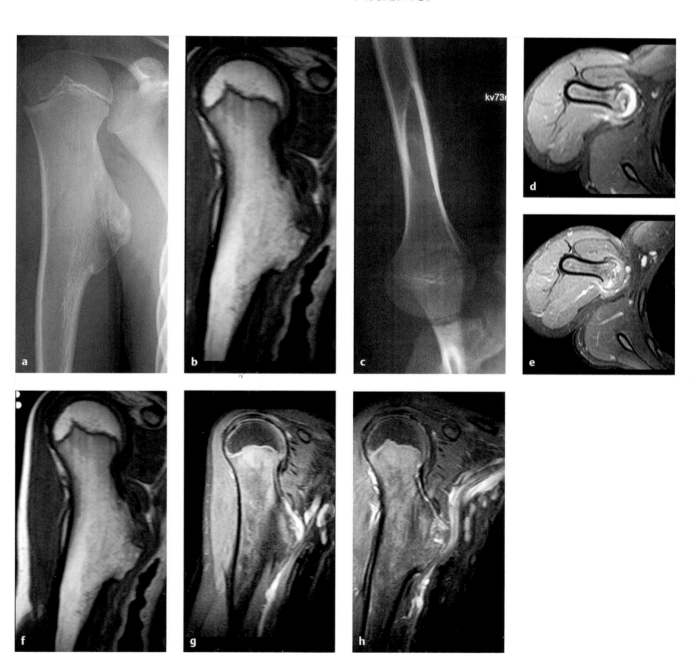

图 6.19　患儿男,11 岁,典型的宽基底软骨性外生骨疣。

本例的 MRI 图像（本文未展示）显示病变头部没有明显的软骨帽，这意味着骨软骨瘤不会进一步生长，但由于骨软骨瘤的部位暴露容易受到创伤，我们建议外科手术切除。这种过度暴露的病变表面可以形成继发性滑囊，出现滑囊炎并引起明显疼痛（恶变？）。应该补充的是，从肿瘤学角度而言，并不建议预防性切除单发骨软骨瘤。

图 6.19 展示了 1 例 11 岁男童的典型的宽基底（无蒂）软骨性外生软骨瘤或骨软骨瘤，病变有 3~5mm 厚的软骨帽，表明有继续生长倾向。MRI 图像清晰显示外生骨疣的头部紧靠神经血管束，所以外科手术切除是明智的。我们已经见过一些病例由于出现血管挫伤、假性动脉瘤形成或者神经挫伤导致麻痹。

最终诊断

孤立带蒂的骨软骨瘤（软骨性外生骨疣）骨折并与肱骨分离。

评论
无害、孤立、有蒂的骨软骨瘤偶然发生骨折。十分靠近神经血管结构的有蒂或无蒂的骨软骨瘤都应该考虑切除。

（杨晴媚　赵诗乐　译　梁红　张建军　校）

病例107(图6.20)

病例简介

- 会诊申请人:放射科医生。
- 病史和临床问题:患者男,50 岁,因肩部疼痛被转诊到另一个医院进行 MRI 检查, 偶然发现肱骨异常,难以定性。

影像学表现

MRI(图 6.20a,b)显示肱骨骨干膨大,骨内信号不均匀。T1W 图像上骨髓腔呈高信号,说明骨髓腔应该未受累 (图 6.20b)。我们安排患者拍摄 X 线片 (图 6.20c),显示肱骨骨皮质增厚,骨干近 1/3 段以及中 1/3 段近侧皮质呈开裂状, 当与更远侧皮质比较时显示得更清楚,病变远端呈 V 形向远侧延伸(图 6.20c,箭头所示),CT 重建图像 (图 6.20d~f)显示最佳(图 6.20d,箭头所示)。轴位图像(图 6.20h,i)显示骨髓腔未受累。肱骨头骨小梁粗糙、稀疏(图 6.20c,g)。

发病部位

上述病变始于肱骨近侧骨端,并延伸至骨干中 1/3 的近端部分,肱骨头的松质骨和骨干的皮质骨受累。

病理解剖学基础

骨骼结构改变和体积膨胀明显始于近侧骨端 (表现为骨小梁粗糙),并延伸到骨干中段。骨干中段的病变似乎很活跃,这就是形成 V 形影的原因(详见下文"概要与讨论"部分)。

疾病分类诊断的分析思路

▶ **正常变异或畸形?** 不是,因为出现了活跃的骨结构改变。

▶ **创伤?** 不是,无急性或慢性创伤史。

▶ **炎症?** 因为本病例缺乏相关临床表现,所以不属于细菌性骨髓炎(见病例 109)。本病例表现为慢性、无菌性炎症这种形式, 属于原发性炎症而不是反应性炎症。这只发生于 Paget 病。

▶ **肿瘤?** 不是,没有肿块或破坏性病变,只有慢性结构改变的迹象。

概要与讨论

右侧肱骨近段的表现符合典型的 Paget 病。依据如下所示。

- 连续的长节段受累:从骨端开始延伸至骨干。病变起始处通常表现为硬化性改变,病变活跃处,围绕着哈弗斯管进行骨重吸收,造成骨皮质呈开裂状。病变的前端像一个钻头(骨重吸收的"切锥"),在 X 线片呈 V 形,骨扫描上更明显(参见类似病例的图 6.12i 和病例 140 的图 7.20b)。一般认为每年进展大约 1cm。

- 受累骨膨大,伴有粗糙小梁影以及骨皮质开裂状。

- 骨髓脂肪的保留:可以借此与肿瘤或细菌性炎症鉴别。

- 患者的年龄:最新观点认为这种疾病始于青年或者中年。因为它在绝大多数情况下是没有症状的,所以通常在较年长的群体中偶然发现。发现疾病时,>90%的患者超过 40 岁。据估计,在欧洲中部年龄>40 岁的人群中,3%~4%的人患有 Paget 病。基于这个数据以及年龄>50 岁每增加 10 岁患病率翻倍的事实,仅从统计学的角度来看, 本病例的肱骨结构异常很可能是 Paget 病。

- 临床症状的缺失:进一步询问病史,患者有典型的关节症状,这意味他的症状是常见的退行性改变所致。

图 6.21 展示了 1 例位于肱骨的 Paget 病的病例(67 岁男性,肩痛),该病例也具有类似影像学特征。CT 定位图和冠状位重建图像(图 6.21f~h)中可见肱骨头的粗糙的小梁影。异常小梁结构之间的脂肪骨髓腔未受累 (图 6.21h;CT 值低达-70HU)。全身骨扫描 (图 6.21i)显示了左腿(股骨病变不如胫骨活跃,但累及更长节段,因此发病时间也更长)、胸椎中段、腰椎上段、左侧耻骨和髋臼等其他受累部位, 因此这是 Paget 病多骨受累的形式。血清碱性磷酸酶仅中度升高至 278U (正常范围:40~129U),因为该患者除肱骨和胫骨的病灶外显然已进入一个较慢性的阶段。

图 6.22 显示了 1 例非霍奇金淋巴瘤骨受累的病例以作对比。患者左肩出现严重肿胀,并且剧烈疼痛。肱骨头周围软组织浸润, 呈现斑片状浑浊, 在常规 X 线片 (图 6.22a)表现为脂肪间隙消失,在压脂的 MRI (图 6.22b,c)上显示更加清楚。脂肪骨髓腔浸润;病变以骨髓腔为中心。骨破坏、坏死、修复和化生性编织骨形成等同时存在造成了骨结构的改变。

最终诊断

肱骨 Paget 病。

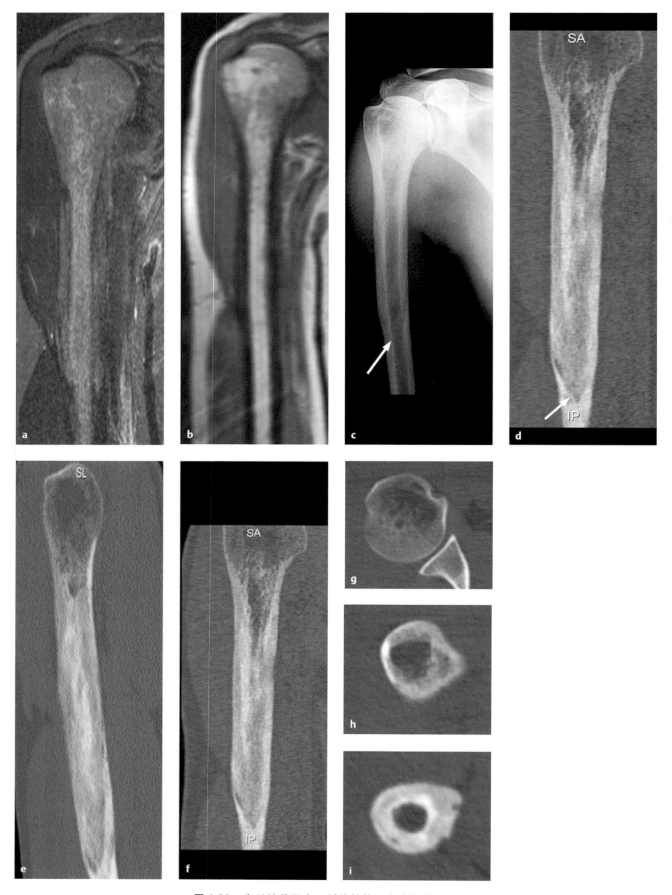

图 6.20   先天性骨肥大？纤维结构不良或慢性骨髓炎？

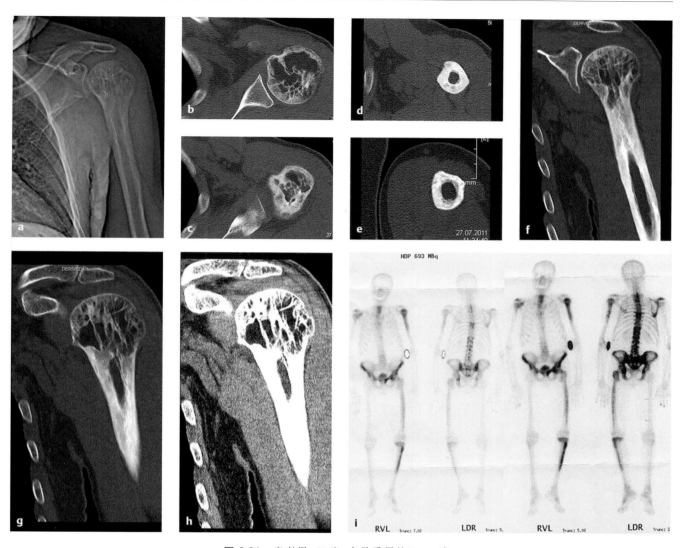

图 6.21　患者男,67 岁,多骨受累的 Paget 病。

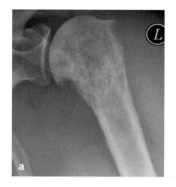
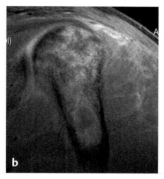
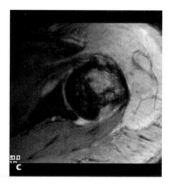

图 6.22　作为对比:非霍奇金淋巴瘤的骨受累。

评论

　　无临床症状的长段骨骼结构改变伴骨膨大、与未受累骨之间的 V 形分界对 Paget 病具有诊断意义,该病可以通过影像学表现来确诊,无须切除活检。

（杨晴媚　赵诗乐　译　吴青　张建军　校）

病例108图(6.23)

病例简介

- 会诊申请人:患者本人。
- 病史和临床问题:患者男,45岁,一次滑雪事故后,左侧肱骨近端的骨髓腔偶然发现病变。这个病变在两年前已经明确诊断为典型的钙化性内生软骨瘤。该患者向我们咨询预后以及治疗措施。

影像学表现

拍摄于2010年的平片显示右侧肱骨骨干近段有细小爆米花样的钙化,皮质完好。MRI(图6.23c~f)显示病变有小叶样的结构。小叶样结构在T1W上呈低信号(与肌肉等信号,图6.23c),T2W上呈高信号(图6.23d,f)。注射对比剂后(图6.23e)显示小叶间隔强化。2008年发生事故后行MRI检查(图6.23g~j),使用的技术略有不同,但是表现相同。

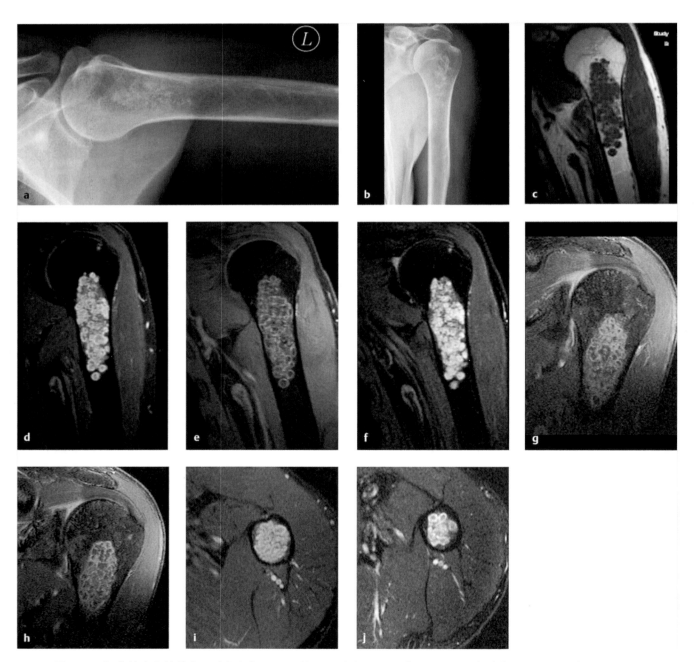

图6.23 钙化性内生软骨瘤。恶变迹象? (a~f)是2010年的MRI图像,(g~j)为上次受伤时的MRI图像(2008年)。

发病部位

病变位于肱骨骨干–干骺端的骨内。

病理解剖学基础

爆米花样的骨内钙化是成软骨肿瘤的证据。爆米花外观是由各个软骨小叶壳样钙化和（或）其间质钙化的综合表现。T1W 表现为小而圆的低信号或无信号，T2 为高信号，也是软骨类肿瘤的典型表现。小叶间质摄取了对比剂可以解释上述的小叶间隔强化，因为活跃的肿瘤通常会有丰富的血供。对影像学表现的病理基础的分析，再结合病变部位，可以明确是软骨类肿瘤。因为没有临床症状，所以病变可能是良性的。

疾病分类诊断的分析思路

通过影像表现和病理基础的综合分析（爆米花外观=钙化软骨小叶，小叶结构 T1W 低信号和 T2W 高信号、间隔增强），诊断明确，无须鉴别诊断。

概要与讨论

钙化性内生软骨瘤典型的好发部位是在长骨（肱骨、股骨、胫骨）的骨干干骺端，大多数病例纯粹属于偶然发现。通常是在发生意外后对肱骨进行影像学检查时发现，或者对有症状的钙化性关节周围病变的患者进行检查时发现的。

Ⅰ级软骨肉瘤（通常称为非典型软骨瘤），影像学表现可能与钙化性软骨瘤相同，主要依靠有无疼痛来鉴别。令人烦恼的软骨肉瘤的疼痛与运动无关，也有夜间痛。Ⅰ级软骨肉瘤的影像学特征如下：

- 明显骨皮质破坏（累及很长一段皮质并>2/3 皮质厚度），也称为扇贝样压迹。
- 明显的骨膨胀、皮质增厚和骨膜反应。
- 大病灶，纵径>10cm。
- MRI 增强扫描表现为明显不均匀和（或）间隔的强化。
- 行放射性核素骨扫描时有非常强烈的示踪剂摄取。

除了疼痛以外，诊断为Ⅰ级软骨肉瘤至少必须满足上述 2 个标准。本例不符合。

躯干附近的良性钙化性软骨瘤纵径>10cm 时，经过大约 20 多年后可能会发展成低级别软骨肉瘤，即使这种可能性只有 5% 左右，但对于不到 40 岁的患者来

说，应该考虑是否需要预防性切除。切除肿瘤可以避免患者多年的随访检查，我们一般赞成这个手术。对于年龄>60 岁的患者，从肿瘤学的角度来说，没有外科干预的理论基础。任何情况下，我们认为都不应该活检，因为实体肿瘤的不均匀性，取得的样本很可能并不具有代表性（图 6.26）。关于这个问题的详细讨论可以在 Freyschmidt 等（2010）中找到[18]。我们向本例患者介绍了风险和选择，患者比较乐观，接受了我们随访 2~3 年的建议。

图 6.24 展示了一个影像上相似的病例，这是 1 例 54 岁的男性患者，因打网球受伤后出现了严重左肩疼痛，进行 MRI 检查时发现有一个肿瘤。根据 MRI 表现，最初认为肿瘤是引起肩部疼痛的原因，并认为其是恶性的。但随后的 X 线片和 CT 发现了大结节的肌腱附着处钙化和（或）钙化性囊炎，我们认为这才是引起剧烈疼痛的原因。10 多年随访显示无临床或影像学改变。

图 6.25 展示了 1 例 48 岁女性患者，轻微外伤后发生自发性骨折。她表示在创伤之前，右肩已经疼了很久，但家庭医生当作骨关节炎来治疗。在拍摄 X 线片（图 6.25a）几天后进行了 CT 检查（图 6.25b~f），发现肱骨头和肱骨头下区粉碎性骨折。根据骨旁细小的基质钙化，可以推断肿瘤已经被挤入软组织。手术时尽可能多地刮除肿瘤，并用甲基丙烯酸甲酯水泥填充空腔。组织学诊断为Ⅰ级软骨肉瘤，而不是最初根据自发性骨折推断的分化差的软骨肉瘤。本例诊断为软骨肉瘤的决定性标准是疼痛史和自发性骨折。

图 6.26 展示了 1 例 70 多岁的女性患者，通过直径 1~2mm 的活检标本诊断为局灶性Ⅰ级软骨肉瘤（标准：侵袭性生长）。患者在 3 个月前摔倒导致肱骨头下骨折，随后持续疼痛并因此采取了活检。外伤之前患者没有疼痛。基于活检做出的诊断，进行了刮除手术，令人惊讶的是术后组织学诊断为纯内生软骨瘤。这个病例不仅说明了较大的、单纯的骨内软骨瘤的活检存在的问题，还证明软骨肉瘤可能是由软骨瘤发展而来的。显然，很小的肉瘤成分不足以引起疼痛，这种疼痛常作为区分软骨肉瘤和内生软骨瘤的标志。分化良好的软骨肉瘤的肿瘤细胞倍增时间约为 200 天[44]，病变的肉瘤成分需要 6 年才能达到 10cm³ 的体积（约为 2.2cm×2.2cm×2.2cm），此时患者才有可能出现症状。

最终诊断

偶然发现的，位于肱骨近端的钙化性内生软骨瘤。

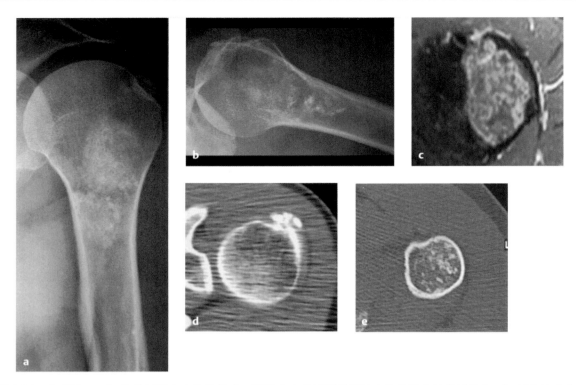

图 6.24 患者男,54 岁,肱骨近端内生性软骨瘤。剧烈肩痛的原因是肌腱大结节附着处的钙化和(或)钙化性囊炎。

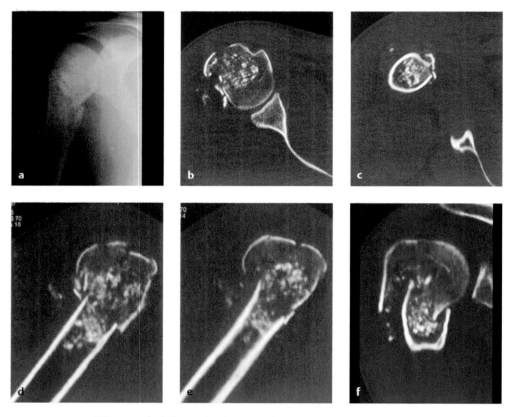

图 6.25 患者女,48 岁,肱骨近端Ⅰ级软骨肉瘤伴自发性骨折。

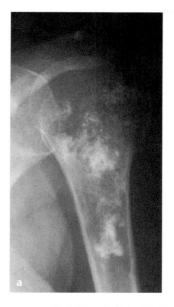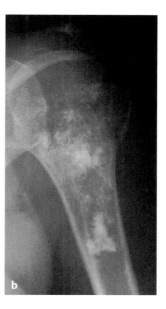

图 6.26　患者女,70 岁,局灶性 I 级软骨肉瘤。

病例109(图6.27)

病例简介

- 会诊申请人:外科医生。
- 病史和临床问题:患者男,56岁,右上臂疼痛了几个月。患者处于酒精性肝硬化的失代偿期。

影像学表现

与右侧肱骨骨干远1/3段正常骨皮质比较(图6.27a),骨干近、中段的皮质有明显的结构改变:密度减低呈"灰色",皮质内缘呈波浪状起伏,厚薄相间。代表性的CT图像(图6.27c)显示皮质骨膜侧也有吸收(箭头所示)。髓腔内CT值为30~60HU。冠状位重建图像(图6.27b)上存在少许极高密度灶,其他图像(本文未展示)显示了另外数枚小的高密度灶。全身骨扫描(图6.27d)显示右侧肱骨近侧2/3有高度摄取。

发病部位

病变主要累及骨皮质、髓腔和骨膜侧骨。X线片和CT上可见骨干受累。骨扫描显示近侧骨端–干骺端受累。

病理解剖学基础

基于骨扫描的"热区",这应该是一个活动性的病变。"灰色"皮质通常显示结构改变,通常是炎症或应力性改变,但也可能是肿瘤。病变发生在骨内和骨膜侧,这不符合骨髓腔肿瘤,因为它更可能引起单纯的扇贝样压迹(皮质内表面的侵蚀)和骨膜反应(致密的、间断的或层状的),而不是皮质外部的破坏,皮质外部的破坏符合炎症。总的影像学表现支持炎症。

疾病分类诊断的分析思路

► 创伤? 患者没有急性创伤史,但慢性或重复性创伤也可能发生在酗酒者身上。应力性骨折会改变皮质结构,但累及范围不会这么长。不管怎样,没有明显的骨折线可以排除这种可能性。

► 炎症? 是,特别是细菌性骨髓炎,它通常起源于髓腔,并通过血管在骨膜下扩散。CT上可见的小死骨片可支持这个诊断。Paget病(见病例107)与髓腔内相

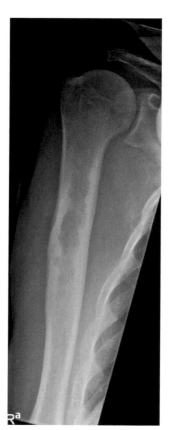

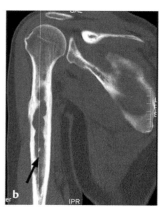

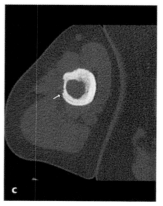

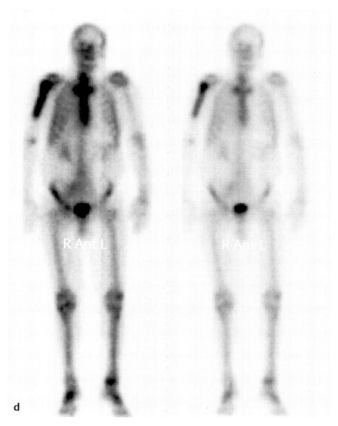

图6.27 软骨肉瘤?

对高密度不一致，高密度代表伴有肉芽组织和骨坏死的炎性分泌物。

▶*肿瘤*？不是，"病理解剖学基础"的讨论中已列出不符合肿瘤的关键证据。然而，发生严重坏死的肿瘤的可能还是有的，如淋巴瘤(见病例86)。

▶*灌注紊乱或坏死*？肯定不是主要原因，因为我们没有看到骨碎片，骨扫描也没有显示出冷结节或不均匀的表现。然而，我们可以认为灌注缺陷和坏死过程在广泛的病变中是存在的。

概要与讨论

为了进一步鉴别，髓腔、皮质和骨旁组织的切开活检是迫切需要的。我们告诉病理科医生，放射学首先诊断慢性骨髓炎，最后被组织学证实。与许多慢性骨髓炎病例一样，致病菌难以找到。

现在，位于长管状骨骨干的骨髓炎很罕见。我们推测，骨扫描中近侧骨端-干骺端上的改变完全是交感神经营养障碍所致。成人血行性骨髓炎最常见于脊柱(以脊柱炎或椎间盘炎的形式)。儿童的主要病灶通常位于管状骨的干骺端。理解病变位于少见的骨干的关键在于患者的病史，该患者为慢性酒精性肝硬化失代偿期的患者，免疫功能低下。由于患者来自东欧，可能还有其他不明原因的免疫受损因素。

病变缓慢过程有可能解释为什么没有骨膜新生骨，肝硬化也可能是一个因素：肝脏产生或代谢的蛋白质不足以支持骨膜骨形成。

最终诊断

免疫功能低下患者的罕见慢性血行性骨髓炎。

评论

如果一个成年人的放射学表现与骨髓炎一致，但位置不典型，那么在诊断骨髓炎时，应考虑患者是否存在可能造成免疫障碍的病史 (如糖尿病、酒精性肝病、艾滋病等)。

(陈宇超 译　张敏伟 吴青 校)

病例110(图6.28)

病例简介

- 会诊申请人：骨科医生。
- 病史和临床问题：患者男，39岁，胸壁为主的长期疼痛。在病例94中曾详细描述过本病例，重点关注的是多骨性纤维结构不良引起的胸壁病变及其与内生软骨瘤病的鉴别。

这里我们讨论同一患者上肢的纤维结构不良（图6.28）。由于诊断明确，我们不再使用常规的系统性分析方法来诊断。

除了极罕见的遗传性疾病（如骨异常扩张伴高磷酸酶症，也称为青少年Paget病）外，几乎只有内生软骨瘤病能引起广泛的溶骨性和膨胀性改变。双上肢纤维结构不良的病变组织几乎完全取代双上肢正常的骨组织，骨干表现为溶骨性改变伴肥皂泡样膨胀，残存骨皮质菲薄如纸。与非钙化性肿瘤组织引起的单纯溶骨性改变不同，例如，右桡骨骨干和左肱骨骨干具有纤维结构不良的典型的磨玻璃样表现（见病例4、7、8、20、36、58和139）。这可以用钙化的结缔组织来解释。右桡骨近侧骨骺(图6.28a,b)和右侧肱骨远端明显的膨胀的区域（图6.28c拍摄晚于图6.28a,b)是病变组织继发退行性变所致，这个过程伴有坏死、骨内出血伴液化和脂肪浸润。

以下表现不支持内生软骨瘤病：无小叶性结构、无任何软骨源性钙化的迹象、双侧受累模式。此外，明显的侵袭性改变是多骨性纤维结构不良的典型表现，可以参见另1例患者(图6.29)的侵袭性表现。

1例患者10岁时接受了第一次检查（图6.29a)，右侧肱骨发现广泛的溶骨性病变，并确诊为纤维结构不良。在肱骨干近、中1/3交界处有明显的偏心性膨胀，伴有小的钙化斑点，代表纤维结构不良的软骨成分（纤维结构不良伴软骨分化）；这在较大的病变中并不少见。尽管男童当时正在接受高强度的网球训练，但没有任何临床症状。溶骨性病变在其14岁时加重（图6.29b)。因为男童正处于生长高峰期，预测身高为2米，尽管已经知道纤维结构不良可能会因激素刺激而发生临床和形态学改变，但在拍摄X线片（图6.29c)之前3个月，他还是在另一家医院开始了睾酮疗法，希望来阻止纤维结构不良的进展。治疗引发了纤维结构不良的暴发性激活，并伴有怪异的体积扩张(图6.29c,d)。周围软组织萎缩。断层图像(本文未展示)显示了纤维结构不良组织中的液化。患者采用手术切除和异体肱骨干重建，治愈后未出现并发症。6年后，移植体近端出现复发，也通过手术成功治疗。此时，右肩、前臂和右手的X线片(图6.29e,f)显示了纤维结构不良的更多病灶——第二和第三指病变的软骨分化。Freyschmidt等对此进行了详细的描述(2010)[18]。桡骨近端的磨玻璃样表现(图6.29e)是纤维结构不良的典型表现，在知道病史之前仅看到第二组X线片时，可通过该种影像学特征做出诊断。

最终诊断

多骨性纤维结构不良。

评论

纤维结构不良的基本特征是伴有磨玻璃样密度的溶骨性改变。其退行性改变可导致肥皂泡膨胀。多骨性纤维结构不良的改变更具侵袭性。

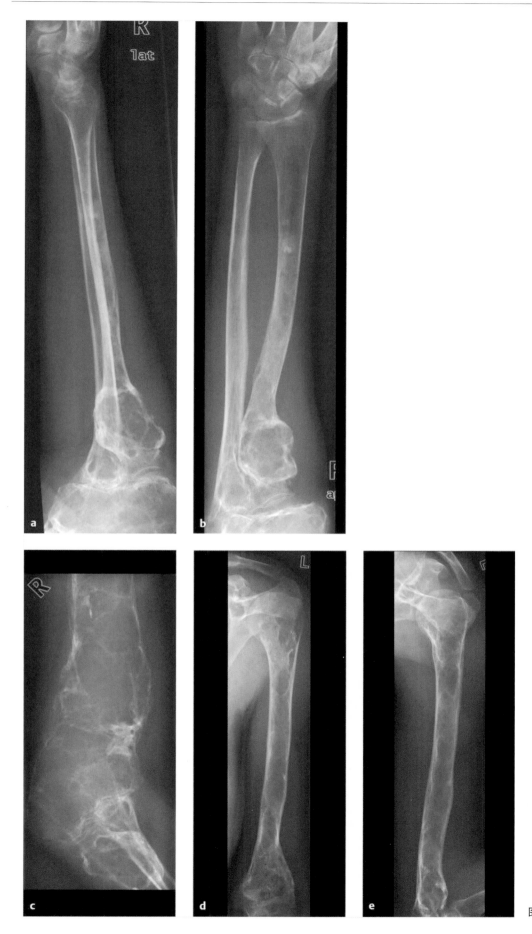

图 6.28 内生软骨瘤病?

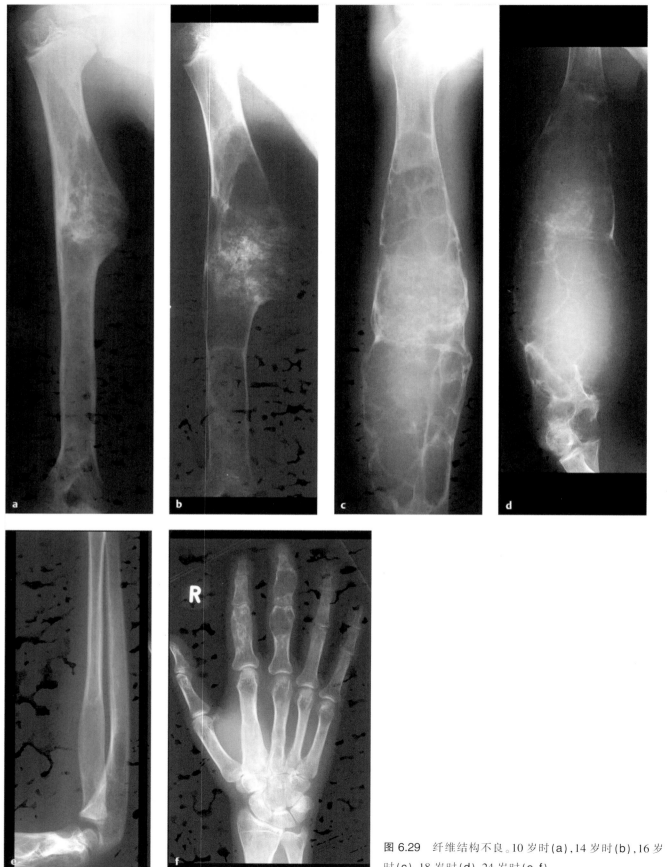

图 6.29　纤维结构不良。10 岁时 (a)，14 岁时 (b)，16 岁时 (c)，18 岁时 (d)，24 岁时 (e，f)。

（陈宇超　译　张敏伟　吴青　校）

6.2　前臂

病例111(图6.30)

- 会诊申请人:骨科医生。
- 病史和临床问题:患者女,50岁,右肘疼痛并向前臂放射,自我感觉不适,情绪低落,且有心脏相关症状。右侧尺骨近段骨质破坏,活检后组织学表现怀疑为非典型巨细胞瘤。问题:影像学表现是否符合巨细胞瘤?

影像学表现

右侧尺骨近侧骨端、干骺端和骨干正常骨小梁消失,皮质明显变薄,部分中断(图6.30a,b),平片显示的骨质破坏区在MRI T2W图像(图6.30c)显示为接近水的高信号,在轴位图像上可见液-液平面(图6.30e)。静脉注射对比剂后可见不均匀明显强化(图6.30d,f),在低信号区周围可见许多强化间隔。所有MRI图像上均可见骨旁的高信号区。除了颅骨摄取明显增高外,全身骨扫描(图6.30g)中突出表现为软组织不显影,特别是肾脏、膀胱和肌肉(如下肢)。右侧胫骨上端和髌骨摄取轻微增加。右臂的断层图像(本文未展示)显示右肘关节周围明显强化。

发病部位

病理变化位于尺骨近侧骨端、干骺端、骨干和骨旁组织。

病理解剖学基础

尺骨近端的病灶包含实性成分和含液体区域,正如液-液平面所示。

疾病分类诊断的分析思路

▶ *炎症*? 没有临床表现,右肘关节区域触诊时微热。

▶ *创伤*? 没有创伤史。

▶ *肿瘤*? 很可能,因为正常的骨骼已经被其他组织取代了。液-液平面可能是原发性或继发性动脉瘤性骨囊肿。原发性动脉瘤性骨囊肿,至少70%的病灶应该显示液-液平面,但本例不符合。那就只能是继发性动脉瘤性骨囊肿了,结合之前的组织学表现,我们可能也会考虑到巨细胞瘤伴退行性改变。虽然巨细胞瘤发生在尺骨近段罕见,但就其在骨内的发病部位来说也是符合的。但含巨细胞和血性液体平面的囊腔的病变也可见于实性动脉瘤骨囊肿(修复性巨细胞肉芽肿)或甲状旁腺功能亢进症的棕色瘤内。

概要与讨论

基于以上的考虑,我们的鉴别包括巨细胞瘤、实性动脉瘤囊肿和棕色瘤。这让我们重新评估了全身骨扫描的分级,这实际上属于超级显像,所有的放射活性都被"吸入"到骨骼,而软组织缺乏摄取。超级显像通常被理解为正常,这是因为当γ相机到达一定计数时(本例的颅骨),它会自动关闭,使其不能记录示踪剂吸收的真实大小。尽管这可以出现在转移性骨肿瘤,但它却是甲状旁腺功能亢进症的特征性表现。颅骨的显著摄取进一步支持了这一点。总之,我们可以把骨质破坏归因于甲状旁腺功能亢进症的棕色瘤。因为患者没有肾功能不全的征象,因此应该是原发性甲状旁腺功能亢进症。此诊断符合患者的主要临床症状。最后测定血清甲状旁腺激素,其水平显著升高。

最终诊断

原发性甲状旁腺亢进症,棕色瘤。

评论

当组织学诊断为非典型巨细胞瘤时,总是需要进一步检查以排除是否为甲状旁腺功能亢进症伴棕色瘤。

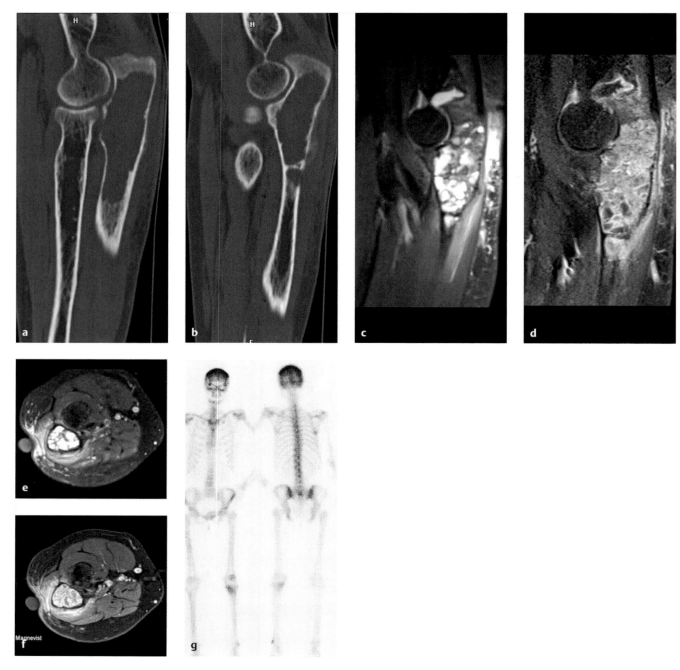

图 6.30 巨细胞瘤?

（孙艳姣 译 吴青 张建军 校）

病例112(图6.31)

病例简介

- 会诊申请人:外科医生。
- 病史和临床问题:患者女,26 岁,右肘因在踢足球时撞伤疼痛。疼痛考虑是由桡骨粗隆皮质微小骨折引起的,在前后位平片上可以看到(本文未展示)。这与临床表现(弯曲和旋后时疼痛加重)一致。骨折平面偶然发现膨胀性病变(Lodwick ⅠA 级,图6.31a)并呈磨玻璃密度,因此考虑为纤维结构不良。肘关节固定 3 周,大约 3 个月后患者再次因右肘关节疼痛而复诊。X 线片显示磨玻璃密度影消失(图6.31b,c),膨胀更明显,周围皮质明显变薄。外科医生怀疑是恶性肿瘤并建议活检。

影像学表现

图 6.31b,c 显示的是定性较难的 Lodwick ⅠB 级病变,皮质明显变薄但并没有破坏。溶骨区中可见密度极低的皂泡样改变。

病理解剖学基础

3 个月的时间,影像学上所见的编织骨破坏加剧和皮质逐渐变薄,实际上只能解释为病灶的退行性改变(如病灶内出血等原因导致囊变),所以可能是继发性动脉瘤性骨囊肿。3 个月出现恶变并不现实,最多可以认为是恶性肿瘤被激活,但是这又与创伤前没有症状不符,也与 Lodwick ⅠB 级病变不符。

疾病分类诊断的分析思路

因为桡骨近段的病变明显是肿瘤或肿瘤样病变,其他的鉴别诊断仅限于学术讨论需要,在这里可以忽略。

概要与讨论

考虑到自发性骨折的风险,对病变进行刮除后用松质骨填充。大体标本显示,果肉样的组织中有略带血色的液体,反映了由创伤引起的(组织学可证明)纤维结构不良的退行性囊性变,未发现继发性动脉瘤样骨囊肿。

本病例清楚显示了创伤可导致肿瘤或肿瘤样病变短期内发生形态学上的明显变化。

最终诊断

创伤引起纤维结构不良发生退行性囊变。

评论

纤维结构不良是典型的良性形态学表现,在外伤后可以转变为侵袭性表现。

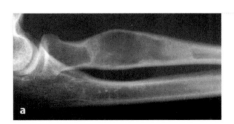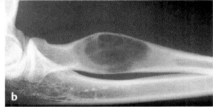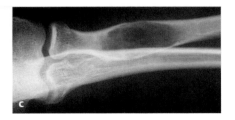

图 6.31　桡骨近段膨胀性病变的形态学转变(从 a 到 b)无法解释。

(孙艳姣 译　吴青 张建军 校)

病例113(图6.32)

病例简介

- 会诊申请人：放射科医生。
- 病史和临床问题：患者女,47岁,右前臂近端有两年的疼痛史,前臂旋转时疼痛加剧。患者在木工店工作。体格检查时,发现患者桡骨近端压痛,旋前与旋后的幅度被限制在30°~40°。

影像学表现

不幸的是,我们没有得到常规的X线片。CT图像(图6.32)显示一个大致三角形的致密骨化影,起自桡骨粗隆,其尖端指向近端和前方。MRI图像上,病灶内部在T2W上呈高信号,病灶周围可见水肿样信号。病灶在T1W上呈低信号。静脉注入对比剂后的脂肪抑制图像(图6.32m)显示病灶内部及病灶周围强化明显。

发病部位

病灶在解剖学上起自桡骨粗隆,与肱二头肌的肌肉牵引力的方向一致。

病理解剖学基础

对比剂增强图像显示,实性骨化病灶的内部及其周围分布有丰富的软组织成分。病变部位和主要排列方式都强烈提示与肱二头肌肌腱附着有关。

疾病分类诊断的分析思路

▶ *正常变异或畸形*?不是。为了适应机械负荷,桡骨粗隆可能会突出和变宽,这些是正常的变异[17],而在桡骨粗隆内或其上的外生致密骨化灶不可能是正常变异。

▶ *创伤*?非常可能。患者为右利手且在木工店工作,所以她的右臂承受了更大的机械负荷。因此,钙化性肌腱炎可能发生在肱二头肌肌腱附着处(见上述"发病部位")。但病变及其周围的明显强化更符合一次或多次创伤引起的异位骨化或骨化性肌炎(见病例29、30、63、64和156)。

▶ *肿瘤或肿瘤样病变*?近皮质(骨旁)骨肉瘤甚至骨膜骨肉瘤可能表现为这种骨化。但是,因为缺乏明确的非骨化肿瘤基质帽(MRI可清楚地显示,并且通常会在这些肿瘤中出现),所以不太支持这种诊断。如果是骨软骨瘤,我们应该看到一个开放的髓腔,在桡骨和外生型病灶间互相延续。

概要与讨论

综上所述,可将鉴别诊断缩小到2种主要可能。

1.反应性创伤性病变(下列两者之一)

- 急性炎症性钙化性肌腱炎(肌腱末端病)。
- 由一次或多次外伤引起的仍处于活跃期的外伤性骨化性肌炎。

2.骨旁骨肉瘤

上述3种疾病通常不发生于桡骨粗隆。创伤性肌腱末端病好发于肱骨近端(见病例102、103和104)和股骨(见病例75)以及盆骨的多数肌腱止点。骨旁骨肉瘤的好发部位为股骨、胫骨和肱骨。

结合患者右臂存在明显的职业负荷史,诊断为创伤性反应性病变是合理的。但由于无法根据临床或放射学表现确诊,所以进行了开放性组织活检,组织学诊断为钙化性肌腱炎。

最终诊断

钙化性肌腱炎引起的桡骨粗隆表面的反应性骨化。

评论

发生于骨表面的明显的外生性骨化病灶,即使位于肌腱末端,也需要与骨外骨肉瘤进行鉴别诊断。

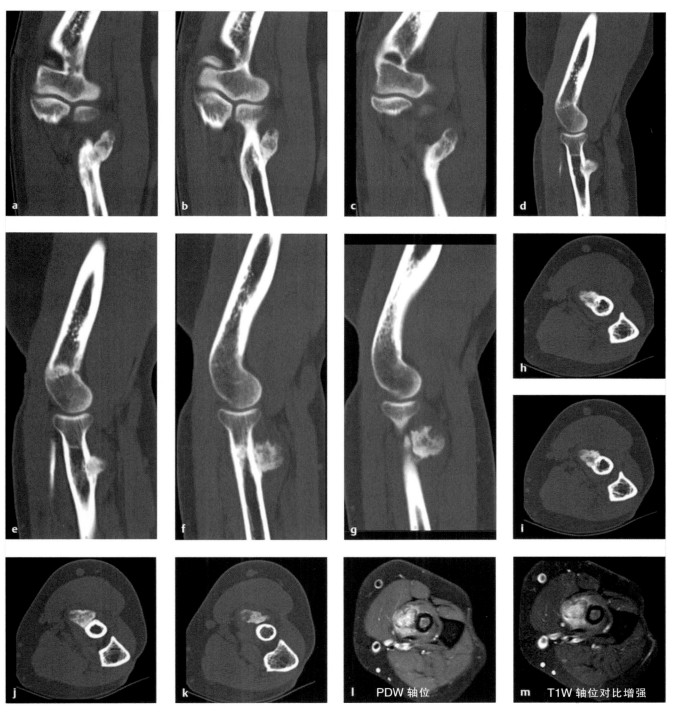

图 6.32 皮质旁骨肉瘤？

（蔡晓婷 译 张敏伟 吴青 校）

病例114(图6.33)

病例简介

- 会诊申请人：放射科医生。
- 病史和临床问题：患者男，12 岁，摔伤 1 天，拍摄腕部 X 线片以除外骨折。X 线片示桡骨远端骨干–干骺端有圆形溶骨性病变，初步诊断为浆细胞性骨髓炎或 Brodie 脓肿。该男童体健，未诉左腕末端有任何局部不适。问题：该病灶是否需要组织活检？

影像学表现

　　X 线片(图 6.33a，b)显示在桡骨远端骨干–干骺端有边缘硬化的圆形溶骨区(Lodwick 分级 I A)。从溶骨性病变到远端骨骺板有一条宽度与病灶直径大致相同的透亮带，边缘有轻微硬化，呈轨道样。桡骨干骺端，尤其是尺骨干骺端远端十分致密，生长板稍增宽。病变在

CT(图 6.33c)上表现为具有软骨密度值(已测量)的软组织肿块。

发病部位

　　从发病部位上看，病变最有趣的地方是骨干的病变与远端干骺端(表现为密度增加)是相连的。

病理解剖学基础

　　如上所述，骨干病变与明显致密的干骺端之间是相连的。我们注意到骨干病变的内部密度与软骨相似，可以推测在骨纵向生长过程中，生长的软骨在机械应力的作用下可能已经迁移或被推移到骨干中了。推测的依据是桡尺骨远端干骺端致密小梁结构和明显增宽的生长板。

疾病分类诊断的分析思路

　　▶ 正常变异或畸形？ 这个问题的确需要考虑，因为这是一个成长中的患儿，无临床症状。但是把桡骨远

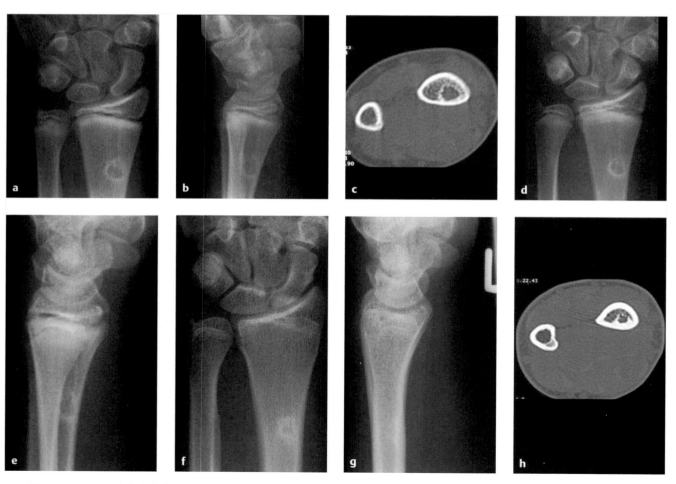

图 6.33　Brodie 骨脓肿或浆细胞骨髓炎？这些图片拍摄于 1998 年 6 月 (a~c)、1998 年 10 月 (d,e) 和 2001 年 6 月 (f~h)。

端干骺端–骨干中出现的溶骨性区域、干骺端密度增加和生长板轻微增宽作为正常变异,没有类似的先例。

▶ *创伤*? 为了回答这个尚未提过的问题,我们询问了这个男童和他的父母。我们了解到,他在足球比赛中是一个狂热的守门员,而且比赛常常很激烈。父母证实他们的儿子经常打完比赛回家后, 看起来像被 "暴打" 过似的。而且,当他试图阻挡射门时,他经常会伸出手臂扑倒在地上。他说,几周前,他右手的屈侧被对方球员的足球鞋踩了,鞋钉的印记数天不退。这段病史有力地支持这是创伤或应力性损伤。

▶ *炎症*? 不是。在影像学检查前后,男童都没有局部或全身炎性体征。

▶ *肿瘤*? 不是。病灶不寻常的几何外形不符合肿瘤的表现。

概要与讨论

该病变在外院被诊断为原发性慢性炎症, 是因为没有考虑到患者特殊的病史和缺乏相应临床症状。拍 X 线片是为了排除急性骨折, 所以这些改变纯属偶然发现。

如何解释这个应力相关性表现呢? 慢性应力导致生长板变宽以及邻近干骺端松质骨密度反应性增加。到目前为止,这种现象最常见于膝部的生长板(见病例152)。中国作者[45]发表了一篇关于前臂远端生长板应力性变化的文章。研究对象是中国戏曲学校的青少年学员,他们每天都会用手做大量动作。像本病例一样,两侧腕关节影像学检查显示生长板变宽且不规则,邻

近的干骺端松质骨密度增加。作者将生长板变宽归因于生长软骨的增厚, 这表明在应力诱导发生骨吸收的局部部位增殖活跃。

本病例中,对侧腕部的 X 线片显示生长板和邻近的干骺端有相同的改变。如前所述,本病例中较近端病变是生长软骨移位导致的,其发病机制可能为:慢性应力甚至单次损伤可将生长软骨压迫或挤压进入临时钙化带。如果软骨没有在局部被吸收, 那么在生长过程中,异位软骨组织可能延伸至骨干,"迁移"入骨干。无论在哪里,生长软骨都可以继续增殖,推测它可能会形成一种类似于内生软骨瘤病的柱状结构 (见病例115)。然而与内生软骨瘤病的柱状结构相比,该病灶随时间推移会与骨干相"融合",如随访 X 线与 CT 图像(见图 6.33d~h)所示。男童 17 岁时随访, 即图 6.33g 后2 年拍摄了 X 线片(本文未展示),放射科医生说骨内病灶已经完全消失。即使在 15 岁(见图 6.33g)生长板闭合时,干骺端密度增高区域也已经吸收了。

最终诊断

应力作用导致骺板软骨移位进入桡骨。

评论
大多数难以归类的不寻常的放射学表现,可以通过详细询问病史(或再次详细询问病史)得到解决。

(蔡晓婷 译　张敏伟 吴青 张建军 校)

病例115(图6.34)

病例简介

● 会诊申请人：骨科医生。

● 病史和临床问题：患儿男，9岁，骑车摔伤后，右前臂行X线检查。平片显示桡骨远侧骨干-干骺端呈沟槽样改变。骨科医生想知道原因。一段时间前，母亲就发现患儿的桡骨远端向掌侧轻微弯曲，但他的手腕和前臂没有任何功能障碍。

影像学表现

X线片显示桡骨远段可见纵向凹槽状或柱状透亮区，边缘稍有硬化(图6.34a，b)，桡骨尺侧边缘粗糙，在透亮区近端的桡骨干向掌侧轻微弯曲，腕骨骨龄正常。桡骨的MRI T2W轴位图像显示4个圆形极高信号影，部分突出于骨皮质(图6.34c)。

发病部位

柱状结构与生长板关系密切。

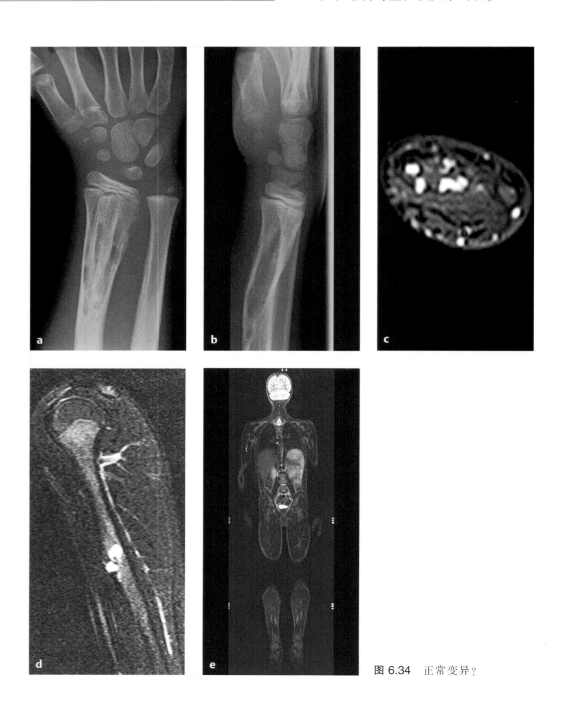

图6.34　正常变异？

病理解剖学基础

这些柱状结构为软骨柱，这是只用于软骨瘤病的影像学术语，与膨胀性内生软骨瘤合在一起，是内生软骨瘤病的特异性表现。信号强度也符合软骨。不幸的是，矢状位和冠状位图像模糊不清，无法在此呈现。软骨柱的典型 MRI 表现见病例 120(图 6.41m,n)。桡骨尺侧皮质的粗糙边缘代表了骨膜下的软骨柱（见病例105)。图 6.34c 中的轴位图像显示其他软骨柱也延伸到骨表面。

疾病分类诊断的分析思路

▶ **正常变异或畸形?** 有合理性，因为这是偶然发现的，但目前还没有这种正常变异的先例。将其归类为发育不良的理由见下文。

▶ **创伤?** 不是，患儿无右前臂慢性或急性创伤史。很明显，本病例影像学表现肯定不符合急性创伤。

▶ **炎症?** 没有临床表现。

▶ **肿瘤?** 不是，软骨柱特殊的几何形状不支持。

概要与讨论

就像在"病理解剖学基础"中解释的那样，只有一种合理的诊断结果，即内生软骨瘤病，这是一种骨发育不良(软骨发育不良)，由异位的骨骺软骨母细胞增殖所致。这一过程干扰了软骨内化骨，导致受累骨骼缩短和变形等，通常累及一侧(Ollier病)，增生性软骨肿块主要分布在干骺端，也可以从干骺端向骨干延伸。在骨膜软骨瘤，骨膜下和骨旁软骨增生并不少见，这和本例类似。

软骨瘤病有各种形式，它们的遗传学、生长模式、临床表现和放射学表现各不相同。在这里我们只讨论以单侧下肢受累为主要特征的 Ollier 病及以多发软骨瘤和软组织血管瘤为特征的 Maffucci 综合征。两种亚型的软骨瘤恶变率都极高，>60%。因此，这些患者应长期随访，接受临床和放射学检查(最好是全身MRI)，随访间隔不超过 2 年。这种疾病在婴幼儿时期就表现出了畸形和纵向生长障碍。有些病例首诊即发现较大的有症状的内生软骨瘤或骨膜软骨瘤（见病例105)，在几年内就会发展为内生软骨瘤病。因为恶变率高，这些患儿应密切随访，定期接受临床和放射学检查。如上文所述及病例 120 所示，Ollier 病的影像学特点是溶骨性病灶伴或不伴基质骨化(视其"成熟阶段"而定)和软骨柱，软骨柱具有特异性。这些改变在 MRI 水敏感序列上的表现最具说服力。其中某个软骨瘤的恶变通常表现为短时间内病变增大并伴有疼痛。

本例患者进行了全身 MRI 检查，结果在右肱骨干中段又发现了一个病灶(见图 6.34d,e)。目前该患儿每 2 年复查一次全身 MRI。

最终诊断

右上肢(肱骨、桡骨)内生软骨瘤病。

评论
软骨柱是内生软骨瘤病的特异性表现。

(粟东洋 译　吴青 张建军 校)

6.3 手(骨和关节疾病)

病例116(图6.35)

病例简介

- 会诊申请人：手外科医生。
- 病史和临床问题：患儿 5 岁，手部骨骼干骺端少见的放射学改变。临床表现为发育迟缓和手臂轻度弯曲。

影像学表现

手、足 X 线片(图 6.35a～c)显示干骺端呈深杯口状凹陷，骨骺形态正常。凹陷内可见不规则的软骨钙化，而短管状骨的骨干似乎缩短了。膝和肘关节组成骨干骺端轮廓(图 6.35d,e)显得有些不规则，但没有显示像手足骨那样呈杯口状。脊柱正常(图 6.35f,g)。总的来说，骨骼密度比正常稍低。

发病部位

上述病理改变完全局限于干骺端，手足骨骼最明显。

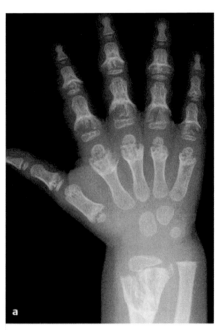
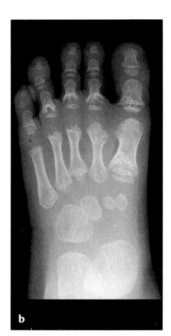
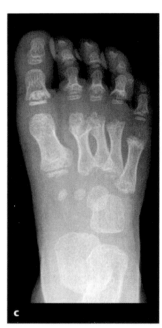

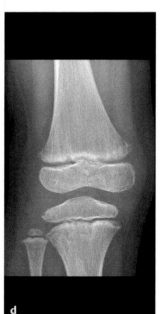
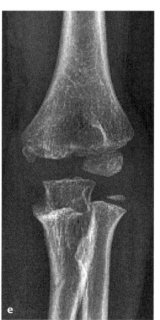
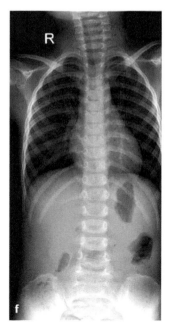
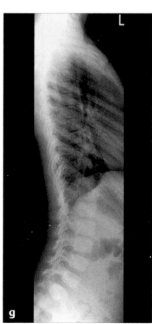

图 6.35　佝偻病或发育不良？

病理解剖学基础

这些局限于干骺端的变化实际上只符合生长板软骨细胞缺陷导致的干骺端发育不良。

疾病分类诊断的分析思路

▶ **正常变异或畸形？** 基于考虑以上，我们只能将这些变化归类为发育畸形或发育不良。

概要与讨论

一旦这些变化被归类为干骺端发育不良的骨骼发育障碍，就很容易在骨骼发育异常目录中找到这种疾病。Spranger 等[37]将这种情况描述为"Jansen 型干骺端发育不良。" 本病是因为染色体 3p22–p22.1 上的 *PTHR1* 基因发生了突变。突变导致生长板的前肥大软骨细胞中的甲状旁腺激素相关蛋白的 G 蛋白耦合受体出现结构性的、非配体依赖性活化，这反过来延迟软骨细胞的分化，导致骨形成紊乱。患儿主要的放射学改变如下：

- 不同程度的骨量减少(如本例)。
- 佝偻病样的干骺端杯口状改变，早期学龄患儿最明显(如本例)。
- 皮质侵蚀和骨膜下骨增加(本例无此表现)。
- 颅骨密度和结构变化(本病例没有获得颅骨 X 线片，无法得知颅骨情况)。

即使严重的佝偻病也不会造成如此手和足干骺端这么深的缺损。

最终诊断

Jansen 型干骺端发育不良。

评论

根据典型的放射学特征对照疾病谱参考图集寻找诊断是建立正确诊断的好方法。

(栗东洋 译　王大江 张联合 校)

病例117(图6.36)

病例简介

● 病史和临床问题：这个病例是由德国科特布斯 C. T. Muth 医生诊断并提供的，我们可以省去常规的描述和推理过程。患者女，73 岁，左手第三指无痛性异常肥大，左手受伤后拍摄了 X 线片（图 6.36）。

传统上，脂瘤性营养异常性巨大发育症的发病机制与所有中胚层组织的肥大有关，但主要的成分是脂肪，由神经脂肪瘤病（纤维脂肪瘤样错构瘤）引起。由于纤维脂肪组织异常增生，受累神经呈"香肠样"膨大[46,47]。正中神经及其分支或足底神经最常受影响。神经脂肪瘤病可导致局部巨指，其特征为手部或足部一或多个骨骼和皮下脂肪的增生肥大。这种增生肥大也称为局部巨人症。在非常严重的病例中，大神经（如坐骨神经）也可能被累及。

根据最近的观察，其主要成分纤维脂肪瘤组织常伴有动静脉瘘或局限肥大的血管结构（动脉、静脉、淋巴）。因为脂瘤性营养异常性巨大发育症也被认为与 1 型神经纤维瘤病有关，所以我们有理由怀疑它可能是

母斑病的一个亚型，该组疾病的一个成员是变形综合征，是一种涉及三个胚层的错构瘤综合征。这种极为罕见的疾病的特征是如下：

● 手和(或)足的局限性巨大化。
● 痣。
● 长管状骨过度生长引起的偏侧肥大。
● 皮下肿瘤（脂肪瘤、淋巴管瘤、血管瘤）。
● 巨头畸形。
● 颅骨肥大症。
● 肺和肾异常。

这种疾病显然是由（体细胞）嵌合现象引起的。我们曾见过 2 个病例，其主要特征是脂肪肥大和血管畸形（静脉畸形、动静脉畸形）伴偏侧肥大。其中一个案例由 Freyschmidt 报道（2008）[13]。根据目前的认识，变形综合征属于 PTEN 错构瘤瘤综合征（PTEN =磷酸酶与张力蛋白同源物基因，在 10 号染色体上缺失）[48]。

据报道，超声和 MRI 可以清楚地显示脂瘤性营养异常性巨大发育症的病变[46,47]。超声显示神经弥漫性膨大，电缆样的高回声带（脂）和低回声带（神经束）交替出现。MRI 表现相似，弥漫膨大的神经中，纵向圆形的低、中等信号影（神经束）被脂肪组织所包绕。巨指症患者手指脂肪组织含量增加。本例有相应程度的骨肥大，MRI 或 CT 上看到圆柱状或迂曲结构时，我们也会考虑血管畸形，并尝试用对比剂使其显影。本例第三指软组织中细小的迂曲结构很可能代表异常的血管。

最终诊断

脂瘤性营养异常性巨大发育症伴左手第三指巨大症。

评论

一根或多根手指或脚趾的局部巨大应该考虑错构瘤综合征。

（吴李毓 译 张敏伟 王大江 校）

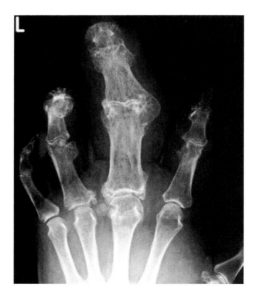

图 6.36 中指巨大症。原因是什么?

病例118(图6.37)

病例简介

- 会诊申请人：手外科医生。
- 病史和临床问题：患者女，41 岁，左手反复出现疼痛，主要位于伸肌侧。这些症状被认为是副骨或异位骨化引起的腱鞘炎。根据 MRI 表现，外科医生咨询是否需要鉴别诊断。

影像学表现

远排腕骨背侧可见 3 块分化良好的骨结构，第 4 块位于腕管深部(图 6.37a~d；c，d 中箭头所示)。这些较小的骨结构被较厚的软组织样结构所围绕，这些软组织结构在 T1(f)和水敏感成像上(图 6.37e，g)与关节软骨等信号。第 2~4 伸肌腱明显移位。

发病部位

骨和软组织病变似乎以舟状骨为中心。

病理解剖学基础

这些"多余的"骨结构可能与周围较厚的软组织有

关，并且可能起源于它们。这个结论的依据是松质骨、髓腔及周围皮层分化良好，与骨软骨瘤的头部相似。

疾病分类诊断的分析思路

▶ **正常变异或畸形**？围绕多余骨组织的较厚的软骨结构提示这些不是副骨，同样理由也可以排除异位骨化。根据"病理解剖学基础"所述，它们可能代表骨软骨瘤，并不是常见的来源于异位生长板软骨，而是来源于骨骺(骨骺发育不良)。值得注意的是，舟状骨这类"不规则"骨，并没有管状骨那样典型的骨骺。相反，骨骼本身构成一个骨骺，其内部是骨化中心，被骺板包绕、并被关节软骨覆盖。骺板(同义词：球形生长板)是一个术语，适用于所有不符合经典解剖的正常骨骺生长板。如经典生长板一样，骺板由不同的软骨细胞区带组成：

- 静息软骨带。
- 增殖带。
- 软骨柱形成带。
- 肥大带。
- 临时钙化带。

▶ **创伤**？没有创伤史。

▶ **肿瘤**？不是。成软骨肿瘤或肿瘤样病变(如滑膜性软骨瘤病、骨外软骨肉瘤)会有更混乱的软骨骨化模

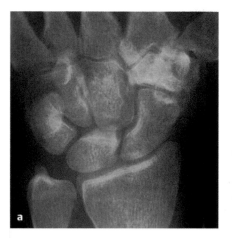
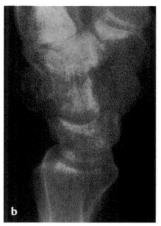
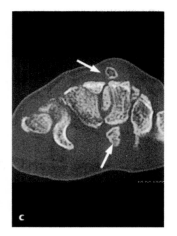
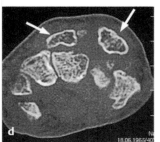
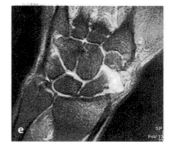
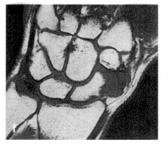
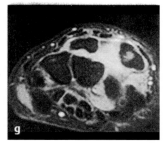

图 6.37　副骨或异位骨化？

式。本例是非常成熟的骨组织，并且已经存在了很长时间。

概要与讨论

综上所述，我们考虑是骨骺骨软骨瘤，也被称为骨骺发育不良或 Trevor 病，这被认为是骨软骨瘤的变种。这种非常罕见的疾病，更好发于在下肢而不是上肢，通常是单侧的。软骨增生通常局限于患肢的内侧或外侧（半肢），本例位于腕关节的桡侧。该病有局限性的（单骨的）形式，也有典型的多骨受累的形式，还有累及整个肢体的形式。局限性形式最常累及足后段或胫骨远端，而典型的半肢形式常影响一个以上但非全部骨骺，

以膝关节和踝关节骨骺受累最常见。

软骨增生区域由带有软骨帽的分叶状肿块组成，由骨骺的骨化中心生长而来。由于舟状骨通常由 2 个或更多的生长中心组成，因此可能出现多个骨软骨瘤。常规 X 线片显示分化良好的骨结构离相关骨有一定距离或者附着其上。在 MRI 上可以清楚显示出其关键特征，即软骨的包绕覆盖。软骨骨化可能产生致密骨（图 6.38）。像本例那样，如果出现肌腱鞘移位形成腱鞘炎，患者就可以出现症状。

图 6.38 展示了另一个起源于舟状骨的 Trevor 病的病例。在这个病例中，1 例 5 岁女童的骨软骨瘤附着于舟状骨上并指向远端和背侧，部分病变表现为密度

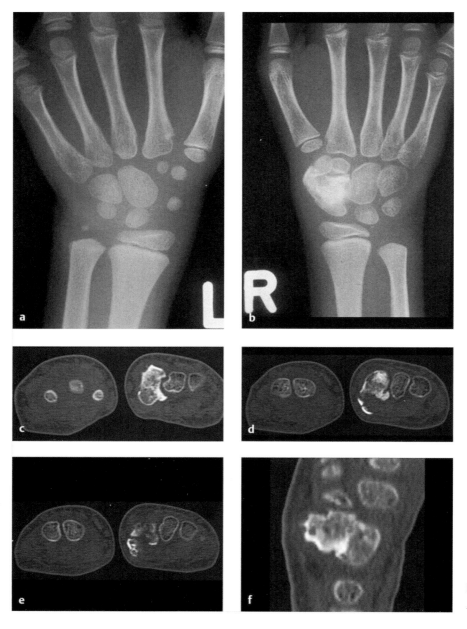

图 6.38　患儿女，5 岁，起源于舟状骨的半肢骨骺发育异常畸形。

极高的骨化。

最终诊断

起源于舟状骨的半肢骨骺发育异常(Trevor 病)。

评论

　　较大的、分化好的、被软骨所包绕的骨组织可能是 Trevor 病中的骨骺骨软骨瘤。

（吴李毓 译　王大江 张敏伟 校）

病例119（图6.39）

病例简介

- 会诊申请人：外科医生。
- 病史和临床问题：患者女，32岁，手足骨骼反复疼痛。2年来患者健忘加重，偶尔会失去方向感。

影像学表现

在常规X线片上，腕骨、掌骨头及近节指骨的基底部可见骨小梁的缺失，呈"囊"样外观（图6.39a，b）。跖骨头也有类似的改变（图6.39c）。踝关节X线侧位片（图6.39d，e）发现所见骨骼均有严重的小梁结构缺失，并有皮质明显变薄的区域。CT扫描（图6.39f，g）显示在透亮区内存在脂肪组织。软组织窗图像测量CT值为−20~−70HU。在T1W图像（图6.39h）上，小梁缺失区信号与脂肪组织相等。手部的断层图像也有类似的发现。

发病部位

在上述所有影像中，骨的异常透亮区均位于骨内。

病理解剖学基础

松质骨的"囊性"变化可以用脂肪替代来解释。这种改变仅见于多囊性脂膜性骨发育不良。这一术语囊括了患者出现的主要症状：

- （假性）囊性改变。
- 脂肪组织。
- 多发骨发育不良。

疾病分类诊断的分析思路

▶ **正常变异或畸形？** 从发育障碍的角度来看，是的。不同检查方法均证实病变为多灶性脂肪替代，其实没有其他的鉴别诊断，也没有必要考虑其他可能。

概要与讨论

本例为多囊性脂膜性骨发育不良，仅依靠无创的影像学检查就可以诊断。CT和MRI有助于证实"多囊"改变为脂肪组织。

多囊性脂膜性骨发育异常一般与硬化性脑白质病有关。这种组合又称为Nasu-Hakola病（多囊脂膜性骨发育不良合并硬化性脑白质病），这是用最先报告这个病的作者名字来命名。以一般术语来说，这是一种"以骨骼和中枢神经系统变化为特征的脂肪组织的先天性病变"。如上所述，骨的主要解剖学改变是正常松质骨被脂肪组织多灶性替代。由过碘酸希夫染色阳性的黏多糖和脂蛋白组成的膜分散在正常的脂肪小叶中。这些变化通常先对称性出现在四肢骨骼中，尤其是手和足，之后会出现在长管状骨的骨端-干骺端。硬化性脑白质病的特点是脑白质的整体萎缩和硬化，尤其是额叶。显微镜下可见弥散的星形胶质细胞增生和脱髓鞘。这种病可遗传，由DAP-12基因突变造成[49]。骨改变和大脑改变之间的联系不属于本书讨论范围，更多的细节可参考Freyschmidt（2008）[13]。

我们9个病例的经验与文献中大约200个病例相同[50]，患者于20岁左右在轻微创伤或过大应力后开始出现疼痛。30岁左右会出现病理性骨折，并伴随出现类似于老年痴呆症的神经精神症状。最终进展为明显痴呆，伴癫痫发作。大多数患者在50岁左右死亡。

本例患者和她的2个兄弟患有同样的疾病，我们随访了很多年，均出现了进行性加重的神经精神症状。本例患者的脑部MRI检查（图6.39k，l）显示脑白质明显萎缩伴脑室扩张和弥散的脱髓鞘灶，这些改变可以解释临床症状。在3个兄弟姐妹中，骨骼的病变进展相对较快。其中一个有完整影像学资料的兄弟，先是长骨出现怪异的骨折（图6.39i，j），之后出现了骨盆和脊柱病理性骨折。

最终诊断

多囊性脂膜性骨发育不良合并硬化性脑白质病（Nasu-Hakola病）。

评论

手、足骨骼中对称的囊状透光区应该通过断层成像进一步检查，以确定其中是否含有脂肪组织。假如含有脂肪组织，则患者可能患有多囊性脂膜性骨发育不良。

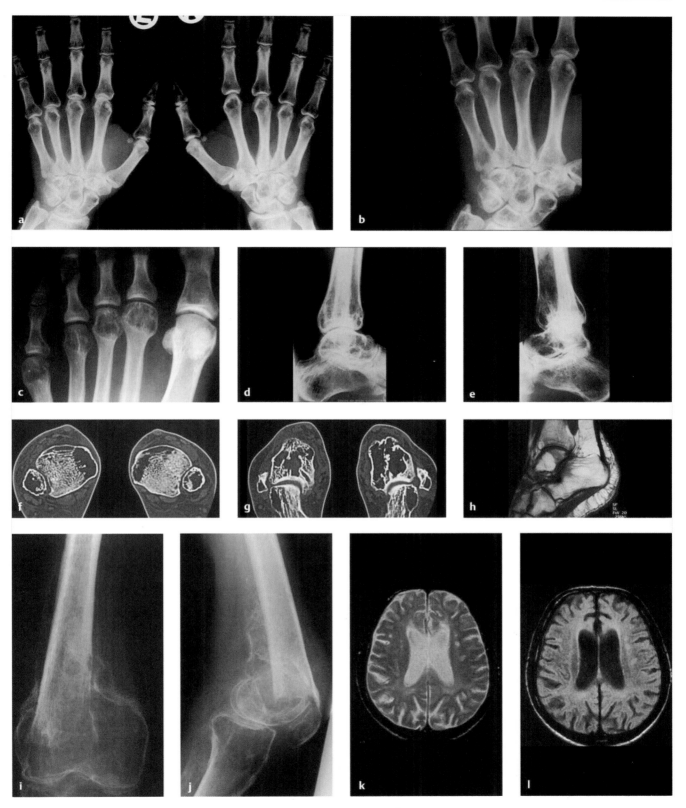

图 6.39 "囊性"系统性疾病或内生软骨瘤病?

（何嘉媛 译　王大江　张敏伟 校）

病例120(图6.40)

病例简介

● 会诊申请人：手外科医生。

● 病史和临床问题：患者男，24 岁，左手偶发疼痛。尺骨头向背侧稍突出，并且过分位于近侧，显然是因为尺骨太短了。外科医生想知道第 3、4 指溶骨性病变的原因。

影像学表现

在第 3、4 掌骨远侧 1/2 段和相应指骨可见溶骨性病变伴一定程度膨胀(如第 3 掌骨头)(图 6.40)。将图像放大观察时，一些病变中可见细小钙化。第 3 指稍长，左侧的尺骨头过分位于近侧，桡骨远端关节面向尺侧明显倾斜。右手骨骼正常。

发病部位

病理性发现局限于左手的骨骼。

病理解剖学基础

左桡骨和尺骨远端的病变（被称为假性马德隆畸形）、左第 3 指稍变长以及溶骨性病变仅限于左手等，上述表现我们可以将第 3、4 指的溶骨性病变归类为骨发育不良伴软骨增生性病灶。

疾病分类诊断的分析思路

▶ **正常变异或畸形**？是，参见"病理解剖基础、概要与讨论"。

▶ **肿瘤或瘤样病变**？病变内细微的钙化表明溶骨性病灶是内生软骨瘤。相较于其他部位，中指近节指骨基底部尺侧、中节指骨近侧 1/2 的内生软骨瘤突起较明显（隆突性软骨瘤）。第 3、4 指溶骨性病变的其他可能性，如结节病中的肉芽肿、甲状旁腺功能亢进症的棕色肿瘤或痛风石，都不符合上述特点（单侧发生，发育不良的表现）。

概要与讨论

左手骨骼发育不良合并多发内生软骨瘤，符合 Ollier 型内生软骨瘤病。WHO 的骨肿瘤分类[15]，将 Ollier 病定义为：

"正常软骨骨化失败引起的发育障碍并在干骺端和邻近骨干及扁骨产生多发软骨性肿块（内生软骨瘤），并伴有不同程度的骨畸形。单侧受累多见。多发性内生软骨瘤出现在儿童时期，骨骼广泛受累"。

因为临床、基因及放射学等特征不同，内生软骨瘤病有不同的疾病组合。内生软骨瘤病被分为 6 种不同的类型，本文只讨论 Ollier 型（以下肢单侧受累为主）和 Maffucci 综合征（同时具有 Ollier 病和软组织血管瘤的特点）。这些疾病一般表现为幼儿期外部畸形和纵向生长障碍。如本病例所示，病变累及上肢时，尺骨通常会比桡骨短，出现假性马德隆畸形。

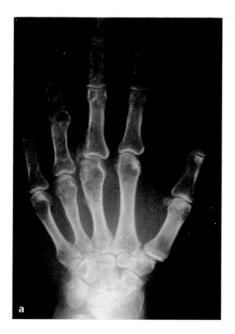
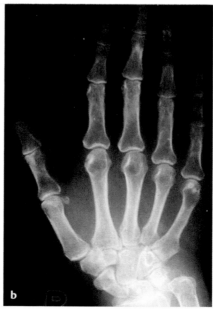

图 6.40 左手第 3、4 指骨骼的"囊肿"是什么性质？

我们从 30 多例经验中看出内生软骨瘤病初期可能表现为大的、孤立的、有临床症状的内生软骨瘤和骨膜软骨瘤,在较长一段时间之后,会在身体的同一侧出现更多的软骨性肿瘤。需要强调的是,这些软骨瘤有大约 60% 的恶变率,即使在年轻人也是如此,因此患者需要终生的临床和影像学随访(每 2 年行一次全

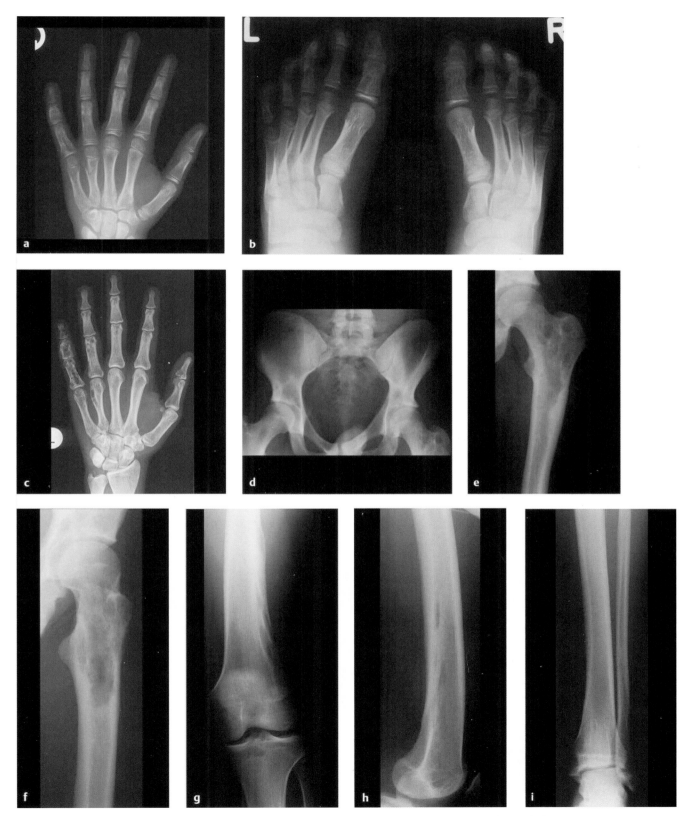

图 6.41　典型的内生软骨瘤病。(a,b)摄于 1993 年,(c~q)摄于 2004 年。(待续)

身 MRI）。内生软骨瘤病不仅与多发内生软骨瘤有关（顾名思义），还与骨膜软骨瘤有关，这在其他情况下是很罕见的（见病例 105）。在 X 线片上，软骨增生的柱状区表现为条状、带状、沟壑状或螺旋状的透亮带，并有硬化缘（见病例 115）。在 MRI T1W 图像上，它们呈条状低信号或无信号区，在 T2W 图像上则呈高信号（图 6.41m,n）。

图 6.41 展示了 1 例患有典型软骨瘤病的男童，10

岁时就诊，我们随访了 11 年。10 岁时，最引人注目的影像学发现是，左侧的第 4、5 指和左蹈趾近节趾骨的柱状透光区（图 6.41a,b）。11 年后（图 6.41c），手部骨骼病变明显扩大，同时左侧髋臼（图 6.41d,j~l）、左股骨近端（图 6.41e,f）及骨干远段（图 6.41g,h）、左侧腓骨骨干远段也发现了播散性溶骨性病灶。MRI 清楚地识别出这些病灶的性质是软骨（图 6.41l~n），尤其是左侧股骨骨干远段外侧的软骨柱（图 6.41m,n）非常明

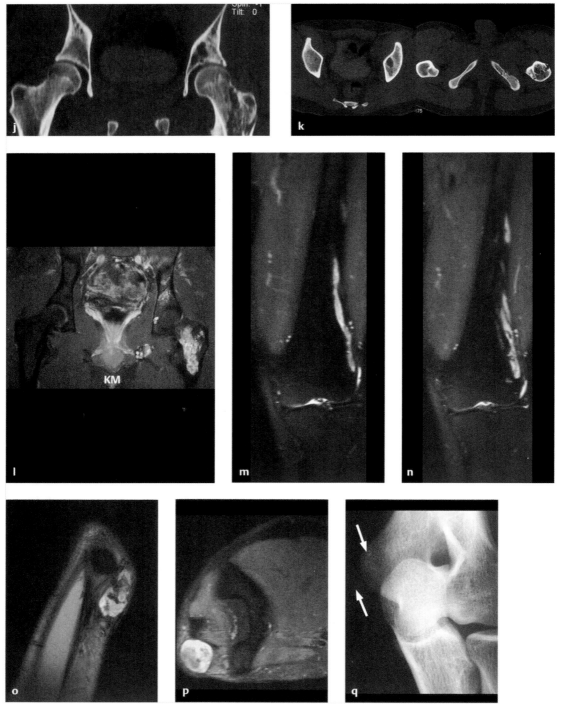

图 6.41（续）

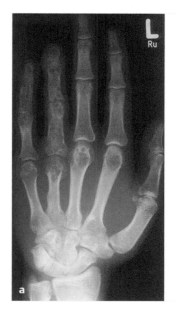
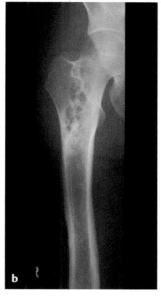
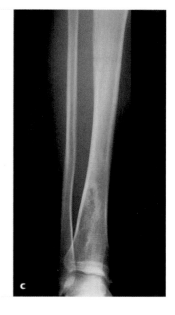

图 6.42 患者男,31 岁, 少见的双侧内生软骨瘤病。

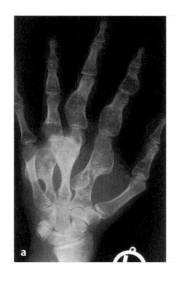
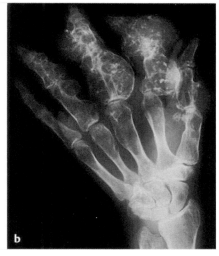

图 6.43 (a,b)另 2 例患者的内生软骨瘤病。

显。血管瘤内(见图 6.41o,p)的四颗小静脉石(见图 6.41q 箭头处)刚好在鹰嘴水平之上,并投影在内上髁上。这些表现符合 Maffucci 综合征。因为左侧股骨近端的软骨瘤的表现特别具有侵蚀性, 于是进行了 CT 引导下的经皮穿刺活检,证明是单纯的内生软骨瘤,无恶性成分。此后,患者接受了每 2 年一次 MRI 随访,没有显示出任何显著的进展。

图 6.42 展示了另 1 例 31 岁男性的内生软骨瘤病。这个病例的不寻常之处是左手和右下肢骨骼广泛的"交叉"病变。手部病灶看上去很有侵蚀性,X 线片显示受累指骨的皮质穿孔。注意:右侧股骨中的软骨骨化向骨干内明显延伸。

图 6.43 展示了其他伴有手部骨骼明显畸形的内生软骨瘤病病例:1 例 30 岁的男性患者(见图 6.43a)和

1 例偶然发现的 60 多岁男性患者(见图 6.43b)。值得注意的是,软骨肿块已经侵入了软组织,尤其是中节指骨旁软组织。如果患者的这些部位出现疼痛以及病变扩大,则很有可能恶化为软骨肉瘤。

最终诊断

左手内生软骨瘤病。

评论

单侧受累的多发溶骨性病变(可能伴有膨胀)伴有发育不良和软骨钙化,几乎总是提示内生软骨瘤病。

(何嘉媛 译 王大江 张敏伟 校)

病例121(图6.44)

病例简介

● 会诊申请人：手外科医生和风湿科医生。
● 病史和临床问题：患者女，57岁，双手长期疼痛。左手第2指近侧指间关节完全强直，第3、4指近侧指间关节开始出现僵硬感，受累关节肿胀。体格检查发现近、远侧指间关节周围结节状肿胀。患者自述其母亲曾有相似症状并被诊断为痛风。会诊目的是明确右手第2、3指近节指骨滑车下方明显的溶骨区为何种性质。

影像学表现

X线片(图6.44)显示双手所有远侧指间关节关节间隙狭窄。远节指骨基底部软骨下硬化，左侧明显，隐约可见边缘骨赘。双手所有近侧指间关节严重破坏，伴边缘增生、软骨下硬化和骨赘，导致部分中节指骨基底部(左手第3指明显)呈鸟翼状。右手近侧指间关节周围可见"囊状"透亮区。中指近节指骨滑车下方见一特别大的溶骨性病变，并向骨干延伸。左手第2指近侧指间关节完全强直，左手第3、4指近侧指间关节及右手第2指近侧指间关节处可见早期强直。舟骨-大多角骨-小多角骨(STT)关节关节间隙狭窄、软骨下硬化。

发病部位

上述改变累及近侧和远侧指间关节和舟骨-大

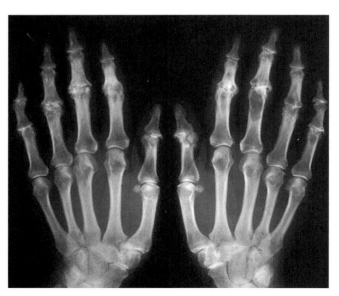

图6.44 痛风？

多角骨-小多角骨关节。腕关节其他关节和掌指关节正常。

病理解剖学基础

关键的表现为软骨丢失，从而导致受累关节不稳、产生一系列负荷增加所致的反应性改变，如软骨下硬化、边缘骨赘、软骨下囊肿或"晶洞"(译者注："晶洞"是地理学名词，这里用来指代"软骨下囊肿")。由于缺乏起源于滑膜的炎性疾病的相关征象，如关节旁骨质疏松和典型的侵蚀，本病例应该考虑软骨性关节病，即一种由软骨受损引起的疾病。

疾病分类诊断的分析思路

▶ 正常变异或畸形？不是。

▶ 创伤？无创伤史。

▶ 炎症？如上所述，无炎症性关节病征象。

▶ 肿瘤或肿瘤样变？主要是右手中指近节指骨的巨大溶骨性病变需要考虑是否为肿瘤。手部大而孤立的溶骨性病变常为良性内生软骨瘤。但本病例中该溶骨性病变并没有典型的小叶扇贝状改变或软骨源性钙化，可能只是近侧指间关节周围多发的较小的溶骨性病灶中最大的一个，内生软骨瘤的可能性不大。另一种可能为延伸至骨干的大痛风石，但患者既往无痛风发作史。

概要与讨论

如上所述，诊断考虑起自关节软骨的原发性疾病，最后合理的诊断只剩下Bouchard和Heberden型多关节性骨关节炎。本病例的临床病程和影像学表现都指向一种具有相对侵袭性多关节性骨关节炎，即破坏性或侵蚀性(炎症性)骨关节炎。根据以往文献报道，该病在50~60岁的女性中尤为常见，具遗传易感倾向。临床病程进展迅猛，表现为受累关节严重的疼痛和肿胀。患者影像学改变相当明显，其特征是关节出现严重破坏和侵蚀性改变(无关节旁骨质疏松)、早期强直和大的软骨下囊肿，囊肿可延伸至骨干、类似痛风石(图6.45)。而我们中心的患者资料显示破坏性多关节性骨关节炎主要见于>40岁的男性，约占所有多关节性骨关节炎病例的5%。

为了帮助对手部"囊肿性"骨骼病变进行鉴别诊断，图6.45展示了1例随访1年的痛风性关节炎。该例的"囊肿"代表痛风石。临床上，该患者深受痛风发作

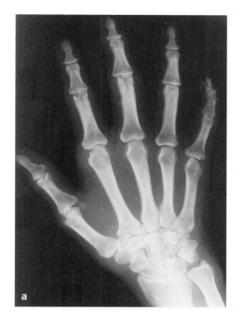
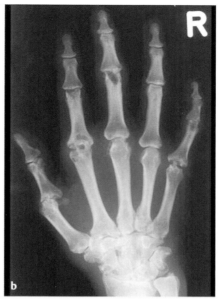

图 6.45　痛风性关节炎,随访 1 年。

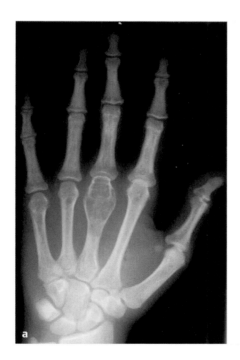
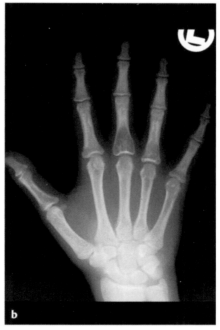

图 6.46　甲状旁腺功能亢进所致棕色瘤。

的困扰,尿酸水平极高。该病例桡腕关节、腕间关节和掌指关节出现关节破坏, 与骨关节炎的发病部位有很大不同。

手部"囊肿性"骨病的鉴别诊断还包括甲状旁腺功能亢进所致棕色瘤。图 6.46 显示 1 例患有肾性骨病和继发性甲状旁腺功能亢进症的患者, 左手的第 3 掌骨和右手第 3 近节指骨发现了大的棕色瘤。诊断的关键在于仔细观察该例患者整个手部骨骼的结构和密度的明显改变。注意由于骨膜下骨吸收导致中节指骨骨干呈细窄性改变和末端粗隆侵蚀。

最终诊断

手部侵蚀性或破坏性骨关节炎。

评论

手部严重的骨关节炎改变可出现特别大的软骨下囊肿或"晶洞"。

（陈爽尔 译　张敏伟 张联合 校）

病例122(图6.47)

病例简介

- 会诊申请人：风湿科医生。
- 病史和临床问题：患者女，46岁，双手双足中度疼痛，并伴有全身不适。询问病史时，她告诉我们前段时间曾发热，并在双侧大腿伸肌侧有痛性、红色、质硬的结节性皮疹。家庭医生诊断她患有脂膜炎，但未咨询过皮肤科医生。她的大腿上仍可见红褐色的色斑。风湿科医生要求通过X线片寻找她手足疼痛的原因，但无法解释手足部骨骼中发现的破坏性变化。但风湿科医生认为，无论是X线片还是临床症状都不符合类风湿疾病。患者没有向风湿病医生提及她的皮肤病变。

影像学表现

手部X线片(图6.47a，b)表现如下：

- 左手第2~4指远节指骨硬化性改变，右手第2~5指远节指骨硬化性改变。
- 左手第5指中、远节指骨和右手拇指末节指骨严重变窄(毁损)。
- 两侧第4指近节指骨干变窄，两侧示指近节指骨中段收缩变窄。
- 双手第4近节指骨基底部、左手拇指近节指骨基底部、右手拇指近节指骨两端、左手第3掌骨头处的溶骨性病变。

足部X片(图6.47c，d)表现如下：

- 严重的毁损改变，以左足末节趾骨为著。
- 左踇趾趾间关节严重破坏。
- 伴有右踇趾趾间关节破坏。
- 两侧踇趾近节趾骨基底部的溶骨性病变。
- 两侧第1跖骨头的侵蚀和溶骨性病变。
- 几乎所有近侧趾骨的缩窄，以左侧为著。

发病部位

图像中所见的几乎所有手、足部骨骼均有明显的病变，没有明显的分布"规则"。手足的一些小管状骨以及远节趾骨的缩窄性变化很可能起源于骨膜侧或周围软组织。然而，溶骨性病变显然是由骨内侧的骨髓内病变所致。此外，滑膜(特别是跖趾关节的滑膜)一定引起了受累骨骼的破坏性变化。

病理解剖学基础

明显的影像学改变一定有相应的病理解剖基础，它既可以产生异常硬化也可以产生骨破坏，既累及病变骨内部及周围，也累及了第1跖趾关节滑膜。这提示这是一种弥漫性肉芽肿病变，导致了一些骨骼硬化、一些骨骼的溶解性病变、另一些则是骨膜下皮质吸收，同时也累及滑膜。在欧洲，只有结节病才会发生这种杂乱多变的病理过程。

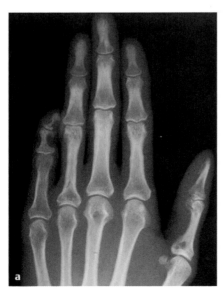
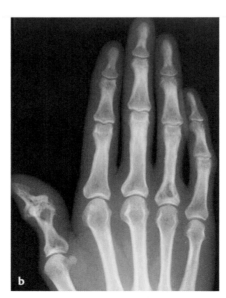
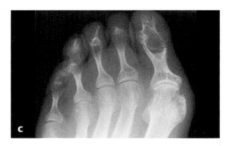
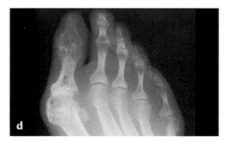

图6.47　"囊肿"和手足骨骼的缩窄性改变。原因是什么？

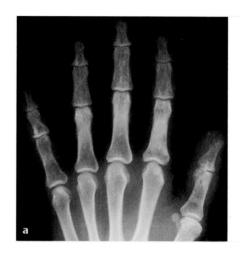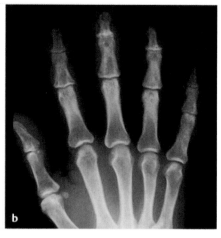

图 6.48　另 1 例结节病患者的手部骨骼。

疾病分类诊断的分析思路

通过上述的"病理解剖学基础"讨论,诊断已基本明确。

概要与讨论

手部和足部骨骼的影像学改变的多样性是结节病累及骨骼的典型表现。经过针对性询问,患者描述了皮肤变化,这些变化常被称作结节性红斑,这进一步支持此诊断。作为最后一项证据,我们获得了一张明确显示为 Ⅱ 期结节病的胸片(双侧肺门淋巴结病伴肺间质改变)。

手足骨骼病变的发病机制如下:当非干酪性上皮样细胞肉芽肿在骨髓中聚集时,它们可能引起肉芽肿周围的海绵状骨溶解,同时在周围的松质骨中引起反应性硬化。当肉芽肿沉积于骨膜时,可引起骨膜下骨质的吸收,使受累的管状骨变窄甚至残缺不全,也可能诱发各种形式的骨膜新生骨(不规则状、骨针状)。发生在滑膜的病变可能会引发急性、亚急性、慢性滑膜炎或关节炎。

有各种各样的常规影像学表现,可以是由于哈弗斯管受累而导致的皮质骨浸润性改变(见图 6.48)、松质骨"穿凿"样破坏,也可以是骨膜下骨吸收和硬化改变等等。尤其是在手部骨骼中,以下的变化可能单独存在,也可能是各种变化的组合:

- 多骨型,过去称为多发性囊性骨炎。特点是在指骨、掌骨(见图 6.47a,b)和跖骨骨端–干骺端的穿孔性病变。
- 花边–网状型,最初见骨端–干骺端,之后逐渐蔓延到整个骨(见图 6.48)。
- 晚期毁损型,以明显的破坏性变化为特征,尤其好发于远节指骨。变化类似于神经性肢端骨溶解,如硬皮病或麻风病——左手小指(见图 6.47a);左足多个远节趾骨(见图 6.47c)。
- 松质骨的斑片状硬化——手部的远节指骨(见图 6.47a,b)。
- 骨膜下骨吸收伴小管状骨狭窄——双手第 2、4 指近节指骨;右手示指近节指骨(见图 6.47b)。
- 骨膜和骨膜下侵蚀,伴随小管状骨边缘毛糙或骨针状,类似于甲状旁腺功能亢进。
- 关节侵蚀(见图 6.47c,d)。

图 6.48 展示了另一例结节病患者的手部骨骼伴浸润性骨破坏。

最终诊断

结节病累及手足部骨骼。

评论

手、足部骨骼的多种骨质破坏和骨硬化病变的"混杂"影像应立即想到骨结节病。

(吴浣茜　译　张敏伟　王大江　校)

病例123(图6.49)

病例简介

● 会诊申请人：风湿科医生。
● 病史和临床问题：患者女，37 岁，弥散性的关节疼痛，没有晨僵。血清类风湿因子阴性。手、足以及所有大关节不同投照位的 X 线片显示关节侵蚀和其他破坏性改变，不太符合类风湿或银屑病性关节炎、结缔组织病、骨关节炎、软骨钙质沉着症。这个病例不满足美国风湿病协会（ARA）对类风湿关节病的诊断标准。

影像学表现

左手手指和腕关节的平片（图 6.49a，b）显示所有腕骨、桡骨、第 2 和第 4 掌指关节的侵蚀，伴有所有指间关节严重破坏，包括边缘侵蚀和中央轮廓破坏。足部（图 6.49d）和肩、肘、髋、膝和踝关节构成骨也有类似表现。没有关节旁骨质疏松或者反应性修复的迹象。

发病部位

发生于大、小滑膜关节的侵蚀性和破坏性改变。

病理解剖学基础

影像所见所有滑膜关节都有侵蚀和破坏性改变，提示为滑膜增生性病变，同时由于缺乏明显的骨质疏松，说明并未引起明显的弥漫性炎症。这种表现只有可能是肉芽肿性病变，如罕见的多中心性网状组织细胞增生症或结节病。

疾病分类诊断的分析思路

▶ 炎症？ 不是，弥漫性炎症性破坏性疾病虽然可以解释骨骼的侵蚀性和破坏性改变，但本病例缺乏弥漫性炎症性破坏性疾病相应的临床或影像学表现（软组织肿胀、关节旁骨质疏松）。

▶ 系统性肉芽肿病？ 是。患者皮肤检查发现丘疹性皮疹，质地坚硬，颜色为黄色或棕红色至肉色，不痛不痒，并且聚集于受累关节周围。

概要与讨论

皮肤改变（图 6.49c，箭头所示）和影像学表现符合多中心网状组织细胞增生症。皮肤组织学证实了这一诊断。对这种罕见的侵蚀——破坏性关节病进行正确的影像学诊断的关键在于注意到没有伴发骨质疏松。

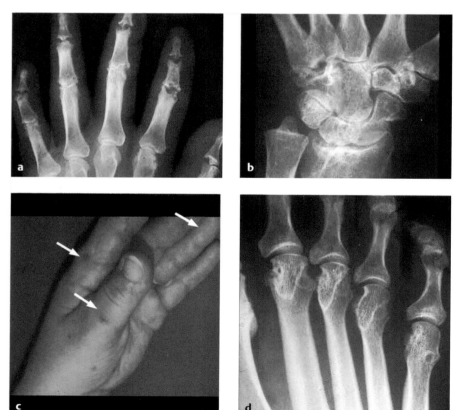

图 6.49　类风湿关节炎？

这可以将本病与类风湿关节炎区别开来，后者是最常见的炎症性侵蚀——破坏性关节病（图 6.50），几乎总是伴发骨质疏松。下一个诊断步骤是观察患者的皮肤，并请求皮肤科医生进行组织学确认。

据我们收集的资料显示，我们认为多中心网状组织细胞增多症只是看起来罕见，因为放射科医生和风湿科医生不怎么考虑它。但是，当放射科医生或风湿科医生遇到系统性的侵蚀——破坏性关节疾病，而没有炎症的临床表现和没有伴发骨质疏松时，应怀疑多中心网状组织细胞增生症。在我们的病例中，也应该注意到掌指关节受累比指间关节要轻——这种模式与类风湿关节炎不符。如果皮肤科医生正确地识别了皮肤病变，但没有考虑潜在的系统性疾病，往往仍不能明确地诊断多中心网状组织细胞增生症。

该病是基于肉芽肿的形成，肉芽肿由非典型的、形状怪异的组织细胞（细胞质呈颗粒状）以及多核巨细胞（细胞质呈泡沫状的，部分为空泡）组成。这些不同的组织学成分导致该病名称有多个同义词：

- 类脂性皮肤关节炎。
- 巨细胞组织细胞增生症。
- 网状组织细胞肉芽肿。
- 巨细胞网状组织细胞增生症。
- 类脂性风湿病。

多中心网状组织细胞增生症是一种多系统疾病，这意味着肉芽肿可见于皮肤、皮下组织、滑膜、黏膜、骨、心脏、肾脏和肺。

一般认为，这种疾病多发于女性。初诊平均年龄为 40 岁。手、足关节为好发部位（70%~80% 的病例）。患者临床上有自发的和运动相关的关节疼痛。关节可能肿胀；由于缺乏炎症成分，没有出现局部皮温升高。尽管这种疾病可能导致关节的严重破坏，但预后好于类风湿关节炎。在 6~8 年内可自发性缓解。Freyschmidt (1996)[19]的专著对该病的皮肤和影像学方面的表现进行了更详细的阐述。

为了比较两者的不同，图 6.50 展示了一个典型的手部类风湿关节炎，主要为掌骨头的严重侵蚀和明显的骨质疏松。

最终诊断

多中心网状组织细胞增生症。

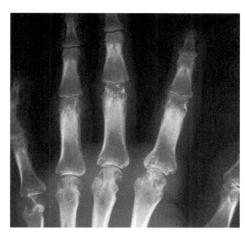

图 6.50　典型的类风湿关节炎的侵蚀性改变。

评论
不伴骨质疏松的侵蚀性多关节疾病的主要鉴别诊断为多中心网状组织细胞增生症。

（陈爽尔　译　　张敏伟　王大江　张联合　校）

病例124(图6.51)

病例简介

● 会诊申请人:患儿父母。

● 病史和临床问题:患儿男,3岁,左手示指肿胀、质硬、不伴疼痛。

影像学检查

背掌位 X 线片(图 6.51a)显示近节指骨髓腔中椭圆形病变伴硬化缘。侧位 X 线片(图 6.51b)显示该病灶为位于背侧骨外的轻度硬化性肿块。中节指骨的桡侧也有类似的病变。在侧位片上,2 个病变的骨内部分都隐约可见钙化(图 6.51b)。

发病部位

2 个病变都具有骨外和骨内部分。

病理解剖学基础

2 个病灶的骨内部分都显示出细微的钙化,侧位

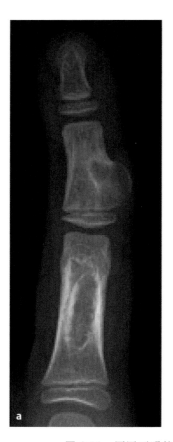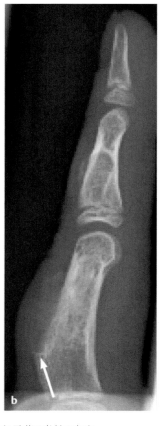

图 6.51   原因不明的左示指"囊性"病变。

片上显示最清楚。这可能是反应性和修复性钙化或骨形成,也可能是纤维、软骨或骨基质骨化所致。然而,影像中没有显示反应性骨形成的原因,因此可能性更大的是基质骨化。示指的近节、中节指骨中存在 2 个病灶,均具有骨内和骨外部分,并表现为基质骨化。近节指骨上隐约可见的骨外钙化(见图 6.51b)可能是骨膜新生骨的钙化壳。由于该手指的其余结构正常,因此应该考虑是 2 个无痛性肿瘤病变。

疾病分类诊断的分析思路

▶ *正常变异或畸形?* 这种形式的正常变异没有已知的先例。手部其他部位也没有骨骼发育不良的迹象。

▶ *创伤?* 与所有手指一样,示指在日常生活中也会受到不同程度的创伤(见病例 125),但外伤并不能解释示指近中指骨的骨内和骨外的病变成分。该男童没有已知的既往外伤史。

▶ *炎症?* 无临床表现。

▶ *肿瘤或肿瘤样病变?* 是。手部最常见的骨肿瘤是软骨瘤(约占所有病例的 60%)。如果我们加上无临床症状和未发现的病例,真实的数字可能>80%。另一方面,至少 60% 软骨瘤发生在手部。两种病变的基质钙化与软骨瘤完全一致。内生软骨瘤主要发生在小而薄的骨骼中,并且由于骨骼内部空间有限,内生软骨瘤可向骨外生长。这种类型的病变称为隆突型内生软骨瘤。手部的多灶性病变也符合良性软骨性肿瘤,因为即使在没有内生软骨瘤病的患者中,手部也经常出现多发性内生软骨瘤。相比之下,成骨性肿瘤(骨样骨瘤、骨母细胞瘤)通常以孤立性病变出现,多数有疼痛。

概要与讨论

以上推论支持 2 个隆突型内生性软骨瘤的诊断。正位上,病变(见图 6.51a)的硬化缘主要是由病变边缘处皮质的反应性扶垛样突起所致,是肿瘤从皮质突出的边缘。侧位像显示了对应部位的小骨刺或隆起的边缘(见图 6.51b,白箭所示)。肿瘤周围有一层骨膜骨壳,在侧位像中骨壳覆盖于骨外肿瘤部分。鉴别诊断可能包括无柄骨软骨瘤,但无柄骨软骨瘤底部的骨皮质与肿瘤皮质是连续的。此外,骨软骨瘤不含骨内成分,发生在手部骨骼也极为罕见。综上所述,以下资料支持 2 个隆突型内生软骨瘤的诊断:

● 临床表现:双节指骨质硬无痛结节。

● 发生于手部,是内生软骨瘤的好发部位。

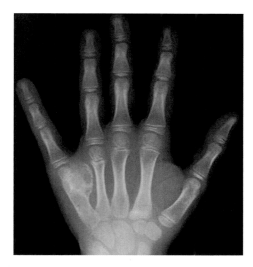

图 6.52 患儿男,11 岁,第 5 掌骨的隆突型内生软骨瘤。

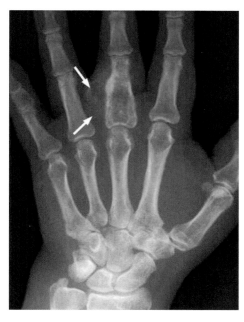

图 6.53 患者男,72 岁,中指近节指骨 Ⅰ 级软骨肉瘤。

- X 线片显示肿瘤有骨内和骨外部分。

- 多灶性,因为≥2 个内生软骨瘤在手部骨骼中并不少见。

然而,由于存在进展为内生软骨瘤病的风险,该患儿在未来 10 年仍需随访(见病例 120)。

图 6.52 展示了 1 例 11 岁男性患儿,第 5 掌骨的隆突型内生软骨瘤,病变可触及,伴有轻度疼痛。

图 6.53 展示了 1 例 72 岁男性患者中指近节指骨、有症状的 Ⅰ 级软骨肉瘤。虽然软骨肉瘤主要发生在中轴骨骼和近端长管状骨中,在手部骨骼中很少见,但该病例有较大的骨外成分(箭头所示)和外侧皮质破坏提示这是恶性肿瘤。

最终诊断

左手示指近节、中节指骨隆突型内生软骨瘤。

评论

手部骨骼肿块同时存在骨内和骨外部分,提示隆突型内生软骨瘤。

(吴浣茜 译 张敏伟 王大江 校)

病例125(图6.54)

病例简介

● 会诊申请人：放射科医生。

● 病史和临床问题：患者男，44岁，左手拇指掌侧疼痛肿胀。大约5个月前，拇指曾遭挤压伤，随后他注意到拇指逐渐肿胀。

影像学表现

侧位片显示拇指近节指骨的掌侧有密实骨化块，其中部呈高密度柄状附着于皮质，其远侧部与皮质之间有间隙，其近侧部呈条纹样外观(图6.54a)。CT(图6.54c~k)显示了病变的空间关系，指骨掌侧皮质完整，无穿孔。CT扫描清楚显示了骨化块周边比内部更致密，看起来像骨皮质。

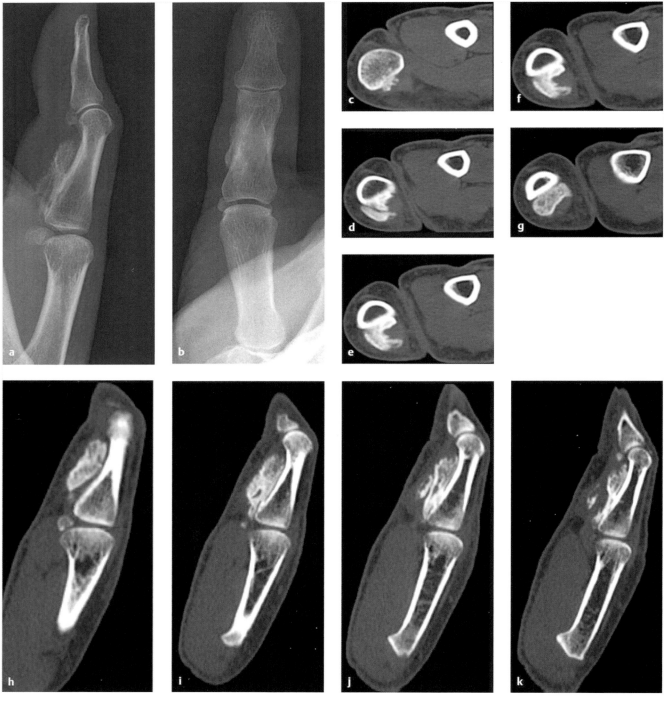

图6.54　骨软骨瘤？

病理解剖学基础

从病理解剖学角度看,骨性赘生物可能有以下成因:

- 异位性、骨化性肌炎样反应性骨形成。
- 由骨样肿瘤基质引起的骨化,如骨旁骨肉瘤或骨膜骨肉瘤。

事实上,外部骨化比内部更致密,表明这是反应性骨形成。骨旁骨肉瘤或骨膜骨肉瘤中,靠近骨骼的骨化会比外围骨化更致密,因为中心部分骨化出现时间长,因此也更"成熟"。

疾病分类诊断的分析思路

▶ *创伤*? 是,患者拇指曾受挤压伤,导致了骨膜下和骨膜外出血,最终形成骨化性肌炎样病变。

▶ *炎症*? 拇指明显的软组织肿胀有炎症特征,但属于反应性的。

▶ *肿瘤*? 虽然影像学的骨化特点不符合骨旁骨肉瘤或骨膜骨肉瘤,但仍不能排除(见上文"病理解剖学基础")。

概要与讨论

因为骨肉瘤在手部极为罕见,所以骨皮质完好的情况下,发生于手部小管状骨,尤其是指骨表面的骨化几乎都是反应性的。当骨化局限于骨膜时最可能的诊断是旺炽性反应性骨膜炎,骨块突入软组织时则为"Nora 病"。Nora 病以首先描述这种骨旁骨化医生的名字命名,组织学上也称为奇异性骨旁骨软骨瘤样增生(BPOP),在组织学上有微小的软骨帽,据此可以与旺炽性反应性骨膜炎鉴别。目前公认的是,旺炽性反应性骨膜炎为指骨的反应性增生性骨膜过程的初始阶段,而 BPOP 则代表了更成熟阶段,有更明显的骨和软骨增生,症状也随之变化。旺炽性反应性骨膜炎可引起炎性的剧烈疼痛和肿胀,Nora 病表现为轻微疼痛和质硬的肿块,没有表现出炎症特点。这个过程可以发展到一个更晚的阶段,称为塔状骨疣,原则上属于异位骨化或骨化性肌炎的范畴,因为在某种程度上影像学总是表现为三带状结构(见病例 156),类似于炎性肿胀的临床表现支持这一观点。这些增生性骨膜病变有典型的放射学特征,诊断难度不大,主要问题是组织学与骨肉瘤、特别是骨旁骨肉瘤容易混淆。这是由于增殖的成纤维细胞具有有丝分裂特征(但没有明确的间变)和不同

比例的骨样组织、骨和软骨成分。正确诊断需要丰富的组织学经验,对放射科医生来说给出明确诊断非常重要。同样的道理也适用于治疗:随着病变的成熟,复发的风险降低,所以手术应该尽量推迟。因此,放射科医生和手外科医生必须保持警觉,并在必要时征求第二意见。本病例的病变被手术切除,证实了 Nora 病的诊断。手术后 1 年,患者没有出现任何症状。

图 6.55 和图 6.56 展示了另外 2 例 Nora 病的病例。2 例患者均是学龄患儿,而且都有近期创伤史。在影像学特征上,图 6.55 中的病例与图 6.54 中的病例的影像学特征很相似,而图 6.56 中的病例更像是旺炽性反应性骨膜炎,图 6.57 展示的是旺炽性反应性骨膜炎的典型表现。因为图 6.56 中的病例在组织学上表现出更明显的骨软骨分化,所以被归类为 Nora 病变。

最后,我们展示了一个患儿手指骨软骨瘤样 Nora 病的罕见病例(图 6.58)。这个病例的增生发生于小指近节指骨的远端,CT(图 6.58b)显示这个骨疣性增生和受累指骨之间互相开放相通,类似于骨软骨瘤。但我们认为这是因为骨质增生病变深部的皮质明显萎缩而出现了假性开放。病变周围的壳样骨化与周边骨化相对应,这是骨化性肌炎的特点。病灶内无明确的松质骨是排除骨软骨瘤的一个证据。

关于指骨增生病变相关问题的详细讨论可参考 Freyschmidt(2008)[13]和 Freyschmidt 等(2010)[18]的相关资料。

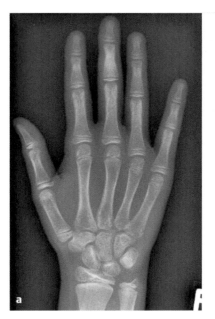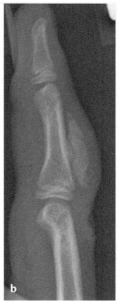

图 6.55 学龄患儿的 Nora 病。

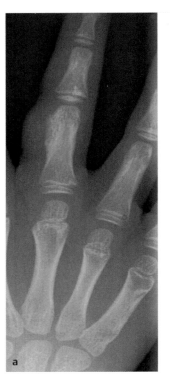
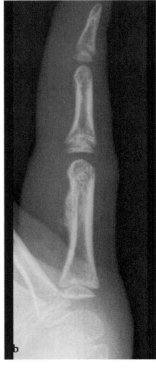

图 6.56　类似于旺炽性反应性骨膜炎的 Nora 病。

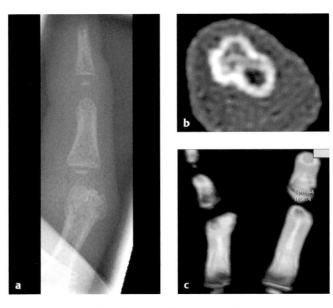

图 6.58　骨软骨瘤或 Nora 病？

最终诊断

拇指近节指骨的 Nora 病（BPOP）。

> **评论**
>
> 　　指骨骨膜和骨旁骨化而指骨皮质完整，通常考虑以下两种情况之一：旺炽性反应性骨膜炎或 Nora 病。

（陈爽尔　译　王大江　张敏伟　校）

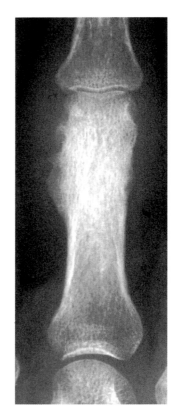

图 6.57　旺炽性反应性骨膜炎的典型表现。

病例126(图6.59)

病例简介

- 会诊申请人:肺科医生。
- 病史和临床问题:患者男,42 岁,双手双足明显疼痛和肿胀,体检时发现杵状指。患者有右肺腺癌,在肺科医院治疗。根据临床表现,肺科医生怀疑存在副肿瘤综合征,但他对患者的 X 线表现(尤其是手部)感到困惑,因此咨询这些变化是否是肺癌转移所致。

影像学表现

左手第 3 掌骨(图 6.59a,b)和右手第 4、5 掌骨(图 6.59c,d)可见广泛的骨膜新生骨形成。尽管骨膜新生骨整体看起来是连续的,但右手两根掌骨远端的尺侧缘显得有些粗糙或蓬松,深部的骨皮质出现不同程度的变薄,但仍完整。指骨上有明显的斑片状骨质疏松区域,手指有明显的软组织肿胀,但这些在复制的照片上很难显示。

病理解剖学基础

手足多发的骨膜新骨形成伴杵状指,主要是由各种肺部疾病(癌症、支气管扩张)或炎性肠病(如克罗恩病)引起的内分泌异常所致。通常认为肺部疾病过程中的某些细胞可以产生介质（如血小板源性生长因子和血管内皮生长因子),这些介质可以通过诸如高灌注等刺激骨膜增殖和随后的新骨形成,但也可以造成杵状指和非特异性关节炎伴骨质疏松。有趣的是,这些现象可能随着潜在疾病的治愈或迷走神经切断术而自行消退。

疾病分类诊断的分析思路

疾病分析要点见病例 125。

概要与讨论

本病例所述的多发性骨膜新骨形成也称为肥大性骨关节病。它与许多炎症、化脓、纤维化、肿瘤(副肿瘤综合征)、肺、胸膜和纵隔疾病有关,偶尔也和胃肠疾病有关。骨膜新骨形成最常累及手、足、前臂和小腿的骨骼,较少累及股骨和肱骨。骨膜新骨像袖口一样包裹着骨干,向干骺端方向逐渐变细,不累及骨骺。骨膜新骨外表面较粗糙,如同树皮。

肥大性骨关节病的影像学表现多样,有如下 5 种不同的模式:

- 密实性骨化,外缘光滑,与深部皮质有小间隙分隔,正如我们的病例那样。
- 具有纵向分层的葱皮样骨化。
- 骨膜新生骨中偶尔出现放射状或星芒状表现。
- 骨膜新生骨以实性成分为主,呈袖套状,外缘呈波浪状。
- 骨膜新生骨与皮质融合,导致皮质增厚。

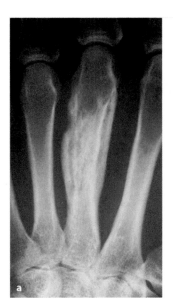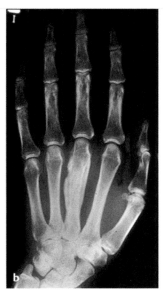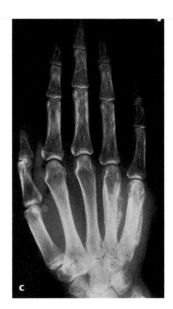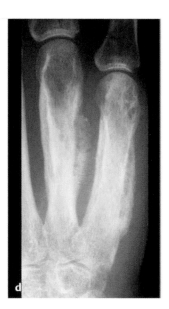

图 6.59　肺癌患者。转移瘤?

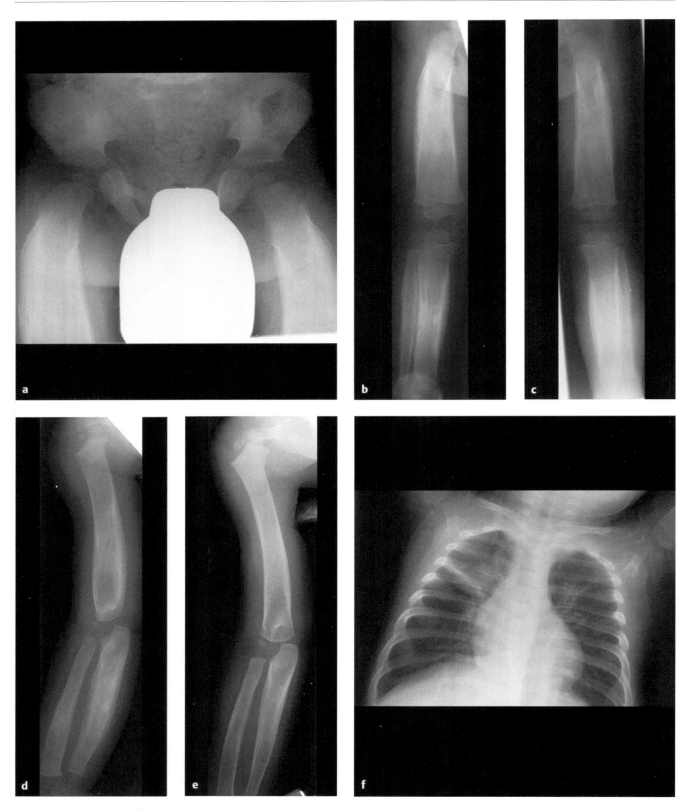

图 6.60　婴儿(肺部有浸润影)的骨膜新生骨形成。(a~d)摄于 2000 年 10 月，(e~f)摄于 2001 年 6 月。

主要与获得性多发性骨膜新生骨进行鉴别，主要包括骨灌注异常、风湿病、中毒（氟中毒、类视黄醇、前列腺素等）、感染性疾病（尤其是病毒性的）、EMO 综合征（突眼、黏液水肿、骨疾病），更进一步的细节超出了本书的论述范围，而且只有结合临床，才能得出正确诊断。先天性多发性骨膜新生骨非常罕见，如厚皮性骨膜病、遗传性掌跖角化病等。

图 6.60 是一名 3.5 个月大的婴儿，出现发热和四肢肿胀。7 个月的时间里，肺内不同部位都出现了浸润影（见图 6.60f）。骨骼 X 线片显示上、下肢长骨的骨干周围有奇怪的、袖套状的骨膜新生骨（见图 6.60a~c），在肺部浸润吸收后，骨膜新生骨迅速消退（见图 6.60d、e）。早期骨膜新生骨形成的鉴别诊断包括婴儿骨皮质增生症（Caffey 病）。然而婴儿骨皮质增生症的骨膜新骨形成主要见于下颌骨、锁骨和尺骨，长管状骨、骨盆

和侧肋骨段等部位较少见。我们还考虑到另一种罕见的多骨受累的骨膜新骨形成，即慢性复发性多灶性骨膜炎，该病好发于下肢。然而，迄今为止关于这种情况的文献报道甚少，关于其与 Caffey 病的鉴别诊断的相关内容更少。

最终诊断

肺癌患者的肺性肥大性骨关节病。

评论
有临床症状、多发的、实性骨膜新生骨形成的患者，应寻找潜在的肺、胸膜、纵隔或胃肠道疾病。

（吴浣茜　译　王大江　张敏伟　校）

病例127(图6.61)

病例简介

- 会诊申请人：病理科医生。
- 病史和临床问题：患者男，37岁，右手剧烈疼痛和肿胀。

影像学表现

最初的 MRI 图像显示软组织病变，腕背侧特别明显。在 T1W 图像上呈不均匀的中等信号(图 6.61a)，而在水敏感序列中表现为斑驳的不均匀信号强度 (图 6.61b)，考虑为滑膜增生。为明确病因，进一步行 CT 检查(图 6.61c~i)，CT 显示软组织内有弥漫分布的细小、圆形钙化小体并伴有邻近腕骨的侵蚀(图 6.61e,f,h)。钙化或骨化小体多数位于腕背侧，但也存在于掌侧(图 6.61e,f)。

发病部位

增生的软组织及其内部的钙化位于滑膜。

病理解剖学基础

滑膜增生伴包埋于其中的钙化小体，这种模式见于滑膜骨软骨瘤病，但也可见于软骨钙质沉着症，如焦磷酸钙结晶或其他结晶钙化合物(继发性软骨钙质沉着症，如痛风)形成聚集的沉积物(图 6.62)。

疾病分类诊断的分析思路

基本病变已经明确，无须进一步讨论。

概要与讨论

影像学诊断为滑膜骨软骨瘤病，随后组织学上得到了证实，我们还得知这是个复发病例。令人惊讶的是，病理学家还诊断了原发性软骨钙质沉着症[焦磷酸钙沉积病(CPPD)]，其影像学表现并不明显，因为小的

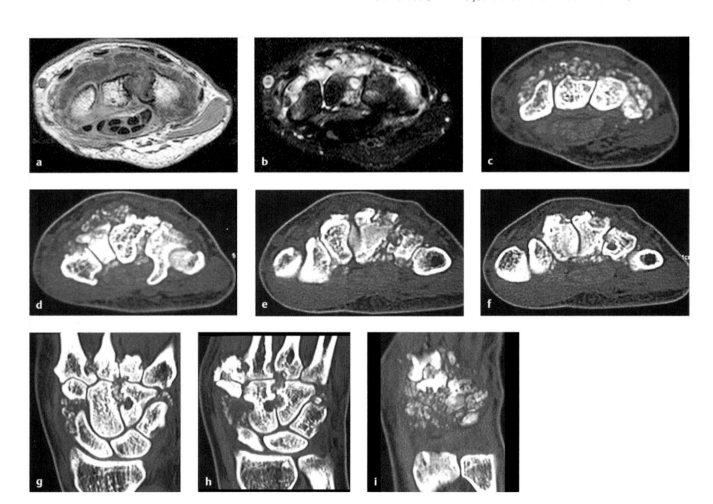

图 6.61　滑膜增生性疾病？

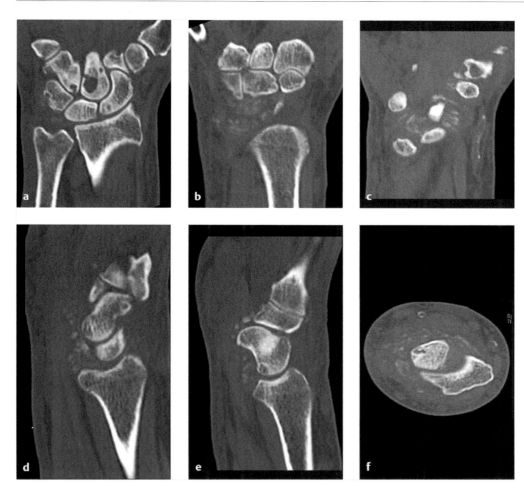

图 6.62　作为比较：患者男、70 岁，痛风累及腕部。

软骨瘤的早期骨化与聚集的晶体沉积物难以区别。此外，该病例未显示软骨钙质沉着症特征性表现，即伴有舟月骨分离的近排腕骨破坏。滑膜骨软骨瘤病的性质在病例 72 中已有描述。

图 6.62 展示了一个严重痛风病例，以供鉴别。患者男，70 岁，就诊于风湿病科，主诉左腕肿胀，极度疼痛。CT 显示小圆形的钙化，并伴有明显的薄片状的聚集体，其 CT 值远低于关节软骨瘤病中的软骨瘤。病理解剖学上，这些薄片状聚集物就是滑膜痛风石。

最终诊断

　　腕关节滑膜骨软骨瘤病和 CPPD。

评论
滑膜来源的软组织肿块伴有小而境界清楚的钙化或骨化时提示滑膜骨软骨瘤病。滑膜骨软骨病的恶变需要组织学鉴别。

（邬若希　译　王大江　张联合　校）

第 7 章　下肢

7.1 难以定性的MRI表现

病例128(图7.1)

病例简介

- 会诊申请人:放射科医生。
- 病史和临床问题:患者女,25 岁,右膝关节扭伤行 MRI 检查,发现信号异常,主要集中于股骨远端干骺端–骨干区域,诊断上需考虑多种可能。

影像学表现

T1W 图像显示股骨和胫骨见散在的斑点状相对低信号(图 7.1a,b),在水敏感序列中表现为高信号(图 7.1c)。静脉(IV)注射对比剂后上述异常信号可见强化(图 7.1d),对侧肢体存在相似表现。

发病部位

病变定位于干骺端–骨干的骨髓腔,骨端未受累。

病理解剖学基础

这些异常信号灶一定有较高的质子密度,从强化特点看,一定有丰富的血供。可能是正常但异位的骨髓细胞群或骨髓增生性病变 (例如肥大细胞增多症或恶性淋巴瘤)。

疾病分类诊断的分析思路

▶ *正常变异或畸形*?有可能。在健康个体(尤其是女性) 的长骨可以见到以脂肪骨髓为主的骨髓腔内存在的骨髓岛。一些目前健康的人,可能有一次或多次严重失血或月经量过多的病史。

▶ *炎症*? 无临床表现。

▶ *肿瘤或肿瘤样病变*? 理论上是,如局灶性非霍奇金淋巴瘤、浆细胞瘤等。

概要与讨论

健康的年轻女性行膝关节 MRI,偶然发现的髓腔中的斑点状信号异常,应归于偶然发现或正常变异。对侧关节有相同改变时,这种可能性更大。但是,应告知申请检查的临床医生,必须结合临床检查(肝脏,脾脏和淋巴结)和血细胞计数,进一步排除潜在的血液系统疾病。但不必造成患者或临床医生过度紧张。

最后要提到的是,长骨骨干–干骺端的脂肪骨髓中的骨髓岛,可能是某种原因引起的造血功能增强所致,也可能发生在 20 岁左右的红骨髓转化为黄骨髓的生

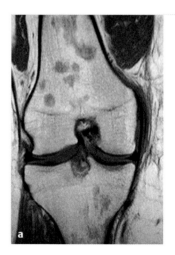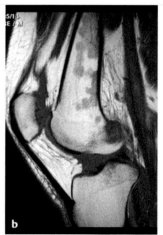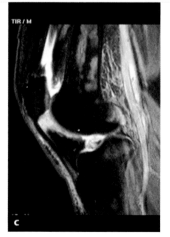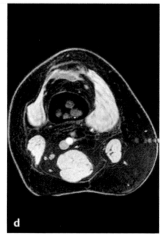

图 7.1　骨髓腔浸润?

理过程中,这个过程大约在 24 岁时完全结束。显然,该过程在某些个体中没有发生，结果是有些人多年后甚至终身都可以看到骨髓岛。

最终诊断

股骨远侧干骺端–骨干偶然发现的红骨髓岛。

评论

健康人股骨远侧干骺端–骨干的岛状 MRI 信号异常（TIW 图像呈低信号、T2W 和 STIR 序列图像上呈高信号,注入对比剂后强化)应该考虑为正常变异。

（邬若希 译　王大江 张联合 校）

病例129(图7.2)

病例简介

- 会诊申请人：患者父母。
- 病史和临床问题：患儿女,6岁,左股骨近侧运动相关性疼痛。据其父母说,她最近几周有过几次发热(约38℃)。左大腿MRI疑诊为嗜酸性肉芽肿,不排除肿瘤的可能。2周后再次扫描无明显变化,建议进行活检。初次进行MRI检查时拍摄的X线片(图7.2b)未见异常。

影像学表现

初次 MRI(图 7.2a)和复查 MRI(图 7.2c,d)均显示左股骨干中 1/3 段内侧有水肿样信号,沿内侧皮质可见线性高信号。

发病部位

上述 MRI 异常信号围绕股骨内侧皮质,呈偏心性,因此病变中心应该位于皮质。这表明病变并非起源于骨髓或髓腔(与病例 130 相比)。

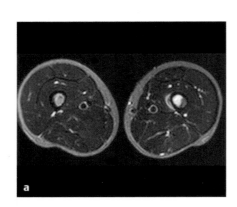

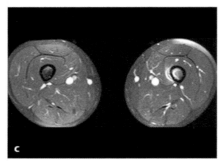

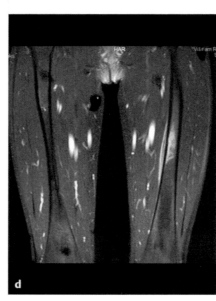

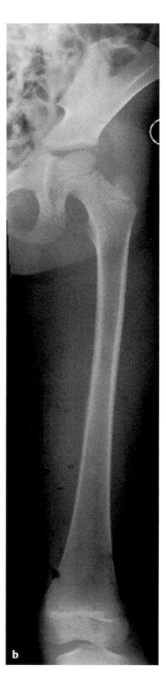

图 7.2 尤文肉瘤? (c,d)摄于 2 周后。

病理解剖学基础

　　正如上文"发病部位"所述,似乎不太可能是髓腔内病变(尤文肉瘤、嗜酸性肉芽肿、骨髓炎)。皮质为中心的水肿样信号可能是创伤性的。

疾病分类诊断的分析思路

　　▶ **正常变异或畸形?** 不是,患者的 MRI 表现为病理性改变,与临床症状有关。

　　▶ **创伤?** 很有可能,但还需要增加以下两点信息来明确诊断:

　　● 更详细地询问病史。

　　● 进一步行 CT 检查,可直接观察骨骼和 MRI 难以显示的细小骨折线。

　　更详细地询问了病史,我们了解到该患儿经常打网球、跳芭蕾舞和骑马。感兴趣区域的低剂量 CT 可见骨折线斜行穿过皮质(图 7.3 中,白箭所示)。

　　▶ **炎症?** 其父母描述的高热发作可能提示非典型的原发性慢性骨髓炎。但是骨髓炎不会产生偏心性骨髓腔改变,也不会沿骨膜分布。

　　▶ **肿瘤或肿瘤样病变?** 这种诊断不符合以皮质为中心的偏心分布的信号异常(见病例 130)。肿瘤会在 2 周内引起明显的皮质破坏。6 岁患儿的低热(38℃)不符合提示恶性肿瘤的"B 症状"。

概要与讨论

　　CT 发现股骨内侧皮质斜行骨折线伴密实骨膜反应(图 7.3,白箭所示)证实了股骨典型部位的应力性骨折,不必活检。至于治疗,至少 2~3 周不负重,然后拄拐情况下以每周 3~4kg 的量逐步恢复负重。这对于骨折的完全痊愈是十分必要的,至少 6 个月后,才能小心地恢复运动,之后才能跳芭蕾舞。我们建议可以游泳和骑自行车以保持身体健康。患者同时还要了解如果以后再出现疼痛,表明骨骼尚未完全适应运动强度,如果继续运动,可能会再次发生应力性骨折。

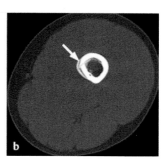
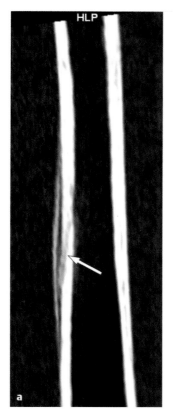

图 7.3　CT 扫描(3 周后),用以进一步检查图 7.2 中的 MRI 所见。

最终诊断

　　左股骨干内侧皮质的典型的应力性骨折。

评论

　　将下肢管状骨的偏心性水肿样信号诊断为肿瘤之前,应排除是否为应力性改变。所以,详细的病史至关重要,如果 X 线片未见异常,则应使用低剂量 CT 来确定或排除骨折线。

　　　　　　　　(邬若希　姚伟　译　王大江　张联合　校)

病例130(图7.4)

病例简介

- 会诊申请人：儿科外科医生。
- 病史和临床问题：患儿男，10岁，左大腿上部疼痛，进行性加重，疼痛与运动无关。患者酷爱足球运动，症状已出现了几周，并且被认为与足球运动有关。最后进行了 MRI 检查，发现左股骨近段病变，无法确诊。

影像学表现

X 线片(图 7.4a)显示股骨干近侧 1/3 段皮质轻微增厚，静脉注射对比剂后冠状 MRI 图像(图 7.4b，c)显示髓腔内的病变，其近侧部分呈小叶状结构。骨两侧可见骨膜或其周围组织的线性高信号。轴位图像 (图7.4d，e)可见高信号影围绕着骨骼，注射对比剂后骨内病变周围明显强化(图 7.4d，e)。在主病变近端和远端的髓腔中信号显著增高(图 7.4c)。患处的 CT 扫描(图7.4f 为代表性轴位图像)显示髓腔中小的钙化灶。

发病部位

与上一病例不同(见病例 129)，病变中心位于骨髓腔中心。

病理解剖学基础

股骨的髓腔的一个实性(有强化)病变，伴有部分钙化或骨化基质。皮质增厚表明髓腔内病变与皮质相互作用。

疾病分类诊断的分析思路

▶ *正常变异或畸形*？没有已知的先例。而且，患者的临床症状应该是该病灶引起的。

▶ *外伤*？ 对于年轻、狂热的足球运动员应该想到，但影像学未见应力性骨折或其他外伤证据 (见病例129)。而且，男童的主诉与运动无关！

▶ *炎症*？无临床表现。病变范围较大，男童应该有发热和其他全身症状。

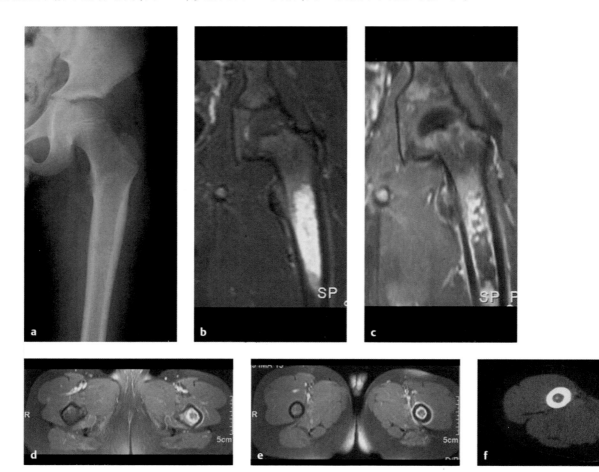

图 7.4　骨髓梗死？

► **肿瘤**？是，请参见"病理解剖学基础"。

概要与讨论

结合 MRI 显示病变的小叶结构和 CT 显示的基质骨化，最可能的诊断是软骨源性肿瘤。由于该肿瘤已经引起皮质增厚和骨外水肿样信号，骨内也开始出现水肿样信号，我们认为该肿瘤是原发性软骨肉瘤，尽管在年轻患者中轻易不下这个诊断。此外，在诊断时，男童没有任何内生软骨瘤病的征象，内生软骨瘤病继发软骨肉瘤的风险较高（见病例 120）。病例 108 回顾了 Ⅰ级软骨肉瘤（非典型软骨肿瘤）的诊断标准。

下一步要考虑的是怎么处理，通常是肿瘤整体切除，但他的父母拒绝了。最后，采取了折中的方法，进行了活检，尽管每个人都知道它可能无法得到代表性的组织标本。组织学检查显示为"软骨肿瘤，无非典型性或侵袭性的特点，符合内生软骨瘤。"局灶性反应性骨膜新骨形成被解释为病变处于活跃阶段。同时因为病变较大、患者的年龄较轻，表明以后发生恶变的风险较高，所以有必要通过开放性手术将肿瘤剜除。令人惊讶的是，剜除的标本显示"标本碎片是破坏性肿瘤成分，

并已浸润局部小梁，局部骨骼破坏。"毫无疑问，这是 Ⅰ级软骨肉瘤的典型特征。与其他几位经验丰富的骨病理学家讨论了该病例，一致同意 Ⅰ级软骨肉瘤的诊断。没有进一步手术处理；主治医生反馈，男童至今没有复发。

仅 2%~8% 的 Ⅰ级软骨肉瘤是在 10 岁时确诊的，我们考虑这位男童最终会发展为内生软骨瘤病。因此，他应该每 2 年进行一次全身 MRI 随访检查（见病例 120）。

最终诊断

股骨干近段的 Ⅰ级软骨肉瘤（非典型软骨肿瘤），可能是内生软骨瘤病的早期特征。

评论

体积较大的软骨源性肿瘤的活检结果并不可靠。

（林婷 王大江 译 马玉海 张联合 校）

病例131(图7.5)

病例简介

- 会诊申请人：病理科医生和骨科医生。
- 病史和临床问题：患者男，20岁，右大腿下段和膝关节非运动相关性疼痛6个月，非甾体抗炎药能缓解但不能彻底消除疼痛。MRI显示"髓腔内病变"，放射科医生诊断为骨旁骨肉瘤。未行X线片或CT检查。活检显示非特异性新骨形成，无骨肉瘤证据。那诊断应该为什么呢？

影像学表现

MRI水敏感序列(图7.5)显示股骨远侧干骺端显示稀疏的条索状高信号。图7.5c显示前部皮质部分破坏并可见骨前方的骨旁肿块，肿块为不均匀高信号，与髓腔中的高信号类似，静脉内注入对比剂后略有强化(本文未展示)。

发病部位

病变中心应该位于前部皮质。

病理解剖学基础

从MRI图像中无法得出特定的结论，只能认为前部皮质有病变，无法进一步具体分析。

概要与讨论

4个月后，我们申请了CT扫描，清楚地显示了位于前部皮质的典型的伴中央钙化的瘤巢(图7.6b)。图7.6a中仍能显示先前活检的骨缺损。本病例很好地说明了MRI仍无法识别的骨样骨瘤的瘤巢，瘤巢很小时更是如此，这与国际文献报道相符。(骨样骨瘤的基本特征及其诊断方法在病例74中进行了总结)。我们自己的病例，既有很多是通过MRI发现瘤巢，也有很多只能通过CT甚至加上SPECT才能发现瘤巢。本例患者在CT引导下经皮切除了瘤巢，症状马上消失，也解除了可能患有骨肉瘤的心理负担。

最终诊断

位于股骨骨干前部皮质的骨样骨瘤。

评论

任何MRI怀疑为骨肿瘤的病例，在有创操作之前，都应通过CT进一步检查。

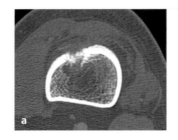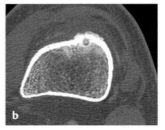

图7.6　为图7.5中病灶在4个月后行CT复查。

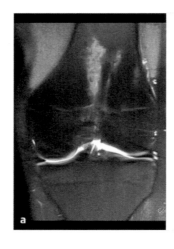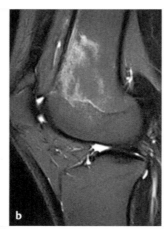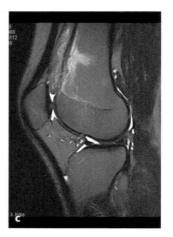

图7.5　骨肉瘤？

(林婷　王大江　译　马玉海　张联合　校)

7.2 溶骨为主的改变

病例132(图7.7)

> **病例简介**
>
> - 会诊申请人:小儿外科医生。
> - 病史和临床问题:患儿男,9 岁,踢完足球后左腹股沟区疼痛,无既往史。儿科医生怀疑骨囊肿,咨询他的诊断是否正确。

影像学表现

X 线片（图 7.7a,b）显示左股骨颈有较大的溶骨区,延伸到转子间,属于 Lodwick Ⅰ A 级。轴位 X 线片可见溶骨区膨胀伴梁状结构。T2W 图像显示了整个溶骨区充满水样信号(图 7.7c),静脉注射对比剂后边缘强化(图 7.7d)。图 7.7e 中的轴位图像显示了液平或沉积物。

发病部位

病变位于骨内,并占据了从骨骺板到转子间的整个股骨颈。

病理解剖学基础

病变的液平和明确的周边强化表明这是囊性病变,强化边缘可能代表单房骨囊肿的壁。液平表明囊内出血后红细胞成分沉积。在轴位 X 线片上的梁状结构是由骨嵴样突出所致,该骨嵴与同心圆膨胀一样,是单房性骨囊肿的典型表现。

疾病分类诊断的分析思路

根据病理解剖学分析,考虑该病变为单房性骨囊肿,因为没有其他合理的可能性。

概要与讨论

左股骨颈和转子间区的溶骨性病变符合单房性骨囊肿。由于患者是儿童,也被称为"青少年骨囊肿"。下

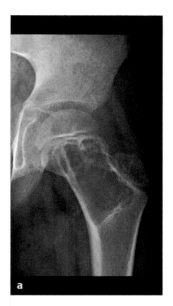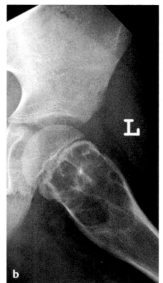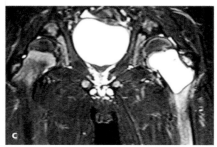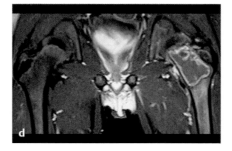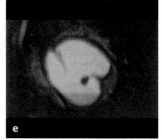

图 7.7　青少年骨囊肿?

面,我们将复习青少年骨囊肿的主要放射学和临床发现：

- 发病年龄和部位：70%~80%的病例发病时小于20岁。几乎总是累及长骨的干骺端–骨干区域(肱骨近段约占51%,股骨近段约占30%)。

- 临床表现：青少年骨囊肿的病史通常极短。除非发生自发性骨折或更常见的裂隙性骨折,一般没有症状。

- 放射学：

  ○ 通过液平和边缘强化来清楚地显示其内容物为液体。囊肿壁表现为的边缘强化,对于组织学家而言是特异性的, 否则他们将无法对青少年骨囊肿做出可靠的诊断。该壁由致密的纤维组织的薄膜组成,部分薄膜透明样变,细胞稀少。囊肿壁大体上是纤维膜,厚度为1mm,呈灰白色。难怪许多经皮活检无定论,因为针头是否正好取到囊肿壁组织全凭偶然。但大多数情况下都不需要进行活检,因为根据放射学表现就可以做出明确诊断。

  ○ "骨碎片陷落"征：轻伤使骨碎片从最薄部位进入病变内,并通过囊液下降到病变的最低处,切线位投照时在X线片上表现为"陷落的骨碎片"。本病例没有看到这个征象,可能需要一个清晰显示囊肿最低部的投影体位或通过该平面的CT扫描,但这没有必要,因为MRI诊断非常明确。但原则上,X线片在长骨干骺端–骨干发现一定程度膨胀的Lodwick ⅠA~ⅠB级病变伴"骨碎片陷落征"时,可以很有把握地诊断单房性骨囊肿。图7.8展示了另一例青少年骨囊肿,该例病变位于肱骨,可见2枚"陷落的骨碎片"(箭头所示)。

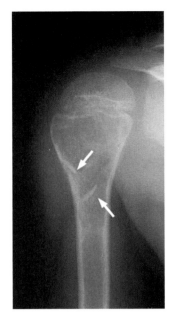

图 7.8 青少年骨囊肿的"骨碎片陷落征"。

最终诊断

股骨颈和转子间区的青少年骨囊肿。

评论
长骨的干骺–骨端,增强 MRI 显示囊壁和(或)Lodwick ⅠA~ⅠB 级病变中发现陷落骨碎片是诊断青少年骨囊肿的特异征象。

(林婷 王大江 译　马玉海 张联合 校)

病例133(图7.9)

病例简介

- 会诊申请人:患者本人。
- 病史和临床问题:患者男,40 岁,在 1996 年偶然发现左侧股骨转子间区和转子下区有溶骨性病变。5 年后复查平片,病变几乎没有变化。患者咨询病变的稳定性,并希望得到明确诊断。

影像学表现

平片显示左侧股骨转子间区有一个 Lodwick I B 级的溶骨性病变,该病变伴有小梁样结构(图 7.9a~c)。病变未见膨大。全身骨扫描(图 7.9d)显示左侧转子间区摄取轻度增加。T1W MRI 和 CT 扫描(图 7.9e~i)显示病变至少包含 4 种组织,其中一种为脂肪组织。

发病部位

病变位于转子间(干骺端)区,并且局限于骨髓腔。

病理解剖学基础

上述的多组织结构使病变的分类变得困难,患者无临床表现且 5 年病变未进展,表明此为良性病变。内含大量脂肪成分也可表明这是一个良性过程。水敏性和增强 MRI 序列(本文未展示)显示了其他的组织,包括结缔组织、黏液瘤成分和骨性组织等。

疾病分类诊断的分析思路

▶ *正常变异或畸形*? 不是,没有这样的先例。本病例与病例 73 的病灶不同,病例 73 可以明确是正常变异。

▶ *创伤*? 没有单纯急性创伤或慢性重复性创伤的病史。

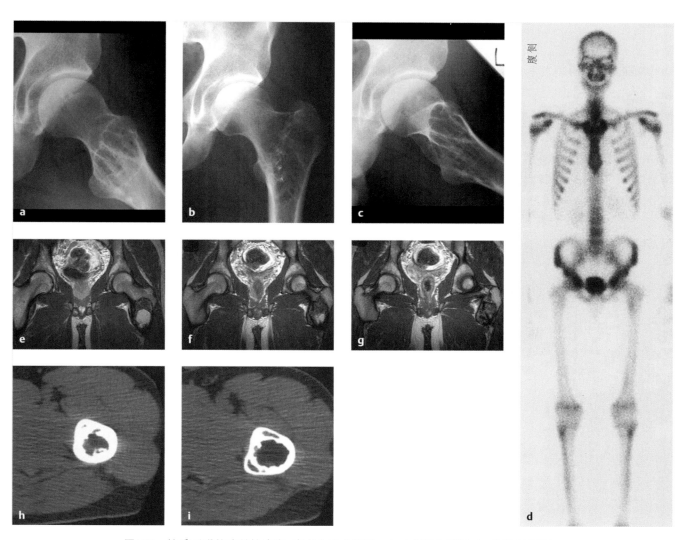

图 7.9　性质不明的溶骨性病变:病变会不会进展? (a,b)摄于 1996,(c~i)摄于 2001。

　　▶**炎症**？没有临床表现，脂肪组织的存在也不支持骨髓炎的诊断（至少不支持急性骨髓炎的诊断）。病史没有显示反应性炎症的表现。

　　▶**肿瘤或瘤样病变**？是，详见下文"概要与讨论"。

概要与讨论

　　左转子间区偶然发现取代了正常的松质骨的病变，诊断时很难综合考虑这4个组成部分。此类型的病变可能是由先前存在的良性病变退行变所致，如局限性坏死伴液化及之后的脂肪浸润（被脂肪取代），或退行性黏液瘤样改变。当这些病变出现在转子间区域时，先前存在的病变很可能是纤维结构不良，因为该区域是纤维结构不良的好发部位。另一种可能是良性纤维组织细胞瘤，甚至是伴有严重退行性改变的骨内脂肪瘤，尽管这种病变通常有明显的脂肪成分（见图4.42，病例73）。最后一种可能性是陈旧性骨囊肿，尽管股骨颈可能是囊肿更典型的发生部位（见病例132）。

　　这种病变经常在日常检查中偶然发现，是否需要活检是一个经常被提出来的问题。我们建议不要进行活检。因为较大的样本中有多种组织，与影像学表现相似，病理学家不能得出一个明确的某种组织来源的疾病，所以活检得不到明确的组织学诊断。可能需要进行分子病理检查（在非酸性脱钙的样本中），通过检测*GNAS-1*基因突变来证明纤维结构不良。上面列出的所有可能的初始疾病都只包含2种、3种或最多4种成分，其中一种组织成分可能占主导地位。这种主要成分使它们在组织学和放射学上更容易进行分类，如纤维结构不良的磨玻璃密度影、良性纤维组织细胞瘤中

的结缔组织或脂肪瘤中的脂肪组织。

　　Kransdorf 等 （1999）[51] 和 Heim-Hall、Williams（2004）[52]为了描述好发于转子间区并且由多种组织构成的病灶，而创造了一个有些复杂的术语"脂肪硬化型黏液纤维瘤"。Kransdorf 等研究的39例患者中，有4例出现了肉瘤样转化并均有临床症状。我们认为无症状的患者不需要活检或刮除（"勿打扰"或"勿触碰"的病变），甚至不需要持续的放射学随访，如果最初的骨扫描中无或仅少许放射性摄取，对诊断帮助就更大。同时建议使用已为大家接受的术语"纤维-骨性病变"。更多细节可参见 Freyschmidt(2010)[18]。

　　就稳定性而言，患者的断层图像显示病变并没有造成明显的骨质破坏，再加上相关的扶垛支撑作用，可排除自发骨折的风险。

最终诊断

　　偶然发现的左侧转子间区的纤维-骨性病变；不需要活检。

评论

　　如果断层扫面中偶然发现转子间区存在病变，并且该病变包含至少3种不同的组织成分，最有可能的诊断是纤维-骨性病变。如果骨扫描显示病变区域很少或不摄取示踪剂，则进一步提高诊断信心。

（柴钰烨 张敏伟 译　王大江 马玉海 校）

病例134(图7.10)

病例简介

- 会诊申请人:家庭医生。
- 病史和临床问题:患者女,44岁,两侧大腿长期疼痛,伴有可疑的影像学改变。右侧股骨活检不能明确诊断。

影像学表现

平片示双侧股骨皮质有先纤细蠕虫状或迂曲透亮区(仅展示右侧股骨,图7.10a,b)。1999年改变较轻微(图7.10a),2004年时病变更为明显(图7.10b)。骨干近段较大的缺损是6个月前活检造成的。T2W MRI图像显示线性和局灶性高信号影与平片改变相对应。MRI血管造影(MRA)(图7.10d)和股动脉DSA图像未

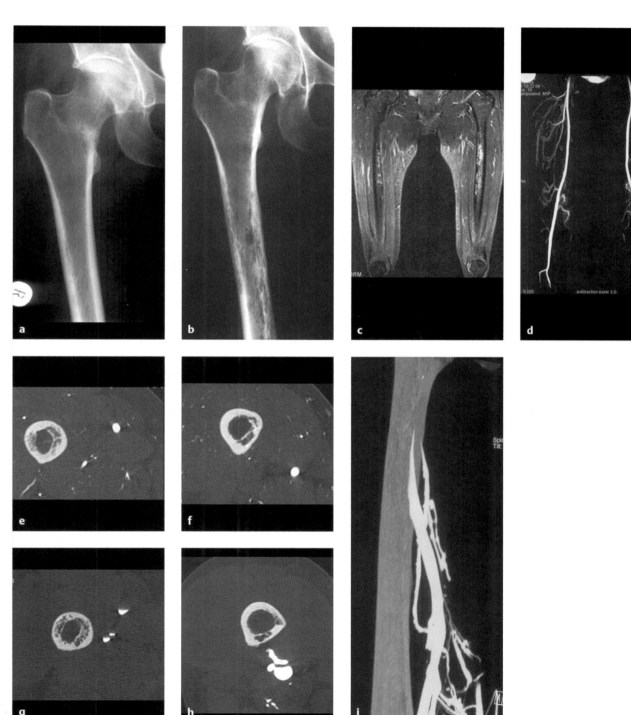

图 7.10　小圆细胞肿瘤的虫噬样破坏? (a)摄于 1999 年,(b~i)摄于 2004 年。

提供更多有用信息。

发病部位

影像学异常局限于两侧股骨皮质。

病理解剖学基础

平片和MRI上的发现很容易看出是血管结构，是"血管印记"。

疾病分类诊断的分析思路

▶ *正常变异或畸形*？ 不是，5年多时间内病变有进展，不支持该诊断。

▶ *创伤*？ 没有创伤史。

▶ *炎症*？ 没有炎症的临床表现，也没有像银屑病之类的反应性炎症。

▶ *肿瘤或肿瘤样病变*？ 诊断血管性病变，只有两种可能：血管畸形或者血管瘤病。为了明确诊断，我们行下肢的CT静脉造影（患者大腿上部绑止血带，对比剂通过足背静脉注入）。出于意料的是骨皮质空腔内静脉丛都没有显影，这就排除了静脉畸形，但不能排除淋巴管畸形。

概要与讨论

根据影像学表现并结合组织学再评估，最后诊断为囊性血管瘤病。患者接受抑制血管增殖和血管生成的沙利度胺治疗后，症状迅速改善。但不幸的是，我们未能成功劝说患者接受随访。

在病例33和病例34中详细阐述了囊性血管瘤病的主要特点。这里，我们再次强调在处理血管病变时，区分血管畸形和血管性肿瘤是十分重要的。

血管畸形可能是动静脉瘘型（高流速）、纯静脉型（低流速）、淋巴管型（低流速）或混合型。通过当前不同的影像学技术（MRA、DSA、CT血管造影、CT静脉造影）可鉴别前两种病变。淋巴管畸形只能通过组织学来鉴别。肿瘤性血管病变有良性和恶性之分。

血管瘤病属于良性病变，伴有囊性病变时则称为"囊性血管瘤病"。它的定义是具有相同的临床表现、影像学和组织学特征的发生在骨骼和（或）软组织的多个血管瘤。虽然皮肤或骨骼的单纯血管瘤通常发生在婴儿期和儿童时期，并随着青春期的到来自然消退，根据临床经验来看，血管瘤一般成年之后才会出现症状。它们可能自行消退，也可能逐渐进展（见病例33）。血管瘤病和血管畸形的共同特征是成年后才出现的临床表现，并有进展的可能性。这导致了一个问题——在观察到的血管瘤病例中，是否有部分为血管畸形。这在Bruder等的免疫组织化学研究中得到了证实（2009）[33]，他们发现骨内血管畸形的增殖率<1%，GLUT1阴性，少部分WT1阳性，这些与血管瘤不相符。因为常规组织学方法很难区分血管瘤和血管畸形，所以我们有充分的理由质疑某些良性血管病变的组织学诊断。最好的方法是按照影像学的标准（包括是否存在流动的特征）来得出最终诊断。

在我们的病例中，我们用了所有可用的影像学检查方法（见影像学检查结果），特别是有助于排除骨内静脉性血管畸形的CT直接静脉造影术。如果是血管畸形，我们可以通过介入手段进行血管栓塞。

最终诊断

双侧股骨的囊性血管瘤病。

评论

如果骨内出现迂曲状或蠕虫状的血管印记样透亮带，应立即考虑血管瘤或血管畸形，通常可通过影像学手段加以鉴别。

（柴钰烨 张敏伟 译　马玉海 王大江 校）

病例135(图7.11)

病例简介

- 会诊申请人:患者本人。
- 病史和临床问题:患者男,43岁,疑半月板损伤行 MRI 检查,偶然发现右股骨远侧干骺端病变。诊断和预后都不确定,患者来询问我们的意见。

影像学表现

X 线片(图 7.11a,b)显示右股骨远侧干骺端外侧溶骨性病变,为 Lodwick ⅠA 级。病灶内可见硬化性小梁网状结构。在 T1W 图像中(图 7.11c,d),病变为高信号,与髌下脂肪垫相等。脂肪抑制序列的信号强度(图 7.11e)约等于皮下脂肪。为了获得更多关于骨结构的信息,我们进行了 CT 检查(图 7.11f,g),这不仅证实了病变含有脂肪,而且为硬化性小梁的网状结构提供了两种可能的解释,即不规则骨化,可能是编织骨,起源

于肿瘤边缘;或残余松质骨小梁没有被肿瘤吸收。

发病部位

病变位于股骨远侧干骺端,完全在骨内。

病理解剖学基础

病变主要由脂肪和骨组成,可能是肿瘤对小梁吸收不完全所致,也可能是组织化生,或者是支撑性结构。

疾病分类诊断的分析思路

▶ **正常变异或畸形**? 就本质而言,偶然发现的正常变异可能性较大。如长期不活动而导致骨质疏松,脂肪可在增大的髓腔内积聚,但这种情况应发生在骨端,而不是像本病例那样呈偏心性。

▶ **创伤或炎症**? 这两种疾病都没有临床表现。

▶ **肿瘤或肿瘤样病变**? 是,根据病变的结构,它已经取代了正常的骨结构。脂肪成分为主提示脂肪瘤(见

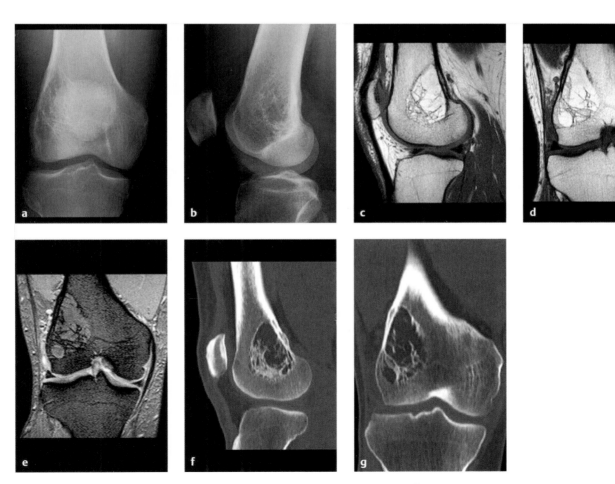

图 7.11 偶然发现的病灶,它是什么?

下文"概要与讨论"）。

概要与讨论

　　由于在 Lodwick Ⅰ A 级病变中脂肪为主要成分,故应诊断为骨内脂肪瘤。根据世界卫生组织的定义[15],"骨脂肪瘤是一种脂肪细胞的良性肿瘤,发生在髓腔、皮质或骨表面"。许多作者质疑脂肪瘤是否是真正的肿瘤,认为它们更像错构瘤。它们也可能是由于原来的纤维结构不良的脂肪转化、已愈合的骨囊肿被脂肪替代,甚至是巨细胞肿瘤的脂肪转化(见病例133)。应该注意生理上脂肪含量高的区域,如股骨颈(见病例73)或跟骨体(见病例73)含有大量骨内脂肪时,应谨慎诊断脂肪瘤。特别是较大的脂肪瘤,随着时间的推移可能发生退行性改变,最常见的是中央脂肪梗死。如果坏死区域钙化(坏死脂肪是钙清除剂)或发生营养不良骨化,X 线片或 CT 扫描将显示钙化的病灶（如跟骨）。我们诊断的大多数骨内脂肪瘤不需要组织学评估,因为 CT 或 MRI 可以非常可靠地识别脂肪。由于脂肪瘤通常生长缓慢，而且在检测到时脂肪瘤已存在多年(Lodwick 分级为Ⅰ A),因此不会造成自发性骨折的危险。

　　作为比较,图 7.12 显示了 1 例 14 岁女性患者的有临床症状(疼痛的)动脉瘤性骨囊肿,位于股骨远侧干骺端内侧,表现与脂肪瘤相似。溶骨性病变为 Lodwick Ⅰ B 分级(图 7.12a),生长速度快于脂肪瘤。脂肪瘤的皮质增厚,有明显的支撑作用,而动脉瘤样骨囊肿皮质很薄,呈凸起状。动脉瘤性骨囊肿仅凭 X 线片是无法诊断的,因此采用 MRI 来进一步检查明显的液平(图 7.12c)和明显的间质强化(图 7.12b)。间质由脊或

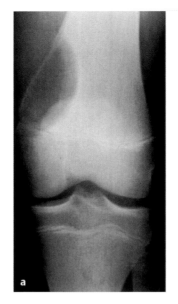
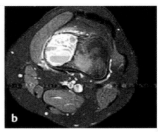
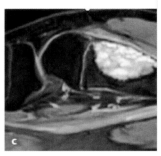

图 7.12　患儿女,14 岁,股骨远端动脉瘤性骨囊肿。

分隔组成(见病例45)。这些是动脉瘤性骨囊肿的特异性表现。

最终诊断

　　股骨远侧干骺端内侧,偶然发现的骨内脂肪瘤。

评论
根据 CT 或 MRI,偶然发现的肿瘤主要成分是脂肪时,应诊断为脂肪瘤,无须处理。

（裘佳宁　洪江 译　王大江　张联合 校）

病例136(图7.13)

病例简介

- 会诊申请人:骨科医生。
- 病史和临床问题:患者男,64 岁,双膝间歇性疼痛,被转诊来行膝关节镜检查。之前 MRI 显示两侧膝关节有滑膜起源的肿瘤。详见下文。

影像学表现

平片显示股骨远端和对应的胫骨近端有溶骨性破坏(图 7.13a),对侧膝关节平片表现几乎相同。T1W(图 7.13b)清楚地显示病变起源于关节间隙,并扩散到相邻骨骼和内外上髁旁的软组织。图 7.13c 示注入对比剂后,增厚的滑膜明显强化,其中镶嵌着许多低信号条纹。对侧膝关节有几乎相同的影像学表现。

发病部位

在解剖学上,病理改变起源于滑膜并扩散到邻近骨骼。

病理解剖学基础

影像学改变提示其为实性病变,极可能起源于滑膜并破坏骨结构。双侧病变提示为全身性病变。然而,病变也有可能从骨头扩散到关节或者正相反。

疾病分类诊断的分析思路

▶ **炎症**? 有可能是双膝关节的滑膜炎症,但此时应该伴有关节积液。

▶ **感染**? 没有临床表现。

▶ **肿瘤或肿瘤样病变**? 广泛的骨破坏很可能是由于滑膜的肿瘤或肿瘤样病变,在这种情况下,低信号条纹可能是病灶内出血伴铁沉积所致。伴有铁质沉积的滑膜增生是色素沉着绒毛结节性滑膜炎(PVNS)的典型表现,也称为腱鞘巨细胞瘤。

概要与讨论

虽然双侧病变并不符合 PVNS,但我们仍然把它作为第一诊断,并申请组织学确诊。在关节镜检查中骨科医生发现了灰白色肿块,凭借丰富的关节镜检查经验,他立即认出是尿酸钠沉积。随后测定的尿酸水平明显异常。我们对患者进行 CT 复查(图 7.14)。骨窗,尤其是软组织窗显示含有尿酸钠晶体的肿块,应该补充的是,骨内软组织肿块不一定是侵入骨骼的痛风性滑膜结构,更可能是骨内痛风石,后者也可能侵及关节。如果我们已经考虑到痛风的可能性,那就不太可能考虑 PVNS。这个病例清楚地说明了溶骨性病变伴滑膜增生时,很少考虑痛风。但我们当时应该立刻考虑这个诊断,因为双膝都有病变表明这是一种全身性的疾病,而不是诸如 PVNS 之类的肿瘤样病变。我们的讨论中

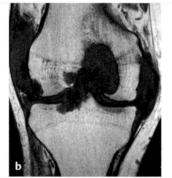

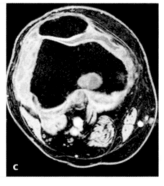

图 7.13　色素沉着绒毛结节性滑膜炎?

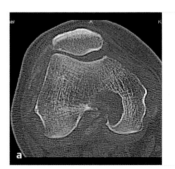

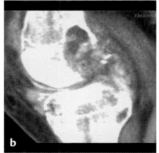

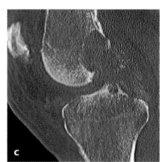

图 7.14　进一步 CT 检查补充图 7.13 信息。

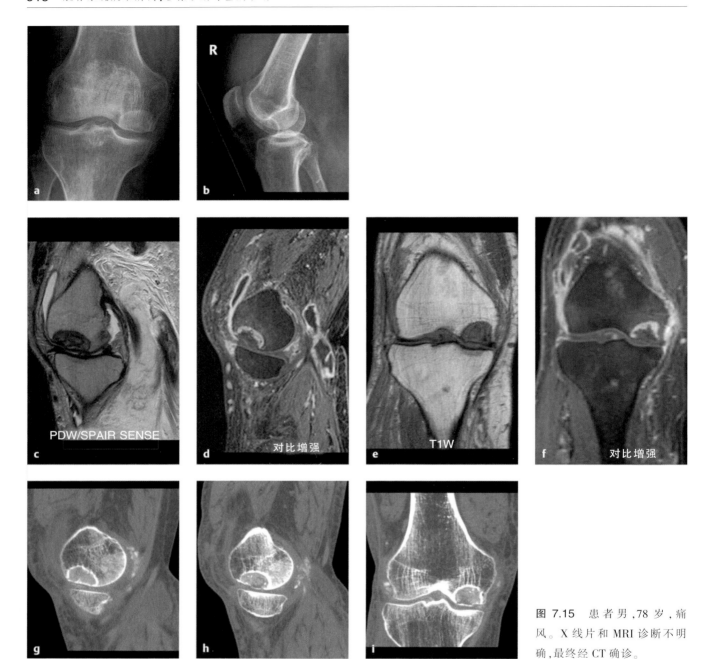

图 7.15　患者男，78 岁，痛风。X 线片和 MRI 诊断不明确，最终经 CT 确诊。

已注意到了双膝受累，但是仍然没有人想到痛风。

再次强调了那句老话的重要性，"有疑问时，想想痛风"（见病例 41）。

图 7.15 是 1 例 78 岁的老年患者，非特异性双膝疼痛，跳舞时加剧。需要充分申明，这个病例是由奥地利利奥本地区医院的 H. Fauster 医生提供的。根据 X 线片（图 7.15a，b）骨科医生怀疑为剥脱性骨软骨炎，但未发现骨软骨碎片。这促使放射科医生进行 MRI（图 7.15c~f），显示了软骨下骨缺损处有低信号肿块，与正常骨连接处发现强化的高信号膜状结构，这明显是肉芽组织。所有这些表现都与剥脱性骨软骨炎相矛盾，但也不是其他疾病的特异性征象。我们的同事进一步进行的 CT 扫描

（图 7.15g）显示了病变内和增厚的滑膜内有钙化结构，这是痛风的诊断依据。抽取的关节液的沉积物中尿酸浓度为 5.4mg/dL，然而正常的关节液不含尿酸沉淀物。

最终诊断

两侧膝关节的股骨和胫骨骨端的大痛风石。

评论

"有疑问时，考虑痛风。"

（裘佳宁　刘蕊 译　邬春虎 张联合 校）

病例137(图7.16)

病例简介

- 会诊申请人:骨科医生和创伤外科医生。
- 病史和临床问题:患者女,18 岁,以急性左膝疼痛来急诊室就诊。

影像学表现

左膝 X 线片(图 7.16a~c)显示股骨、胫骨和髌骨有明显的溶骨性改变,溶骨区显示粗糙的"小梁"。仔细观察,我们发现周围的松质骨呈多孔或粗糙的小梁结

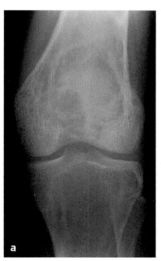

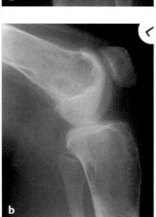

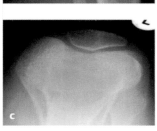

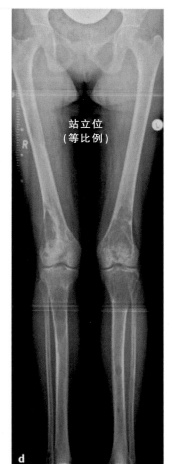

站立位
(等比例)

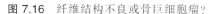

图 7.16 纤维结构不良或骨巨细胞瘤?

构。骨科和创伤外科医生怀疑股骨远端自发性骨折是急性疼痛的原因,并提出了手术干预(刮除术+甲基丙烯酸甲酯水泥重建术),初步诊断为巨细胞瘤。因为病变内部呈磨玻璃密度影,值班的放射科医生怀疑是少骨型纤维结构不良,于是摄取了站立前后位下肢全长 X 线片(见图 7.16d),令人惊讶的是,对侧也有类似变化,左侧胫骨干和腓骨远段也可见溶骨性病变。原始图像(不是这些复制片)显示右股骨干中 1/3(长节段溶骨性病变,内侧骨皮质非常薄)和左髋臼上方等处的更多病变。总之,对于一个 18 岁的青少年,股骨和胫骨各个部位的骨皮质都太薄。

发病部位

上述变化似乎累及 X 线片所示的所有骨骼。

病理解剖学基础

这是一个全身性疾病,导致骨吸收并产生相对较大溶骨性病变,引起这种变化的唯一疾病是甲状旁腺功能亢进症,其他疾病都是不可能的。

概要与讨论

溶骨性区域代表原发性甲状旁腺功能亢进的棕色瘤,"原发性"是因为患者没有肾脏疾病或其他可能代表继发性甲状旁腺功能亢进的征象(如骨软化症)。患者的甲状旁腺素水平(122pmol/L)极高(正常值:1.5~6.0pmol/L),血清钙为 5.5mmol/L(正常值:2.20~2.65mmol/L)。甲状旁腺超声检测到大小约 2.9cm×2.6cm×1.6cm 的肿块,符合甲状旁腺腺瘤,手术标本重9.3g。这个病例的不寻常之处在于患者没有原发性甲状旁腺功能亢进症的其他征象,如心律失常、高钙血症引起的心电图异常等。可惜的是,我们没有任何关于抑郁等主观症状的信息,这是原发性甲状旁腺功能亢进症的一个常见线索,如果内科医生或精神病科医生考虑到此诊断,就可以进行血清钙检测。

一般来说,原发性甲状旁腺功能亢进症不常被考虑到,因为这种疾病可认为是罕见的,但事实并非如此:它是仅次于骨质疏松症的第二常见代谢性骨病,估计每年发病率为每 10 万人中有 21~25 例。尽管这种疾病可能发生在任何年龄,但最常见的是老年女性。据我们的内分泌科医生说,在最大收容量的护理医院,每周都会碰到 1 例原发性甲状旁腺功能亢进症患者。

疾病的早期诊断至关重要,因为病程过长时可能

会发展为致命的高钙血综合征以及包括冠状动脉在内的不可逆性血管损伤。每当 X 线片出现下列变化时，放射科医生都应当考虑这种疾病(见病例 15、111)：

● 疾病早期骨骼非常致密，这是由于甲状旁腺激素的初始合成代谢作用（这就是为什么这种激素被用于治疗骨质疏松症）。

● 由于编织骨的矿化而使原来的小梁变粗，这一点在长骨的干骺端最明显，正如本病例所示。

● 骨皮质隧道化或分层和骨膜下吸收，特别是在肌腱等附着点。

● 溶骨性病变，即棕色瘤。

因为上述变化通常最初出现在手部骨骼（详见

Freyschmidt,2008)[13]，手部应为 X 线常规检查区域(见病例 15,图 3.29)。

最终诊断

原发性甲状旁腺功能亢进症的棕色瘤。

评论
有一个或多个溶骨性病变，并表现为骨小梁粗大、皮质隧道化和邻近区域的骨膜下吸收时，应该考虑到甲状旁腺功能亢进症。

（张乾 刘蕊 译　张联合 邬春虎 校）

病例138(图7.17)

病例简介

- 会诊申请人：骨科医生。
- 病史和临床问题：患者男，16岁，主述膝关节运动相关性疼痛。3年前，他被诊断为 Sinding-Larsen-Johansson 综合征，采用了保守治疗。膝关节 X 线片(图 7.17a~c)显示在髌骨外上象限(箭头所示)有溶骨性病变。遂行 MRI 进一步检查，但是结果仍不明确(是肿瘤还是深层骨软骨损伤？)

影像学表现

平片显示在髌骨外上象限溶骨灶伴硬化缘，髌骨为 Wiberg Ⅲ 型(图 7.17a~c)，髌股关节发育不良。MRI(图 7.17d~g) 显示髌骨关节软骨至少部分延伸到髌骨缺损内，这表明至少部分缺损被关节软骨覆盖。最后图中还可以见到软骨异常（图 7.17e）和贝克囊肿（图 7.17d）。

发病部位

部分由软骨覆盖的骨性髌骨缺损，正好精准地位于"髌骨背侧缺损"的典型部位。

病理解剖学基础

髌骨缺损被软骨覆盖，表明病变已经有一段时间了，而患者只有 16 岁，推测缺损出现在男童的成长期是合理的。

疾病分类诊断的分析思路

▶ *正常变异或畸形？* 是，平片所见符合所谓的"髌骨背侧缺损"，在 20~30 岁人群中，约 1% 的个体存在这种改变[17,53]。病因尚不清楚，可能代表了骨化障碍。其依据是覆盖并进入缺损的关节软骨是完整的，甚至可

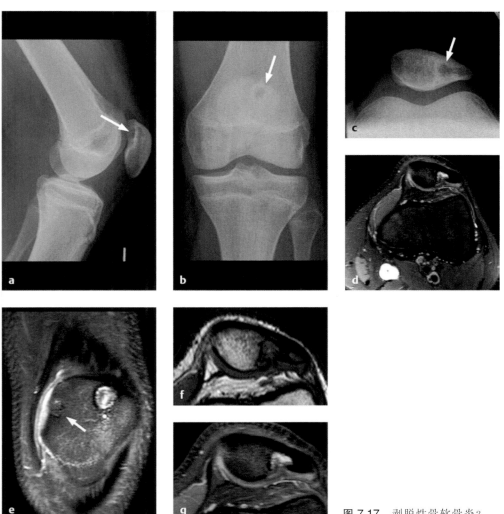

图 7.17　剥脱性骨软骨炎？

能更厚。而且缺陷往往会自动消失，留下硬化边缘。Van Holsbeeck 等（1987）[54]也讨论了与骨化障碍（两部分或多部分髌骨）可能的关联。他们认为，最初的损伤可能是股外侧肌插入处的牵引损伤，而不是关节软骨的溃疡。

▶ 创伤？ 这个缺损不是"近期"创伤的结果。但如上所述，它可能是早期慢性创伤的结果。

▶ 炎症？ 无临床表现。

▶ 肿瘤？ 不是，关节软骨能如此精确地覆盖并进入肿瘤性缺损？

▶ 退行性变？ 一种可能是剥脱性骨软骨炎，但在 MRI 图像上不能看到任何骨软骨碎片。在骨软骨炎的缺损处也应该有关节液。在大多数剥脱性骨软骨炎的病例中，在缺损周围可以观察到水肿样信号，本病例未见该征象。

概要与讨论

上文讨论了正常变异的主要依据。该男童之前有 3 年的髌骨病史。当时 MRI 图像初步显示为髌骨缺损；目前 MRI 在"贝克囊肿"区域检测到大的囊肿，之前的检查中没有发现，这可能与目前疼痛有关。贝克囊肿通常继发于炎性（滑膜炎）关节病。

可以想象，如果缺损被解释为骨化障碍，那么股外侧肌附着处过度牵引促进了缺损的发展。这也符合之前的 Sinding-Larsen-Johansson 综合征，这是一个笼统的诊断。

该男童的非特异性症状也可能与髌骨更内侧的软骨溃疡（见图 7.17e，箭头所示）有关，我们在这里没有详细讨论。

就症状而言，应该记住，正常变异并不总是无害的，它们干扰生理过程时就会出现症状。

我们不知道缺损底部的高信号是否有意义，它也许可以解释原因不明的髌骨症状，或者是缺损底部的关节液，局部软骨可能缺失或者非常薄，但从图像中无法确定。

最终，临床症状的确切原因尚不确定。关节镜是否可以进一步诊断是值得考虑的。

初步诊断

髌骨背侧缺损为正常变异，髌骨内侧软骨溃疡，贝克囊肿。

评论

骨的形态异常总是需要考虑正常变异，对年轻人更是如此，并且也可能与临床症状有关。

（张乾 刘蕊 译 张联合 邬春虎 校）

病例139(图7.18)

病例简介

- 会诊申请人:骨科医生。
- 病史和临床问题:患者男,48 岁,因右膝原因不明疼痛行 MRI 检查,MRI 显示胫骨有可疑病变。随后进一步行 X 线片和CT检查,发现这个病变可能是纤维结构不良或者是软骨类肿瘤。在活检前,骨科医生征询了我们的意见。

影像学表现

X 线片上可见胫骨骨干中 1/3 段梭形膨胀,骨皮质轻度变薄(图 7.18a,b)。也可将其描述为伴有骨壳的膨胀性病变。影像所显示的胫骨骨干内均可见磨玻璃密度影,其中一些伴有条纹状改变,CT 显示更加清楚(图 7.18c,g~i)。磨玻璃密度影的边缘有薄层硬化。CT 图像中主要有 3 个连续的病灶。病变在 STIR 序列图像上呈明显高信号且信号不均匀,含有较小范围的液体样信号区。在 T1W 轴位图像(图 7.18d)上,其中一个病灶与肌肉等信号。静脉注射对比剂后,病灶只有轻度强化。

发病部位

上述所有病灶均位于骨内。

病理解剖学基础

胫骨骨髓腔内的 3 个病灶都是实性肿块,相应骨皮质变薄,骨干中 1/3 段表现最明显。CT 图像上可见明确的代表着编织骨的磨玻璃影并伴占位效应,这立即勾起了我们熟悉的记忆:磨玻璃密度影→编织骨→纤维结构不良。无须再考虑其他可能性。

MRI 图像上小范围的水样信号可能代表局限性坏死液化。

概要与讨论

总的来说,以下表现支持纤维结构不良并排除软骨类肿瘤:

- 病变为偶然发现。
- 膨胀性病变伴有骨壳,而不是软骨类肿瘤典型的扇贝样压迹(生长的软骨小叶向皮质内表面生长压迫所致)。
- 肿瘤样病变内的磨玻璃密度影。
- 水敏感 MRI 序列中,没有软骨瘤典型的小叶状结构(见病例 108),也没有分隔强化。

这些表现非常典型,无须活检。纤维结构不良的其他病例见病例 4、7、20、36 等。骨肿瘤放射学专家可以仅依靠 MRI 来诊断纤维结构不良,但是具体到每一个病例,纤维结构不良 MRI 表现的个体差异很大,并可以经历一个动态过程,有不同的成熟和退化阶段。我们还没有找到像平片和 CT 中的磨玻璃密度影那样可靠的恒定出现的 MRI 征象。

图 7.19a 展示了 1 例 15 岁男性患者的单房性骨囊肿,以供鉴别诊断。他的右胫骨轻微外伤后感到疼痛。X 线片显示长条状的 Lodwick Ⅰ B 级病灶,病灶看起来是 "空的",缺乏上述病例中基质矿化。在 MRI T2W 图像(图 7.19b)中,病灶呈水样信号,在压脂的增强图像(图 7.19c)中,囊壁强化(见病例 132、143,图 7.25)。

最终诊断

右胫骨长条形纤维结构不良,可归类为"别管它"或"勿触碰"病变。

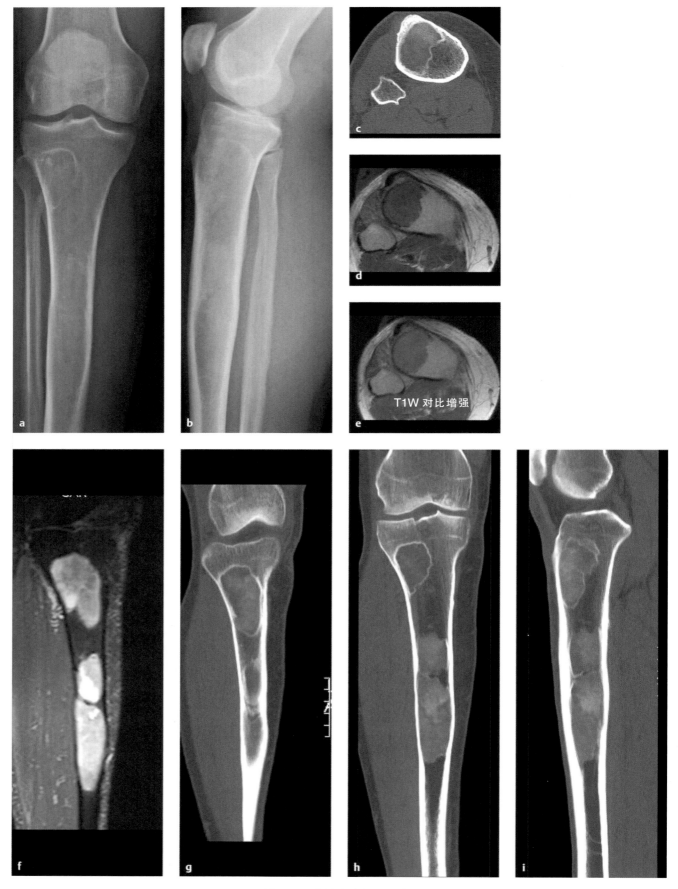

图 7.18　软骨类肿瘤？活检？

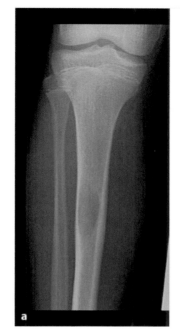
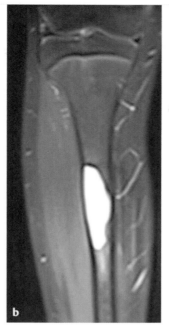
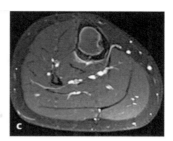

图 7.19　患者男，15 岁，单房性骨囊肿。

（张丹妮　刘蕊　译　陈长松　张联合　校）

病例140(图7.20)

病例简介

- 会诊申请人：风湿病科医生。
- 病史和临床问题：患者男，58岁，左膝疼痛数年，逐渐加重。关节镜显示为正常老年性改变。MRI显示胫骨上端非特异性水肿信号。平片显示胫骨骨端－干骺端前部非特异性的透亮区（图7.20a）。随后CT显示胫骨上端"非特异性结构改变"（图7.20c）。最终，在初始标准Tc骨扫描之后，对用 ^{99m}Tc 标记的抗粒细胞抗体进行闪烁显像（图7.20b）。Tc扫描显示胫骨上端有大量吸收，而抗体扫描仅呈弱阳性。即便如此，当时的鉴别诊断仍然为骨髓炎和骨肿瘤（如非霍奇金淋巴瘤）。为了明确诊断，进行胫骨结节活检。病理学检查结果既不是肿瘤，也不是粒细胞炎症，而是"Paget病样"骨重塑。因患者碱性磷酸酶正常而排除了Paget病。其他的实验室参数都在正常范围内，因而申请会诊。

影像学表现

如上述，侧位平片（图7.20a）显示胫骨骨端－干骺端前部见透亮区。前后位图像（本文未展示）显示无异常。全身骨闪烁显像（图7.20b）的延迟图像显示骨端吸收了大量示踪剂。吸收的示踪剂呈几何楔形分布，尖端朝向干骺端的前外侧。显像早期（本文未展示）显示受累区域血流量增加。CT扫描（图7.20c）显示胫骨上端的骨小梁稀疏，残余结构变粗糙。胫骨结节显然也参与了重塑过程。

发病部位

主要的影像学检查结果显示病变位于胫骨近端，呈尖端指向干骺端前侧的 V 字形。

病理解剖学基础

这应该是一个活跃的骨骼病变（如骨扫描所示），显然正在破坏或改变正常骨骼。病变位于骨端－干骺端以及示踪剂的摄取呈楔形使我们联想到"Paget病"（畸形性骨炎）。但切忌仓促得出结论！

疾病分类诊断的分析思路

▶ **正常变异或畸形？** 不是。胫骨上端前部透亮度增加在老年人可能是正常变异，但结合骨扫描异常以及 CT 图像（图7.20c）中骨小梁稀疏、增粗，应该属于病理过程。

▶ **创伤？** 不是。患者没有能引起 Paget 病样骨改变的创伤史。

▶ **炎症？**

- 由于没有骨破坏、死骨和骨膜反应，不符合骨髓

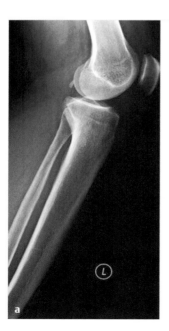
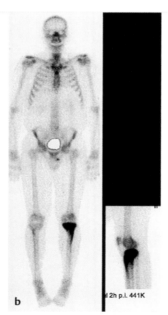
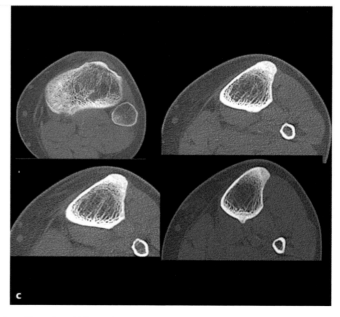

图7.20 骨髓炎还是肿瘤？是否需要另行活检？

炎。临床表现也与骨髓炎不相符,抗体扫描阴性。

● 没看到伴随的骨破坏和反应性修复性骨增生,尤其是没有骨膜反应(见病例 145),不符合反应性骨炎,如银屑病等。

● 符合 Paget 病,这是由于破骨细胞受到刺激,导致失去抑制的骨骼被吸收并被原始编织骨取代。这解释了疾病活跃阶段透亮度增加以及残余骨小梁增粗(见图 7.20a,c)。骨扫描早期和延迟期示踪剂的吸收也符合 Paget 病,因为骨段中示踪剂摄取量的增加始终是血流量增加和骨转换增加的功能。另外,疾病几乎总是起自骨端,然后以大约每年 1cm 的速度向干骺-骨干延伸。吸收尖锋就像一个钻头那样使破坏延伸,在骨扫描图像上形成了典型的楔形影(见图 7.20a,b)。本病例的楔形影位于胫骨结节。

▶ *肿瘤*? 不是。骨肿瘤主要会造成松质骨和(或)皮质骨的几何或虫噬样破坏(骨溶解),甚至引起基质钙化。骨扫描图像不符合骨样骨瘤(没有双重密度征),CT 未显示瘤巢。

▶ *退行性变*? 不是,是的话,哪里发生了退行性变呢?邻近膝关节没有临床或者影像学的骨关节炎表现。

概要与讨论

诊断 Paget 病依据如下:

● 患者年龄。

● 病变部位在胫骨骨端-干骺端(好发部位)。

● 平片和 CT 表现。

● 高度特异的骨扫描表现。

● 有组织学检查结果,尽管这不是 Paget 病的决定性诊断依据。

至少 90%~95% 的病例仅依靠影像学就可以诊断。本病例可能有两点不支持 Paget 病:

● 血清碱性磷酸酶正常:如果病变的范围小,释放碱性磷酸酶的成骨细胞数量太少,血液中的碱性磷酸酶不足以被测出。因此,碱性磷酸酶水平与成骨细胞活性有关。此外是个体水平的差异,这意味着如果一个人

的碱性磷酸酶水平原来就很低,即使出现疾病时升高,但仍然在正常范围内。(注意:该病例 8 个月后随访,碱性磷酸酶水平明确升高)。

● 疼痛:大多数 Paget 病例无症状,属于偶然发现。但一些病例是有症状的,因为部分人对疼痛的忍耐程度低和(或)活跃阶段前列腺素生成增多,导致局部血流量增加。

图 7.21 是另 1 例胫骨近端的 Paget 病,处于溶解阶段。该老年患者察觉胫骨近端偶有轻微的温暖和刺痛感,局部触诊温度稍高。骨端-干骺端的松质骨几乎全部缺失,只能看到一部分(新/旧?)增粗的骨小梁(图 7.21a,b,d)。溶骨性病变尖端向远侧形成楔形(图 7.21a,b),与远侧吸收尖锋相对应,是 Paget 病高度特定的征象(见上述"炎症?"第 3 点),后外侧皮质明显变薄。病变骨干的轴位扫描表现为靶征,外部为皮质分层形成的环、内部区域为脂肪和未受累的髓腔。

若不是双磷酸盐疗法阻断了它的进展,病变在接下来 20 年将会蔓延到胫骨远端,呈军刀状胫骨弯曲。我们猜想该病 15 年前起源于软骨下骨(见病例 107)。患者的碱性磷酸酶是正常值的 4 倍。

最终诊断

胫骨上端的 Paget 病(溶骨阶段),伴临床症状,需双磷酸盐治疗。

评论

我们能从这个案例中学到什么呢?本例碱性磷酸酶水平常,所以认为 Paget 病可能性很小,最后经组织学确诊。众所周知,疾病不会总是像教科书上那样经典。骨扫描显示的高度特异性的 V 形吸收峰端被忽视,对"病理解剖学基础"未认真思考,平片和 CT 图像中的骨重塑没有引起重视。值得肯定的是,失败是成功之母。最后,患者通过一年的双磷酸盐治疗,症状消失。

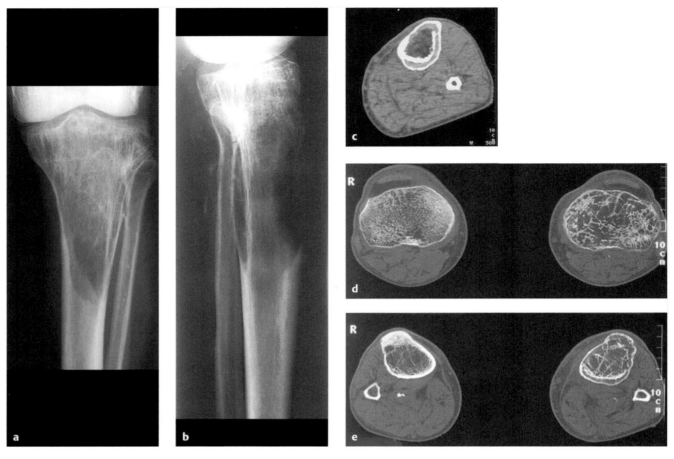

图 7.21　1 例老年患者胫骨近端的 Paget 病。

（张丹妮　刘蕊　译　陈长松　张联合　校）

病例141(图7.22)

病例简介

- 会诊申请人:骨科医生。
- 病史和临床问题:患者女,26 岁,膝关节不明原因疼痛, 行 MRI 检查。图像显示胫骨近侧干骺端–骨干交界处病变,定性困难。活检?

影像学表现

T2W 图像(图 7.22a)显示胫骨近段外侧偏心性高

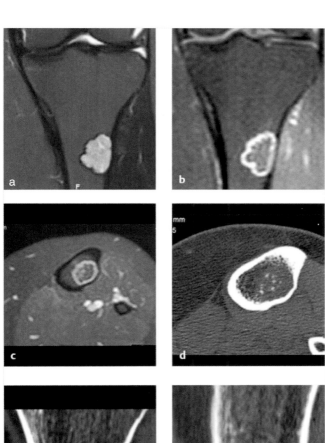

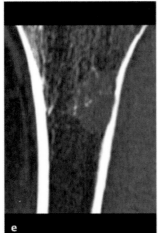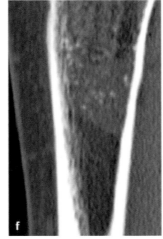

图 7.22 肿瘤?需要组织活检吗?

信号的病变,边缘呈迂曲状。静脉注射造影剂后的脂肪抑制图像(见图 7.22b,c)显示边缘明显强化,中央分隔隐约可见强化。病变表面的骨皮质变薄。CT 图像还显示病变中央微小钙化(见图 7.22d~f)。一个重要的特征是后外侧骨皮质有波浪状侵蚀,或者说扇贝样压迹。侵蚀的深度大约是正常皮质厚度的 50%。

发病部位

病变位于胫骨近侧骨干–干骺端交界处,呈偏心性生长。

病理解剖学基础

影像显示实性肿块取代了正常的松质骨。病变的迂曲边缘提示病灶呈分叶状,加上相对高信号强度、中央分隔增强和微小钙化,表明这是软骨源性肿瘤,处于活跃阶段,正在吸收邻近骨皮质。

疾病分类诊断的分析思路

▶ 正常变异或畸形?不是。病变为偶然发现,但该部位没有正常变异的先例。病变处于活跃阶段(血运良好,皮质骨吸收但不伴有骨内和骨膜反应)也与正常变异不相符。

▶ 创伤? 无创伤史。

▶ 炎症? 不是。没有炎症的临床表现,且病变是偶然发现的。

▶ 肿瘤? 是。主要的诊断依据见上文病理解剖学基础。

概要与讨论

肿瘤起源于软骨,被偶然发现,属于典型的内生软骨瘤。没有下述明确的恶性软骨肿瘤的影像学表现:

- 广泛的皮质破坏(破坏>皮质厚度的 2/3 并超过一定长度),又称为扇贝样破坏,本病例中的扇贝样压迹为正常皮质厚度的 1/2, 这也提示没有骨旁肿瘤成分。
- 明显的骨膨胀,骨皮质增厚和(或)骨膜反应。
- 大的病变,纵向长度>10cm(本病例中的病变长度为 3.5cm)。
- 注入对比剂后 MRI 有明显不均匀和(或)分隔增强。

软骨肉瘤的诊断标准见病例 108。

与骨髓腔中间的肿瘤不同, 位于长骨偏心部位的软骨性肿瘤容易在邻近皮质形成扇贝样压迹[55]。很显然，对于偏心性的肿瘤而言，皮质吸收并无重要意义。

由于没有达到Ⅰ级软骨肉瘤的放射学标准（非典型软骨肿瘤），从肿瘤学观点来看，本病例不需要活检和手术切除。可以推测，随着时间的推移，肿瘤会成熟和骨化，发展成钙化性内生软骨瘤，应进行 2~3 年的随访。如果到那时肿瘤还没有变大，只要患者没有症状，就可以不再随访。要与患者仔细讨论方案，一方面，告诉她在 20~30 年内恶变很罕见，即使发生了，也是低度的软骨肉瘤，预后很好，只需要局部手术。另一方面，也不反对有经验的骨科医生一开始就刮除肿瘤，以免后患。

最终诊断

胫骨髓腔偏心性内生软骨瘤，生长活跃期。

评论

骨髓腔偏心部位的内生软骨瘤会侵蚀邻近皮质，但这并不代表恶性。

（张丹妮　刘蕊　译　陈长松　张联合　校）

病例142(图7.23)

病例简介

- 会诊申请人:骨科医生。
- 病史和临床问题:患者女,16 岁,右腿疼痛 8 周。

影像学表现

前后位平片(图 7.23)显示右胫骨远侧骨干-干骺端虫噬样溶骨性病变(箭头所示),为 Lodwick Ⅲ级。病变平面隐约可见连续的骨膜反应。我们的同事申请了进一步检查,患者 4 周后才来检查,此时疼痛加重、腿部内侧肿胀。4 周后的平片(图 7.23b)显示单纯溶骨性破坏范围增加。较小的溶骨性病变合并为大片的骨破坏,为 Lodwick Ⅱ级,内侧有葱皮样骨膜反应。

发病部位

溶骨性病变位于胫骨远侧的骨干-干骺端的髓腔,骨膜反应提示有明确的骨外成分。

病理解剖学基础

病变的 Lodwick 分级(起初是Ⅲ级,后转为Ⅱ级)、周围无反应性硬化,表明疾病进展迅速。骨膜反应从实性层状或包壳状转变为分层状也证明了这一点。

疾病分类诊断的分析思路

▶ **创伤?** 无创伤史。

▶ **炎症?** 从影像学表现来看有可能,骨髓炎以虫噬样破坏起病,接着融合为大片病变。但是临床表现不符合炎症。病变如此具有侵袭性,临床症状(发热、骨膜脓肿等)应该更明显。

▶ **肿瘤或肿瘤样病变?** 是。Lodwick 分级示意了疾病进展迅速,临床特点为恶性肿瘤——非霍奇金淋巴瘤或者肉瘤。进一步具体诊断需要断层影像来观察其内部特点。建议用 CT(X 线断层影像)显示病变内部可以吸收射线的成分,即矿物质成分,这是 MRI 难以判断的。CT 图像(图 7.23c,d)的确显示病变内(图 7.23c,箭头示)有细小的、无定形的钙化。皮质可见穿孔,骨周径 2/3 以上有葱皮样骨膜骨,这是肿瘤非持续生长的标志。这明确了诊断:骨肉瘤。随后 MRI(图 7.23e)进一步确定的肿瘤范围,与 CT 结果相仿。

概要与讨论

溶骨性骨肉瘤的诊断是毫无疑问的,即便初次活检未能确认(在这种情况下应重复活检)。骨肉瘤的诊断依据如下:

- 患者的年龄。
- 肿瘤的位置(约 20%的骨肉瘤发生在胫骨骨

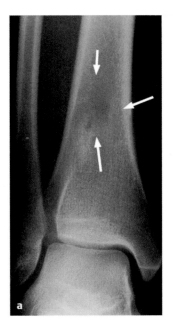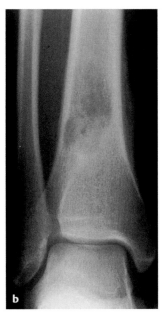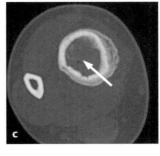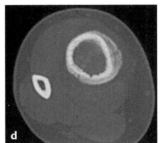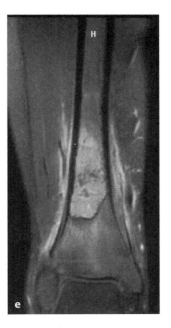

图 7.23　骨髓炎?图像摄 2003 年 4 月 1 日(a),2003 年 5 月 6 日(b),2003 年 5 月 14 日(c~e)。

干–干骺端)。

● 破坏方式(Lodwick 分级 Ⅱ、Ⅲ 级，葱皮样骨膜反应)。

● 矿化基质(不支持非霍奇金淋巴瘤的诊断)。

最终经过病理学家会诊，组织学确诊为骨肉瘤。

以上关于组织学的批判性言论并不意味着活检是多余的。这依然是金标准，也许在以后的 10 年还是这样。但是如果放射科医生对诊断有信心，就应当捍卫它，因为有可能活检样本不充分(采样错误)或者病理科医生缺乏这方面的经验，尽管他可能在另外的领域是专家。

最终诊断

胫骨远侧骨干–干骺端溶骨性骨肉瘤。

评论
年轻患者、长骨侵袭性破坏（Lodwick Ⅱ、Ⅲ级）伴局部聚集的无定形基质矿化是骨肉瘤的特异性平片表现。

(张丹妮 刘蕊 译　张联合 赵振华 校)

病例143(图7.24)

病例简介

- 会诊申请人:放射科医生。
- 病史和临床问题:患者男,15 岁,激烈的足球比赛后感到左侧胫骨疼痛(图 7.24)。外科医生不知道该如何处理并因为担心自发性骨折,建议进行活检,然后刮除病灶。同医院的放射科医生认为是无害的非骨化性纤维瘤,并申请"行政协助"免除男童不必要的手术。

影像学表现

平片(图 7.24)显示左胫骨远侧骨干–干骺端外侧有一偏心性、纵向生长的多中心溶骨性病变,属于 Lodwick Ⅰ A 级。每个透亮区边缘呈圆形硬化,也可以描述为"一袋网球"或者"一串葡萄"。后外侧的皮质变薄膨胀,其余周围骨骼表现正常。

发病部位

病变位于胫骨远侧干骺端–骨干,偏心性生长,与胫骨皮质关系密切。

病理解剖学基础

病变表现为多房状,这些腔室可能并非封闭的,而是病变壁上的骨嵴造成外周分隔样改变。在考虑平片上如何出现这么多的腔室时,应当注意平片属于重叠影像,最终表现是 X 线投照路径上所有成像结构的总和。与皮质紧密相邻是否说明病变起自干骺端皮质。

疾病分类诊断的分析思路

▶ **正常变异或畸形**?　有可能,如果骨的非骨化性纤维瘤算正常变异。(在门诊创伤中心的膝关节检查中,非骨化性纤维瘤被偶然发现的概率为 5%~7%)。

▶ **炎症**?　即使是既往的骨髓炎也不会是这样的影像学表现。慢性骨髓炎通常表现为硬化灶。

▶ **肿瘤或肿瘤样病变**?　是。我们之前的讨论揭示了这点。这是一个经典的非骨化性纤维瘤(更确切地说,干骺端纤维性皮质缺损的非骨化性纤维瘤阶段)。

概要与讨论

本病例完全符合非骨化性纤维瘤(现在认为是管状骨附着点的应力性反应)的诊断标准,包括:

- 偶然发现。
- 明确与干骺端附着点皮质有关,可以是韧带、肌肉或者关节囊的附着点。
- 骨骼不成熟。
- 病变呈葡萄串样,Lodwick 分级 Ⅰ A 级。

图 7.25 展示了青少年单纯骨囊肿作为对比。患儿男,9 岁,创伤后左侧胫骨远端内侧疼痛。疼痛点明确(图 7.25b 的标志)。图 7.25a 显示胫骨远侧干骺端–骨

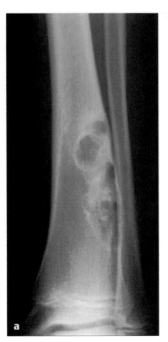
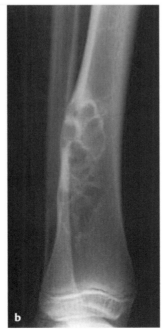

图 7.24　需要活检吗?

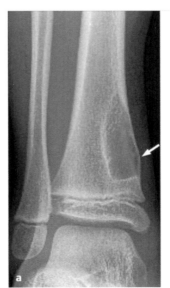
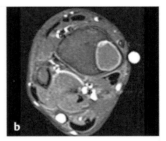
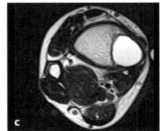

图 7.25　患儿男,9 岁,单纯的青少年骨囊肿。

干内侧见纵向生长的溶骨性病变，Lodwick 分级为 I A 级。内侧皮质变薄伴轻度膨胀。箭头指向一细微的骨折线。鉴别诊断包括不典型的非骨化性纤维瘤（由于和皮质的关系）和青少年骨囊肿（单房病变）。但病变的偏心位置不符合典型的青少年骨囊肿。对比增强 MRI（见图 7.25b）清楚地显示了青少年骨囊肿典型的囊壁强化（见病例 132）。轴位图像中的液平（见图 7.25c）确认了内部为液体。显然，外伤引起小的皮质裂隙骨折导致囊肿内出血。

最终诊断

胫骨远侧干骺端–骨干后外侧非骨化性纤维瘤，属于"勿触碰"病变。

评论

影像学检查的偶然发现，不能仅仅因为其性质不明而常规进行活检。举个例子，偶发病变可能由结缔组织和修复骨组成，可能还混有巨细胞。许多这样的情况下，病理科医生无法确诊，并求助有经验的放射科医生，否则他甚至可能根据组织学将其诊断为巨细胞瘤等。

（张丹妮　洪江　译　刘蕊　张联合　校）

7.3 骨硬化为主的改变

病例144(图7.26)

病例简介

- 会诊申请人：放射科医生。
- 病史和临床问题：患者男，19 岁，右大腿远端非运动相关性剧烈疼痛，有夜间痛并向膝关节放射，局部触之温暖。患者无创伤史，很可惜未能获得第一张平片。在没有倾向性诊断意见或怀疑的情况下，进行了股骨远端内侧表面活检。病理科医生未能根据组织学做出明确诊断，用了"异位骨化"这样一个模糊的描述。但是，值得注意的是，他结合了影像学表现并认为这是异位骨化或骨化性肌炎的典型变化。患者疼痛加重，并且阿司匹林的疗效一般。

影像学表现

首先我们浏览了 CT 图像，有代表性的是所展示的图 7.26a，c，e 中可见一骨化团块紧贴在股骨远侧骨干-干骺端内侧骨皮质上。骨化团块与皮质之间较低部分可见一狭窄的梭形透亮影，透亮影中间可见一线状骨化。梭形透亮影深部的皮质明显变薄，邻近骨髓腔内可见云朵状硬化区（图 7.26a，箭头所示）。MRI（图7.26b）显示髓腔内和骨膜区出现水肿样信号。

发病部位

病变中心绝对不像异位骨化那样位于骨外，而应该位于局部有异常的骨皮质。

病理解剖学基础

关键问题是形成的新骨是肿瘤骨还是反应性修复骨形成。单纯的肿瘤骨应该考虑骨膜骨肉瘤或表面骨肉瘤。肿瘤骨伴反应性骨形成则考虑骨样骨瘤，那么内部有骨化的梭形透亮区就是瘤巢，可以将高密度的骨旁和松质骨内的骨形成解释为反应性改变。第三种可能性是单纯的反应性改变，比如银屑病或掌跖脓疱病之类的附着点炎（见病例 48、82、145）。根据上述病理解剖学基础的讨论，可以将异位骨化从鉴别诊断中排除。

疾病分类诊断的分析思路

▶ 创伤？患者无急性或慢性创伤病史。

▶ 炎症？反应性炎症的可能性已经叙述，但患者没有皮肤表现。由于患者没有发热，因此不支持感染性炎症伴中间骨坏死，炎症标志物也正常。起源于皮质的骨髓炎同样显得很牵强。

▶ 肿瘤或肿瘤样病变？2 种主要的可能性已经叙

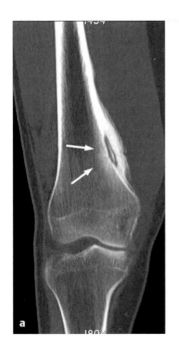
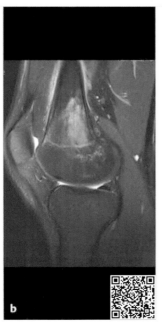
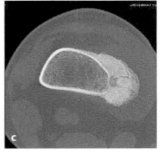
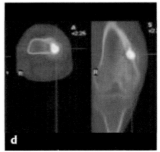
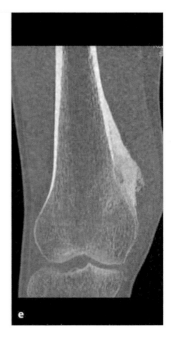

图 7.26　异位骨化?

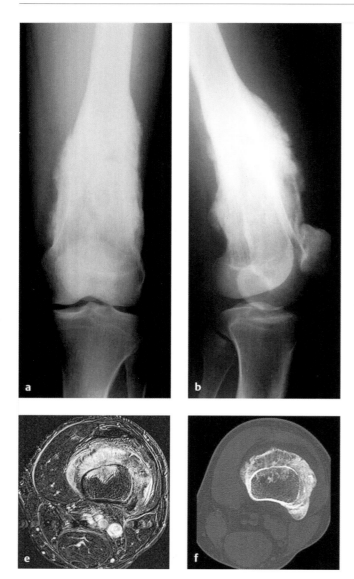

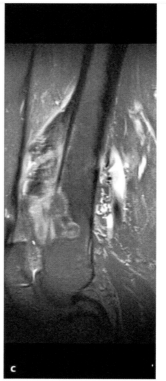

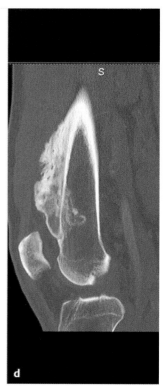

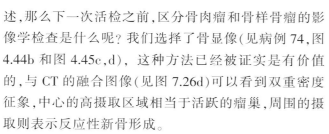

图 7.27　患者男,49 岁,骨旁骨肉瘤 I 级。

述,那么下一次活检之前,区分骨肉瘤和骨样骨瘤的影像学检查是什么呢?我们选择了骨显像(见病例 74,图 4.44b 和图 4.45c,d),这种方法已经被证实是有价值的,与 CT 的融合图像(见图 7.26d)可以看到双重密度征象,中心的高摄取区域相当于活跃的瘤巢,周围的摄取则表示反应性新骨形成。

概要与讨论

　　病变被诊断为皮质骨样骨瘤,随后在 CT 指导下被摘除并得到组织学确诊,鉴于典型的影像学表现,并非一定要有组织学证据。术后第 1 天,患者症状消失。这个病例明确地说明了不专业的影像学诊断会导致盲目的活检。该病例骨样骨瘤不寻常的表现是瘤巢呈梭形,通常是圆形的。但先前有瘤巢长达 4cm 的骨样骨瘤的报道。

　　为了帮助鉴别诊断,图 7.27 展示了 1 例 49 岁男性患者的左侧股骨远端 I 级骨旁骨肉瘤。骨被致密的骨化的肿瘤包裹(见图 7.22a,b),深部的皮质明显变薄伴部分内侧皮质穿孔。图 7.27c~f 的横断图像显示了肿瘤的骨内成分,这个表现和皮质的吸收破坏是排除骨膜下出血导致骨化性肌炎的主要理由。

最终诊断

　　皮质骨样骨瘤伴罕见的梭形瘤巢。

> ### 评论
>
> 　　其他影像学检查都无法确诊时,有一项被低估的有效手段——骨显像,它可以指出"哪里有活动性病灶"。

（张丹妮 译　刘蕊 张联合 校）

病例145(图7.28)

病例介绍

- 会诊申请人:放射科医生。
- 病史和临床问题:患者男,24 岁,双侧膝关节疼痛约 2 年,但自述从未出现过膝关节肿胀。患者在国外生活时间很长,国内外都曾做过全面的风湿病和微生物方面的检查,但是都没有明确诊断。最初的 MRI 水敏感成像序列的图像(图7.28f)显示股骨和胫骨近关节部有非特异性的信号增高,这种信号只是被描述为"水肿"。双膝(尤其是右膝)的平片(图 7.28a,b)发现硬化性改变,但并不能进一步定性。全身骨扫描(图 7.28c)显示右胫骨上部摄取明显增高,双侧股骨远端的骨干–干骺端(尤其是左侧前部)的摄取中等增高,而软骨下骨端并未见异常。我们的会诊意见是进行 CT 检查,在 X 线片的基础上进一步评估受累骨的表面以及内部情况。

影像学表现

MRI、平片和同位素扫描的表现如上所述。CT 图像较平片提供了更多信息,显示膝关节附近的骨髓腔内出现了硬化性改变(图 7.28d,e)。尤其是轴位图像(图 7.28e)显示多发性增生硬化性改变在皮质和骨膜侧加重,使右侧股骨后缘皮质明显增厚,左股骨后侧及后外侧皮质有局限性骨质破坏。

发病部位

病变累及两侧股骨和胫骨的骨干–干骺端的骨皮质和松质骨,软骨下骨端未受累。

病理解剖学基础

最重要的影像学表现如下:

- 关节两侧的股骨和胫骨出现水肿样信号。
- 活动性(骨扫描!)硬化性病变伴有一定程度的皮质破坏。
- 双侧弥漫性骨髓硬化。

双侧发生的病变提示这是一个全身性疾病,伴随关节囊附着处及其邻近骨膜的骨质增生及破坏。

疾病分类诊断的分析思路

▶ **正常变异或畸形?** 从未见类似报告。此外,该患者是有临床症状的,影像学表现提示这是一个活动性疾病过程。

▶ **外伤?** 没有外伤史。

▶ **炎症?** 有,但应该是反应性的,主要依据是两侧发病、水肿样信号、骨扫描阳性、骨质破坏和增生并存。细菌性炎症不符合这样的分布规律(双侧股骨和胫骨的骨干–干骺端受累,而邻近的关节和骨端未受累)。

▶ **肿瘤或肿瘤样病变?** 不是,两侧发病这一点就不支持这个诊断。

概要与讨论

通过上述分析,该病例很可能是非细菌性、反应性、全身性的炎症过程。肌腱末端(在本病例中是膝关节囊附着处和邻近骨膜)是特定的好发部位,这提示应该是某种附着点炎症,这也就解释了为什么病变主要发生在骨表面,同时也不排除伴有水肿成分和骨髓硬化性改变的骨炎,相反,这种解释非常合理。这样的分布特点以及发展过程是血清阴性脊柱关节炎的典型表现,血清阴性脊柱关节炎可伴有或不伴有中轴骨改变。

"患者经常出国"使我们考虑 Reiter 综合征的可能性,但随后经皮肤科检查发现,尽管表现较轻微,但组织学表现明确符合银屑病。显然,这个疾病开始于关节囊和骨膜在骨骼的起止点,这些部位比较敏感,银屑病会同时引起该区域的骨质破坏和骨质增生,并且诱发邻近髓腔的伴发性骨炎。这种情况在风湿病学中的术语称为"银屑病性关节炎",虽然患者并没有膝关节积液和关节肿胀等典型的关节炎表现。根据我们目前的概念,伴或不伴积液的银屑病相关性关节病不对应于像类风湿关节炎那样的原发性滑膜炎,而是一个非特异性的起止点炎的相关变化。因此,我们应该避免用术语"关节炎"来描述这些病变,更应该使用相关病因命名,叫作"银屑病相关性附着点炎"。在病例 39、40、48、49 和 97 中,本书还提供了"风湿病"附着点炎的病例。

作为对照,图 7.29 展示了 1 例 23 岁男性患者的类脂质肉芽肿(Erdheim–Chester 病)。这是一个系统性疾病,可累及骨骼并且常累及内脏(约为 60%),骨髓腔和器官会被组织细胞和多核巨细胞浸润,因此,这种疾

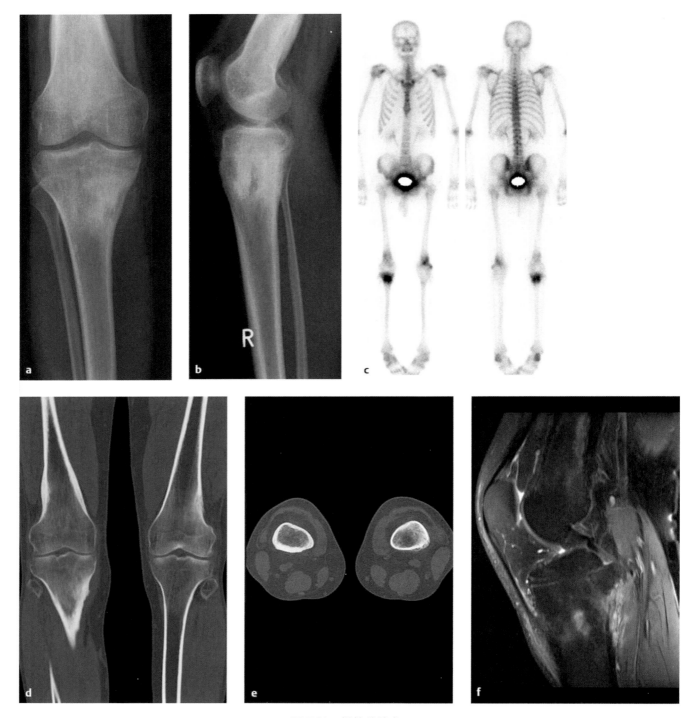

图 7.28　慢性骨髓炎？

病与 Hand–Schüller–Christian 病类似。从疾病分类来说，该病被归为非朗格汉斯细胞组织细胞增生症。骨髓肉芽肿性改变引起反应性硬化，这是放射学上的标志。膝关节周围的髓腔常最先被侵犯，然后可能会进一步累及胫骨远侧干骺端和髋关节周围的区域。之后，脊柱和颅底也可能受累。典型的弥漫性或有时呈斑片状的硬化性改变都局限于髓腔内（图 7.29c，d）。正如本病例

所示，也没有像银屑病相关性附着点炎那样出现骨膜反应。MRI 水敏感成像序列中髓腔为高信号（图 7.29b）。核素扫描显示膝关节（图 7.29a）周围和其他可能涉及的骨骺–干骺端区域的摄取增高，这些表现与 X 线表现相对应，并且具有特异性。临床上，只有严重的病例，患者才会有骨痛，一般仅有内脏受累引起的症状（如腹膜后、心脏、肺、中枢神经系统、眼眶等[56–58]）。

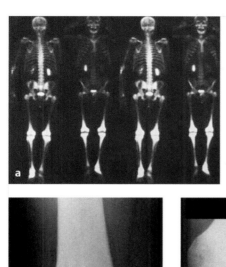
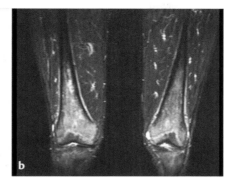

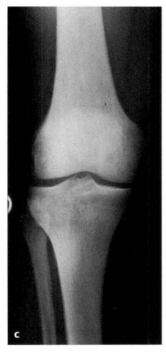
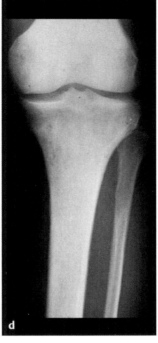

图 7.29　患者男,23 岁,类脂质肉芽肿病?

最终诊断

　　双膝关节周围的银屑病相关性附着点炎。

评论

　　CT 是帮我们做出银屑病相关性附着点炎的诊断的决定因素,因为 CT 清楚地显示了本病的典型表现——附着点及其周围的骨质破坏和骨质增生同时存在的混合性病变。

（张敏伟　龙德云　译　吴坚　张联合　校）

病例146(图7.30)

病例简介

- 申请会诊人：放射科医生。
- 病史和临床问题：患者男，41 岁，右膝剧烈疼痛 7 个月，疼痛与活动无关，夜间加剧。自述膝关节肿胀进行性加重。

影像学表现

右膝侧位 X 线片(图 7.30a)显示胫骨上段硬化。MRI(STIR 压脂序列，图 7.30b,c)显示在胫骨上端有一大范围的水肿信号并伴关节积液。胫骨中线内侧的前部皮质下可见一个微小的高信号灶(图 7.30c，箭头所示)。CT 进一步检查显示为伴有中心钙化的溶骨灶(图 7.30d，箭头所示)。

发病部位

小病灶位于胫骨上段皮质下，为关节内病变，并且伴有偏心分布的水肿样信号。胫骨上段的松质骨明显硬化(图 7.30d)。

病理解剖学基础

将小病灶与水肿样信号及硬化放在一起考虑应该是合乎逻辑的，并且这是最主要的表现。这些影像学表现组合起来唯一的可能是骨样骨瘤伴有水肿及反应性硬化。

疾病分类诊断的分析思路

病史及影像学表现显示为典型的骨样骨瘤，无须进一步鉴别。

概要与讨论

对患者的诊断明确，其被立即转介诊进行 CT 引导下的经皮瘤巢切除。手术非常顺利(摘除后的影像，图 7.30e)，术后第 2 天患者症状完全消失。

这个病例再一次显示了骨样骨瘤的显著特征：

- 小肿瘤大反应：实际肿瘤很小，即瘤巢，却可以引起周围广泛水肿和硬化，以及经常发生的剧烈疼痛，仅 60% 的病例能通过使用阿司匹林或非甾体抗炎药缓解疼痛。
- CT 显示瘤巢最清楚。典型表现是中央基质的

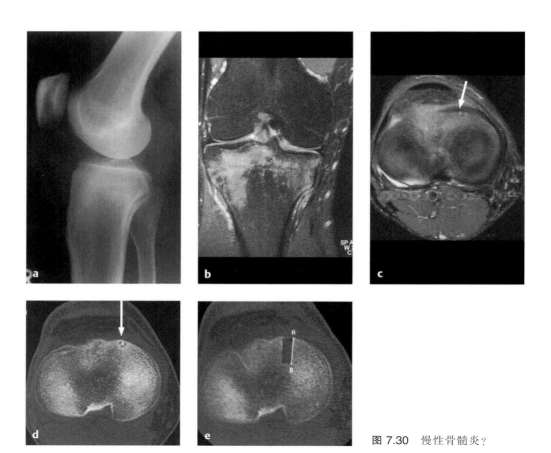

图 7.30　慢性骨髓炎？

钙化,许多病例(但不是所有病例)能在 MRI 上显示瘤巢。

●骨样骨瘤位于关节内或附近,其伴发关节积液可能是主要的 MRI 表现。

这个病例的不寻常之处是患者的年龄,因为骨样骨瘤极少在 40 岁之后发生。大约 70%的患者在<20 岁发病,约有 20%患者在 20~30 岁发病,只有约 10%的患者在 30~40 岁发病。但近几年我们多次遇到 50~60 岁的病例。

无论是本病例还是上一个病例,都不能在平片上诊断。

最终诊断

胫骨上段骨皮质下骨样骨瘤。

评论

骨样骨瘤引起严重骨或关节疼痛在年轻患者较常见,但骨样骨瘤也可见于老年患者。

(张敏伟 吴庆华 译　吴坚 张联合 校)

病例147和病例148(图7.31和图7.32)

为了教学方便,我们将这 2 个病例一起讲解。

病例简介

- 会诊申请人:放射科医生。
- 病史和临床问题:
  - 患者1:患者男,48 岁,活动相关性疼痛 1 年,主要为右腿疼痛,但最近出现左腿疼痛。患者自述右腿麻木、偶有烧灼感,并有局部皮温升高。否认有外伤史,热爱长跑,每周跑步 50~60 千米。
  - 患者2:患者男,15 岁,狂热的运动爱好者,左侧小腿疼痛,疼痛与运动无关、夜间加剧。胫骨中段皮肤触诊皮温升高。

影像学表现

患者 1 的右胫骨侧位片(图 7.31)显示前部骨皮质广泛梭形增厚。

患者 2 的平片(图 7.32)显示沿胫骨后外侧皮质的梭形增厚。

发病部位

2 例患者出现胫骨增生性改变的位置不同:第 1 例在前部皮质,第 2 例患者在后外侧皮质。

病理解剖学基础

在这 2 个病例中,需要考虑实性骨皮质增生的原因是否相同。通过回顾这 2 个患者的病史,可以得到这个问题的答案:

- 患者 1 最可能的原因是应力性骨增生。
- 结合患者 2 的年龄、骨增生的部位以及夜间痛,应该考虑炎症或肿瘤的可能。

因此对 2 例患者进一步行影像学检查的策略不同:

- 患者 1 应该加拍对侧平片,因为如果是应力性骨增生,左侧也应该有类似骨增生。
- 患者 2 应该设法观察骨增生的内部病灶,最好选择断层成像。

疾病分类诊断的分析思路

▶ **正常变异或畸形**? 不是。2 个病例的影像学改变

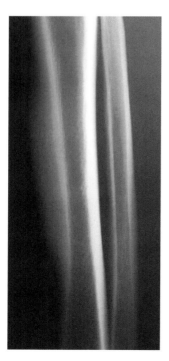

图 7.31 不明原因的骨增生(患者 1)。

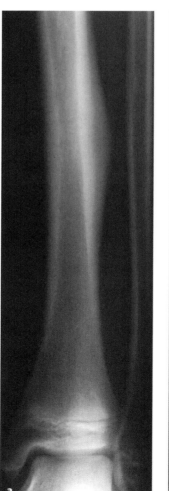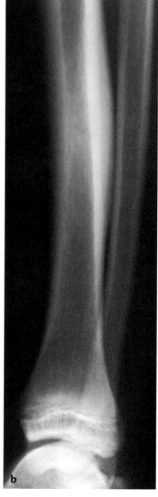

图 7.32 不明原因的骨增生(患者 2)。

都伴有明确的临床表现,很明显这是近期发生的病变。

　　▶ **创伤**?患者 1:是。他是一名长跑运动爱好者,这提示胫骨前缘承受了巨大并持久的负荷。对侧的平片(图 7.33b)显示了类似的骨增生,证实了这个诊断。

　　▶ **炎症**?患者 2:不是。断层影像(图 7.34)显示了在增生的骨质中有一个小腔(光标所示图 7.34b),其内可见骨化。这可能被认为是脓腔中的死骨片,但是这个男童没有骨髓炎的临床表现(如:发热)。另外,"脓腔"的位置也不太合理的,因为这种皮质骨炎的发生只能通过诸如开放性骨膜损伤等途径感染细菌所致。

　　▶ **肿瘤**?患者 2:是。CT 已经显示了骨样骨瘤伴中央骨化的典型瘤巢,患者与活动无关的夜间痛也符合骨

样骨瘤的临床表现。在代表性的 MRI 图像(图 7.34c)中,瘤巢表现为硬化骨质中隐约可见的局限性高信号灶,其信号强度略高于胫骨皮质,这意味着反应性新骨形成仍活跃。在周围的骨膜套中可见明显的水肿样信号,这与胫骨中部的疼痛和局部的皮温升高相关。

概要与讨论

　　根据病史和据此采用的进一步影像学检查才能正确鉴别胫骨骨增生。患者 1,仅需要加拍对侧平片就可以证实应力性骨增生的诊断。患者 2,进一步 CT 检查对诊断骨样骨瘤是必要的。骨增生的不同位置也同样重要:应力性损伤的典型部位在胫骨前缘,而皮质型骨样骨瘤没有特定的好发部位,可能在前面、侧面或者后面。

　　当然,患者 1 也可以使用 MRI,它可能显示骨增生区域、邻近髓腔、前外侧肌肉的水肿样信号,符合不完全性筋膜室综合征,但这不会影响治疗。事实上,这个患者必须停止慢跑 6~7 个月。随后,可以根据疼痛的忍受程度,开始小步伐恢复训练。我们的观察表明,受累骨得到很好的休息时,应力性骨增生可以完全消退,骨骼恢复生理弹性时,症状也会消退。

　　应力性骨折的诊断如病例 129 所示。

最终诊断

- 患者 1:胫骨前缘疼痛性、应力性骨质增生。
- 患者 2:骨样骨瘤伴胫骨后外侧反应性新骨形成。

> **评论**
>
> 平片上相似的骨皮质增生,针对不同患者的病史、年龄和骨质增生的部位,可选择性地使用简单的影像学检查方法来明确诊断。

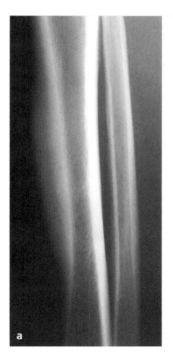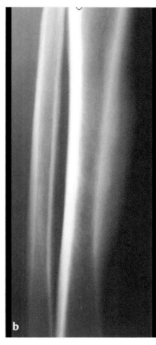

图 7.33 患者 1 的两侧胫骨的平片。

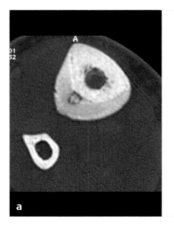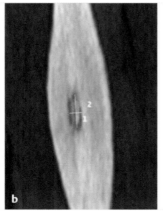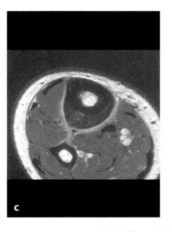

图 7.34 患者 2 的胫骨 CT 和 MRI 图像。

（张敏伟 于继峰 译 吴坚 张联合 校）

病例149(图7.35)

病例简介

- 申请会诊人：风湿科医生。
- 病史和临床问题：患者男，18岁，左侧踝关节出现了关节炎征象(肿胀、局部皮温升高、疼痛)。请我们会诊以明确诊断。

影像学表现

患侧踝关节 MRI(图 7.35a)显示明确的距骨水肿和关节积液，其他序列和平面的图像没有更多诊断信息。我们申请的 X 线片(图 7.35b)显示距骨硬化灶。骨扫描(图 7.35c)显示距骨内放射性摄取显著增高。

发病部位

MRI、平片和骨扫描只能显示距骨存在活动性病理过程，但是无法进一步的明确诊断。

病理解剖学基础

距骨的硬化灶提示我们去寻找其"幕后"的原因，CT 正好可以完成这个任务。CT 发现骨松质被硬化灶所遮盖，硬化区中心是一个小的溶骨灶，其内几乎完全被致密硬化影填充(图 7.36)。这个小的、中央已钙化或骨化的瘤巢正好位于距骨关节面下方，显然这是病变中心，正是它导致硬化、水肿以及骨扫描显著摄取增高。唯一与上述表现符合的病变就是骨样骨瘤。患者年龄也十分符合该诊断。

疾病分类诊断的分析思路

因为临床症状和影像学表现都十分符合典型的骨样骨瘤，不太可能去考虑其他病变。

概要与讨论

我们展示这个病例有 2 个原因：

- 该患者因为疼痛性单关节炎被风湿科医生接诊。风湿科医生很自然地怀疑是风湿病(例如，早期强直性脊柱炎、Lyme 关节炎等)。行 MRI 检查，只显示踝关节积液以及距骨水肿样信号，这些很容易被认为是关节炎的表现。通常，接下去应做踝关节抽液及生化分析。但是在这个病例中，这项检查应该不能提供有效的信息，最有可能的推测诊断是非特异性单关节炎，抗感染治疗可能缓解疼痛，但是 2 周后因为关节积液持续存在而失去疗效。

- 这个病例先进行左踝和距下关节的 MRI 检查，掩盖了骨样骨瘤的 2 个基本特征：瘤巢及周围硬化。如果开始就拍摄了踝关节侧位 X 线片，那么明显的硬化提示骨样骨瘤的可能性，然后就会用 CT 去寻找瘤巢。就像书中的其他骨样骨瘤病例（见病例 74、146 和 148），如果 MRI 针对性寻找骨样骨瘤，大多数病例可

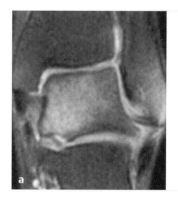
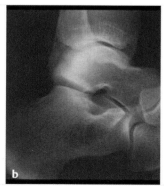
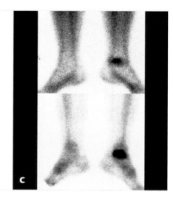

图 7.35　关节炎伴距骨水肿？

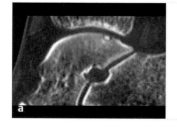
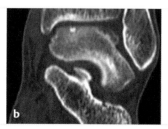
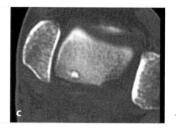

图 7.36　CT 扫描补充了图 7.35 中的表现。

以发现病变,但并非所有病例都是如此。实际上,年轻患者单个关节炎,考虑骨样骨瘤时,应该建议行 CT 检查以进一步明确是否存在瘤巢。

最终诊断

距骨上关节面下骨样骨瘤伴(交感神经性)关节炎。

> **评论**
>
> 对于年轻患者的单关节炎,尤其是年轻男性,应考虑到相邻骨的骨样骨瘤的可能性。

(张敏伟 杜鹏 译　吴坚 张联合 校)

7.4 混合特征的改变

病例150(图7.37)

> #### 病例简介
>
> - 会诊申请人:骨科医生。
> - 病史和临床问题:患者男,10岁,踢足球时被踢中右膝。之后自觉右膝前内侧疼痛,跛行。他是一名近乎狂热的运动员,否认有既往外伤史。4天后体检未发现体表挫伤,膝关节功能正常。出于"以防万一"的目的,我们还是申请了MRI检查。

影像学表现

在T1W图像上(图7.37a~c),股骨外侧髁后部的骨性部分的体积较内侧髁小,相应髌软骨层明显增厚。股骨外侧髁骨化部分的关节侧向近侧凸起,边缘呈锯齿状。水敏感序列图像(图7.37d~h)在外侧髁没有发现水肿信号。MRI上未发现与外侧髁缺损处相吻合的骨片。

发病部位

股骨外侧髁后部的骨性部分可见明显缺损。

病理解剖学基础

生长过程中,股骨远端内外侧骨骺(即髁)的骨化中心可能会有大小差异,并可能轮廓不规则。因此,不对称并不一定是异常的。

疾病分类诊断的分析思路

▶ **正常变异或畸形?** 是。如上所述,股骨远端骨骺内外侧的骨化中心在生长过程中,可能大小不同,相应的覆盖关节软骨厚度也会有相应变化[59]。无相应病史、无临床体征、步态及功能测试正常等提示为正常变异。在股骨内侧髁软骨下区,所有MRI序列均未发现水肿信号等病变征象。

概要与讨论

在这个病例中,股骨外侧髁骨化中心后部明显的凹陷需要考虑是不是剥脱性骨软骨炎。当然,将锯齿状

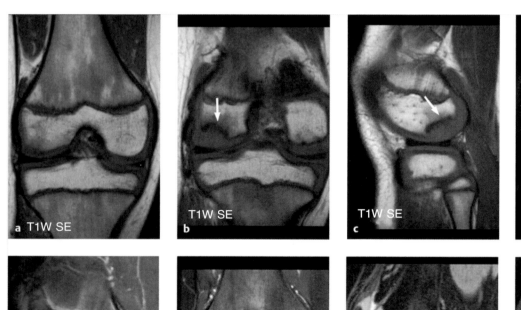
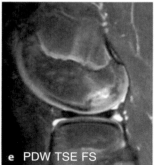
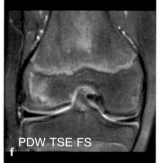
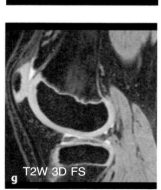
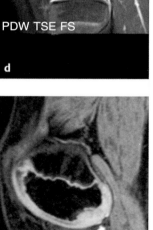

图 7.37 剥脱性骨软骨炎?

骨性凹陷解释为骨坏死所致的缺损是比较合理的。但在骨内或相邻关节内均未发现相应的骨片，覆盖于凹陷表面的软骨代偿性增厚，但在 MRI 上显示为完全健康的软骨，也没有典型剥脱性骨软骨炎的典型征象，如邻近骨的水肿样信号或软骨下高信号的分界线或分界区。此外，患者没有相应的临床表现和病史。距离第一次影像学检查 1 年后，男童症状完全消失并且完全能够参加运动。自从引入 MRI 诊断剥脱性骨软骨炎以来，我们反复观察到类似的表现，并在几个月或几年内"吸收消失"，没有任何临床后遗症[17]。无论如何，股骨远端内外侧骨化中心轮廓不规则和大小差异，包括多发骨化中心等现象并不罕见。

最终诊断

股骨远端外侧髁骨化中心的正常变异。

评论
骨化中心的大小和轮廓在骨骼生长过程中可能出现变异。这些正常变异需要与骨坏死相鉴别，尤其是剥脱性骨软骨炎。

（张敏伟　江小华　译　吴坚　张联合　校）

病例151（图7.38）

病例简介

- 会诊申请人：小儿骨科医生。
- 病史和临床问题：1岁超重患儿，左膝和左小腿出现无痛性且进行性加重的内翻畸形。

影像学表现

平片显示左胫骨近侧干骺端-骨干连接处内侧皮质较深凹陷伴边缘硬化（图7.38a），凹陷远端的皮质明显增厚，胫骨内翻成角。

发病部位

凹陷恰好位于鹅足腱附着处，鹅足腱是指缝匠肌、半腱肌和股薄肌的联合腱。

病理解剖学基础

鹅足腱附着处的凹陷是内翻畸形的原因，这提示病变属于应力性骨吸收，类似干骺端纤维性缺损（例如，腓肠肌头的插入）。

疾病分类诊断的分析思路

▶ **正常变异或畸形？** 不是，因为这是一个获得性进行性的病变，患者出生后的第一年就出现临床症状。

▶ **创伤？** 是。正如上文所提到的，这种畸形是超重的儿童在学习行走时导致的应力性改变。鹅足腱附着处作为联合肌腱的止点，对过度应力非常敏感。

▶ **炎症？** 没有临床表现。

▶ **肿瘤或肿瘤样病变？** 邻近的软组织肿块可能造成这种凹陷性缺损。但是上述讨论说明，该表现更符合应力性改变，这个改变类似于肿瘤，因此也属于肿瘤样病变。

概要与讨论

这个位于胫骨干骺端内侧的应力性缺损，也被称为局灶性纤维软骨发育不良。该名词解释了病变的主要组织学特征：除了组织中胶原纤维和结缔组织比正常丰富之外，病变中不活跃的纤维细胞和散布软骨细胞的结缔组织都是纤维软骨性肌腱末端病的基本成分。缺损远端的骨皮质增厚也符合应力性改变。与Blount病相似（图7.39），这种儿童学习行走时的发育异常主要是鹅足腱不能适应应力导致的。但和Blount病不同的是，它通常只出现单侧的胫骨内翻。如随访图片所示（图7.38b, c），这种应力性改变会在接下来的2~3年自愈，不需要进行外科矫正和活检。可以想象，软组织病灶在MRI上呈以低信号为主的混杂信号。

图7.39是Blount病的典型表现，以双侧胫骨内翻为特征的生长障碍。该病在儿童和青少年均可发生，但至少在我们所观察的病例中，大多发生于在出生后的第一年，特别是过早学走路的超重儿童。这种疾病也被称作"蹒跚学步儿童的疾病"，主要是由于胫骨近端生

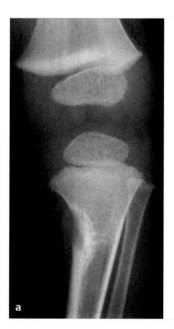
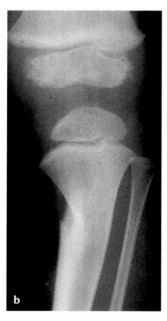
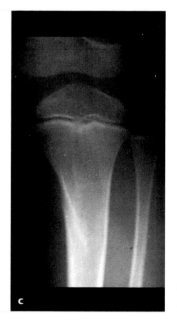

图7.38 肿瘤？图像分别拍摄于1997年6月(a)，1999年1月(b)，2000年6月(c)。

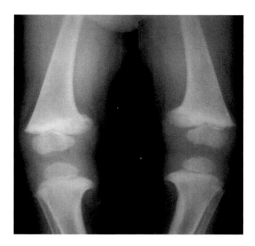

图 7.39 Blount 病的 X 线表现。

长板内侧软骨增殖紊乱，导致了内侧纵向生长异常和内翻弯曲。之后，股骨内侧的生长板也可能会发生同样

的生长障碍。不同于局灶性纤维软骨性发育不良，此病是进展性的，需要外科矫正。此病遗传倾向尚不明确。胫骨内侧干骺端呈鸟嘴状改变和膝内翻为特征性 X 线表现。本病例中可以看到股骨干骺端内侧也有相似改变。

最终诊断

鹅足腱附着处应力性末端病导致的局灶性纤维软骨性发育不良。

评论

对于影像学表现的异常能否做出正确诊断，病变的位置至关重要。

（蒋可思 潘玉冰 译 张敏伟 吴坚 校）

病例152(图7.40)

病例描述

- 会诊申请人：影像科医生。
- 病史和临床问题：患者男，14岁，右膝极度外翻畸形，承重时出现疼痛。我们与他会面详细询问了更多病史细节，了解到他是足球队的守门员，鱼跃救球时有右膝着地的习惯，每周至少参加4次足球训练。右侧膝关节的X线片显示极度外翻畸形，最大倾斜角度出现在骨骺生长板，股骨远端骨骺向后移位，生长板外侧周围和骨表面有明显硬化性改变。怀疑硬化性改变的原因可能是骨肉瘤。

影像学表现

右侧膝关节的X线片(图7.40a,b)显示了股骨骨骺外侧部分的高度明显减低。生长板的后外部出现异常的增厚，生长板周围有广泛的硬化，邻近软组织可见骨化，CT(图7.40d)将其判定为骨碎片。通过与对侧(图7.40c)对比，可以清楚地观察到骨骺的后移。MRI

(图7.40e,f)显示股骨远端骨骺存在大片水肿样信号区。断层图像清晰地显示了生长板大范围的破坏和增宽。MRI矢状位(图7.40f)进一步显示了生长板内的线样低信号带。

发病部位

病变中心位于股骨生长板。

病理解剖学基础

位于生长板及其周边不寻常的改变可能是慢性创伤伴骨坏死和反应性硬化所致。骨的高信号灶可能是伴发的骨炎表现。

疾病分类诊断的分析思路

▶ 正常变异或畸形？不是，这些表现主要与异常应力有关。

▶ 创伤？是。畸形和结构上的改变无疑与该男童接球或阻挡球时右膝着地的习惯有关。生长板损伤的可靠证据是生长板增宽及其周围硬化（也可见病例114）。MRI表现为骨炎，即信号增高或"骨挫伤"。生长板的线性低信号(图7.40f)可能是生长软骨的裂隙样

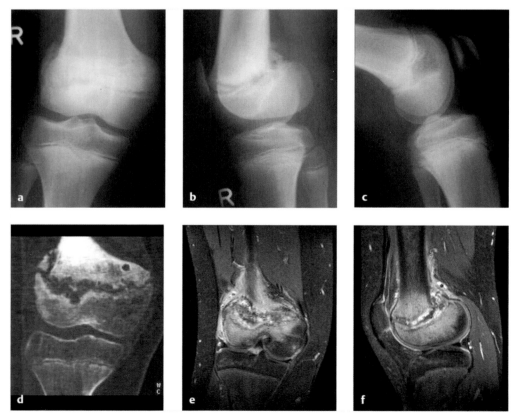

图7.40　骨肉瘤？

改变,很可能是由骨坏死或未吸收的骨碎片造成的。

　　▶ *炎症*? 没有临床表现。

　　▶ *肿瘤*? 不是,骨硬化的改变是反应性的,也没有诸如骨肉瘤之类的基质骨化。通过 CT 证实了骨旁的高密度物是骨碎片。病变中心位于生长板,目前为止还没有骨肉瘤起源于该部位的报道。

　　▶ *坏死*? 病变确实存在大片的骨坏死,但它们应当被认为是附带现象。

概要与讨论

　　由反复创伤引起了严重的生长板损伤,进而导致骨骺松动和移位,这样的病例是十分少见的。因此,在鉴别诊断中包括肿瘤是可以理解的。在我们看来,上面关于生长板损伤的讨论十分有把握,无须活检。除了生长板损伤的特征性影像学表现,患者的病史也是正确诊断的关键。

　　儿童和青少年成长板损伤的概述可以参考 Frush 和 Lindenfeld[60]以及 Soprano 和 Fuchs[61]的文献。

最终诊断

　　使用不寻常方式阻挡足球导致严重的股骨远端生长板应力性损伤以及骨骺移位。

评论
生长板的增宽伴有邻近骨的硬化和骨骺移位是原发性生长板损伤的主要证据,最常见的原因是慢性重复性损伤。

（蒋可思　石鑫森　译　张敏伟　吴坚　校）

病例153（图7.41）

病例简介

● 会诊申请人：儿科医生。
● 病史和临床问题：患儿男，10岁，左膝疼痛，低热，血液炎性标志物增高。

影像学表现

X线片显示胫骨近侧干骺端后部的松质骨内存在破坏性病灶，病灶靠近生长板，内侧病变更为明显。很难去确定 Lodwick 等级，在前后位平片上表现为虫蚀样改变，即 Lodwick Ⅲ级（图 7.41a），侧位片上更像 ⅠA 级（图 7.41b）。MRI 水敏感成像的轴位图像（图 7.41c）可以解释这种差异：后部的串珠样高信号，相当于前后位平片的"孔"，仅约占胫骨前后径的 1/4，因此在叠加图像上并不明显。但从另一个角度看，病灶至少占骨横径的 4/5，因而在侧位重叠图像上自然更明显，完整显示为地图形溶骨性病变。然而除了这个破坏性病变外，平片同时显示有轻度硬化区域。MRI 显示了关节积液和骨旁软组织轻微受累。为了缩小鉴别诊断范围，我们通过 MRI 来进一步寻找更多的病灶。冠状位图像（图7.41d）发现转子间和转子下区域（包括大转子骨突）存在明显高信号灶，紧邻大转子骨突骨骺板下部有一个环形高信号。

发病部位

左侧胫骨近侧干骺端后部可见偏心性破坏，右侧股骨的高信号位于转子间和转子下区域，并累及大转子，病变中心应该是大转子骨突骨骺板下部旁的环形高信号，其信号强度与胫骨病灶相似。

病理解剖学基础

X线片可见胫骨近端干骺端的破坏和硬化，MRI 发现胫骨和股骨转子间区域的异常高信号，这是两处富质子的病灶。病灶主要位于干骺端，这一点更符合炎症而不像肿瘤（如：嗜酸细胞肉芽肿）。与破坏相联系的硬化性改变明显是反应性的，这也符合炎症。

疾病分类诊断的分析思路

▶ *正常变异或畸形？* 不是，因为影像学表现伴有相应的临床症状和体征（疼痛、发热、炎症标志物升高）。

▶ *创伤？* 没有急、慢性创伤史。

▶ *炎症？* 是。这与临床表现（发热等）和影像学改变相符合。

▶ *肿瘤？* 不能完全除外肿瘤，可能是嗜酸细胞肉芽肿（朗格汉斯细胞组织细胞增生病）。但是这不能解释 2 个病灶均位于干骺端，因为这对于嗜酸性肉芽肿来说是非常罕见的，同时，这个患者的临床表现也不符合该诊断。

概要与讨论

所有的临床、影像学表现最符合慢性非细菌性骨髓炎（CNO），CNO 主要发生在长管状骨的干骺端。（"CRMO"在此病例中不合适，见病例82）。支持 CNO 的表现如下：

● 发热、疼痛、炎性标志物升高。
● 位于干骺端。
● 多个病灶。

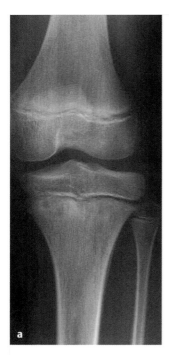
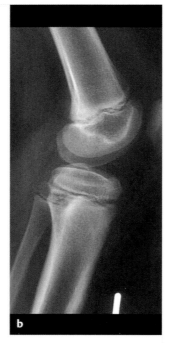
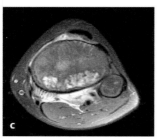
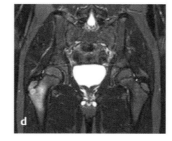

图 7.41　骨髓炎？

● 平片上同时存在骨破坏和反应性新骨形成，MRI 上为富质子密度改变。

正如病例 82 所解释的，我们将这个自身免疫性疾病归为风湿性疾病。更具体地说，患者有银屑病、掌跖脓疱病或相关家族史的情况下可以称为脓疱性附着点炎–骨炎（以往误称为"SAPHO"）。

该患儿用 NSAID 治疗，临床及影像学表现均很快改善。

最终诊断

存在 2 个病灶的 CNO（股骨转子间区域和胫骨近侧干骺端）。

评论

在儿童和青少年中，干骺端破坏和增生混杂的多发病灶，几乎总是需要怀疑 CNO。

（蒋可思　龚佳佳　译　张敏伟　张联合　校）

病例154(图7.42)

案例简介

- 会诊申请人：影像科医生。
- 病史和临床问题：患者女，13岁，右侧小腿进行性疼痛和肿胀。坐位时症状加重。

影像学表现

胫骨针对性 CT 重建图像(图7.42a,b)和轴向扫描图像(图7.42d,f,g)显示了明显的蠕虫状或蜿蜒迂曲的透亮影伴边缘硬化。影像学术语中，这些轨道样改变有时被称为"血管压迹"，在 MRI 图像(图7.42c,e)可见相应的骨骼内病理性血管结构。

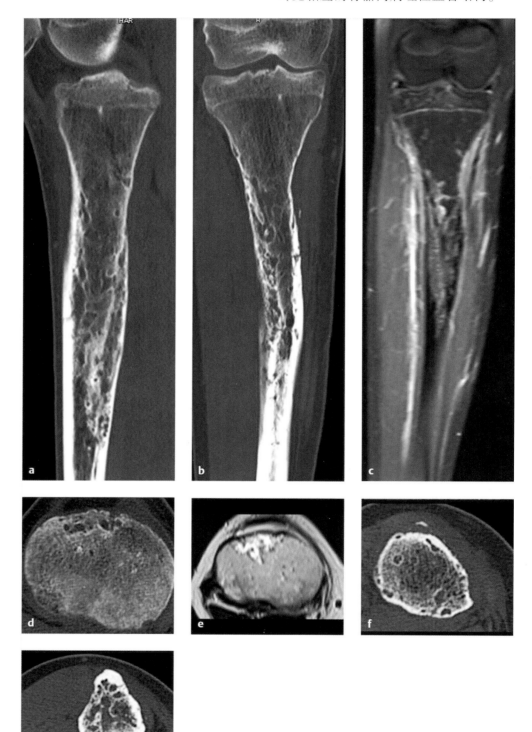

图7.42　这是否为树皮甲虫叮咬造成？

病理解剖学基础

MRI 显示骨内管道中是血管结构，并应该是病理性血管，血管增粗提示血管畸形。

疾病分类诊断的分析思路

诊断已经明确，下一步是诊断它是什么类型的血管畸形：动静脉畸形、静脉畸形还是淋巴管畸形？高流量还是低流量？进一步的血管造影证实这是骨和周围软组织中的静脉畸形。这和病例 134 的血管瘤病不同，但与图 7.43 中的病例相同。

概要与讨论

骨和软组织的血管畸形有逐渐增大的趋势，因而需要治疗。我们建议通过更详细的血管造影来确定供血动脉和引流静脉，这可以指导硬化疗法（参见本病例，图 7.43）。

血管畸形应该与以血管瘤为表现形式的肿瘤性血管病变相鉴别，这已在病例 134 中阐述。如果要治疗这些病变，可以使用血管生成抑制剂或直接注入硬化剂。血管瘤在平片上通常表现为细致的蜂窝状结构，即使病变位于身体的下垂部位，也没有或仅有少许症状。一般来说，只有功能成像才能可靠地区分血管畸形和良性的血管肿瘤（血管瘤），因为在组织学上鉴别是十分困难的，可以参考病例 134。

图 7.43 显示了位于小腿的另一例静脉畸形，可以看到明显的骨内外引流静脉。平片（图 7.43a）显示了典型的血管压迹，同时 MRI 显示了粗大的骨内外静脉，其近端和远端的骨内外静脉经过骨皮质相连（图 7.43b，箭头所示）。CT 静脉造影清楚地显示了远端的静脉交通（图 7.43c，d）。该 14 岁女性患者的左侧小腿疼痛明显，小腿下垂位时加剧。我们逐步堵塞了骨内外的引流静脉以及骨内扭曲的静脉网之后，这个患者的症状就消失了。该病例被完整收录在 Freyschmidt（2008）[13]中。

作为鉴别诊断，图 7.44 显示了血管瘤的典型影像学表现。患者男，21 岁，右侧胫骨发现病变，患区轻度疼痛，但这符合偶然发现，因为主要病灶位于左侧股骨干：一个有明显疼痛的应力性骨折（图 7.44c 的骨扫描）。该患者是个慢跑爱好者。胫骨干近段有粗糙的骨小梁样结构（图 7.44a，b）并含有脂肪组织（文中没有展示）。注射静脉对比剂显示蜂窝状增强，尤其是皮质的前部和外侧部（图 7.44d~f）。明显强化区域的蜂窝状表现可能代表毛细血管和静脉血管的融合，并可能包括粗大的营养血管。本病例也可能表示进展中的静脉畸形，这与骨扫描中示踪剂的明显摄取相符合。另一个不支持血管瘤的观点是，血管瘤通常被认为是先天性的肿瘤，并且可能会在青春期退化，然而血管畸形通常在青春期进展并且出现症状。因为组织学评估并不会产生对治疗有重要意义的信息（见病例 134），所以我们建议不要活检。得出最终诊断可能需要随访：如果发生

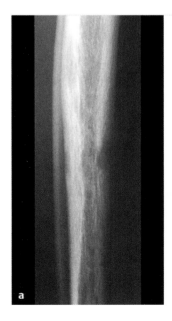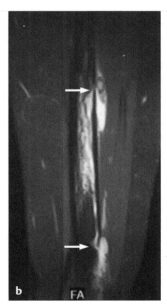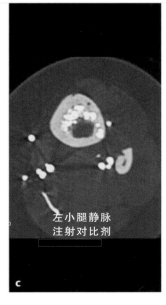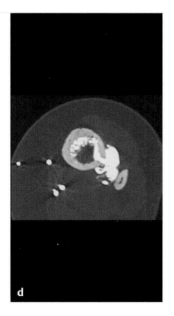

图 7.43　患者女，14 岁，的静脉畸形。

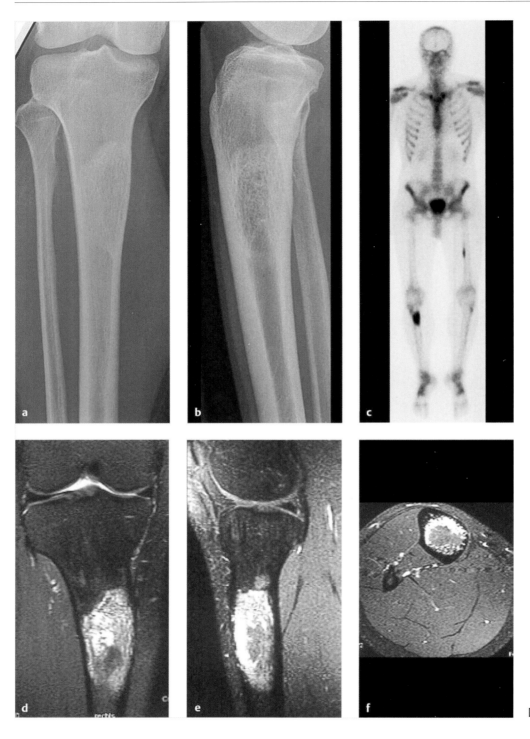

图 7.44　血管畸形或血管瘤？

临床和影像学上的进展，那么病变就是血管畸形。如果病变退化并显示脂肪浸润，那么就是退化较晚的血管瘤。

最终诊断

　　骨内静脉血管畸形。

评论

　　血管压迹是骨内或骨表面血管畸形的影像学特征。

（蒋可思　魏剑锋　译　张敏伟　张联合　校）

病例155(图7.45)

病例简介

- 会诊申请人:风湿病科医生。
- 病史和临床问题:患者男,62 岁,反复出现踝关节积液,右侧为主。5 年前,他被诊断为血色素沉着病,之后经历了 3 次关节置换。踝关节的 MRI 改变无法被合理地解释。

影像学表现

MRI 显示右侧踝关节和距下关节的所有组成骨的软骨下中均存在圆形病变,STIR 图像中呈明显高信号(图 7.45a,b),T1W 图像中呈低信号(图 7.45c)。病变被中度水肿样信号所环绕。对侧踝关节(此处没有展示图像)显示了相同的病变。双手的 X 线片(图 7.45d,e)显示桡腕关节破坏,舟状骨"钻入"了桡骨关节面的轮廓,舟状骨可见圆形透光区,三角纤维软骨钙化,掌指关节间隙均明显变窄,伴掌骨头的侵蚀和小圆形的软骨下溶骨区。近端和远端的指间关节表现正常。关节旁未发现骨质疏松征象。

发病部位

上述所有的病理改变均累及受累骨的软骨下区域。手部改变局限于桡腕关节和掌指关节,远端和近端的指间关节正常。

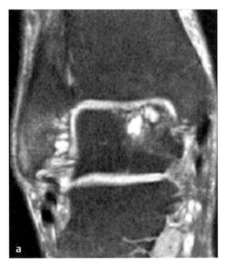
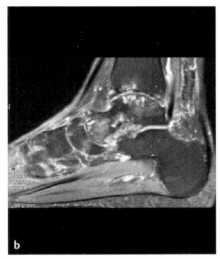
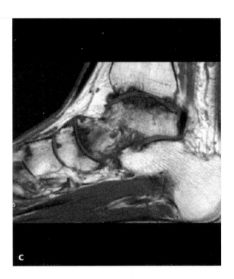
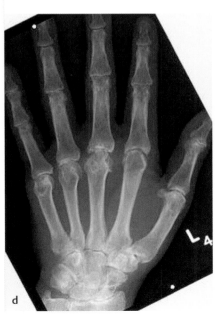
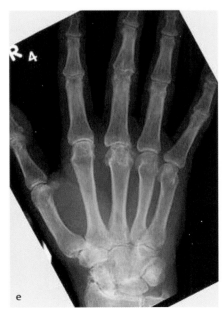

图 7.45 跗骨无法解释的信号改变。

病理解剖学基础

骨改变(软骨下透亮或溶骨区)的中心位于关节，提示系统性关节病变导致软骨下的改变。由于手部关节周边没有骨质疏松，因而病变可能起源于软骨而不是关节滑膜，所以它属于软骨性关节病。掌骨头部的侵蚀可能是滑膜的继发性受累或软骨下骨质破坏所致。

疾病分类诊断的分析思路

在上述病理解剖学基础的讨论中，已经指出基本病变是系统性软骨性关节病。

概要与讨论

令人困惑的右踝 MRI 改变，事实上是继发于血色素沉着病的软骨钙质沉着症。这些改变代表软骨下囊肿，可能由局限性坏死发展而来。囊肿周围的水肿样信号可能是静态功能不全和(或)滑膜炎导致的反应性骨炎。踝关节和其他大关节的 MRI 改变应与手部具体的影像学改变结合起来解释，手部主要累及第 2、3 掌指关节，表现为关节间隙狭窄、软骨下囊肿和边缘缺损，这种缺损可能是边缘性囊肿壁骨折或继发性滑膜炎所致。

软骨下骨板可能会破裂，随着时间的推移，可导致软骨下松质骨表现为"被啃过"的外观。这在图 7.45d,e 表现很明显，甚至可见于 T1W 图像(7.45c)中。所有的

改变最终在临床及影像学上(均)表现为伴侵蚀改变的骨关节炎。

血色素沉着性关节病的发病机制还没有被完全了解。铁或含铁血黄素沉积物可能对滑膜有刺激作用，导致了血色素性滑膜炎。多达 30%的血色素沉着病病例与继发软骨钙质沉着病有关，这可以解释为由局部铁浓度高，滑液铁平衡改变，导致焦磷酸钙和其他钙复合物沉积，从而导致严重的、双侧的桡腕关节改变，正如本例所见。这不仅是由于焦磷酸钙晶体在软骨中的沉积，而且也沉积于韧带附着点，尤其是舟骨和月骨之间的韧带。这导致了韧带松弛伴随着舟月骨分离和手舟骨旋转半脱位。病程进一步发展，通常是更严重病变的详细描述，如舟状骨嵌入桡骨、舟状骨塌陷等，可以参考以下文献，Stabler(1992)[62]或 Freyschmidt(2008)[13]。

最终诊断

血色素沉着病典型的关节改变。

评论

血色素沉着病的关节改变，有时伴有继发性软骨钙质沉着，这增加了这种罕见疾病的放射学多样性。

(蒋可思　杨立光　译　张敏伟　张联合　校)

7.5　骨外病灶

病例156(图7.46)

病例简介

● 会诊申请人：放射科医生。

● 病史和临床问题：患者男,24 岁,热衷于足球运动,6 个月前左侧大腿被踢伤并有血肿形成,局部疼痛明显并有皮温升高。症状减轻后,重新回到了足球场上。结合影像学表现,我们更详细地询问了病史, 患者回忆出更多细节,3 周前同一部位再次受伤, 随之而来的症状与上次受伤后相同。影像学鉴别诊断包括骨膜骨肉瘤和骨化性肌炎(异位骨化)。

影像学表现

CT 矢状位重组图像(图 7.46a)发现在股骨的近段

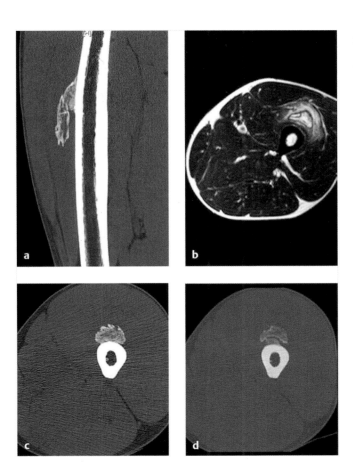

图 7.46　骨膜骨肉瘤?

表面有一个长 6~7cm 的较均匀的骨化团块,其近端紧贴股骨前外侧皮质,然后向外延伸、远侧部分与皮质保持一定距离。CT 轴位(图 7.46c,d)显示病变为实性,其外缘相当于骨皮质,但内部骨结构不好区别。我们将紧靠股骨皮质的基底部和离开皮质的游离部之间部分称为"移行部",移行部可见不全性骨折线,骨皮质未见任何破坏或侵蚀性改变。增强 MRI 轴位图像(图 7.46b)显示股骨的前外侧有明显强化肿块,其内部有一核心,相当于 CT 上的骨化结构,而 CT 并未显示核心外围的肿块。

发病部位

骨化团块紧贴股骨皮质并延伸到附近的软组织,因此它属于骨旁病变,骨化团块周围可见软组织肿块。

病理解剖学基础

我们必须要讨论骨化团块是皮质旁骨肉瘤 (比如骨膜骨肉瘤)的骨样组织骨化还是骨化性肌炎。外周的骨化比内部更致密支持骨化性肌炎, 反之则是骨膜型骨肉瘤的特征性表现(见下一段), 也就是说,先形成的中心骨化比外周骨化更致密。围绕着骨化周围的软组织肿块是什么呢(图 7.46b)?它究竟是还没有被骨化的肿瘤性骨样组织,还是骨化肌炎尚未骨化、灌注良好的软组织部分?

疾病分类诊断的分析思路

正如"病理学解剖基础"部分的讨论所言,鉴别诊断主要是肿瘤还是反应性病变, 没有必要去考虑其他可能性。

首先应该指出, 骨膜骨肉瘤和骨化性肌炎都可以产生致密的骨化,但有不同的病理机制。骨膜骨肉瘤是肿瘤基质的骨化, 骨化性肌炎则是外伤出血的反应性过程。据说损伤组织本身的细胞或浸润于损伤区域的炎症细胞会发出信号, 这个信号刺激间充质细胞形成并使其分化为成纤维细胞和成软骨细胞。信号蛋白,比如骨形态发生蛋白(BMP),在这个过程中扮演了重要角色。一般来说,这种软组织肿块最终会形成一个富血管的假性肿瘤,拥有特征性的三层结构:

● 中心由不成熟的疏松成纤维细胞组织构成,由于核不规则、核分裂和存在炎性圆形细胞以及巨细胞等原因,容易与梭形细胞癌或皮质旁骨肉瘤混淆。

● 中间层为化生的骨样组织。

● 外层为新形成的骨成熟正常的板层骨。

肌炎骨化的这种结构在 X 线片、CT、MRI 中均可以体现：中心未骨化，而越向外骨化越明显。本例骨化已经很成熟了，但 CT 仍可以显示中心密度较低、外周密度较高甚至形成成熟的骨皮质。正如上文所述，骨膜骨肉瘤的三层结构正好相反：

● 中心为"老"的致密而成熟骨化；

● 外周骨化较少，甚至是纯粹的肿瘤性骨样组织。

本病例值得探讨之处在于如何解释 MRI 发现的骨化结构外围的软组织肿块。解释这个表现时，需要注意存在于软组织肿块和内部骨化结构之间的骨皮质，这一点很重要，这说明骨化性肌炎的形成有 2 个阶段，正好符合患者相继发生两次外伤的病史。继发于第一次外伤的部分现在已经骨化，第二次外伤所致的病变仍然处于活跃阶段、灌注良好。显而易见，第二次受伤引起了钩形骨化块基底部的骨折。

概要与讨论

如上所述，临床和影像学诊断骨化性肌炎的依据充分，无须活检证实，如果对肿块新形成的不成熟部分活检，甚至可能误诊。我们也不建议手术切除，因为未完全成熟的骨化性肌炎复发率非常高（见病例 63、113、125）。最好等新的损伤部分成熟和完全骨化，如果那时候病变影响了患者功能，可以进行切除。

三时相骨扫描有助于评估其成熟程度，病变在血流相显示高灌注。完全成熟的骨化性肌炎仅在骨扫描延迟相显示轻微摄取增高。

最终诊断

股骨表面异时性骨化性肌炎(异位骨化)。

评论

在与骨旁骨肉瘤进行影像学鉴别诊断时，骨化性肌炎的三层结构具有重要意义。

（蒋可思 丁海军 译　张敏伟 张联合 校）

病例157(图7.47)

病例简介

- 会诊申请人:放射科医生。
- 病史和临床问题:患者男,48岁,右小腿近端疼痛、肿胀。超声显示有液性病灶,原因不明。需MRI进一步检查。

影像学表现

MRI轴位(图7.47a)和矢状位(图7.47b)显示多房、迂曲的管状结构,似乎与胫腓关节相通(图7.47b,箭头所示)。肿块呈均匀的水样信号。

发病部位

图像上无法明确病灶的确切起源和部位,但无论如何,其位于胫骨近端和腓骨之间,走行似乎与神经血管鞘一致。

病理解剖学基础

根据结构和信号强度,病变可能是起源于胫腓关节前缘的较大的腱鞘囊肿。这种腱鞘囊肿可以沿着腓神经关节分支的神经鞘膜从近端胫腓关节前部向腓神经远侧扩散。胫神经内腱鞘囊肿的不同扩散途径:病变从近端胫腓关节的后下部分开始,沿着腘肌后表面的胫神经关节分支,再到胫后神经干,通过神经内或沿神经外膜的途径扩散。这些病变称为"神经内腱

鞘囊肿"[63]。由于诊断已经明确,因此我们无须考虑其他可能性。

概要与讨论

该患者诊断为腓神经或胫神经的神经内腱鞘囊肿,被转诊至整形外科进行手术治疗。神经节囊肿位于胫后骨筋膜室近侧(小腿第四骨筋膜室),分离了腓神经和胫神经,松解动脉、静脉和肌腱后切除囊肿。大体病理描述为"切开直径为3.5cm的囊性包块,内部充满胶状物质。"显微镜检查发现,腱鞘组织退变形成囊肿。这表明病变是神经外腱鞘囊肿。但通过影像学文献的复习,结合病变的形态呈管状而非球形、沿神经的走行方向以及与近端胫腓关节相通的特点,我们仍然认为病变是腓神经或胫神经内的腱鞘囊肿。如果病变复发,则应该像Spinner等(2007)[63]那样,对两例胫神经内腱鞘囊肿复发患者进行翻修手术,手术时关闭与关节腔的通道。

最终诊断

大的腓神经或胫神经内腱鞘囊肿,尽管组织学显示可能起源于神经外肌腱。

评论

小腿近端的神经内腱鞘囊肿很少见。当MRI显示水样信号的管状结构与近端胫腓关节相通时,应考虑这个疾病。

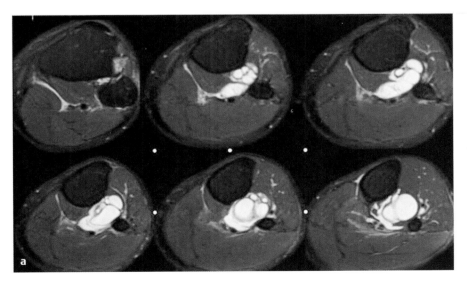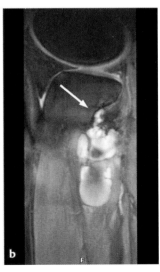

图7.47 原因不明的"软组织囊肿":动脉瘤?

(张丹妮 俞叶军 译 张联合 邢小炜 校)

病例158(图7.48)

病例简介

● 会诊申请人：放射科医生。
● 病史和临床问题：患者女，82岁，左侧小腿偶感疼痛及压迫感。她曾因该部位广泛炎症及溃烂而住院治疗。平片显示左侧小腿有一较大且伴有部分钙化的肿块，考虑为钙化性肿瘤而进行活检，但未得出明确的组织学诊断。故寻求会诊。

影像学表现

术后的平片(图7.48a，b)显示有一大范围、长条状伴有部分钙化的肿块与胫、腓骨重叠。因平片摄于活检后第一天，所以可见引流管。虽然没有术前的平片，但是我们假设它看起来与术后的影像没有太大的不同。术前的CT图像(图7.48d，e)显示胫骨和腓骨之间有一个以壳状钙化为主的肿块。肿块内部密度不均，部分呈肌肉密度，也含有液体密度。病灶内可见大量钙化团块。在MRI图像(图7.48c)中，肿块大部分无信号，但也含有液体信号强度的局灶性高信号。静脉注射对比剂后，肿块未见增强。

发病部位

肿块在解剖位置上与胫骨前肌密切相关。

病理解剖学基础

由于肿块位于胫前区并且似乎取代了肌肉，因而有理由考虑是否为肌肉坏死后伴组织化生性和营养不良性的钙化或骨化。要寻找问题的答案，我们需要更多病史，因为没有明确的原因肌肉就不会坏死。询问病史时，患者回忆起20多年前发生过胫骨骨折并出现并发症，我们认为她所出现的并发症属于筋膜室综合征。

这是我们诊断的明确依据，我们有理由相信其他诊断是不成立的。

概要与讨论

我们回顾这个病例的特征：一个位于胫骨前肌区域不均一钙化的巨大肿块且伴有囊腔，并且肿块取代了肌肉。我们一定要考虑陈旧性创伤的可能性。我们针对性地询问了既往的创伤史之后，得出了正确的诊断。虽然仅根据影像学表现，伴有絮状坏死性钙化的肿瘤之类的可能也很小。为什么这么大的肿瘤，如软组织肉瘤，仅局限在胫骨前间室内并完全取代肌肉？对于肿瘤来说，静脉内注射对比剂后没有强化的可能性也很小。

这个疾病的正确术语叫作"钙化性肌坏死"。这个罕见的疾病几乎全部发生于下肢，是由损伤诱导的，也经常被误认为是肿瘤。它是由肌肉的囊性退化引起的，表现为疼痛性钙化性肿块，经常在外伤多年后被发现(?)或者需要多年(最长65年)才能充分形成(?)。这与骨化性肌炎形成鲜明对比(见病例156)，后者通常在伤后1~2周内便出现症状。钙化性肌坏死患者通常有骨折内固定(特别是非开放手术路径)后出现筋膜室综合征和(或)血管病变并接受治疗的既往史。影像学上常表现为一个边缘斑片状钙化的肿块，并且有侵蚀邻近骨骼的可能。肿块内有含液囊腔，囊腔边缘有钙化的假包膜[64.65]。该例的液体成分不太明显。

图7.49展示了另一个钙化性肌坏死的病例。患者男，47岁，有多次手术后行左髋关节置换伴感染的病史。最后一次手术发现含液腔隙，但没有明确的感染迹象。这个病例的一个不寻常的特点是，它涉及大腿的所有三个筋膜室，显然是因为以前的各次手术造成的创伤导致了筋膜室内出血。上述两例均无骨化性肌炎的放射学或组织学征象。

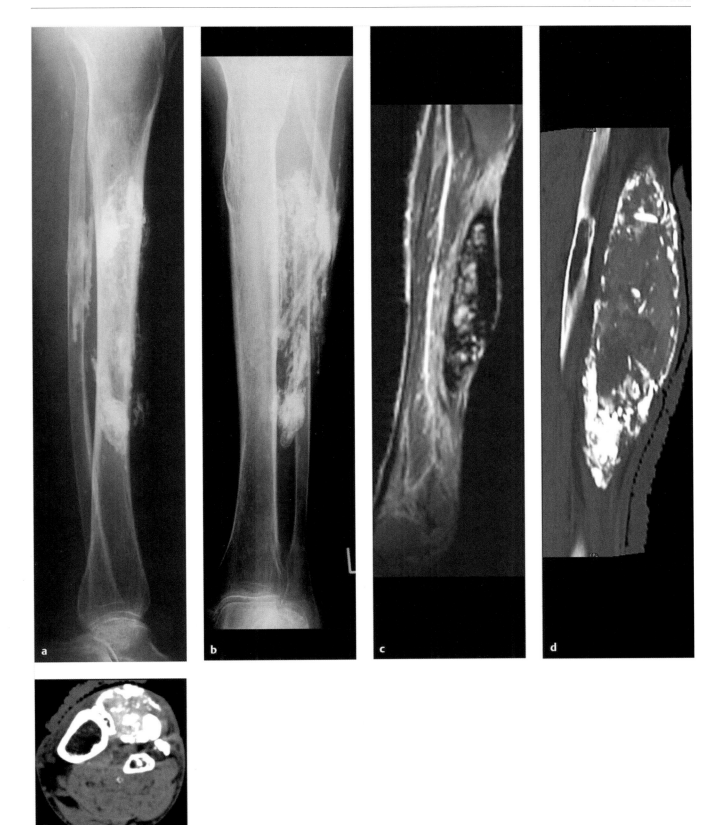

图 7.48 钙化的软组织肿瘤？

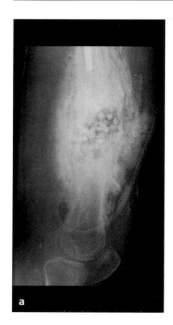
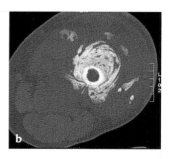
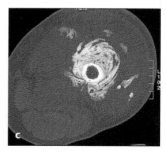

图 7.49 患者男,47 岁,大腿钙化性肌坏死。

最终诊断

胫骨前肌的钙化性肌坏死。

评论

局限于筋膜室内且含有囊腔的下肢钙化性软组织肿块不应诊断为骨化性肌炎，而应诊断为钙化性肌坏死。

（张敏伟 郑建军 译 张联合 金张霖 校）

参考文献

[1] Hach A, Freyschmidt J. Skelettszintigrafie, Kapitel 2.8: Mustererkennung. In: Stäbler A, Bandhrsg. Vol 1: Muskuloskelettales System. In: Freyschmidt J, ed. Handbuch Diagnostische Radiologie. Berlin: Springer; 2001: 72

[2] Jadvar H, Conti PS. Diagnostic utility of FDG PET in multiple myeloma. Skeletal Radiol 2002; 31: 690–694

[3] Dimopoulos M, Terpos E, Comenzo RL et al. IMWG. International myeloma working group consensus statement and guidelines regarding the current role of imaging techniques in the diagnosis and monitoring of multiple Myeloma. Leukemia 2009; 23: 1545–1556

[4] Liu T, Cheng T, Xu W, Yan WL, Liu J, Yang HL. A meta-analysis of 18FDG-PET, MRI and bone scintigraphy for diagnosis of bone metastases in patients with breast cancer. Skeletal Radiol 2011; 40: 523–531

[5] Aoki J, Watanabe H, Shinozaki T et al. FDG PET of primary benign and malignant bone tumors: standardized uptake value in 52 lesions. Radiology 2001; 219: 774–777

[6] Feldman F, van Heertum R, Manos C. 18FDG PET scanning of benign and malignant musculoskeletal lesions. Skeletal Radiol 2003; 32: 201–208

[7] Hawkins DS, Schuetze SM, Butrynski JE et al. [18F]Fluorodeoxyglucose positron emission tomography predicts outcome for Ewing sarcoma family of tumors. J Clin Oncol 2005; 23: 8828–8834

[8] Hawkins DS, Rajendran JG, Conrad EU III, Bruckner JD, Eary JF. Evaluation of chemotherapy response in pediatric bone sarcomas by [F-18]-fluorodeoxy-D-glucose positron emission tomography. Cancer 2002; 94: 3277–3284

[9] Gaston LL, Di Bella C, Slavin J, Hicks RJ, Choong PF. 18F-FDG PET response to neoadjuvant chemotherapy for Ewing sarcoma and osteosarcoma are different. Skeletal Radiol 2011; 40: 1007–1015

[10] Bredella MA, Essary B, Torriani M, Ouellette HA, Palmer WE. Use of FDG-PET in differentiating benign from malignant compression fractures. Skeletal Radiol 2008; 37: 405–413

[11] Shin DS, Shon OJ, Byun SJ, Choi JH, Chun KA, Cho IH. Differentiation between malignant and benign pathologic fractures with F-18-fluoro-2-deoxy-D-glucose positron emission tomography/computed tomography. Skeletal Radiol 2008; 37: 415–421

[12] Zanetti M, Bruder E, Romero J, Hodler J. Bone marrow edema pattern in osteoarthritic knees: correlation between MR imaging and histologic findings. Radiology 2000; 215: 835–840

[13] Freyschmidt J. Skeletterkrankungen. 3rd ed Berlin: Springer; 2008: 21, 453

[14] Freyschmidt J. Knochen(mark)ödem in der MRT - Befund oder nur Signal? Ein kurzer Blick hinter den Spiegel. Z Rheumatol 2012; 71: 8–11

[15] Fletcher CDM, Unni KK, Mertens F. World Health Organization classification of tumours. Pathology and genetics of tumours of soft tissue and bone. Lyon: IARC Press; 2002

[16] Garré C. Über besondere Formen der akuten infektiösen Osteomyelitis. Bruns Beitr Klin Chir 1893; 10: 241–298

[17] Brossmann J, Czerny C, Freyschmidt J. Freyschmidt's "Köhler/Zimmer." Grenzen des Normalen und Anfänge des Pathologischen in der Radiologie des kindlichen und erwachsenen Skeletts. 14th ed Stuttgart: Thieme; 2001

[18] Freyschmidt J, Ostertag H, Jundt G. Knochentumoren. 3rd ed Berlin: Springer; 2010

[19] Freyschmidt J, Freyschmidt G. Haut-, Schleimhaut- und Skeletterkrankungen —Skibo-Diseases. Berlin: Springer; 1996

[20] Hamers S, Freyschmidt J, Terwey B. Diagnostik tumorsimulierender intraossärer Arachnoidaldivertikel mittels flüssigkeitssensitiver MR-Sequenzen. Rofo 2000; 172: 850–852

[21] Dammert S, Krings T, Möller-Hartmann W. [Diagnosis of intraosseous epidermoid of the posterior part of the skull by the diffusion imaging] Rofo 2003; 175: 1272–1273

[22] Freyschmidt J. 'The vanished occiput'. Nephrol Dial Transplant 1999; 14: 499–500

[23] Freyschmidt J. Melorheostosis: a review of 23 cases. Eur Radiol 2001; 11: 474–479

[24] Mirra JM, Brien EW. Giant notochordal hamartoma of intraosseous origin: a newly reported benign entity to be distinguished from chordoma. Report of two cases. Skeletal Radiol 2001; 30: 698–709

[25] Yamaguchi T, Yamato M, Saotome K. First histologically confirmed case of a classic chordoma arising in a precursor benign notochordal lesion: differential diagnosis of benign and malignant notochordal lesions. Skeletal Radiol 2002; 31: 413–418

[26] Kyriakos M. Benign notochordal lesions of the axial skeleton: a review and current appraisal. Skeletal Radiol 2011; 40: 1141–1152

[27] Girodias JB, Azouz EM, Marton D. Intervertebral disk space calcification. A report of 51 children with a review of the literature. Pediatr Radiol 1991; 21: 541–546

[28] Gelineck J, Salomonsen M, Hviid C. Retropharyngeal tendinitis: radiographic and magnetic resonance imaging findings. Acta Radiol 2006; 47: 806–809

[29] Offiah CE, Hall E. Acute calcific tendinitis of the longus colli muscle: spectrum of CT appearances and anatomical correlation. Br J Radiol 2009; 82: e117–e121

[30] Jennin F, Bousson V, Parlier C, Jomaah N, Khanine V, Laredo JD. Bony sequestrum: a radiologic review. Skeletal Radiol 2011; 40: 963–975

[31] Frost HM. The biology of fracture healing. An overview for clinicians. Part II. Clin Orthop Relat Res 1989: 294–309

[32] Neumann A, Wuerfel J, Hunold P. [Wedge-shaped vertebra-an unusual complication of the pathomechanical cascade of ankylosing spondylitis-osteoporosis-vertebral body fraction] Rofo 2011; 183: 564–566

[33] Bruder E, Perez-Atayde AR, Jundt G et al. Vascular lesions of bone in children, adolescents, and young adults. A clinicopathologic reappraisal and application of the ISSVA classification. Virchows Arch 2009; 454: 161–179

[34] Sundaram M, Wolverson MK, Joist JH, Riaz MA, Rao BJ. Case report 133. Hemophilic pseudotumor of ilium and soft tissues. Skeletal Radiol 1981; 6: 54–57

[35] Batista GR, Rocha Oliveira PC, Alcantara FP, de Teles IG, Senna Najjar YJ, Kalil RK. Chronic diploic hematoma mimicking malignancy on imaging. Skeletal Radiol 2011; 40: 475–479

[36] Rossi F, Dragoni S. Acute avulsion fractures of the pelvis in adolescent competitive athletes: prevalence, location and sports distribution of 203 cases collected. Skeletal Radiol 2001; 30: 127–131

[37] Spranger JW, Brill PW, Poznanski A. Bone Dysplasias. 2nd ed. Munich: Oxford University Press; 2002

[38] Kim JA, Park JS, Jin W, Ryu K. Herniation pits in the femoral neck: a radiographic indicator of femoroacetabular impingement? Skeletal Radiol 2011; 40: 167–172

[39] Freyschmidt J. The apple core sign. Eur Radiol 2002; 12: 245–247

[40] Vande Berg BC, Malghem JJ, Lecouvet FE, Jamart J, Maldague BE. Idiopathic bone marrow edema lesions of the femoral head: predictive value of MR imaging findings. Radiology 1999; 212: 527–535

[41] Giordano A. Zwei familiäre Fälle von Ossifikation des "Ligamentum transversum scapulae superius." RöFo 1962; 96: 834–835

[42] Tshering Vogel DW, Steinbach LS, Hertel R, Bernhard J, Stauffer E, Anderson SE. Acromioclavicular joint cyst: nine cases of a pseudotumor of the shoulder. Skeletal Radiol 2005; 34: 260–265

[43] Craig EV. The geyser sign and torn rotator cuff: clinical significance and pathomechanics. Clin Orthop Relat Res 1984: 213–215

[44] Brien EW, Mirra JM, Kerr R. Benign and malignant cartilage tumors of bone and joint: their anatomic and theoretical basis with an emphasis on radiology, pathology and clinical biology. I. The intramedullary cartilage tumors. Skeletal Radiol 1997; 26: 325–353

[45] Shih C, Chang C-Y, Penn IW, Tiu CM, Chang T, Wu JJ. Chronically stressed wrists in adolescent gymnasts: MR imaging appearance. Radiology 1995; 195: 855–859

[46] Gupta SK, Sharma OP, Sharma SV, Sood B, Gupta S. Macrodystrophia lipomatosa: radiographic observations. Br J Radiol 1992; 65: 769–773

[47] Murphey MD, Carroll JF, Flemming DJ, Pope TL, Gannon FH, Kransdorf MJ. From the archives of the AFIP: benign musculoskeletal lipomatous lesions. Radiographics 2004; 24: 1433–1466

[48] Barletta JA, Bellizzi AM, Hornick JL. Immunohistochemical staining of thyroidectomy specimens for PTEN can aid in the identification of patients with Cowden syndrome. Am J Surg Pathol 2011; 35: 1505–1511

[49] Paloneva J, Kestilä M, Wu J et al. Loss-of-function mutations in TYROBP (DAP12) result in a presenile dementia with bone cysts. Nat Genet 2000; 25: 357–361

[50] Madry H, Prudlo J, Grgic A, Freyschmidt J. Nasu-Hakola disease (PLOSL): report of five cases and review of the literature. Clin Orthop Relat Res 2007; 454: 262–269

[51] Kransdorf MJ, Murphey MD, Sweet DE. Liposclerosing myxofibrous tumor: a radiologic-pathologic-distinct fibro-osseous lesion of bone with a marked predilection for the intertrochanteric region of the femur. Radiology 1999; 212: 693–698

[52] Heim-Hall JM, Williams RP. Liposclerosing myxofibrous tumour: a traumatized variant of fibrous dysplasia? Report of four cases and review of the literature. Histopathology 2004; 45: 369–376

[53] Tyler P, Datir A, Saifuddin A. Magnetic resonance imaging of anatomical variations in the knee. Part 2: miscellaneous. Skeletal Radiol 2010; 39: 1175–1186

[54] van Holsbeeck M, Vandamme B, Marchal G, Martens M, Victor J, Baert AL. Dorsal defect of the patella: concept of its origin and relationship with bipartite and multipartite patella. Skeletal Radiol 1987; 16: 304–311

[55] Bui KL, Ilaslan H, Bauer TW, Lietman SA, Joyce MJ, Sundaram M. Cortical scalloping and cortical penetration by small eccentric chondroid lesions in the long tubular bones: not a sign of malignancy? Skeletal Radiol 2009; 38: 791–796

[56] Brower AC, Worsham GF, Dudley AH. Erdheim-Chester disease: a distinct lipoidosis or part of the spectrum of histiocytosis? Radiology 1984; 151: 35–38

[57] Freyschmidt J, Ostertag H, Lang W. Case report 365: Erdheim-Chester disease. Skeletal Radiol 1986; 15: 316–322

[58] Veyssier-Belot C, Cacoub P, Caparros-Lefebvre D et al. Erdheim-Chester disease. Clinical and radiologic characteristics of 59 cases. Medicine (Baltimore) 1996; 75: 157–169

[59] Varich LJ, Laor T, Jaramillo D. Normal maturation of the distal femoral epiphyseal cartilage: age-related changes at MR imaging. Radiology 2000; 214: 705–709

[60] Frush TJ, Lindenfeld TN. Peri-epiphyseal and overuse injuries in adolescent athletes. Sports Health 2009; 1: 201–211

[61] Soprano JV, Fuchs SM. Common overuse injuries in the pediatric and adolescent athlete. Clin Pediatr Emerg Med 2007; 8: 7–14

[62] Stäbler A. [The pathophysiological etiological mechanism of destructive wrist joint arthropathy in pseudogout] Rofo 1992; 156: 73–76

[63] Spinner RJ, Mokhtarzadeh A, Schiefer TK, Krishnan KG, Kliot M, Amrami KK. The clinico-anatomic explanation for tibial intraneural ganglion cysts arising from the superior tibiofibular joint. Skeletal Radiol 2007; 36: 281–292

[64] Batz R, Sofka CM, Adler RS, Mintz DN, Dicarlo E. Dermatomyositis and calcific myonecrosis in the leg: ultrasound as an aid in management. Skeletal Radiol 2006; 35: 113–116

[65] Holobinko JN, Damron TA, Scerpella PR, Hojnowski L. Calcific myonecrosis: keys to early recognition. Skeletal Radiol 2003; 32: 35–40

[66] Masami M, Satoshi H. Images in Clinical Medicine. Crowned dens syndrome. N Engl. J. Med 2012; 367: e34

索 引

共同交流探讨　提升专业能力

智能阅读向导为您严选以下专属服务

 **高清彩图：**点击后可查看本书配套高清彩图。

 **推荐书单：**点击后可获取更多影像学图书推荐。

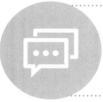 **读者社群：**读者入群可与书友分享阅读本书的心得体会和肌骨系统疑难病例影像诊断相关知识，提升业务水平，马上扫码加入！

操作步骤指南

第一步　微信扫码直接使用资源，无须额外下载任何软件。

第一步　如需重复使用，可再次扫码。或将需要多次使用的资源、工具、服务等添加到微信"📦收藏"功能。

📱微信扫码